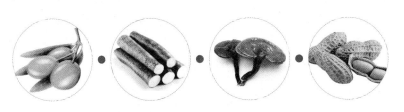

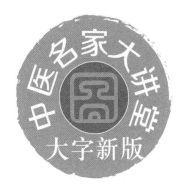

主审\陈 波 韩善明 程为玉

主编\王启才 张燕（心羽） 钱 娟 黎浩明

不苦口的良药

大字新版

良药不苦口
防治两相宜

编者选取读者身边的150味不苦良药

中国科学技术出版社

·北京·

图书在版编目（CIP）数据

不苦口的良药 / 王启才等主编 . —北京：中国科学技术出版社，2021.6（2024.6 重印）
ISBN 978-7-5046-8996-2

Ⅰ . ①不… Ⅱ . ①王… Ⅲ . ①中药学－基本知识Ⅳ . ① R28

中国版本图书馆 CIP 数据核字（2021）第 047009 号

策划编辑	王久红　焦健姿	
责任编辑	王久红	
装帧设计	华图文轩	
责任印制	徐　飞	

出　　版	中国科学技术出版社	
发　　行	中国科学技术出版社有限公司	
地　　址	北京市海淀区中关村南大街 16 号	
邮　　编	100081	
发行电话	010-62173865	
传　　真	010-62179148	
网　　址	http://www.cspbooks.com.cn	

开　　本	787mm×1092mm　1/16	
字　　数	500 千字	
印　　张	28	
版　　次	2021 年 6 月第 1 版	
印　　次	2024 年 6 月第 2 次印刷	
印　　刷	河北环京美印刷有限公司	
书　　号	ISBN 978 7 5046 8996 2/R·2679	
定　　价	98.00 元	

编著者名单

不苦口的良药

主　审	陈　波　韩善明　程为玉
主　编	王启才　张燕（心羽）　钱　娟　黎浩明
副主编	郑崇勇　李保勃　田由由　卢筱燕　任秀彬
编　者	（以姓氏笔画为序）

马　超　马浩玄　王远德　王淑华

田　波　李　奇　李　薇　苏建林

张振华　陈尔国　周月谦　周宝群

郑利茶　郑静晖　赵若愚　钟　静

侯　坤　侯俊启　曹　渊　韩　进

喻　强　温　升　裴子艺　裴文恺

 ## 内容提要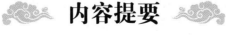

编者选取大众身边的 150 味不苦良药，介绍其美丽传说、性味归经、功能作用、单方验方、使用方法及注意事项等方面的内容，寓科学、实用的知识于有趣、简练的语言之中，每味良药的配方简单、方便、有效，一学就会、一用就灵，值得关爱家人和自身健康的读者朋友学习参考。

前　言

不苦口的良药

"良药苦口利于病"，出自《孔子家语·六本》，意思是良药虽然很苦，但有利于治疗疾病。生活中，很多人以为药都是苦的。事实上，中药的"味"分五种，即酸、苦、甘、辛、咸，但方药煎熬后，苦味总会掩盖其他气味。

苦能清泄，故苦味有清热解毒、燥湿、泻火、降气、通便的作用。过用苦寒药，会损伤脾胃的阳气，导致脾失运化，出现消化不良、腹胀腹泻、胃肠功能失调等问题。所以，必须辨证后才能使用苦味药，脾胃本就虚弱的人应慎用大苦大寒的中药。

中医学讲究"药食同源"，许多食物本身就是药物，这些食物（药物）的功能作用和适宜调治范围非常广泛，而且同一种食物（药物）如橘子、橘皮、橘络、橘核，莲藕、莲子、荷叶、荷花，竹笋、竹叶、竹茹、竹沥等也都各自有着不同的作用，所以，书中收录的150味不苦良药，是本着便于读者阅读、应用而粗略分类的，只能是取其要而别之，不是绝对的。对于不便按功能作用分类的，书里就按照寒热属性（即寒性、热性、中性）分类，便于读者在调理身体或治疗疾病时根据自身寒热体质选择。

书中所述良药配方简单、取材方便、实用有效，真的是一学就会、一用就灵！

陈善玉

2021 年 1 月 13 日

目 录

不苦口的良药

一、疏风解表类

不苦口的良药

（一）紫苏的由来

紫苏为唇形科一年生草本植物紫苏的茎叶，又名"紫舒""苏叶"，叶片正面呈青色，背面呈紫红色，有特殊的芳香气味。

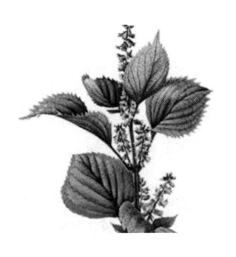

传说有一年的九九重阳节，名医华佗带着徒弟到镇上一个酒铺里饮酒。只见几个少年在比赛吃螃蟹，他们狂嚼大吃，蟹壳堆成一座小塔。华佗想：这伙少年无知，螃蟹性寒，吃多了会生病的。于是他便上前好言相劝。那伙少年吃得正来劲，哪听得进华佗的良言？其中一个少年还讽刺说："老头儿，你是不是眼馋了，要不要我掰一块儿给你尝尝？"华佗叹了口气，便回身对酒店老板说："不能再卖给他们了，吃多了会出人命的。"

酒店老板正想从那伙少年身上多赚些钱，哪里听得进去华佗的话，于是把脸一沉，说："就是出了事也不关你的事，你少管闲事，别搅了我的生意。"

华佗又叹息一声，只好坐下来继续喝自己的酒。

约莫又过了一个时辰，那伙少年突然都喊起了肚子疼，有的疼得额上冒汗珠，喊爹喊妈地直叫，有的捧着肚子在地上翻滚。酒铺老板吓坏了，一个劲儿地问："怎么啦，怎么啦，得了什么病？"

"唉，是不是这螃蟹有毒？劳你去请个大夫来给我们看看吧！"

这时，华佗在旁边说话了："我就是大夫，我知道你们得的什么病。"少年们都很惊异：原来这老头儿是个大夫！想到刚才自己的失礼，不好开口求救。但除了这条道无路可走，只好放下架子向老人央求："大夫，刚才是我们的不是，冒犯了先生，请您大人不计小人过，救救我们吧！您要多少钱都好说。"

华佗说："我不要钱。"

"那您要别的也行。"

"我要你们答应一件事！"

"别说一件，一千件、一万件都行！您快说是什么事吧！"

"今后一定要尊重老人，听从老人的劝告，再不准胡闹！"

"一定，一定！您快救命！"

华佗回答道："别着急，稍等一会儿，我去取药来给你们治。"

华佗和徒弟出了酒店，徒弟以为是回家取药，便说："师傅，不用您操劳了，告诉我取什么药，我自己去取吧！"

"不用回家，就在这酒店外的洼地里采些紫草叶给他们吃。"

华佗和徒弟很快从洼地里采回一大堆紫草叶，请酒店老板熬了几碗汤，让少年们服下。不一会儿，少年们肚子就不疼了。他们可乐了，再三向华佗表示感谢，各自回家了。而且，逢人就说华佗医道如何高明。

华佗也对老板说："好险呀！差点闹出人命。你以后千万不要光顾赚钱，不管别人性命。"酒铺老板连连点头称是。

接着华佗又对徒弟说："螃蟹属凉性，紫草属温性。今天少年们吃螃蟹太多，所以，我们用温性的紫草来解毒。"

此后，华佗经常把紫草的茎叶制成丸、散，给人们治病。治病中他又发现这种药还具有散寒解表的功效，可以宣肺利气、止咳化痰、健脾和胃。

因为这种药草是紫色的，吃到腹中很舒服，所以华佗给他取名叫"紫舒"。久而久之，就被人们传为"紫苏"了。

1. 性味、归经及功能作用　紫苏，性温、味辛，入肺（经）、脾（经）。其嫩叶含有挥发油、氨基酸、草酸、α-亚麻酸、黄酮类化合物、维生素 A、B 族维生素、维生素 C、胡萝卜素，以及铁、磷、钙等矿物质。有发汗解表、行气宽中、通络止痛、解鱼蟹毒及安胎等作用，主要用于治疗风寒感冒、畏寒发热、无汗头痛及咳嗽、腹部受寒、恶心呕吐、妊娠恶心呕吐、乳腺炎及乳房肿胀疼痛等。

2. 临床应用

（1）外感风寒，畏寒发热，无汗头痛及咳嗽，老人和儿童感冒，可用紫苏叶

10～15克煮粥热食；或紫苏、香菜、葱白各10克，水煎加红糖调味，内服，每日2次；或紫苏叶10克，防风、川芎各9克，杏仁6克，生姜2片，水煎服，每日3次；有胸闷气滞时，配香附、陈皮同煎。

（2）行气宽中。如过食寒凉之品，导致脘腹胀满、疼痛、恶心呕吐，可用紫苏叶12克，藿香、厚朴各10克，水煎服，每日3次；热重者，加黄连同用效果更好。

（3）妊娠引起恶心呕吐、食欲减少、胎动不安、腹痛不适，治用苏梗12克，白术、陈皮各10克，生姜5片，水煎后空腹温服，每日3次。

（4）哺乳期出现乳腺炎、乳房肿胀疼痛，取紫苏适量，水煎频服。

（5）跌仆损伤，不慎跌倒受外伤，造成局部破皮出血、疼痛时，将鲜紫苏捣烂外敷，可使疼痛减轻，创口自愈。

（6）解鱼蟹毒，鱼蟹性寒，易损脾胃，多食及过敏可引起腹痛、腹泻等中毒症状。紫苏叶辛温，可解鱼蟹寒毒。用新鲜紫苏叶捣汁饮服，与生姜同用效果更好。民间也有以紫苏叶30～60克与蟹同食，皆取其芳香解毒的作用。

3. 服用方法 紫苏可以开水冲泡、水煎服用或代茶饮；鲜品可捣烂取汁饮服；也可以同米一起煮粥服食；拌菜、烙面饼或包饺子食用；鲜品还可捣烂局部外敷。

4. 注意事项

（1）紫苏性温，仅适用于风寒感冒，风热感冒者则不宜服用。

（2）紫苏不宜多吃，因其含有草酸，容易同食物中的钙形成草酸钙，既影响消化，还可能形成结石。

（3）有文献记载，紫苏与鲫鱼同食，会出现中毒反应，或者引发毒疮，可供参考。

（二）疏散风热用薄荷

薄荷气味芳香而清凉，中国传统的薄荷糖就是借助了薄荷的上述特点，清凉爽口、芳香宜人。尤其在盛夏和秋燥季节，备受人们青睐。

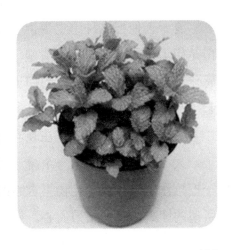

传说从前有一个既有才华也很有钱的男人，不明白什么是真正的爱情，身边的漂亮姑娘都是因为钱而接近他。他每周都会在大花园举行盛大的舞会，邀请全城最有名的人来参加，可是狂欢之后剩下的只有更多的寂寞。

有一次他的管家病了，管家的女儿从乡下来接替父亲的工作，顺便从乡下带了几粒薄荷籽。周末又是一场盛大的舞会，善良的姑娘把场地布置得更加漂亮，得到了男人的称赞。

一天，男人看到姑娘在花园里翻地，就问姑娘在做什么？姑娘回答说："种薄荷。"男人大笑起来："在我这个名贵的花园里怎么能种这种东西呢？我正准备在这儿放一个雕塑呢。"但是姑娘还是种下了深褐色的种子，并说出了很多理由："薄荷可以煮茶，调果子酒。最重要的是薄荷还有一个美丽的传说，爱神会在秋天的傍晚，安排有缘的情人在薄荷花边相逢。所以，在我的家乡未婚的男女都会在家门口种上一些薄荷！"

男人笑得更厉害了："我可是全城最有钱的公子，会没有姑娘愿意做我的情人？"姑娘说："她们都是冲着你的钱来的，不会带给你真正的爱！"男人被姑娘的话噎住了。

种下的薄荷很快发芽抽出绿绿的枝儿，不过也没有什么特别，因为和花园里名贵的花比起来实在是太平凡了。而来参加舞会的客人问起，男人根本不敢说那是廉价的薄荷，男人还是照旧举行舞会，而且一次比一次热闹。

到了夏天，男人不幸患了肺病，而且很严重，不得不取消所有的舞会。先前围绕着他的美女们自然时不时打来电话，送点鲜花什么的表示问候。但仅此而已，因为没有了这个男人，她们还有别的乐子可寻。而在一个人的日子里，只有姑娘每天尽心地照顾这个男人，忙里忙外，毫无怨言。而且还用薄荷调出一种果茶，每天午后送到男人的床前。男人慢慢地喝，觉得异常的可口清凉。在主人喝茶的时候，姑娘就陪他聊天，有时谈到高兴时还会开怀大笑。渐渐地，男人觉得不一定要开舞会生活才会有意思了，反而觉得简单和安逸会带给人一种别样的情趣。

有一天他把这种感觉告诉了姑娘，"我现在就不孤独了吗？"男人自问自地想。但是想了很久，都没有想清楚，他感到内心中坚硬的地方，在被姑娘的温柔一点点感化。夏天过去了，男人的病也好了。一天他到花园看到那茂盛的薄荷，不由得想起了那个传说，有种期待秋天的感觉。

又一次盛大的舞会，在晚会的前一天，男人把姑娘叫到书房，他为姑娘们准备了一大堆礼物，让她第一个挑选礼物。姑娘听了，脸色马上变了，转身要走。主人一把拉住姑娘，以为礼物不合她的意。但是看到姑娘脸上泪水的时候，才觉得自己所谓的慷慨伤害了姑娘的心。第二天的舞会非常热闹，可是主人却闷闷不乐。

下个周末，下下个周末，再下下个周末，人们都没有再接到男人的邀请。因为管家病好了，姑娘也要走了，回到了那个朴实的乡下去。浅色的薄荷花变成了褐色的子，主人一直在薄荷边徘徊到深夜，好像是在等待爱神。

过了一天又一天，很快大雪覆盖了整个城市。这个时候男人来到了乡下，找到了姑娘。告诉姑娘他一直在薄荷边上徘徊可是没有遇到爱神，更惨的是薄荷全冻僵了。姑娘"哦"了一声，然后又听男人说："还好秋后我保留了八粒种子"。说着他像变魔术一样伸出手来，在掌心有几颗带体温的褐色种子，一、二、三、四、五、六、七，看着姑娘一一数过，主人笑笑指着自己的心："第八颗在这里，保留在我的心里。明年我们一起种，等待着和爱情一起发芽……"

1. 性味、归经及功能作用 薄荷，性凉、味辛，入肺（经）、肝（经）。具有辛凉解表、疏散风热、清利头目、和胃止呕、疏肝行气、透疹辟秽的作用，主治风热感冒、头晕痛、目赤肿痛、咽喉疼痛、肝气不舒、胸闷胁痛、脘腹胀痛、呕吐泄泻、风疹瘙痒等。

2. 临床应用

（1）用于风热感冒。现代药理学研究证实，薄荷油内服通过兴奋中枢神经系统，使皮肤毛细血管扩张，促进汗腺分泌，增加散热，而起到发汗解热作用。

薄荷辛以发散，凉以清热，是辛凉解表药中最能宣散表邪且有一定发汗作用的药，为疏散风热常用之品，故风热感冒十分常用。常与金银花、连翘、荆芥、牛蒡子等配伍，如大家十分熟悉的银翘解毒片。也可取薄荷10克（鲜品加倍），绿茶6～8克，开水冲泡代茶饮用。

（2）用于头痛眩晕、目赤多泪、咽喉肿痛。薄荷轻扬升浮、芳香通窍，功善疏散头面五官风热，清利头面、五官、咽喉。用以治疗风热上扰导致的头痛、眩晕，可将鲜薄荷叶揉烂在侧头部太阳穴和鼻旁迎香穴涂擦；或取其嫩叶适量，加甘草3克，泡茶饮用；也可与川芎、石膏、白芷等祛风清热止痛药配伍；治疗目赤多泪，可与桑叶、菊花、蔓荆子等同用；用治咽喉肿痛，则以本品配荆芥、黄芩、桔梗、生甘草、牛蒡子等药，水煎服。

（3）薄荷芳香能化湿、清暑辟秽、和胃止呕，可用以治夏令感受暑湿秽浊之气导致的脘腹胀痛、呕吐、泄泻，常与藿香、佩兰、香薷、厚朴、金银花等同用。如薄荷、藿香、佩兰各10克（鲜品加倍），开水泡饮；薄荷、藿香、香附各9克，连翘15克，水煎服。

（4）用于肝郁气滞、胸闷胁痛。薄荷兼入肝经，能疏肝行气，常配伍柴胡、白芍、当归等疏肝理气调经之品，如治疗肝郁气滞、胸胁胀痛、月经不调之逍遥丸。

（5）用于风疹瘙痒、麻疹不透。薄荷质轻宣散，善于疏散风热、解毒透疹、祛风止痒。用以治疗风疹瘙痒，可与荆芥、防风、僵蚕等祛风止痒药同用；小儿风热束表、麻疹难以透发，以本品配荆芥、蝉蜕、连翘、柽柳、牛蒡子，水煎服。

（6）用于耳内痒痛。可取鲜薄荷叶适量，捣烂取汁，滴入耳中。每次3～5滴，每日数次。

（7）用于毒蜂蜇伤。可将鲜薄荷叶适量，捣烂取汁，涂擦患处，每日数次。

（8）薄荷脑，具有补益肾精、增进食欲、润燥滑肠、健脑益智、延年益寿功效，主要用于气血亏虚、气虚咳嗽、食欲不振、血枯便秘或五更溏泻、健忘失眠、腰膝酸软冷痛，男子遗精、阳痿、早泄，女子血崩、带下、不孕、宫冷腹痛、产后诸虚等。

3. 服用方法　开水冲泡代茶，或水煎服（宜后下），常用量5～6克。薄荷叶长于发汗解表，薄荷梗偏于行气和中。

薄荷菊花茶，将干薄荷叶10克，菊花6克，绿茶5克。薄荷叶、菊花洗净，同绿茶一起放入杯中，加300毫升沸水冲泡，加盖闷5～10分钟，即可代茶饮用。功能清热解毒、提神醒脑，适用于体内热毒上扰导致的头脑昏蒙、疲倦困乏等症。

4. 注意事项　本品芳香辛散、发汗耗气，故体虚多汗者不宜使用。

（三）风药润剂是防风

防风为伞形科多年生草本植物防风的根，以善祛风邪而得名。

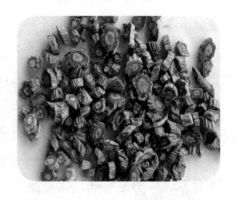

传说古时大禹治水，当"地平天成"之时，在会稽大会诸侯，论功行赏，并筹划日后的治国大计。各州省诸侯纷纷赶到，会稽山下一片欢腾，史称"执玉帛者万国"。可是同大禹的父亲一起治过水，如今又帮助大禹在浙江山地治水的防风氏，却没有赶到。大禹以为防风氏居功自傲，瞧不起自己。过了一天，防风氏赶到了，大禹一怒之下，便下令杀了防风氏。

防风氏被杀，这真是天大的冤枉。因为他从浙江赶到会稽，要经过苕溪和钱塘江，当时因为苕溪又发大水，防风氏接到通知，虽然日夜兼程，但还是迟到了。防风被无辜冤杀，当时从他头中喷出一股股白血。大禹感到奇怪，便命人剖开防风氏的肚皮，细看满肚都是野草，这才知错怪了防风，大禹后悔莫及。防风氏死时喷出的一股股白血，散落在山野里，长出一种伞形羽状叶的小草。后来当地乡民因为治水受了风寒，头晕脑涨、浑身酸痛，非常难忍。病人中有人梦见防风氏要他们吃这种草，说是能治风寒病。乡民们试着一吃，果然病就好了。乡亲们说：这是防风氏留给我们的神草，就叫它"防风"吧！

1. 性味、归经及功能作用 防风，性微温，味辛、甘，入肝（经）、脾（经）、膀胱（经）。有祛风解表、除湿止痛、息风止痉的功效，主要用于治疗外感风寒或风湿所致的头痛、目眩及四肢肌肉、骨节沉重酸痛等症。

2. 临床应用

（1）用于伤风感冒。防风辛温发散，气味俱升，以辛散祛风解表为主，虽不长于散寒，但能胜湿、止痛。且甘缓微温而不峻烈，故外感风寒、风湿、风热表证均可配伍使用。

治风寒表证，头痛身痛、恶风寒者，常配以荆芥、羌活、独活等药同用；治外感风湿，头痛如裹、身重肢痛者，每与羌活、藁本、川芎等药同用；治风热表证，发热恶风、咽痛口渴者，常配伍薄荷、蝉蜕、连翘等辛凉解表药。

（2）有祛风除湿之功。防风发散作用温和，对阳气虚弱、卫外不固、腠理不密、表虚自汗、汗出不止、极易感受风邪之人尤宜。本品与黄芪、白术等益卫固表药同用，即为固表敛汗主方玉屏风散。此方配伍精当，组方巧妙。黄芪得防风固表而不留邪，防风得黄芪祛邪而不伤正，相辅相成，共奏扶正祛邪之效。

治疗外感风寒或风湿所致的头痛、目眩及四肢肌肉、骨节沉重酸痛等症，常与白芷、羌活、独活、桂枝、川芎、姜黄等，诸药合用，祛风湿、止痹痛；若风寒湿邪郁而化热，关节红肿热痛，成为热痹者，可与地龙、薏苡仁、乌梢蛇等药同用；而对于外感风邪、内有蕴热的表里俱实导致的恶寒发热、头痛目眩、口苦咽干、咽喉不利、小便黄少、大便秘结，舌苔黄腻、脉洪大而数或弦滑，则每每配以荆芥、薄荷、麻黄、川芎、栀子、连翘、黄芩、石膏、大黄、芒硝等药，相得益彰。

（3）用于脾虚湿泻。防风也能以其升清燥湿之性，用于脾虚湿盛、清阳不升所致的泄泻，可与人参、黄芪、白术等药配伍；若用于土虚木乘、肝郁乘脾、肝脾不和腹泻而痛者，常与白术、白芍、陈皮同用。

（4）用于破伤风。防风既能辛散外风，又能平息内风，用以治疗风毒内侵、贯于经络、引动内风而致的牙关紧闭、项背强急、角弓反张、肌肉痉挛、四肢抽动的破伤风证，常与白芷、羌活、天麻、天南星、白附子等祛风止痉药同用，以平肝息风、镇痉开窍。

（5）用于风疹瘙痒。防风辛温发散，以祛风见长，能祛风止痒，可以治疗多种皮肤病。且药性平和，风寒、风热所致之瘾疹瘙痒皆可配伍使用。治疗风寒者，常与麻黄、白芷、苍耳子等配伍；治疗风热者，常配伍薄荷、蝉蜕、僵蚕等药；治疗湿热者，可与土茯苓、白鲜皮、赤小豆等同用；若血虚风燥者，常与当归、地黄等配伍；若兼里实热结者，常配伍大黄、芒硝、黄芩等药。

（6）现代药理学研究证实，防风有解热、消炎、镇痛、镇静、宁神志、抗惊厥、抗过敏作用。其新鲜汁对铜绿假单胞菌和金黄色葡萄球菌有一定抑制作用，煎剂对痢疾杆菌、溶血性链球菌等有不同程度的抑制作用，并有增强小鼠腹腔巨噬细胞吞噬功能的作用。

3. 服用方法　以入汤剂煎服为主，也有制成胶囊或注射剂应用者。内服常用量为 5 ～ 10 克。

4. 注意事项　防风药性辛温偏燥，故凡热病动风者或头痛不因风邪而致者，以及破伤风后期津亏气脱，或因出血过多、阴血亏虚发痉者忌用。

（四）药食两用话"葛根"

葛根，别名"鸡齐""黄斤""鹿藿"，是豆科多年生藤本落叶植物——"葛"的干燥块根。它集生态、绿化、药用、食疗等诸多功能于一体，是纯天然植物。

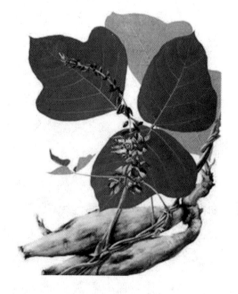

葛根有两种：一种谓之"柴葛"，呈杆状，出淀粉率低；一种谓之"米葛"，形似粗壮的藕节，出淀粉率高达 40% 左右。将葛根洗净泥土，捣烂成绒状后浸泡过滤,过滤后的残渣叫"葛麻"，过滤后的汁液积淀下来的白色粉状物便是"葛粉"。

提起葛根，还有一段感人的传说：从前有一位在朝廷做官的员外，为官清正，蔑视权贵。因为看不惯奸臣当道、搜刮民财、陷害忠良的恶劣行径，便辞去官位，告老还乡。然而奸臣仍不放过他，在皇上面前诬其"私自招兵,密谋造反"。昏君一听，信以为真，于是令下诏书，派兵捉拿葛员外及其家人。葛员外闻讯，赶忙将其唯一的儿子叫到身边，嘱咐说葛家世代忠良，今遭奸臣陷害，恐怕是凶多吉少。如若满门抄斩，葛家也就绝后了。让儿子赶快逃走，以延续葛家的香火。儿子急忙从后门逃走，向深山老林方向奔去。

葛少爷一路饥寒交迫，历经艰险，在深山老林被一采药老人搭救，藏在一个秘密山洞里，躲过官兵的追捕。采药老人问他欲往何处投亲靠友。少爷说："现在我们家被满门抄斩，可能还会株连九族，我哪敢牵连大家。如果老爷爷肯收留我，今后我就跟随您采药，也好伺候您老人家，报答您的救命之恩。"老人见其心诚，想到自己也是孤身一人，无儿无女，也就答应收留他了。从此，少爷就跟随老人每天爬山越岭，蹚水过涧，采挖草药。

他们每天都挖一种名叫"鸡齐"的植物块根，既可食用，也是治疗发热、口渴的良药，拿到集市上去卖，换回其他生活用品。后来，采药老人去世了，葛少爷继续以采药为生，既养活了自己，也治好不少的病人。他想到自己悲惨的身世，就把"鸡齐"这种药改名为"葛根"，意为葛家被满门抄斩，靠好心的采药老人和这种药物才留下自己这条"葛家的根"。

1. 性味、归经及功能作用　葛根，轻扬升浮，性平，味甘、辛，入脾（经）、胃（经）。李时珍在《本草纲目》中记载：葛根具有发汗解表、清热解暑、生津止渴、祛火败毒、升阳透疹、健脾止泄、降压强心、健脑益智等功效，用于治疗感冒、流感、麻疹或风疹不透、中暑、口干渴、脾虚胃弱之泻痢、高血压、头痛、醉酒等病症。

葛根的主要营养成分为植物蛋白、碳水化合物、多种维生素和矿物质及黄酮类物质（大豆素、大豆苷、葛根素、葛根醇、异黄酮苷、葡萄糖苷）等。补身体于无形，润五脏于无声，具有很高的药用和食疗价值，素有"植物黄金"之美誉。

2. 临床应用

（1）有发汗解表之功。葛根能清热，并有缓解头项、肩背部肌肉紧张性疼痛的作用。凡感冒或流行性感冒兼有怕风、无汗、头痛、项背强痛及一身尽痛和颈肩、腰背部挛缩紧痛者，以本品6克，麻黄5克，生姜、大枣各4克，桂枝、芍药、炙甘草各3克（谓之"葛根汤"）水煎服；若兼

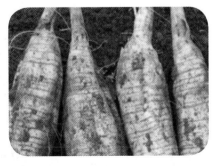

有发热、口渴可加石膏、知母；兼有恶心、呕吐者可加白术、茯苓、姜半夏；兼有

泻痢、腹痛者可加黄连、黄芩。

1997年11月下旬，笔者从大西洋彼岸的西非贝宁共和国讲学回国，离开贝宁时当地的气温接近35℃，经过十几个小时的飞行，飞机抵达俄罗斯首府莫斯科，我要在这里停留一天时间，而后转机飞北京。下飞机时顿觉寒气逼人，冷风刺骨。当时，莫斯科已是天寒地冻的下雪天，零下30℃的气温与非洲的炎热气候真是完全不同的两个天地。近60℃的气温反差让我一时难以适应，虽然及时添加了衣服，但还是没能抵挡得住强气流风寒之邪的侵袭，我感冒了。先是鼻塞、流涕、打喷嚏，继而出现咳嗽、头痛和发热。吃了随身携带的"速效"感冒药也不见好转。一天后带着病痛又从莫斯科飞往北京，在飞机上又是连续飞行十多个小时。由于食欲欠佳，又休息不好，到达北京时的气温也在0℃以下，我的感冒症状有增无减，不仅发热、头痛，而且全身也感到酸痛不适。幸得京城友人相助，给我几袋台湾"明通伤风冲剂"，口服，每次1袋，每日3次。在北京停留2天，仅服药5袋，即退热，诸症消失，感冒豁然而愈。两天后愉快返回南京，与家人欢聚。这真是：海外归来疾缠身，感冒发热伴头痛，幸得名通"葛根汤"，几包服下病扫清。

（2）可升阳透疹。麻疹初起，发热恶寒，疹子尚未透发或发而不透，舌红、苔白，脉浮数，常以本品配升麻、芍药、炙甘草各等分，共研为细末，每取15～20克，温开水冲服（升麻葛根汤）；还可酌情加入薄荷、荆芥、防风、蝉蜕、牛蒡子等；若无汗可加麻黄；高热不退可加黄芩、柴胡、防风、石膏；热甚口渴可加石膏、知母；兼有咽喉疼痛可加黄芩、桔梗；兼有头痛、身痛可加川芎、白芷、羌活、防风；麻疹初起未透可加牡丹皮、玄参、紫草、大青叶；若麻疹已透但咳嗽较重者可加贝母、桑白皮、白茅根、侧柏叶。

（3）可生津止渴。葛根素有一定的降血糖作用。用葛根粉、天花粉各30克，开水冲服；或加入粳米100克，煮粥早晚服食。主治中暑、热病口渴及糖尿病之口渴多饮。

（4）可清热止泻。身热烦渴、急性肠炎、细菌性痢疾兼喘促者，以葛根20克，配黄芩、黄连各10克，炙甘草6克（葛根芩连汤），水煎服或加工成丸剂、散剂服用。鼓舞胃气、清热止泻，被誉为治疗脾虚胃弱泻痢之圣药。

（5）有降压强心之功。从葛根中提取的葛根素和异黄酮有降血压、降血脂作用，葛根素注射液（静脉给药）能促进冠状动脉循环，改善心肌的氧代谢，对缓解心绞痛和改善心电图有较显著疗效，能降低血清胆固醇和甘油三酯，是治疗心脑血管疾病（诸如高血压、高脂血症、动脉硬化、冠心病、心绞痛、心律失常、心肌缺血、心肌梗死等），以及延缓衰老的常用药物。高血压、头痛、头晕、耳鸣、烦躁易怒、肢体麻木者，可用本品20克，菊花12克，钩藤9克，水煎服；冠心病患者用本品20克，丹参15克，茯苓9克，甘草6克，水煎服。也可将葛根洗净，切成薄片，每天30克，加水煮沸后当茶饮用。

（6）可健脑益智。有研究表明，葛根醇能对抗部分西药对大脑神经记忆力的损害，对记忆障碍有明显的治疗作用，可用于治疗普通人的健忘、儿童智力障碍、老年性痴呆等病症。

（7）葛根素能改善脑部微循环，降低血管阻力，使大脑血流量增加。葛根素注射液(静脉给药)用于治疗由内耳血管痉挛引起的早期突发性耳鸣、耳聋有一定的疗效。

（8）可开窍止痛。鼻窦炎之鼻塞、头痛（前额痛），可用葛根15克，白芷、桔梗各6克，桂枝、辛夷各3克，水煎服。

（9）用于火性牙痛。取葛粉10克左右，用冷开水加糖冲服。爱上火的牙痛患者多吃几次牙痛就消了。更适合食辣、吸烟、喝酒等易上火的人群。

（10）有解酒醒神之功。葛根或葛花30克，水煎，一次性顿服。

（11）另外，现代中医临床观察葛根对长期低热、口腔炎（溃疡）、牙痛、咽喉炎、胃炎、内外痔、骨质疏松等病症有治疗作用。在美容、丰胸、消脂减肥方面也有所应用。

3. 服用方法 1998年3月，葛根被我国卫生部认定为药食两用植物。既可入药（汤剂、膏剂、丸剂、散剂均可），又可磨粉食用或制成糖果、茶饮、药酒，中国南方常常用它来煲汤。

（1）冲葛粉：将葛粉25克（满3勺）倒入容器中，先用少量温水搅拌稀释（温水为葛粉的一半），然后一次性倒入95℃以上的沸水约200毫升，不停地迅速搅拌至呈半透明、黏稠糊状即可食用。食用时可根据自己喜欢的口味加入糖、蜂蜜、食盐等调味品，以及葡萄干、花生米、山楂片、黑芝麻、枸杞子等配料当营养早餐食用。

（2）自制葛冻：按上述方法制作成糊状后，冷藏于冰箱里即成。炎炎夏日，吃点葛冻，滑嫩爽口，清凉身心，妙不可言。

（3）葛根饼：取适量葛粉用水稀释成葛粉汁后，用锅煎成薄饼，切成片备用。可以下火锅炖鸡或猪蹄食用，或与回锅肉混炒，是一道难得的餐桌佳肴。

（4）葛粉在炒菜时当勾芡用，可使菜肴鲜嫩可口。

4. 注意事项　葛根素注射液目前在临床上广泛用于缺血性心脑血管疾病的治疗，因其临床应用疗程较长，容易发生药物蓄积，产生某些不良反应。随着葛根素注射液在临床应用的不断扩展，有关不良反应的报告也有所增加。可疑不良反应主要表现为各种类型的过敏反应，以药物热、皮疹、过敏性哮喘、全身性过敏反应包括过敏性休克等表现为主。发生过敏反应的潜伏期从十几分钟到十余天不等，多数在连续用药过程中出现，经停药及抗过敏治疗后恢复。部分使用者还可引起溶血性贫血、排尿困难和血尿、肝或肾功能损害（食欲不振，黄疸，转氨酶和血钾、尿素氮等明显升高），一般停药和经对症药物治疗后缓解，肝、肾功能恢复正常。偶有因溶血性贫血致死的病例。

鉴于静脉输注葛根素注射液可能引起一些不良反应，提醒广大医务人员严格掌握适应证，加强临床用药监护，防止严重不良反应的发生。对老年体弱患者，应注意血常规、肝肾功能等方面的监测，并注意疗程不宜过长。

（五）"知了"蜕变为人类造福

知了为蝉科昆虫蚱蝉由幼虫变为成虫脱落下来的外壳，故又名"知了壳""蝉蜕""蝉衣"。

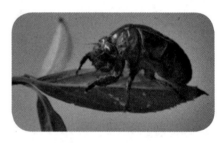

1. 性味、归经及功能作用　蝉蜕，性寒，味甘、微咸，入肺（经）、肝（经）。有疏风散热、清肝定痉、透疹利咽的作用，主治风热感冒、眩晕、疹出不畅、破伤风、小儿夜啼、咽喉肿痛、声音嘶哑等病症。

2. 临床应用

（1）用于风热感冒。本品质地轻薄，长于发散风热，常与薄荷、连翘、石膏等药配伍，治疗外感风热及温病初起有表证者。

（2）用于疹出不畅。蝉蜕6克，微炒研末，以开水冲服1克，每日2次；蝉蜕3克，薄荷6克，煎水代茶饮；蝉蜕、葛根各6克，紫苏叶3克，水煎服；蝉蜕、桑叶各6克，连翘、牛蒡子各12克，水煎服。

（3）用于眩晕。蝉蜕7只，水煎服，或烤焦存性，每日冲服2次。

（4）用于破伤风。蝉蜕15克，炒黄研末，每日1次，黄酒冲服，或以水、酒各半煎水，连渣一起服；蝉蜕30克，朱砂1.5克，共研细末，每日分2次以黄酒冲服；蝉蜕（研末）9克，以防风15克煎水冲服；蝉蜕、槐实、苏木各9克，水、酒各半煎服；蝉蜕、防风、荆芥各9克，先炒，后以水、酒各半煎服，药渣外敷伤处；蝉蜕、僵蚕、葱白各9克，捣烂敷伤处，也有预防作用。

（5）用于小儿夜啼。蝉蜕10个，水煎服或研末冲服；蝉蜕20个，茯神6克，水煎服；蝉蜕10个，钩藤6克，竹茹3克，水煎服；蝉蜕10个，薄荷、钩藤、灯心草各3克，荷蒂一个，朱砂（另冲）0.3克，水煎服（冲朱砂）；蝉蜕7个，凤凰衣（鸡蛋壳内衣）1个，共炒研末，水煎服或抹乳母乳头上，让婴儿吸吮。以上诸法均以睡前1小时服用为佳。

（6）用于小儿阴肿。蝉蜕3克，煎水熏洗阴茎。

（7）用于咽喉肿痛、声音嘶哑。蝉蜕10个，水煎加白糖饮服；或研末以白糖水冲服；蝉蜕6克，桔梗3克，煎水冲泡胖大海1～2枚，代茶常饮；蝉蜕、桔梗各6克，牛蒡子9克，生甘草3克，水煎服。

3. 服用方法　一般习惯去头、足后入汤剂或散剂，常用量5～10克（10～20个）。

4. 注意事项　中医文献记载，蝉蜕可以引产，故孕妇慎用。可供参考。

（六）辛夷：鼻病第一要药

相传，古代有一姓秦的举人得了一种怪病：经常头昏、头痛、流脓鼻涕，腥臭难闻，四处求医，均无效果，十分苦恼……

有一天，朋友来看他，见状便劝道："老兄，天下这么大，本地医生治不好，何不到外地求医？"他听后觉得有道理，反正待在家里也治

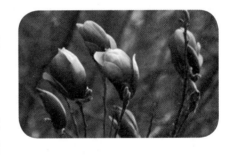

不好病，倒不如出去碰碰运气，顺便逛逛名山大川，散散心也好。于是，次日便携家人出门了。

这个举人走了很多地方，还是没有治好自己的鼻病。后来在一个夷人（彝族）居住的地方，遇见一白发老人告诉他："你这病不难治，我给你介绍个验方，只要你坚持治疗，少则十天半月，多则个把月，就能治好。"他听了很高兴，急忙向老人求教。只见老人走到房前，在一株已经落叶的树上采了几朵紫红色的花苞，说："就是这种药，你每天早晚采几朵煮鸡蛋吃，用不了一个月准能治好你的病。"他遵医嘱，连服大半个月，果然积年鼻疾霍然告愈。举人便向老人要了些草药种子带回家种在

房前屋后，遇有鼻疾的人，他就用这种药给人治病，都收到了显著疗效。后来，他也成了当地有名的医生。人们问："这种药很奇怪，先开花后长叶，叫什么名字？"他忘了问老人了。想了想，这是辛亥年间从南夷（彝）族人那里引来的，加之其味辛辣，便急中生智道："这药，就叫'辛夷'吧！"

辛夷，系木兰科落叶灌木木兰的干燥花蕾，本名"木兰花""望春花"。因花蕾形同毛笔头，故又称"毛笔花""木笔花"。

1. 性味、归经及功能作用　辛夷，性温、味辛，归肺（经）、胃（经）。含有维生素A、生物碱、挥发油等。辛温气浮，功专入肺，有收缩鼻黏膜血管、消炎、散风寒、宣肺气、通鼻窍的作用，是伤风感冒引起的鼻塞及各类鼻炎、鼻渊等的专用之药，疗效较之麻黄素为优。

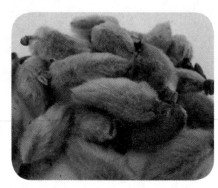

2. 临床应用

（1）用于伤风感冒、鼻塞不通。辛夷、皂角、石菖蒲各等分，研为细末，以棉花包裹，纳入鼻中，以通为度。

（2）用于鼻塞喘息。辛夷、川芎各30克，细辛20克，木通15克，共研细末，每取少许以棉球包裹，纳入鼻中。棉球湿后即换，连用1周。

（3）用于急性鼻炎。辛夷、木香各5克，知母（酒炙）、黄柏（酒炙）各15克，水煎服；辛夷12克，白芷、苍耳子、丝瓜根各15克，黄芩、川芎、桑白皮（炙）各9克，葱白3根，水煎服。每日2次。

（4）用于急性过敏性鼻炎。辛夷、苍耳子、鱼腥草各150克，浓煎取汁，加薄荷精3～4滴，苯甲醇（防腐剂）适量，密封备用，每取少量滴鼻；或辛夷、苍耳子各30克，研末泡入白酒中，炖热，以鼻吸气。

（5）用于肥大性鼻炎。辛夷15克，防风、白芷各10克，藁本8克，升麻、川芎各6克，细辛、甘草各5克，共研细末，每取3克以茶水冲服，每日数次。

（6）用于萎缩性鼻炎。辛夷10克，鱼脑石3克，冰片0.3克，共研细末，以棉球包裹塞鼻。

（7）用于慢性鼻炎、鼻窦炎。辛夷（去毛）10克，鸡蛋2个，同煮，吃蛋喝汤；辛夷40克，鹅不食草10克，同在水中浸泡5～8小时，蒸馏取水滴鼻，每日数次；辛夷、苍耳子、炙陈皮各5克，冰片0.3克，共研细末，每取少许吹入鼻中，每日数次。

（8）用于副鼻窦炎。辛夷 9 克，豆腐 2 块，白糖适量，炖食，每日 2 次；辛夷、薄荷各 15 克，白芷 30 克，苍耳子 9 克，晒干，共研细末，每取 6 克，以葱汤或茶水送服，每日 3 次；辛夷、鹅不食草各 6 克，薄荷 3 克，冰片 0.2 克，共研细末，吹入鼻中；辛夷 9 克，乳香、儿茶各 4 克，冰片 0.5 克，共研细末，加甘油调成稀糊状，浸入棉纱条，塞入鼻中，每日 2 次。

（9）用于鼻疮。辛夷 30 克，连翘 60 克，黄连 15 克，微炒后研末，每日饭后冲服 10 克；辛夷 20 克，麝香 0.1 克，研末，以葱白蘸药少许于患处，每日数次。

（10）用于鼻息肉。辛夷花蕾（去壳）1 个，浓茶浸软后纳入鼻中，每日 3 次；辛夷（去毛）120 克，蜜炙桑白皮、白芷、桔梗、枳实各 60 克，栀子 30 克，共研末，每次以淡萝卜汤冲服 6 克。

（11）用于酒糟鼻（红鼻头）。辛夷 9 克，板蓝根、金银花藤各 20 克，水煎服。每日 2 次。

（12）用于牙龈肿痛。辛夷 30 克，蛇床子 60 克，青盐 15 克，共研末，每取少许涂患处。每日数次。

（13）用于头面风痰肿痒如虫行。辛夷 90 克，白芷、薄荷各 6 克，玄参、赤芍、法夏、白附子、天花粉、白僵蚕各 4.5 克，水煎服。每日 2 次。

近代药理研究显示，辛夷也有降血压及收缩子宫的作用。

3. 服用方法　于花蕾未开放时采集，晒干，去除枝梗，捣碎使用。

4. 注意事项　本品专主肺窍风邪，一般外感较少应用，孕妇慎用。

二、生津止渴类

不苦口的良药

（一）清热醒酒用橄榄

橄榄为橄榄科植物橄榄的果实，北方称其果实为"青果"，南国名之"橄榄"。中国是橄榄的故乡，其产量居世界之首。

话说有一位老中医，医术相当高明。一天，有个叫黄三的人来看病，他说："久仰先生大名，今日特来求医，吾面黄身胖、懒惰、贫寒，望能妙手医治。"老中医暗忖，此"三病"之根在于懒惰，须先将其由懒惰变得勤劳。便告诉他："从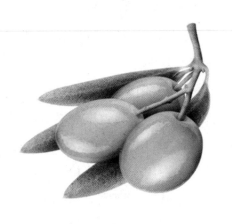明天开始，你每日早晨去茶馆饮橄榄茶，然后拾起橄榄核，回家种植于房前屋后，常浇水护苗，待其成林结果，再来找我"。

黄三遵嘱照办，细心护苗。几年过去了，橄榄由苗成树，由树变林，由林生果。黄三终于变得勤快起来了，人也长得壮壮实实。可是他仍然很穷，便又去找老中医。老中医笑曰："你已经没有了黄胖、懒惰之症了，你且回去，从明天开始，我叫你不再贫穷。"

次日，果然有不少人前来向黄三买橄榄，从此，陆续不断，黄三也就不再贫穷了。原来，老中医开处方时需要橄榄作药引，而这一带没有出产，便想出这个给黄三治病的办法。人们都叹服老中医的高明。

1. 性味、归经及功能作用 橄榄，性平偏寒，味甘、酸涩，归肺（经）、脾（经）、胃（经）。具有清肺热、生津液、解热毒、利咽喉的作用，用于治疗口干烦渴、咽喉肿痛、咳嗽吐血、肠炎、细菌性痢疾，解河豚毒及酒毒，并可软化鱼骨。

2. 临床应用

（1）用于口干烦渴、肺热咳嗽、咽干喉燥、疼痛不适、声音嘶哑。本品性平偏寒，功能清热解毒、生津利咽、化痰止咳。治咽干口燥，烦渴音哑，咳嗽痰黏，可口含鲜橄榄，嚼汁频咽；或取本品 10 ～ 20 克煎汤饮服；单用鲜品熬膏服用，每日 3 次；生橄榄（去核）7 枚，鲜芦根 30 克，水煎服；橄榄 30 克，罗汉果 1 个，加清水适量，小火煎 30 分钟，饮用其汤，每日 2 次；也可与金银花、桔梗、芦根等同用；将鲜橄榄 6 个、鲜莱菔子（萝卜子）10 克，水煎频服，效果甚好。治疗风热上袭或热毒蕴结而致咽喉肿痛，常与硼砂、冰片、青黛等同用。

（2）橄榄能兴奋唾液腺，使唾液分泌增加，有助于润喉、帮助消化。

（3）用于细菌性痢疾下血。患急性细菌性痢疾大便脓血者，取鲜橄榄（连核）100 克，加水 200 毫升，小火煎至 100 毫升时，取汁服用，每次 25 ～ 30 毫升，每日 3 ～ 4 次，连续服用，直到大便正常为止；或橄榄烧灰存性，研末，每次 6 克，每日 2 次，以米汤调服。

（4）有解毒护肝之功。现代药理研究，橄榄提取物对半乳糖胺引起的肝细胞中毒有保护作用；也能缓解四氯化碳对肝脏的损害。

（5）用于疝气。橄榄核、山楂核、荔枝核各等分（3 种核共烧存性研末），小茴香 20 克，用小茴香煎汤，于凌晨空腹送服 10 克，连续 5 日。

（6）可解鱼蟹中毒。本品甘平解毒，可以解酒精中毒，有醒酒之效。《本草汇言》单用青果 10 枚，煎汤饮服，用于饮酒过度、醉酒后头昏、胸闷、恶心欲呕。《随息居饮食谱》单用鲜品榨汁或煎浓汤饮用，可解河豚之毒。

（7）用于鱼骨鲠喉。可用鲜橄榄煎浓汤饮服，无橄榄则以核研末或磨汁服也可。

（8）有美容润肤之功。橄榄油加蜂蜜，在面部轻轻按摩，便能渗入皮肤内，不知不觉间皮肤就会由粗糙变得细嫩，而且还充满光泽；橄榄油、蜂蜜各 1 大匙，白芷（研末）6 克，蛋黄 1 个，小黄瓜汁 1 小匙，混合调匀后涂抹于面部，约 20 分钟后用清水冲洗干净。

3. 服用方法　含化或水煎服，每次 5 ～ 10 克，鲜品尤佳，用量加倍，可用至 30 ～ 50 克。

4. 注意事项　脾虚泄泻者及孕妇忌用。

（二）甘蔗：天然清凉滋补剂

甘蔗系多汁水果，又称"糖梗"，有青皮、红皮和紫皮之分。

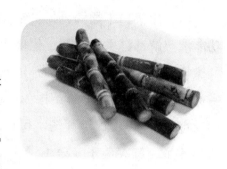

1. 性味、归经及功能作用 甘蔗，性寒、味甘，归脾（经）、胃（经）。含有大量的蔗糖、果糖、葡萄糖和适量的蛋白质、脂肪、柠檬酸、多种氨基酸和钙、磷、铁等营养素。具有生津止渴、润肺止咳、调理胃肠、清热利尿、消炎解毒等作用，可以说是一种天然的清凉滋补剂。主要用于热病烦渴、咳嗽、慢性支气管炎、反胃呕吐、大便干结、低血糖、肾炎、泌尿系感染、血尿、小便不利、蛋白尿等病症。

2. 临床应用

（1）用于暑热烦渴、热病后期伤津口干舌燥。生吃甘蔗可解；甘蔗、荸荠各适量，洗净、切碎，水煎代茶饮；甘蔗汁100～150毫升，大米100克，先用大米煮粥，煮至半熟时，倒入甘蔗汁同煮至熟食用。

（2）用于肺热咳嗽、咽干痰稠。红皮甘蔗（去节、连皮），荸荠适量，煎汤代茶饮；甘蔗汁、梨汁各50毫升，混匀顿服，每日2次。

（3）用于虚热咳嗽。甘蔗（削皮、切碎）、粳米各适量，煮粥，每日早晚服食。

（4）用于慢性支气管炎久咳、肺结核咳嗽、脾虚久咳气喘。甘蔗汁300毫升，淮山药（捣烂）60克，同蒸熟吃，每日2次。有补脾润肺、止咳化痰作用。

（5）用于肺结核。甘蔗汁、白萝卜汁各100克，百合60克，甜杏仁15克，先将百合、杏仁煮烂，加入甘蔗汁、萝卜汁，每日睡前顿服。1个月为1个疗程。

（6）用于食欲不振。甘蔗汁50毫升，蜂蜜5毫升，混匀，每日早晚分2次服。

（7）用于各种原因引起的呕吐（妊娠呕吐、胃癌及贲门癌初期干呕）。甘蔗（削皮、切碎）、粳米各适量，煮粥，每日早晚服食；甘蔗汁100毫升，生姜汁20毫升，混匀煮热，每次60毫升，每日2次。

（8）用于便秘。甘蔗汁、蜂蜜各1小杯，调匀，每日早晚空腹饮服。

（9）用于肝炎。甘蔗（切碎）500克，白茅根150克，水煎代茶饮。

（10）用于糖尿病口干渴。甘蔗嫩芽500克，水煎代茶饮。

（11）用于心悸气短。紫皮甘蔗、荸荠（洗净、切碎）各适量，水煎代茶饮。

（12）用于高血压。甘蔗（切碎）500克，白茅根150克，每日水煎代茶饮。

（13）用于盗汗。紫甘蔗皮适量，浮小麦 1 把，水煎服，食麦饮汁，常服。

（14）用于急性肾炎水肿、蛋白尿。甘蔗青梢 200 克，玉米须 60 克，炙黄芪 30 克，水煎，每日早晚分服，每日 1 剂。

（15）用于泌尿系感染、膀胱炎、尿血。甘蔗汁、生藕汁各 200 毫升，混匀，每日分 2 次服；甘蔗（切碎）500 克，白茅根 150 克，水煎代茶饮；甘蔗青梢 150 克，白茅根 60 克，小蓟 30 克，水煎分 3 服，每日 1 剂，一般连服 3 ～ 5 日即可收效。

（16）用于女性虚弱、功能性子宫出血。甘蔗头（削皮、洗净、切碎）50 厘米，乌枣 60 克，煎汤代茶饮。

（17）用于妊娠腹痛。甘蔗根（切碎、捣烂）1 段，水煎顿服。

（18）用于小儿盗汗。紫皮甘蔗（连皮洗净、切碎）尺余，红枣 8 枚，乌梅 3 枚，浮小麦 12 克，水煎服。每日 1 次。

（19）用于疖肿溃烂。紫甘蔗皮适量，烧炭存性，研末，用麻油调敷患处，每日 2 次。

（20）用于湿疹。甘蔗皮 500 克，生甘草 20 克，煎汤洗患处；紫甘蔗皮烧炭存性，研末，用麻油调敷患处，每日 2 次。

（21）用于头癣、神经性皮炎。甘蔗皮适量，烧炭存性，研为细末，用麻油或淘米水调涂患处。每日 2 次。

（22）用于目赤肿痛。甘蔗汁 2 碗，黄连 25 克，加水浓煎，过滤取汁点眼。每日 2 次。

（23）用于鼻出血。甘蔗（切碎）500 克，白茅根 150 克，水煎代茶饮。

（24）用于口腔炎。紫甘蔗皮适量，烧炭存性、研末，用麻油调敷患处。

（25）用于醉酒。甘蔗或甘蔗汁大量服食。

（26）用于解河豚鱼毒。甘蔗汁 60 毫升，生姜汁适量，一次性顿服。

（27）甘蔗较硬，嚼起来费劲，但却有利于坚固牙齿以及面颊肌肉的健美，面瘫患者不妨适当多嚼食。

（28）现代研究表明，甘蔗渣中的多糖类有抑制癌细胞生长的作用，对于食管癌，可以用甘蔗汁、梨汁、生藕汁、生姜汁、萝卜汁、竹沥各 1 杯，蒸热后随意饮服。

3. 服用方法　甘蔗以生吃和榨汁为主，也可以切碎煮粥或水煎取汁代茶饮。

4. 注意事项

（1）甘蔗性寒，故肺寒或脾湿咳嗽痰多者以及脾胃、肠道虚寒泄泻者不宜食用。

（2）牙口不好的人不要勉为其难地啃甘蔗，应该将其切成小段嚼食。

（3）内心发红的甘蔗已经霉变，含有嗜神经毒素，不能吃。

（三）椰子：典型的热带清热饮料果种

椰子又名"胥椰""胥余""越王头"，是典型的热带清热饮料果种。

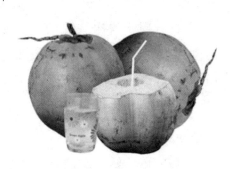

1. 性味、归经及功能作用 椰子，性平、味甘，归脾（经）、胃（经）、大肠（经）。含有脂肪油、糖、蛋白质、B 族维生素、维生素 C、铁、磷、钙、钾、镁、钠等。具有清热消炎、生津止渴、消疳杀虫、利水消肿等功效，主要用于体虚、暑热烦渴、秋季燥邪入体、伤及肺胃引发的干咳、鼻腔干燥出血、咽干咽痛和肾炎水肿、筋骨酸痛、蛔虫、绦虫、姜片虫症等。

2. 临床应用

（1）有增强免疫、防治感冒之功。对于素来体弱、容易感冒的人，在生菜沙拉或水果中加一些椰子油，既可以抗病毒杀菌，又能增强肺卫的免疫抗病能力，使日后罹患感冒的概率越来越少了。

（2）用于体虚心动悸、心慌。椰肉 100 克，龙眼肉 50 克，糯米 150 克，煮粥常服。

（3）用于暑热烦渴。夏季天热、流汗较多，很容易心烦口渴，及时喝椰子汁，可以达到清热解暑止渴的效果。

（4）用于脾虚倦怠、食欲不振、肢软无力。椰子肉（切碎）、糯米、鸡肉各适量，同煮粥，加油、盐调味食用。

（5）用于呕吐。椰汁 2 盅，葡萄酒 1 盅，姜汁 10 滴，调匀饮服。

（6）用于消化不良、便秘、水肿。椰子油有健脾利湿的效果，能帮助消化、清除多余的水分，把体内的毒素从大小便或汗排出来。可以饭后喝 1 小匙的椰子油，既能通便，还能润肤养颜。

（7）用于各种肝病。椰子油可降低肝内脂肪，各种肝病患者最宜服食。椰子油可以溶解脂肪细胞，使得肝内脂肪降低。

（8）用于胰腺炎、胆囊炎、胆结石、胆囊切除。椰子油较其他食用油容易水解，容易消化吸收，更适合消化障碍和虚弱的体质食用。一些不适宜食用各种含长链脂肪酸油脂的人，却可以食用椰子油。

（9）椰子油能帮助提高组织细胞对胰岛素的灵敏度，从而帮助防护高血压，甚至会降低血压，减少心血管病的风险。

（10）用于心源性水肿。经常饮服鲜椰子汁，有强心、利尿、消肿作用。

（11）用于肾炎水肿。椰子汁、菠萝汁、鲜茅根汁、鲜芦根汁各 30 克，调匀后饮服。每日 1 次。

（12）用于筋骨酸痛。椰壳、橘络、香附、桃树根各 20 克，水煎服，每日 1 次。

（13）用于蛔虫、绦虫、姜片虫、小儿疳积。椰子 1/2 ～ 1 个，先饮椰汁，后吃椰肉。每日晨起 1 次吃完，3 小时后方可进食。若小儿清瘦，宜同蜂蜜调服。驱姜片虫、绦虫的效果与槟榔相似，且无不良反应。

（14）用于冻疮。椰子油适量，柿子皮（烧存性、研细末）50 克，混合调匀涂患处。每日 2 ～ 3 次。

（15）用于烫伤、烧伤。椰子油敷患部，严重的可以把整个受伤的地方浸在椰子油里面，很快就能消肿止痛，也不会留下瘢痕。每日 2 次。

（16）用于各种皮肤病（皮炎、瘙痒、外伤、蚊虫叮咬、癣、脚气等）。椰子油涂擦患部，既消肿止痛，又防止感染。每日 2 次。脚癣也可以把椰子油滴到鞋子里面，白天穿着，次日再换另外一双鞋子，同样也滴入一些椰子油，连续 3 ～ 5 天。

（17）研究显示，椰子油对防止头皮屑和保护头皮有极好的作用，还能预防白发和脱发的过早发生，护发、定型，预防头发分叉。可以倒适量椰子油在手心，涂抹在头发上，并按摩头皮，椰子油是健康的护发品。

（18）有排毒养颜、润泽肌肤之功。椰子油对毒素具有强烈排他性，能有效地将胃肠及身体内累积的毒素逐渐排出体外，因而有很强的抗氧化能力，能抑制自由基的产生。内服、外用均可滋润皮肤，调整皮脂腺分泌，改善干燥肤质，消除皱纹、粉刺和头皮屑。对于过敏肤质可增强皮肤适应性，舒缓嘴唇龟裂、日晒、冻伤、尿布疹和齿龈炎。还可作为护肤油、卸妆油，外敷可保护皮肤不受紫外线伤害。

（19）有瘦身减肥之功。绝大多数动植物食用油（如猪油、牛油、鱼油、奶油、花生油、橄榄油、葵花籽油等）都是长链油，分子结构比较长，不容易燃烧。唯有椰子油是最容易燃烧的中链脂肪酸，能增加燃烧率，不增加身体负担，有利于减肥瘦身。

（20）可清热解毒、抗菌消炎。椰子油能够清热解毒，是天然的抗生素。一般轻微的发炎，如喉咙痛、皮肤红肿、黏膜的溃疡或稍微红肿，都可以使用，能获得很好的效果。

（21）可增加能量、增强体力。椰子油可提供快速能量营养来源，提高耐力，使人不易疲劳，能提升精力能量和充沛体力，却没有咖啡因的不良反应。缺乏能量或经常疲倦的人，饮用椰子油可大大改善精力。

（22）可制作成精美的按摩油。椰子油富有治疗的特性，能让皮肤更健康，展现出良好的肤色，而且还能使紧张和疼痛的肌肉舒缓。同时因为容易吸收，是不会留下油渍的按摩油。椰子油能通过毛细孔渗到皮肤里面，借此清理皮肤深层，帮助身体代谢。在怀孕期间或产后使用椰子油，可防止妊娠纹，并恢复皮肤活力。用椰子油轻柔地按摩乳房，则能减轻哺乳带来的疼痛。

3. 服用方法　椰汁能喝，椰肉能吃，还能加工成椰奶、椰蓉等各种各样的饮品和食品。由椰子的内膜经冷压榨制造的椰子油也是既天然又健康的食品，在常温下质量稳定，不容易变质。属于饱和脂肪，脂质稳定，不易氧化产生自由基危害人体健康。

椰香奶茶的做法：椰汁 120 毫升，冰糖 30 克，清茶 10 克。将茶叶用 500 毫升沸水冲泡，加盖闷 10 分钟后取汁，然后加入椰汁和冰糖，搅拌至冰糖溶化即可。

4. 注意事项

（1）椰子浆味甘、性稍热，过多畅饮可令人昏如醉状。

（2）有兴奋神经作用，不宜睡前饮用，以免导致失眠。

（3）椰子油不适合高温油炸。

（四）清热生津寻茅根

茅根系禾本科多年生草本植物白茅的根茎，又称"白茅根"。

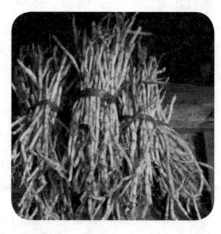

传说在东汉时期，洛阳一带常年荒旱，瘟病流行，人们缺医少药，不少人死于病魔。这事传到了医圣张仲景的耳朵里，他不顾年迈体弱，从南阳来到洛阳行医。无论官宦之家还是庶民百姓，凡来求诊者，他都热情接待，细心诊治，每每药到病除，以至于声名远扬。

一个冬天的早晨，天刚蒙蒙亮，张仲景家的门就被一个衣衫褴褛、骨瘦如柴的孩子叩响了。见了张仲景后，怯生生地说："大人，您是神医，求您可怜可怜我这个无依无靠的孤儿，给我看看病吧！"张仲景让孩子进门坐下，问过他的姓名，知道他叫李生。于是，拉起他的手，认真地切起脉来。然后又看过舌苔、气色，最后肯定地说："你根本没有病。"

"我有病！我是穷病，请大人诊治！"李生声泪俱下地说。原来他父母双亡，他卖掉了家里唯一的茅草屋，又借了一点钱才勉强安葬了父母，可马上又遇到地主逼他还债。因此他恳求张仲景为他开一剂灵丹妙药，医治他的"穷病"。

张仲景听了李生的哭诉，很久没说话。他行医多年，治好的病人不计其数，但治穷病还是头一回。他让弟子给李生取了两个馍，又沉思良久，写下了一个药方：白茅根，洗净晒干，塞满房屋。

李生看到这个药方后，十分纳闷，但又不好细问。他回到自己住的破庙后，就召集穷苦人家的孩子，到茅草地里刨起茅草来。不几天，他们就把村子附近的茅草都刨完了。李生住的那个破庙，里里外外被茅草根塞得满当当的。

这年冬天，洛阳一带没落一片雪。第二年春天，也没下一滴雨，空气干燥，疫病蔓延。洛阳城的达官贵人都争先恐后地请张仲景看病。张仲景让弟子在这里应诊，自己则来到李生所住的村子，为穷苦百姓看起病来。

针对这次疫情所表现出来的病症，张仲景开的方子里都少不了白茅根，少则三钱，多则一两。其他医生见张仲景如此用药，也都暗中仿效。这样，没过多久，白茅根便成了奇缺的金贵药材。药铺里卖断了货，张仲景师徒就介绍他们去李生那里购买。李生见穷人来买，就少收或不收钱；见富人来买，就高价出售。

这场瘟疫过去后，李生大赚了一笔。他用这笔钱到京城买回粮食，分发给穷苦百姓。因李生为乡亲们办了好事，乡亲们纷纷过来，合力帮他又修建了一间茅屋。从此，李生有了自己的住处，又过上了安稳的生活。

李生感念张仲景恩德，更惊叹他的先见之明，便问张仲景是如何判断出疫情的。张仲景不慌不忙地说出了其中的道理。原来他根据一冬无雪、气候干燥、百病杂生的现象，推测来年春天瘟疫定会流行。而那荒郊野生的茅草根有清伏热、消瘀血、利小便的功能，正是治瘟疫的良药。

1. 性味、归经及功能作用　白茅根，性寒、味甘，入心（经）、肺（经）、胃（经）、膀胱（经）。清热泻火，引火下行，有生津止渴、清热利尿、凉血止血的医疗作用。主要用于治疗热病烦渴、肺热咳喘、胃热呕逆、湿热黄疸、热淋（泌尿系统感染）、水肿和多种出血性病症。

2.临床应用

（1）热病烦渴、肺热咳喘、胃热呕逆。鲜茅根单品大剂量（100克以上）捣汁冲服；或酌加芦根、竹茹、姜汁、粳米，水煎服。

（2）用于黄疸、热淋、小便不利。单品大剂量（100克以上）水煎服，每日2次。

（3）用于急慢性肾炎。鲜茅根50克，金银花30克，生地黄15克，连翘、知母各9克，水煎取汁，常服。

（4）用于水肿。肾炎、小便不利引起的水肿，可用上述2、3方法施治。若体虚水肿，则以本品适量加赤小豆30～50克，加水煮至豆熟，随意吃豆饮汤。

（5）用于胆结石、泌尿系结石。白茅根、金钱草各60克，石韦、海金沙、车前草、玉米须各40克，水煎取汁，常服。

（6）用于热性咳血、吐血、衄血（鼻出血）、尿血。鲜品适量，捣汁冲服；或鲜茅根30克，仙鹤草15克，水煎服；鲜茅根、鲜藕节、鲜小蓟各60克（干品均减半），水煎服。

3.服用方法　入药以鲜品为佳，水煎服或捣汁冲服，常用量50～100克。

4.注意事项　本品性寒，虚寒证患者不宜服用。

（五）芦根：不花钱的中药解危难

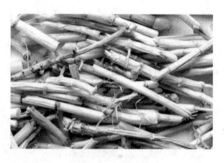

传说，古时江南一个山区有家药铺，由于方圆百里只有这么一家，所以这个药铺的老板也就成了当地一霸。不管谁生了病都得吃他的药，他要多少钱就得给多少钱。有家穷人的孩子高热，病得很重，他背着孩子来到药铺，药铺老板说退热得吃"羚羊角"，五分羚羊角就要十两银子。穷人说："求你少要点钱吧，这么贵的药我们穷人吃不起呀！"药铺老板说："吃不起就别吃，我还不想卖呢。"穷人没法，只有回家守着孩子痛哭。

这时，门外来了个讨饭的乞丐，听说这家人孩子高热，家里又穷得买不起药，便说道："退热不一定非要吃羚羊角不可。"

穷人急问："还有其他便宜的药吗？"

"有一种不花钱的药。"

"什么药？"

"你到塘边挖些芦根来吃。"

"芦根也能治病？"

"准行。"

穷人急忙到水塘边上，挖了一些鲜芦根。他回家煎好给孩子灌下去，孩子果然退了热。穷人十分高兴，就跟乞丐交了朋友。从此，这一带的人们发热时就再也用不着去求那家药铺了，芦根也就成了一味不花钱的中药。

1. **性味、归经及功能作用**　芦根，系禾本科多年生草本植物芦苇的地下根。性寒、味甘，入肺（经）、胃（经）。清肺、胃之热，有滋阴润肺、生津止渴、清热除烦、降逆止呕的作用。主要治疗风热感冒、肺热咳嗽、暑热烦渴、咽干喉燥、肺痈（肺脓肿）、胃热呕逆等病症，并可解鱼蟹、河豚之毒。

2. **临床应用**

（1）用于肺热咳嗽。本品质润多液，对于温热病引起的肺热咳甚为适宜。如辛凉解表剂"桑菊饮"中纳入本品。古治风热感冒、肺热咳嗽，即以本品煎汤送服"银翘散"。也可取芦根 30 克，瓜蒌 20 克，知母、川贝母各 12 克，水煎服。

（2）用于暑热烦渴。中医清热生津方"五汁饮"，即用芦根液汁配梨汁、藕汁、荸荠汁、麦冬汁，温开水冲服或微煎服。

（3）用于肺脓肿。芦根配桃仁、薏苡仁、冬瓜仁，即古代治肺痈常用方"千金苇茎汤"。脓肿将成，可酌加金银花、连翘、蒲公英、鱼腥草，以强化清热解毒之力；若脓肿已成，可酌加桔梗、川贝母、甘草，以增加化痰排脓之效。

（4）用于咽干喉燥疼痛、声音嘶哑。鲜芦根适量，捣汁或泡茶饮服（泡茶也可用干芦根，剂量减半）；鲜芦根 30 克，生橄榄（去核）7 枚，水煎服。

（5）用于胃热呕吐、呃逆。鲜芦根 100 克，捣汁冲服；或以本品 50 克，茅根、竹茹各 30 克，粳米 60 克，水煎取汁，调入姜汁 10 毫升饮服。

（6）"五汁饮"温开水冲服或微煎服。也适宜于糖尿病和肿瘤病患者因放疗引起的口干作渴、食欲不振、大便秘结。

（7）用于鱼蟹、河豚中毒。河豚肉细嫩味鲜美，十分诱人，但弄不好也很容易中毒。故在有食河豚习惯的地方就流传着"拼死吃河豚，救命挖芦根"的顺口溜。救治时用鲜芦根 100～150 克，生姜、紫苏叶各 15 克，水煎，一次性顿服。

3. **服用方法**　入药以鲜品为佳，常规用量 50～100 克以上，榨汁或入煎剂。

4. 注意事项　本品性寒多液，擅长清热润燥，凡诸阴寒过盛之证不宜。

（六）西瓜：清热解暑的瓜中之王

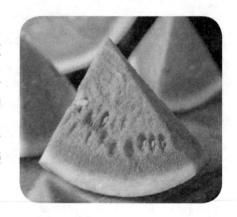

说起西瓜，脑海里就会浮现出《西游记》中大热天猪八戒嘴馋，一口气啃完了一个本来应该是师徒四人吃的大西瓜的故事。西瓜又名"夏瓜""水瓜""寒瓜"，是人们盛夏最喜爱的一种解暑水果。是夏季最受人们欢迎、伴随人们度夏食用量最大、最多的一种水果，被人们誉为"盛夏水果之王"。

1. 性味、归经及功能作用　西瓜，性寒、味甘，入心（经）、胃（经）、膀胱（经）。西瓜的含水量高达 90% 以上，不仅水分多，营养也很丰富。除了不含脂肪和胆固醇以外，它的汁液几乎含有人体所需的各种营养成分，如果糖、蔗糖、葡萄糖、苹果酸、蛋白质、维生素、番茄素、胡萝卜素，以及人体所必需的多种氨基酸及钙、磷、铁、钾等矿物质，就连西瓜皮也都富含维生素 C 和维生素 E 呢！西瓜具有清热解暑、生津止渴、利水消肿、消炎止痛等医疗作用。主治暑热烦渴、暑湿感冒、高血压、心源性水肿、肝硬化腹水、肾性水肿、糖尿病、酒精中毒、烫伤烧伤、口腔溃疡、咽喉肿痛等病症。

西瓜全身都是宝，瓜瓤供食用，能清热解暑、除烦止渴、利尿消肿，用于暑热烦渴、热盛津伤、小便淋漓、疼痛；西瓜皮清热解暑、止渴除烦、利小便，尤其是中果皮（绿皮内面的白皮，又名"西瓜翠衣"）既可以做凉拌菜，也可以入药，能清热解暑、清心除烦、利尿消肿，用于暑热烦渴、口舌生疮、小便不利、淋漓疼痛、水肿；未成熟的果实与皮硝的加工品（瓜皮外面的白霜即"西瓜霜"）是治疗热性咽喉肿痛的良药；西瓜子含有丰富的蛋白质、脂肪酸、B 族维生素和维生素 E，还富含油脂，以及微量元素钾、铁、硒等，除了炒吃以外，还有清肺化痰、清热润肠、健胃通便作用。对咳嗽痰多、咯血、食欲不振、消化不良、大便秘结有辅助疗效，不饱和脂肪酸有降低血压的功效，并有助于预防动脉硬化，是适合高血压病人的零食；而新鲜藤茎捣烂取汁滴鼻，可用于萎缩性鼻炎。

2. 临床应用

（1）用于暑热烦渴、高热伤津、口干尿少、中暑。明代汪颖所著《食物本草》

云："西瓜，性寒解热，有天生百虎汤之号。"清热解暑疗效甚佳，能引心包之热，从小肠、膀胱下泻，能解中暑及热病大渴，盛夏一旦中暑，可大量吃西瓜或饮西瓜汁；西瓜汁1000毫升，熬成膏，冷却后加白糖拌匀，晒干压碎，每次用开水冲服15克，每日3次；西瓜汁250毫升，酸枣仁粉15克，搅拌成糊状服食，每日1次；鲜西瓜皮200克（干品减半），玉米须60克，香蕉肉4只，煎水加冰糖调服，每日2次；西瓜翠衣60克，滑石（另包）18克，甘草3克，水煎服，每日1～2次；西瓜皮（切碎）50克，淡竹叶（洗净）15克，红枣20克，粳米（淘洗干净）100克，白糖25克，先将淡竹叶煎煮20分钟后过滤取汁，放进粳米、西瓜皮、红枣，煮成稀粥，加白糖食用，每日2次。

（2）用于消化不良、食欲不振、暑湿感冒（高热、头痛、身痛、恶心、呕吐、腹痛）。西瓜汁100毫升，西红柿汁50毫升，二汁混匀饮服，每日分4次服，连服2～3日。

（3）用于小儿夏季热。西瓜翠衣、金银花、太子参各10克，扁豆花、薄荷各6克，鲜荷叶半张，水煎服，每日1次。

（4）用于乙型脑炎发热、抽搐。西瓜汁适量，加白糖大量饮用，直至病情缓解为止。

（5）用于肺热咳嗽。小西瓜1个，挖一小口，放入冰糖200克，蒸20分钟，吃瓜饮汁。每日1次，效果极佳。

（6）用于久咳、吐血。西瓜子适量，浓煎内服，每日2次。

（7）用于痢疾。西瓜汁60毫升，马齿苋60克，水煎取汁，每日分3次服。

（8）可辅助治疗黄疸。吃西瓜会明显增加尿量，可以减少胆色素含量，并且可以使大便通畅，对于黄疸有一定的作用。可用西瓜皮、赤豆、茅根各30克，水煎服，每日2次；西瓜皮（切碎）50克，红枣20克，淡竹叶（洗净）15克，粳米（淘洗干净）100克，白糖25克。先将淡竹叶煎煮20分钟后过滤取汁，放进粳米、西瓜皮、红枣，煮成稀粥，加白糖食用，每日2次。

（9）用于肝硬化水肿。西瓜1个，大蒜头（去皮）100～150克，将西瓜挖洞，放入大蒜，盖上瓜盖，隔水蒸熟，趁热饮汁，每日3次；西瓜皮、冬瓜皮、黄瓜皮各30克，水煎服；干西瓜皮、冬瓜皮、赤小豆、玉米须各30克，水煎服，每日2次。

（10）用于高血压。西瓜子仁适量，经常吃；鲜西瓜汁50～100毫升，每日2次饮服；干西瓜翠衣12克，草决明10克，煎水代茶；鲜西瓜翠衣100克，玉米须

60 克，香蕉肉 3 个，水煎服。

（11）用于心源性水肿。西瓜皮 60 克，水煎服，每日 2 次。

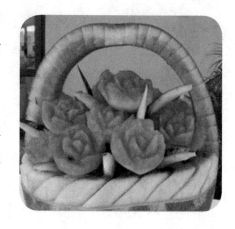

（12）用于糖尿病。西瓜汁 1000 毫升，熬成膏，冷却后加白糖拌匀，晒干压碎，每次用开水冲服 15 克，每日 3 次；西瓜皮、冬瓜皮各 15 克，天花粉、玉竹各 12 克，水煎服，每日 2 次；西瓜皮、枸杞子各 30 克，党参 9 克，水煎服，每日 1 次。

（13）用于小便赤热不利。西瓜汁 100 毫升，番茄汁 50 毫升，混匀代茶饮服；西瓜汁熬成膏，冷却后加入白糖拌匀，晒干压碎，每次用开水冲服 15 克，每日 3 次。

（14）用于急慢性肾炎水肿。西瓜的利尿作用还可以让体内多余的盐分排出体外，减轻浮肿，特别是腿部浮肿。西瓜 500 克，每日 1 次服食；西瓜子仁适量，生吃、炒吃或水煎服；西瓜皮 30 克，鲜白菜根 60 克，水煎服，每日 3 次；西瓜（挖洞）1 个，大蒜（去皮，放入西瓜中）100～150 克，盖上瓜盖，蒸熟，趁热饮汁，每日 3 次。

（15）用于月经过多。西瓜子仁 9 克，焙干研末，开水调服，每日 2 次。

（16）用于妊娠中毒症。西瓜 500 克，1 日分 2 次服。

（17）孕妇在妊娠期间常吃些西瓜，不但可以补充体内的营养消耗，纠正贫血，同时还会使胎儿的营养摄取得到更好的满足。在妊娠早期吃些西瓜，可以生津止渴、除腻消烦，对妊娠呕吐也有较好的效果。妊娠末期，孕妇常会发生程度不同的水肿和血压升高，常吃西瓜，不但可以利尿去肿，还有降低血压的功效。孕妇分娩后吃西瓜，还可以增加乳汁的分泌。

（18）如在盛夏分娩的孕妇，平时常吃西瓜可以防暑降温、消夏祛暑。西瓜含糖分，有补充能量、保护肝脏的作用。分娩过程中，许多产妇有精神紧张、产程延长、失血出汗、周身疲劳、胃肠蠕动减弱、食欲不振、大便秘结等现象，这时吃些西瓜不但可以补充水分、增加糖、蛋白质、无机盐、维生素等营养的摄入量、刺激肠蠕动、促进大便通畅，还可以增加乳汁分泌，并有助于术后产妇的伤口愈合。

（19）可美容、美发。西瓜汁里还含有多种重要的有益健康和美容的化学成分，这些成分最容易被皮肤吸收，对面部皮肤的滋润、防晒、增白效果很好。可以用瓜汁擦擦脸，或者吃完西瓜以后，把西瓜切去外面的绿皮，用里面的白皮切薄片贴敷面部 15 分钟，坚持一夏，对于面部皮肤滋润、细腻，防晒、增白的效果非常好。

把西瓜肉放在碗里压碎，然后滤出汁来，这便是天然的皮肤调色剂。新鲜的西瓜汁和鲜嫩的瓜皮可以增加皮肤弹性，减少皱纹，增添光泽。每天早晚在化妆之前将它当化妆水使用，清新而不刺激，坚持下去能使脸色更佳，妆容持久亮丽。剩余的西瓜汁可放在冰箱内保存，三天之内不会变质，常适合敏感肤质的人。

因烫发而发质干枯的人，可适当多吃西瓜，可以使头发光泽浓密。

（20）用于外伤腰痛。西瓜皮阴干研细，每日以黄酒调服 2 次，每次 9 克。

（21）用于外伤出血，西瓜子 50 克，三七粉 3 克，冰糖少许。西瓜子水煎取汁，冲服三七粉和冰糖，搅匀，每日早晚分服。

（22）用于痔疮下血。西瓜子壳 30 克烧成炭，研细，凉开水冲服，每日 2 次。

（23）用于烫伤烧伤。干西瓜皮 30 克，研末，加香油调匀，外涂患处；西瓜皮切片敷患处，每日 2 次。

（24）用于疮疡疖肿。干西瓜翠衣 15 克，水煎服，每日 2 次。

（25）用于目疾。有人苦于目病，令以西瓜切片曝干，日日服之，遂愈，由其性冷降火故也（《松漠记闻》）。

（26）用于口腔溃疡。口含西瓜汁，每次 3 分钟，每日数次；日晒夜霜之西瓜皮，研末加少许冰片，涂敷患处，每日数次。

（27）用于咽喉肿痛。西瓜 1 只，在蒂上切一小口，挖去瓤，装满朴硝，盖上瓜盖置通风处，析出白霜（西瓜霜），用鹅毛擢下装瓶备用，痛时将霜适量吹于喉部。每日 2 次，疗效甚佳。

（28）《随息居饮食谱》云：目赤口疮用西瓜肉曝干腌食之；唇内生疮用西瓜皮烧研噙之；食瓜过多成病用瓜皮煎汤解之；口腔炎用西瓜皮晒干、炒焦，加冰片少许同研末，用蜂蜜调涂患处。

（29）用于醉酒。西瓜汁 250 毫升，1 次饮服。

（30）可消除疲劳。西瓜含有丰富的钾元素，能够迅速补充在夏季容易随汗水流失的钾，夏季昏昏欲睡的午后来几片可口的西瓜，可以消除久坐引发的肌肉乏力和疲劳感，驱走懈怠的负面情绪。

3. 服用方法　西瓜清甜多汁、口感爽脆，可以生食也可以榨汁，是纯天然的饮品。但炎夏不主张多吃冰西瓜，虽然大热天吃冰西瓜的解暑效果很好，但对胃的刺激很大，容易引起脾胃损伤，所以应注意把握好吃的温度和数量。最好把西瓜放在冰箱冷藏室的最下层，这里的温度是 8 ～ 10℃，这个温度口味也最好。每次吃的量不要超过 500 克，且要慢慢地吃。对于有龋齿（蛀牙）和遇冷后即会感到酸、痛的牙过敏者以及胃肠功能不佳者就更不宜吃冰西瓜。

打开时间过久和熟透的、变质的西瓜不能吃。气温高，适宜细菌繁殖，如果吃熟透的西瓜或打开时间过久、变质的西瓜，就会导致胃肠道传染病，出现腹泻、下痢。

4. 注意事项

（1）因本品性寒，凡中医辨证属于寒湿偏盛、脾胃虚寒、消化不良、寒积腹痛、肾功能不全、遗尿、小便频数、小便量多、遗精，以及平常有慢性胃炎、肠炎及十二指肠溃疡等属于虚冷体质的人及产妇均不宜多吃。李时珍《本草纲目》云："西瓜、甜瓜，皆属生冷，世俗以为醍醐灌顶，甘露洒心，取其一时之快，不知其伤脾助湿之害也。"

元代李鹏飞《延寿书》云："北人禀厚，食之犹惯；南人禀薄，多食易致霍乱。"又云："防州太守陈逢原，避暑食瓜过多，至秋忽腰腿痛，不能举动，皆食瓜之患也。"

正常健康的人也不可一次吃太多或长期大量吃，因为西瓜属于生冷食品，水分多，多量水分在胃里会冲淡胃液，任何人吃多了都会伤脾胃，导致食欲不佳、消化不良及胃肠抵抗力下降，引起腹胀、腹泻。

西瓜裨益虽多，慎记台湾民间俚语云："日吃西瓜，半夜反症。"而过食瓜果类致使胃肠寒积腹痛者，酌服中药"理中汤"可治。

（2）感冒初期不宜吃西瓜。中医学认为，不论是风寒感冒还是风热感冒，其初期均属于表证，应采用让病邪从表而解的发散治疗方法，并认为在表未解之前若攻之会加重病情。而西瓜有清里热的作用，所以这个时候吃西瓜会使感冒病情加重或病程延长。

（3）糖尿病患者吃西瓜须小心谨慎！西瓜约含糖类 5%，且主要是葡萄糖、蔗糖和部分果糖，也就是说吃西瓜后会致血糖增高。正常人由于能及时分泌胰岛素，可使血糖、尿糖维持在正常水平。而糖尿病患者则不同，在短时间内吃太多西瓜，不但血糖会升高，病情较重的还可能因出现代谢紊乱而致酸中毒，甚至危及生命。糖尿病患者每天吃的糖分是需要严格控制的！如果一天中多次吃了西瓜，那么就应该相应地减少主食的用量，以免加重病情。

（4）肾功能不全患者以少吃或不吃西瓜为好！肾功能不全患者，对排出体内水分的功能大大降低，所以常常会出现下肢或全身水肿。这类病人若吃太多西瓜，会因摄入过多的水，又不能及时将多余的水排出，致使水分在体内超量储存，血容量增多，因此不但使水肿加重，且容易诱发急性心力衰竭。

（5）口腔溃疡者也不宜多吃西瓜。中医学认为口腔溃疡的病因是阴虚内热、虚火上扰。西瓜有利尿作用，若口腔溃疡者多吃西瓜，会使口腔溃疡复原所需要的水分被过多排出，从而加重阴虚和内热，使病程绵延，不易愈合。

（6）饭前及饭后不宜吃西瓜。因为西瓜中大量的水分会冲淡胃中的消化液，在饭前及饭后吃都会影响食物的消化吸收。而且饭前吃大量西瓜又会占据胃的容积，使就餐中摄入的多种营养素大打折扣，特别是对孩子、孕妇和乳母的健康影响更大。而对于想通过节食减肥的人则在饭前吃点西瓜不失为一种减少食物摄入的好方法。

（七）黄瓜：厨房里的天然美容瓜

黄瓜又名"王瓜""胡瓜""刺瓜"等，是夏秋季节的主打瓜果蔬菜之一，家家户户餐桌上的"常客"。

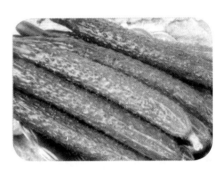

1. 性味、归经及功能作用　黄瓜，性凉、味甘，归脾（经）、胃（经）、大肠（经）。含有大量的水分、木糖、果糖、葡萄糖、B族维生素、维生素C、维生素E、氨基酸、纤维素、胡萝卜素，以及丰富的钙、磷、铁、钾、钠、镁等矿物质。具有清热化湿、利水消肿、解毒消炎、减肥美容等功效，主要用于暑热烦渴、痢疾、黄疸、小便不利、肾炎水肿、肥胖症、中暑、烫火伤、白癜风、扁桃体炎等病症，尚可预防口腔溃疡。

黄瓜的子、藤、叶、根均可入药：黄瓜子能营养大脑、健脑益智、润肠通便、降脂减肥、健壮骨骼、缓解疲劳；瓜藤利水、解毒，用于泌尿系感染、痢疾、黄水疮；根、叶化湿止泻，用于腹泻、痢疾。

2. 临床应用

（1）用于中暑、热病烦渴。夏日酷热，人们常常会烦渴难耐，不妨适当多吃点黄瓜消暑解渴除烦；还可用嫩黄瓜（切薄片）1条，绿豆30克，水煎服，每日早、晚各1次；黄瓜500克，精盐、白糖、白醋各适量。先将黄瓜去子洗净，切成薄片，精盐腌渍30分钟；用冷开水洗去黄瓜的部分咸味，水控干后，加精盐、糖、醋腌1小时即成酸甜可口的糖醋黄瓜。有清热开胃、生津止渴的功效，适用于烦渴、口腻、脘满闷等病症，暑天食之尤宜。

（2）用于湿热痢疾。嫩黄瓜（洗净、去皮）250克，生吃，每日1～2次；小儿取嫩黄瓜（切片）1条，蜂蜜10～15毫升，煮熟，每日分2～3次服用。

（3）用于慢性肝炎和迁延性肝炎。黄瓜中含的葫芦素C对慢性肝炎和迁延性肝炎有一定治疗效果。

（4）用于黄疸。黄瓜或黄瓜皮适量，水煎服，每日3次。

（5）可降血糖。黄瓜中所含的果糖、葡萄糖苷不参与通常的糖代谢，故糖尿病患者以黄瓜代替淀粉类食物充饥，血糖非但不会升高，甚至会降低。

（6）用于高血压、高血脂、肥胖症。黄瓜作为降压、降脂、减肥佳品，长久以来一直受到人们的青睐。黄瓜中的纤维素能促进肠道蠕动，加速排空肠道腐败物质、降低血液中胆固醇和甘油三酯，改善人体新陈代谢，有效地抑制糖类物质转化为脂肪，起到降压、降脂、减肥作用和预防冠心病的发生。可将黄瓜洗净，切片，加食醋适量，拌匀当菜吃，长期食用；嫩黄瓜（洗净，去头尾和皮及内瓤，切成条状）5条，加水煮熟，捞出备用，山楂（洗净）30克，加水煮约15分钟，取汁液100毫升，加入白糖50克，在文火上慢熬，待糖融化，放入黄瓜条，拌匀而食。

（7）用于失眠。黄瓜含有丰富的维生素B_1，对改善大脑和神经系统功能有利，能安神定志，辅助治疗失眠症。

（8）用于肾炎水肿。老黄瓜100克，水煎服，每日1次，连续1～2周；老黄瓜（去瓤）1条，水、醋各半，共煮烂，取汁顿服，每日2～3次。

（9）有益肾阴、清虚热之功。适用于男女更年期阴虚烦热者食用。

①黄瓜拌海蜇：黄瓜（切片）、海蜇（漂洗去其咸味，用70℃左右的热水略焯一下，立即放入冷水中冷却，然后切丝）各适量，加麻油、酱油、味精少许凉拌食用。

②黄瓜紫菜海米汤：黄瓜（洗净、切片）150克，紫菜（洗净）15克，海米（洗净）1小把，麻油、精盐、酱油、味精各少许。打汤，先放入黄瓜、海米、精盐、酱油，煮沸后撇去浮沫，下入紫菜，淋上香油，撒入味精，调匀即成。

（10）有补钙壮骨之功。在农村常常看到农家养的小鸡如果腿折断了，老农会用老黄瓜子喂小鸡，过几天腿骨就长好了。黄瓜子能促进人体钙的吸收，补钙的速度很快，壮骨效果极佳，对长期劳伤、骨质损伤、股骨头坏死等有修复作用，能缓解和消除人体过度疲劳。对颈椎病、关节炎、

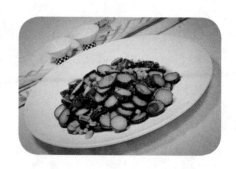

腰酸背痛、手脚麻木或抽筋以及骨折、骨裂等有很好的缓解和治疗作用。

（11）有养颜美容之功。黄瓜含的葫芦素 C 能有效减少皱纹，抗皮肤老化，所以，黄瓜才被称为"厨房里的天然美容瓜"。将鲜黄瓜切成薄片，贴在面部擦其他部位皮肤，让瓜汁中的营养渗入皮肤和吸去皮肤表层之污秽，15 分钟后用清水洗净，然后轻轻按摩面部。可以润肤、洁肤、祛黄、增白、舒展皱纹，使皮肤细腻、滑嫩、有光泽；敷在浮肿的眼睛上可消肿、除皱、淡化黑眼圈。

鲜黄瓜汁、蜂蜜、奶粉各适量，风油精数滴，调匀后涂面，20～30 分钟后洗净，具有润肤、增白、除皱作用。

（12）用于白癜风。鲜黄瓜（捣汁）、硼砂（研极细末）各适量，混匀，涂敷患处，每日数次。

（13）用于烫伤。黄瓜（洗净、捣汁）适量，涂患处；老黄瓜（带瓤）适量，放入瓶中密封，埋于地下，成水后挖出，以棉签蘸水涂患处，每日 3～4 次。

（14）用于目赤肿痛、扁桃体炎。老黄瓜（去子）1 条，芒硝 10～15 克。将芒硝填入黄瓜中，阴干，3～5 日后取瓜皮上的白霜，点眼、吹入咽喉，每日 2～3 次。

（15）用于口腔溃疡、口角炎。黄瓜 2 条，榨汁分 2～3 次于饭后饮服；黄瓜（切细）1 条，用白糖腌 10～15 分钟后频频呷服。

（16）用于咽喉肿痛。按第 7 条服食黄瓜山楂汁，每日数次。

（17）用于抗肿瘤。黄瓜中（尤其是黄瓜尾部）含的葫芦素 C 具有提高人体免疫力、抗肿瘤的作用，能够延长肿瘤患者的生存期。

（18）用于抗衰老。老黄瓜中含有丰富的维生素 E，可起到延年益寿、抗衰老的作用。

（19）用于酒精中毒。黄瓜中所含的丙氨酸、精氨酸和谷胺酰胺对肝脏病患者，特别是对酒精肝硬化患者有一定辅助治疗作用，可防酒精中毒。

（20）黄瓜蒲公英粥。黄瓜（洗净、切片）、大米各 50 克，新鲜蒲公英（洗净、切碎）30 克。先将大米煮粥，待熟时加入黄瓜、蒲公英，再煮片刻，即可食之。具有清热解暑、利尿消肿之功效，适用于热毒炽盛、风热眼疾、咽喉肿痛、小便短赤等病症。

3. 服用方法

（1）黄瓜以生吃为主，也可以榨汁、切块（或拍破）、切丝凉拌或清炒（可加鸡蛋、肉丝），也很适宜做汤。

（2）黄瓜怕冻，不宜在冰箱储存，很容易被冻坏。

（3）日常生活中，许多人感觉黄瓜把儿有点苦不好吃，所以，在吃黄瓜的时候就会把黄瓜把儿掰下来扔掉。其实这黄瓜把儿却是个好东西，它含有较多的苦味素，而这种苦味素的主要成分是葫芦素C，是难得的排毒养颜、防癌抗癌的成分。黄瓜把儿里的葫芦素C比其他部分丰富得多，吃黄瓜扔掉黄瓜把儿实在可惜！

4. 注意事项

（1）本品性凉，故肺寒咳喘、脾胃虚弱、久泄体虚者不宜食。

（2）肝病、胃肠病、心血管病及高血压的人均不宜吃腌黄瓜。

（3）黄瓜中含有一种维生素C分解酶，会分解和破坏其他蔬菜中的维生素C，而且食物中维生素C含量越多，被黄瓜中的分解酶破坏的程度就越严重，致使营养完全丧失。所以，吃黄瓜的时候不宜同时吃富含维生素C丰富的蔬菜瓜果，如辣椒、西红柿、柑橘、山楂、猕猴桃等，像"黄瓜炒肉""西红柿炒蛋"这些家常菜就不能同时出现在餐桌上，而像"农家乐""大丰收"之类的蔬果盘中最好也不要同时搭配这些食物（或者进餐者不要同时吃），否则就吃得不合理、不科学，不仅减少了这些食物本身的营养价值，还降低了这些食物的药理作用。

（4）黄瓜比较容易受到土壤中的重金属污染，鉴于越来越严重的空气污染、废水及土壤污染和农药化肥的超标使用，故黄瓜一定要用蔬菜清洁剂清洗干净，而且最好能去皮食用。

（八）苦瓜：苦寒清凉的"君子菜"

苦瓜，因味苦而得名。当然，这种苦，只是相对其他蔬菜瓜果而言，有点微苦味，这同中药的苦还是两码事。

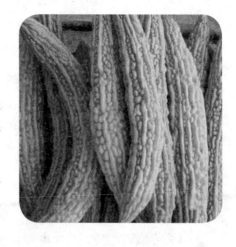

相传很久以前，四川成都有个孤身老汉，他从祖籍广东带来一种小白瓜试种，结出的瓜又香又甜。

有一次老汉走进瓜园查看，发现小白瓜被啃得坑坑注注的，他就在地边搭了个瓜棚住在里面看守。

一天月夜，他忽然看见地边井里爬出一匹小野马，闯进瓜地乱啃白瓜。老汉抢起扁担追打，受惊的小野马来不及跳井，就跑到附近温江县一条河里不见了。从此被小野马啃过的小白瓜就变成满身癞疤疙瘩，味道也变苦了。加上孤身老汉种瓜十分辛苦，从此，他就把这种瓜称之为"苦瓜"了。后因苦字不吉祥，人们就根据它清热解暑的作用称其为"凉瓜"；又因其外形高低不平，瓜面起皱纹，形如瘤状突起，还有"癞瓜""锦荔枝"之称。

苦瓜，原产于热带、亚热带和温带地区，在我国的种植和栽培只有600多年历史，明代以前的医书没有记载苦瓜。明代的《救荒本草》和《本草纲目》始列入，疑为郑和下西洋时从南洋群岛移植过来。

苦瓜味苦，南方人多食为蔬，用作配菜佐膳，只觉可口，不觉其苦。苦瓜在民间受到的待遇两极分化严重，不少人很"好"这一口，喜欢它的苦脆清香；也有人对其敬而远之。但真正给它"好身份"的却是明代大医学家李时珍，他在《本草纲目》中把苦瓜列为"一等瓜"。

吃苦瓜以色青未完全成熟时才好吃，更取其清热消暑功效。南方人还将其切片，晒干贮存为"苦瓜干"作药用，治暑热感冒。

苦瓜外表高低不平、一粒一粒的果瘤，是判断苦瓜好坏的特征。颗粒愈大愈饱满，表示瓜肉愈厚；颗粒愈小，瓜肉相对较薄。选苦瓜除了要挑果瘤大、果行直立的，还要洁白漂亮，如果苦瓜外皮已经出现黄化，就代表已经过熟，果肉柔软不够脆，就失去了苦瓜应有的口感和药理作用。

苦瓜虽然具有特殊的苦味，却仍然受到大众的喜爱，这不单纯因为它的口味特殊，还因为它具有一般蔬菜无法比拟的神奇作用。其味虽苦，但却从不把苦味传给他物，比如用苦瓜烧肉，肉绝不会沾及苦味。所以苦瓜才有"君子菜"的雅称。

1. 性味、归经及功能作用　苦瓜，性寒、味苦，归心（经）、肺（经）、肝（经）、脾（经）、胃（经）。含有苦瓜素、苦瓜苷、糖、脂肪、蛋白质，丰富的维生素 B、维生素 C（每 100 克中含 84 克维生素 C），多种氨基酸及钙、磷、铁、果酸、5- 羟色胺等营养物质。

苦瓜的根、茎、叶、花、子均可入药，具有清热祛暑、消炎解毒、清肝明目、益气壮阳、促进饮食、降压降糖、降脂减肥、防癌抗癌等功效，主要适用于热病烦渴、中暑、感冒、痢疾、阳痿、烫伤、痤疮、痱子、丹毒、疮疡疖肿、目赤肿痛等病症。

清代名医王孟英的《随息居饮食谱》记载说："苦瓜青则苦寒，涤热、明目、清心，可酱可腌……熟则色赤，性平、味甘，滋养肝血、润脾补肾。"这是说苦瓜青者寒凉清心，熟者苦味减，寒性降低，滋养作用显出，以清为补之。

2. 临床应用

（1）用于感冒、流感。风寒型用苦瓜（去瓤和子）1根，生姜3片，共蒸熟服用，每日2次，食后盖被发汗；风热型只取苦瓜瓤适量，加水煮食；或苦瓜干15克，连须葱白10克，生姜6克，水煎服，每日2次。

（2）用于中暑、热病烦渴。苦瓜中含有味道极苦的奎宁，能抑制过度兴奋的体温中枢，起到退热作用。可用青苦瓜水煎或泡制成凉茶饮服；新鲜苦瓜（去瓤和子、切片）1根，水煎顿服，每日1～2次；苦瓜适量，去瓤和子，加猪瘦肉煮成苦瓜汤服食；苦瓜适量，去瓤和子，加粳米、糖煮成苦瓜粥食用；苦瓜（上端切开、挖去瓤）1个，绿茶适量，装入苦瓜中，把瓜挂于通风处阴干，连同茶切碎，混匀，每取10克放入杯中，以沸水冲沏饮用。

（3）用于胃痛、吐泻、食欲不振。苦瓜中的苦瓜苷和苦味素能增进食欲、健脾开胃，治疗胃痛、吐泻、食欲低下等。可将苦瓜焙干、研为细末，开水冲服。

（4）用于湿热痢疾。鲜苦瓜（捣烂、绞汁）200克，开水冲服（可加白糖少许），每日2次，连续服用1～2周；鲜苦瓜花10～20个，捣烂取汁，和蜜适量口服；苦瓜藤适量，晒干、研为细末，每次用开水冲服3克，每日4次。

（5）用于肝阳上亢、高血压。苦瓜（去皮、取瓤、切成细丝）、芹菜各150克，芝麻酱、蒜泥各适量，苦瓜先用开水烫一下，再用凉开水过一遍，沥掉水分；然后加入芹菜、作料拌匀服食。

（6）用于肝火上炎、目赤肿痛。鲜苦瓜捣汁饮或苦瓜干煎汤服；苦瓜干15克，菊花10克，水煎服；苦瓜焙干、为末，另取灯心草煎汤送服；鲜苦瓜500克，洗净、切片，加水煮10分钟左右至瓜熟，吃瓜喝汤。

（7）有降低血糖之功。新鲜苦瓜汁含有苦瓜苷和类似胰岛素的多肽类物质，能改善糖代谢，帮助修复胰岛功能，刺激胰岛素分泌，降低血糖。对于2型糖尿病有良好的防治作用，被誉为"天然的胰岛素"，是糖尿病患者的理想食品，但是吃的时候尽量不要焯烫去苦，以保持其治病成分。

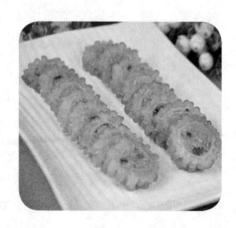

（8）有降脂减肥之功。苦瓜素是"脂肪的杀手"，不但能从细胞里摄取多余脂肪，还能使多

醋减少 40%～60%，起到高效减肥的效果。可用苦瓜（洗净、去子）2～3 根，每天生吃，坚持 20 天以上；苦瓜 1～2 根，苹果 2～3 个，洗净、切碎、捣汁后混合服用，每日早、晚各 1 次。某电视台《生活与健康》栏目曾有报道：有一位姓孙的大妈，在摄像机镜头前一口气吃了 5 根苦瓜，她原来体重 174 斤，高血压、高血脂、糖尿病、动脉硬化折磨得她十分痛苦，生吃了 1 年苦瓜后，体重减到 96 斤，三高病症也全好了。

（9）用于肝胆湿热、耳窍胀痛。生苦瓜（洗净、捣烂如泥）3 根，白糖 60 克，拌匀，2 小时后将水汁挤出，一次性凉服。

（10）可润脾补肾。青苦瓜适量，切碎，捣烂，取汁，加白糖制成糖汁饮服；苦瓜焖鸡翅，加盐、糖、酱油、黄酒、姜汁调味服食。

（11）用于膀胱湿热、小便短赤。生苦瓜（洗净、捣烂如泥）3 根，白糖 60 克，拌匀，2 小时后将水汁挤出，一次性凉服。

（12）用于阳痿。苦瓜子（炒熟研末）300 克，每次黄酒送服 10 克，每日 3 次，连续 2～3 个月。

（13）有美容养颜之功。苦瓜能润肤美白，特别是在暑热和燥热的夏秋季节，敷上冰冻过的苦瓜片，能立即舒缓肌肤的疲劳。

（14）用于青春痘、面部红疹。苦瓜 1 根，水煮，待温热时敷洗面部，每次 15～20 分钟，早晚各 1 次；若病情严重，可加入豇豆（长豆角）100 克或者樟树叶 50 克共煮。

（15）用于痱子。苦瓜适量，煮水擦洗皮肤，可清热止痒、消除痱子。

（16）用于疖肿、恶疮、丹毒。苦瓜（连瓤）1 根或苦瓜的茎、叶各适量，捣烂敷患部，每日 1～2 次。

（17）用于湿疹、皮炎、毒蛇咬伤。苦瓜的茎、叶各适量，捣烂敷患部。

（18）用于烫伤。苦瓜（捣烂）适量，涂敷患处，每日 2 次。苦瓜的茎、叶各适量，捣烂外敷局部。

（19）可壮骨健齿。经常吃苦瓜炒鸡蛋，能促进铁质吸收，保护骨骼、牙齿。

（20）用于防治乳腺癌、胰腺癌。苦瓜汁和苦瓜中所含的蛋白脂类成分以及大量维生素 C，具有刺激和增强动物体内免疫细胞吞噬和杀灭癌细胞的能力。多喝苦瓜汁能干扰癌细胞代谢葡萄糖，让癌细胞没有食物可吃，使癌细胞失去能量，从而逐渐衰亡。从苦瓜籽中提炼出的胰蛋白酶抑制剂，可以抑制癌细胞所分泌出来的蛋白酶，阻止恶性肿瘤生长、侵袭和转移，对白血病和淋巴肉瘤有效。

（21）苦瓜蛋白有清热消炎解毒、抗氧化、清除自由基、提高免疫力、对抗艾滋病的作用，通过增强病体的免疫力、抗病能力而延长患者的存活期。

3.服用方法　苦瓜的吃法多种多样，荤素搭配均可。除了炒食外，也可以凉拌、焖食、煮食，还可加工成泡菜、腌菜，或脱水加工成苦瓜干。初食者大多不喜欢苦瓜的苦味，可以将切好的瓜片放入开水锅中焯一下，或放在无油的热锅中干煸片刻，或用盐腌一下，即可减去苦味而风味犹存，但却会失去部分营养素以及防治疾病的有效成分。

4.注意事项

（1）因本品苦寒，易伤脾胃，故中焦脾胃虚寒者不宜食用。

（2）有苦味的苦瓜子含有较多的"苦瓜苷"，食后会引起头晕、腹泻等中毒症状，不宜吃。

（3）苦瓜含有奎宁成分，孕妇不宜吃，避免刺激子宫，诱发流产。

（4）苦瓜一次不宜吃得过多。

（九）出淤泥而不染的莲藕家族

"出淤泥而不染"，这是人们对莲藕高洁品性的美誉和赞颂。古今文人墨客多以此赞美荷花，其实，整个莲藕家族无不具备这种品性。既称莲藕家族，那么，藕和莲子就该是这个家族中的最主要成员，其他还有藕节、莲心、莲房、荷叶、荷带、荷梗、荷花（莲须）等，它们有的是饮食佳品，有的是治病良药，有的则食药兼优。

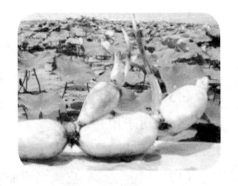

莲藕又称"莲菜""莲根"。于秋、冬季挖取，以洁白、肥壮、脆嫩者为佳。生吃、熟食均可，生吃清脆滑利，若切成薄片，拌以白糖，则更加香甜爽口，熟食的方法很多，既可炒藕片、藕丝，又可煮食（单煮或加粳米和糖煮成糖藕稀饭，或合鸡肉、猪肉、排骨煨汤）；还可将藕孔中填塞糯米或肉馅，焖煮至熟，切成片，沾糖食用，备受食客的青睐。若将藕擦成藕泥，拌和面粉做成藕丸，或将藕切成片，两片中间夹以肉馅，沾上面粉糊，置油锅中炸熟，即成佐餐佳肴炸藕丸、炸藕夹。另外，将藕精制加工制成的藕粉，更是老少咸宜的营养佳品，是我国江南传统食物"水八仙"

（水八鲜，即莲藕、茭白、水芹、茨菰、菱角、芡实、荸荠、莼菜）之一。

1. **性味、归经及功能作用** 藕，性寒凉，味甘、涩，归心（经）、脾（经）、胃（经），含糖、蛋白质、淀粉、维生素 C 及多种矿物质。生清熟补，生吃清热润肺、凉血止血，熟食健脾益胃、利尿止带。主要用于治疗热病烦渴、肺热咳嗽、胃痛、呕吐、消化不良、泄泻、痢疾、泌尿道感染、妇人带下、小儿热毒及各种出血症。

2. **临床应用**

（1）用于暑热烦渴。鲜藕适量，生吃或捣汁饮。鲜藕 250 克，洗净切片，煎汤，加白糖适量代茶饮，可预防中暑。

（2）用于肺热咳嗽。藕叶、梨汁各 100 毫升，混合饮服，每日 2 次。

（3）用于肺结核干咳。鲜藕、鲜百合、枇杷果各 30 克，共煮而食。每日 2 次。

（4）用于急性胃肠炎。鲜嫩藕 1500 克，捣烂取汁，分 2 次用沸水冲服。

（5）用于胃溃疡疼痛。鲜藕 250 克，切除一端藕节，孔中注满蜂蜜，煮熟而食。

（6）用于呕吐。鲜藕 500 克，捣汁，加入生姜汁 10 毫升，顿服。藕汁、梨汁各 50 毫升，生姜叶、韭菜汁各 5 毫升，牛奶 250 毫升，混合煮沸饮之，每日 1～2 次。

（7）用于消化不良、腹胀。鲜藕 60 克，麦芽 15 克，茯苓、青皮各 10 克，水煎服，每日 2 次。

（8）用于脾虚泄泻。老藕 250 克。粳米 100 克，煮粥，加白糖而食，每日 1～2 次。

（9）用于痢疾。鲜藕 50 克，捣烂，黄酒或米酒 50 毫升，每日空腹时调食 3～4 次。

（10）用于病后体虚、食欲不振。鲜藕 200 克，大米 100 克，煮粥，加砂糖食用。鲜藕 250 克，大枣 100 克，山楂 60 克，混合捣烂，蒸熟后切成小块，随意食用。

（11）用于失眠。鲜藕、首乌各 60 克，远志、枣仁、石菖蒲、茯苓各 10 克，水煎取汁，每日分 3 次服。

（12）用于冠心病。藕 30 克，草决明 15 克，海带丝 10 克，以草决明煎水取汁，煮藕和海带，煮烂后食用，每日 2 次。

（13）用于泌尿道感染。鲜藕 50 克，切碎煎水，加白糖代茶饮。或生藕汁、生地汁、葡萄汁各等分，混合服用，每次 200 毫升加蜜温服，每日 1～2 次。

（14）用于白带。鲜藕汁 150～200 毫升，红鸡冠花 3 朵，水煎，以红糖调服，每日 2 次，连服 7～10 天。适宜于白带兼黄而略稠者。

（15）用于妊娠子痫。鲜藕适量，捣汁，每服 50 毫升，每日 2～3 次。

（16）用于小儿热毒。鲜藕、鲜荸荠、鲜茅根各 250 克，煎水代茶饮。

（17）用于食蟹中毒。鲜藕捣汁，每服 50 毫升，每日 3 次，连服 3 ～ 5 日。

（18）用于醉酒。鲜藕 100 克，捣汁饮服或煎水代茶。若加入鲜萝卜汁、鲜荸荠适量，则解酒之力更佳。

（19）用于各种出血症。干藕片 150 克，血余炭 75 克，加水煮 1 小时后滤出，再加水煮 1 小时并滤出，将两次药汁文火浓缩至 100 毫升左右，每次服 10 毫升，每日 3 次。病重者酌情加大服剂量，增加服药次数，以愈为度。

①鼻出血：鲜藕 250 克，白萝卜 120 克，共捣烂取汁，加蜂蜜适量，每服 30 克，1 日 3 次。

②气管扩张咯血：生藕捣汁，每服 50 毫升，每日 2 次。鲜藕 150 克，白茅根 30 克，水煎煮至藕熟，加韭菜汁少许服用。

③肺结核咳血：鲜藕 250 克，切片，白糖适量拌食。

④上消化道出血：生藕捣汁，每服 50 毫升，连服 3 ～ 5 日；鲜藕 500 克，三七粉 5 克，鸡蛋 1 个，将藕捣汁，加清水煮沸，调入三七粉，打入鸡蛋，煮熟后加盐调味，每日分 2 次吃完。

⑤痔疮出血：鲜藕 500 克，僵蚕 4 克，红糖 120 克，共煎，每日分 2 ～ 3 次服，连服 7 ～ 10 天。

3. 服用方法　藕，既能生吃，也能单独清炒滑藕片，或加肉丝、肉片合炒味道更美，尤其是煨藕排骨汤，更是全国各地尤其是湖北武汉人特别喜欢的吃法。

4. 注意事项　藕性寒凉，故寒性体质及寒性病症者不宜多吃，如果要吃，以炒食和煨汤为宜。

附 1：藕节

1. 性味、归经及功能作用　藕节性平、味涩，入肺（经）、肝（经）、胃（经）。具有收涩止血、活血化瘀之功效，止血而不生瘀是其特点。主治各种出血症和泌尿道感染等。

2. 临床应用

（1）用于结核咳血。鲜藕节、鲜茅根各 60 克，水煎服。每日 2 次。

（2）用于咯血、吐血。干藕节 30 克，霜桑叶、白茅根各 15 克，水煎服，每日 2 次；或藕节（切碎）5 个，加红糖适量，水煎服，每日 2 次。

（3）用于尿血。鲜藕节 10 个，捣烂取汁，调血余（头发）炭口服。干藕节 60 克，白冬瓜 150 克，水煎服，每日 1 次，连服 5 ～ 7 日。适宜于血色鲜红、尿道灼热者。

（4）用于便血。干藕节 10 个，研碎备用，人参 10 克，白蜜适量，煎水调服藕节粉。

（5）用于产后出血。鲜藕节适量捣烂取汁，每次 30 毫升以沸水冲服，每日 3 次。适宜于血色鲜红者。

（6）用于牙龈出血。藕节、侧柏叶、仙鹤草各 9 克，水煎服。

（7）用于血小板减少性紫癜。藕节 250 克，水煎至稠，加入大枣 1000 克，再煎至枣熟，去藕节，吃大枣，每次食量不限，连服 3 ～ 5 个月。若食后腹胀或痰湿内生者，可酌加陈皮、茯苓、炒二芽等。适宜于乏力、面色萎黄兼食欲不振者。

（8）用于血友病。藕节、柿饼各 30 克，荠菜花 15 克，切碎，煎水取汁，加蜂蜜 10 毫升口服。每日 2 ～ 3 次。

（9）用于泌尿道感染。鲜藕节（去毛）、鲜甘蔗（去皮）各 500 克，大蒜 15 克，共捣烂取汁，分 3 次于一日内服完，连用 3 ～ 5 日，适宜于尿道灼热、小腹坠胀者。鲜藕节、鲜车前草各 60 克，捣汁炖温服，适宜于尿道灼热、尿黄、小腹胀痛者。

（10）用于副鼻窦炎。藕节 30 克，苍耳子 15 克，水煎服。每日 3 次。

附 2：莲子

金秋送爽，莲子应市。那碧波中圆锥形的绿色花托，始而黄、黄而青、青而绿，使人联想到"仙子已乘长风去，水上空留碧玉盘"的著名诗句。在我国民间莲子早就被人们视为美好的象征，成为婚宴和生子喜庆不可缺少的吉祥物。

莲子，又名"莲米""莲实""藕实""莲蓬子"。为睡莲科多年生草本植物荷莲的成熟种仁，产于温带地区的湖塘中。叶和花均高出水面，花开后花托膨大成莲蓬，莲蓬有 20 ～ 30 个小孔，每个小孔内有带壳果实一枚，除去外壳后即是白色的莲子。莲子肉呈黄白色，肥厚、粉性、清香、甘甜。鲜可生食，熟可作汤羹、甜食、糕点、蜜饯和药膳等，是一味不可多得的生清熟补的传统食疗佳品。早在二千多年前的《神农本草经》中，就将其列为食物药疗之上品。

1. 性味、归经及功能作用　莲子，性平，味甘、涩，归心（经）、脾（经）、肾（经）。含有莲碱、糖、淀粉、脂肪、蛋白质、多种维生素（特别是维生素 C，高于桃子 2 ～ 3 倍）及钙、磷（含量高于鲜水果 4 ～ 5 倍）、铁、锌等多种微量元素。具有养心安神、补中益气、健脾养胃、涩肠止泻、聪耳明目、益肾固精等医疗作用，适用于病后或产后脾胃虚弱、食欲减退、大便溏泻、虚热烦渴、心悸怔忡、心烦易怒、失眠多梦、少气乏力及高血压、心脏病、更年期综合征、性功能减弱、男子遗精、早泄，女子血虚腰酸、崩漏带下等症。对防治神经衰弱、慢性胃炎、消化不良、心脑血管病症有良效，治疗肺结核低热症，疗效显著。中药典籍《神农本草经》称莲子"主补中，养神，益气力"；《本草拾遗》称莲子"令发黑，不老"；明朝李时珍在《本草纲目》一书中盛赞莲子"交心肾、厚肠胃、固精气，强筋骨，补虚损、利耳目，久服强身健体，延年益寿"之功能，具有一定的抗衰老作用。

莲子的生命力极强，据说数百年后的莲子仍能萌发胚芽，具有长盛不衰的气势，引发了古今中外诸多营养学家和医药学家们对多食莲子抗老防衰、益寿延年的遐想。

莲子成熟后若未及时采集，长老后落水下沉，坠入污泥之中，日久则颜色变黑，坚硬如石，谓之"石莲子"。其性苦寒，捣碎入药，有健脾开胃、清热利湿之力。除用于治疗消化不良、食欲不振之外，对于反复发作的痢疾、淋浊（肾盂肾炎、泌尿道感染）也有一定效用。

2. 临床应用

（1）用于虚劳。民间习惯用莲子酒浸，装入猪肚内，缝合煮熟，取出晒干研末，饭前温酒送服，可补虚益损、疗百病。具体用法是：莲子 250 克（酒浸 48 小时），公猪肚（洗净）1 具，莲子装入猪肚中，缝合煮熟，取出晒干研末，每服 10 克（饭前温酒送之）。每日 2～3 次。

（2）可补气血、益脾胃，用于病后或产后身体虚弱诸症及失血性贫血等。莲子、龙眼肉各 15 克，猪瘦肉（切片）50 克，先将莲子洗净去心与龙眼肉一同放入锅内，煮至莲米烂熟再将瘦肉片放入稍煮片刻，用生姜、葱花、味精、胡椒、食盐调味食用，每日 1 次；莲子 15 克，人参 10 克，冰糖 30 克。将莲子去心，与人参一同放入锅内加清水浸泡 30 分钟，入冰糖隔水再蒸炖 1 小时，即可食用（人参可连续使用 2 次，第二次使用时，可连同人参一起吃下）。

（3）用于呕吐。莲子 50 克，炒焦研末，每服 8 克，冷开水冲服；或取莲子 50 克，肉豆蔻 10 克，共研末，每服 5 克，米汤送服。每日 2 次。

（4）可健脾止泻，用于消化不良、食欲不振、脾虚久泄，或肿瘤病人放化疗引起的食少、恶心、便溏。莲子 15 克，山药 12 克，茯苓 10 克，水煎服，每日 1 次；莲子、粳米各 125 克，茯苓 60 克，红糖适量熬膏，每服 20 毫升，每日 2 次；莲子肉 20 克，薏苡仁（研粉）10 克，鸡蛋 2～3 个兑入，酌加开水调匀，根据个人口味可加糖或盐，调料自定，上笼蒸成蛋羹服食；莲子 50 克，锅巴 100 克，白糖适量。莲子洗净去心，与锅巴一同入锅内加水适量浸泡 30 分钟后煮成粥，待粥煮至浓稠时，放白糖调味即可食用，每日1次。

（5）用于痢疾。莲子适量，炒焦，研为细末，每日以米汤送服3次。适用于噤口痢之不思饮食、食之即吐者。

（6）用于虚热烦渴。以本品配人参、茯苓、黄芪、黄芩、麦冬、地骨皮、车前草、甘草各适量，水煎服。

（7）可养心安神，用于心气虚弱、心神不宁、失眠心悸、体虚自汗者。莲子50克，柏子仁30克，猪心1个。将猪心洗净、切片，莲子去心，柏子仁洗净，共放砂锅内加清水适量及各种调料，隔水煮至烂熟食用。

（8）可养心补肾、安神益智，用于神经衰弱、心慌、烦躁、失眠或多梦、健忘、腰膝酸软者。每晚临睡前炖服莲子汤：莲子肉20克，益智仁10克，百合30克，慢火煮烂，加白糖少许，早晚饮用；莲子、芡实（去壳）各60克，鲜荷叶（手掌大）1块，糯米适量，共煮粥，加红糖调服；莲子肉、枸杞子各20克，猪心或羊心（洗净、切块，剥去外膜凉水浸泡半天后切块）1个，调料适量，炖熟，吃肉喝汤。

（9）用于梦遗滑精、崩漏带下、性功能低下。莲子、龙骨、益智仁各等份，共研末，空腹时用米汤送服6克，每日2次；若酌加芡实、牡蛎等药，则疗效更佳；莲子20克，白果15克，乌骨鸡1只（约500克）。先将乌骨鸡去毛及内脏洗净，白果、莲子研粗末纳入鸡腹内，加生姜、胡椒、葱头、食盐等调料和适量清水炖煮至烂熟即可食用，每日1次。

（10）用于性欲亢进。每晚临睡前饮服莲子汤（莲碱有平降过亢之性欲作用）。

（11）用于习惯性流产、腰酸无力。莲子、糯米等量，煮粥常服。

（12）用于肺结核吐血、白血病。莲子2克，马兰头100克，鲜白茅根120克，红枣15克。先将马兰头、茅根洗净入锅内同煮30分钟，再加水泡发过的去心莲子及去核红枣再煮1小时后，吃莲子、红枣，喝汤。

（13）莲子心即莲子中间青嫩的绿色之胚芽，性寒、味苦，入心经。能清心、除烦、安眠，并有一定的降血压作用，主要用于口腔炎、口舌生疮、口臭、心烦不眠、小便赤热、血压偏高及温热之邪深入心包引起的高热、神昏谵语等病症。

①心烦不眠或多梦：莲子心30个，水煎，睡前服。每日1次，连服5～7日。

②血压偏高：莲子心3克，开水泡，每日当茶饮。

③中耳炎：莲子心8～10克，水煎分2～3次服。每日1剂，连服7～10天。

④口腔炎、口舌生疮、口臭：莲子心50个，水煎，加盐少许。每日1～2次

漱口或口服。

⑤高热神昏：莲子心 3 克，连翘心、竹叶卷心各 6 克，玄参心、连心麦冬各 9 克，水煎取汁（五心汤），冲服犀牛角（磨汁）3 克（或水牛角 50～60 克代用），即《温病条辨》之"清宫汤"。

3. 服用方法 莲子作为盘中美味、食疗佳肴，吃法很多。入药或入膳，一般先用冷水浸泡，去皮、去心成莲子肉，与糯米、大米或小米、银耳共煮粥，酌加红糖服用，四季皆宜。

煮莲子粥应以砂锅为好，少用生铁锅，以免影响莲子色泽。但是如果治疗心火上炎或下移小肠以及虚烦惊悸失眠者，为达到清心降火、除烦安神目的，就不要去莲子心，红糖改白糖，还可加荷叶，以增加清心除烦的作用。以下提供几款综合药膳。

（1）莲子桂圆红枣羹：莲子（去心）50 克，龙眼肉、红枣（去核）各 20 克，冰糖适量。一起放入锅内加水适量，炖煮至莲子酥烂即可食用。具有补血养心、健脾安神之功效。适用于心脾两虚所致之头晕目花、神疲乏力、心悸怔忡、夜眠不安及神经官能症、贫血等。

（2）莲子百合红枣羹：莲子（去心）、百合、红枣（去核）、白糖各 250 克。一起放入锅内加入适量清水，煮至莲子熟烂时放入白糖稍煮片刻即可食用。具有补血、养心、安神之功效，适用于血虚心神不宁、失眠多梦、心烦易怒、气短乏力、食欲减弱及贫血、肺肾虚弱之喘咳等症。

（3）莲子玉米糕：莲子、玉米、黄豆、白糖各 250 克，鸡蛋 6 个，发酵粉适量。先将莲子、玉米、黄豆研末加白糖、发酵粉、鸡蛋及清水合匀如泥，切成糕状上笼蒸熟即可食用。具有补中益气、健脾和胃、镇静安神之功效，适用于治疗脾虚便溏、消化不良、食欲不振、失眠健忘、心悸烦闷、白带过多、小便不利、男子遗精，以及冠心病、高血压等症。

（4）八宝莲子：莲子 50 克，银杏、板栗、桔饼、苹果、香蕉、蜜枣各 25 克，白糖、湿淀粉各适量。将银杏、板栗、香蕉、苹果、蜜枣、桔瓣、桔饼切成同莲子大小的丁，锅中盛清水，放入全部原料及白糖烧沸后用湿淀粉勾芡拌炒均匀即可食用。具有调补五脏、保健强身之功效，适用于病后体虚、年老体衰及各种气血不足诸症。常食还可起延缓衰老、延年益寿之目的。

（5）莲子枸杞羹：莲子 250 克，枸杞 30 克，白糖适量。先将莲子用开水浸泡后剥皮去心，枸杞用冷水淘洗干净；锅内加清水，放入莲子、枸杞煮至熟烂加白糖适量融化即可食用。具有补肝肾、养心血、安神明目之功效，适用于肝、脾两虚所致之头晕目花、心悸怔忡、夜眠不安、面色萎黄、少气乏力、食欲不佳、阳痿遗精、妇女白带、贫血等症。

（6）莲子百合炖猪肉：莲子100克，百合50克，瘦肉500克，料酒、食盐、生姜、胡椒、五香粉各适量。先将猪肉洗净切小块入锅内加料酒清水适量，煮至八成熟时加入莲子、百合和其他佐料，煮至莲子烂熟即可食用。具有补益脾肺、养血安神之功效，适用于神经衰弱、心胸烦闷、心悸失眠、健忘多梦、肺虚喘咳等症。还可以作为病后身体虚弱的滋补强壮剂。

（7）莲子桂圆桂花糖：莲子300克，龙眼肉100克，冰糖、桂花糖各适量。先将莲子去心，用清水浸泡30分钟后放入锅内煮熟捞出，再用龙眼肉将莲子包好，放入锅内加水和冰糖烧沸，然后改用小文火煨炖至熟烂加桂花糖，即可出锅食用。具有健脾养心、养血安神之功效，适用于老年病后及产后体虚、心悸气短、神疲乏力、食欲减退等症。

（8）莲子芡实荷叶粥：莲子（温水浸泡后去皮、心）、芡实（去壳）各60克，糯米（淘洗干净）100克，鲜荷叶（洗刷干净，剪成块）1张。众物同入锅中，加清水适量，置旺火上烧沸转用文火煮成粥，可加入冰糖或白糖调味，日服2次。具有补中益气、镇静安神、收涩止血之功效，适用于脾虚便溏、体质虚弱、失眠心悸、妇女带下、男子遗精、早泄等症。

（9）莲子麦冬绿豆羹：莲子（去心）、冰糖各100克，麦冬、绿豆（洗净）各20克。莲子、麦冬、绿豆用温水浸泡30分钟后入锅内用大火煮沸，放入冰糖，再用文火慢煨至莲子烂熟即可食用。本品有清热消暑、滋阴生津、养心安神之功效，为夏季清补佳品，适用于夏天暑热症引起之气虚乏力、心悸怔忡、食欲不振、失眠多梦、口渴欲饮等症。

（10）莲子生姜薏苡粥：莲子（用水浸泡后去皮、心）、薏苡仁（洗净）各30克，生姜（切薄片）250克，粳米100克。一同放入锅内，加水适量，先用旺火烧沸，再转用文火熬煮成稀粥，日服1剂，分数次服用。本品具有健脾去湿、涩肠止泄之功效，适用于脾虚腹泻、五更泄、大便稀溏、津液耗伤、口渴心烦、食欲不振等症。

4. 注意事项

（1）莲子为收涩固涩之品，涩肠止泻，凡年老体虚、阴虚内热、脘腹胀满、肠枯血燥、二便不利者不宜食用。

（2）莲子心系苦寒之品，泡茶用量不可过大，且空腹及胃寒者不宜服用。

（3）古代文献记载：莲子不宜与柿子、柿饼同食，以防加重便秘。可供参考。

附3：莲房

莲房是莲子的花托，又名"莲蓬"，呈漏斗形、蜂窝状，犹如莲子之居室，莲子即生长于其中。具有收敛、止血、消瘀的作用，适宜于多种出血性病症，尤其对人体下半身部位的出血症如尿血、便血、崩漏等，疗效较好。宜烧炭存性，研末冲服之。

附4：荷叶

荷叶为莲的叶片，色泽碧绿，气味清香，长于清热利湿或清化暑湿，兼有利尿消肿、凉血止血、降压降脂、减肥轻身作用。

（1）用于湿烦渴、尿少水肿。鲜荷叶（切碎）1张，粳米100克，合而煮粥食用。若以鲜荷叶包"六一散"（滑石30克，甘草5克）水煎服，则疗效更佳。

（2）用于血热妄行之吐血、衄血。荷叶、生艾叶、生侧柏叶、生地黄各15～20克，捣汁凉服或水煎服。也可共捣为泥，做成药丸，每服10克，一日2次。本方即《妇人大全良方》中的"四生丸"。

（3）用于高脂血症、单纯性肥胖。干荷叶50～60克，烧存性为末，米汤送服，每日2次。荷叶、草莓、山楂各30克，冬瓜皮、冬瓜子各15克，水煎服，每日1次。荷叶1张，切碎，生山楂、生薏苡仁各10克，橘皮5克，煎水代茶饮。

附5：荷蒂

荷蒂，是荷叶正中近叶柄处的部分，剪下晒干入药。可与其他补气养血药合用，可治疗脱肛，并有安胎作用。宋代《太平圣惠方》将其与藕同煎，谓之"双荷散"，组方甚妙。治疗卒暴吐血。

附6：荷梗

荷梗即支撑荷叶露出水面的叶柄，长于清化暑湿。单味煎水饮服，可治疗炎夏伤暑、心慌、胸闷不畅、脘腹胀满、吐泻等症。

附7：荷花

荷花，是莲藕家族中最为美丽娇艳的组成部

分，也被称作"莲花"，有红、白、黄的不同。由青翠的荷梗扶持、碧绿的荷叶烘托，与春牡丹、秋菊花、冬梅花合为四季名花。盛夏，每当满池荷花竞相开放，红者美艳如妆，白者素雅如玉。在荷叶的衬托下，三色辉映，美不胜收！

提起荷花，还有一段感人的传说：在很久很久以前的渤海与黄海交界处的辽东半岛，有一个地方叫普兰店。那里有一个莲花湖，湖里住着一位美丽而善良的荷花仙子，那一带的百姓在荷花仙子的呵护下过着祥和安宁、温馨美满的幸福生活。

渤海湾里还住着一条凶狠、丑陋的蛟龙，他早就听说莲花湖里有一位美艳动人的荷花仙子。有一天就要霸占这个地方，占有荷花仙子，让当地的百姓服从他的统治，为他效力。

当地的人们早就痛恨这条蛟龙，便拿起武器同他斗争。可是纯朴善良的人们哪是他的对手。看着百姓们一个又一个地不断倒下，荷花仙子看在眼里，疼在心中。她穿上自己最心爱的粉红色长裙，手持家传的双锋宝剑冲出湖面与蛟龙展开了一场生死搏斗……最后，蛟龙被荷花仙子那锋利无比的宝剑刺断了喉咙，一命呜乎了。而美丽的荷花仙子也身负重伤，莲花湖水也因这场恶斗枯竭了，所有的荷花也都枯萎凋谢。疲惫不堪的荷花仙子奄奄一息地对乡亲们说："我不行了，我死了后，把我身上的莲子全部仍在莲花湖里，让这里荷花盛开、莲子丰收，人们能继续过上好日子。"说完，只见荷花仙子缓缓起身，站在湖中，伸出双手，一股热量散发出来，一粒粒晶莹剔透的莲子从空中飘落下来，投入湖中，深深埋在黝黑的湖底淤泥之中，而善良美丽的荷花仙子却再也回不来了。人们为了纪念她，就在大大小小的莲花湖池里修建荷花仙子雕像。

产莲湖区的人们常常将荷花洗净，放在面粉糊里勾芡，稍加油炸，堪称美味。

附8：莲须

在荷花盛开之时，采集莲花中的花蕊，阴干之后即是常用之中药"莲须"。莲须性平、味甘，入心（经）、肾（经），有清心补肾、止血固精的医疗作用。多与莲子、芡实、龙骨、牡蛎、金樱子、沙苑子、蒺藜等配用，治疗男子遗精滑泄，妇人崩漏带下，小儿尿频、遗尿等病症。

莲须同莲子一样，皆为收敛固涩之品，故脘腹胀满、二便不利者理当忌用。

（十）荸荠：清肺、解毒、抗癌佳品

荸荠为莎草科水生植物荸荠的球茎，因其形似栗子，又像马蹄，故又称"地栗""乌芋"，俗称"马蹄"。荸荠清脆可口，不仅是生吃熟炒的佳果，且有较高的药用价值，是我国江南传统食物"水八仙"之一（见"莲藕"中）。

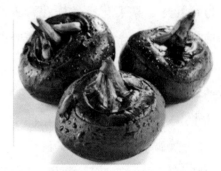

1. 性味、归经及功能作用 荸荠，性微寒、味甘，归心（经）、肺（经）、胃（经）、肝（经）。含大量水分，丰富的糖、蛋白质、微量脂肪、淀粉、维生素 C，以及钙、磷、铁等矿物质。具有清热润肺、止咳化痰、生津润燥、调理胃肠、降压、利尿消肿、解毒抗癌等医疗作用，主要用于感冒发热、热病口渴、中暑、燥热咳嗽、消化不良、黄疸型肝炎、高血压、心肌梗死、小便赤热短少、水肿、月经不调、咽喉肿痛、食道癌，以及癌症患者放疗化疗后体质虚弱等病症。

药理实验显示，荸荠对金黄色葡萄球菌、大肠杆菌、产气杆菌及铜绿假单胞菌等均有抑制作用。

2. 临床应用

（1）用于感冒发热。荸荠 600～800 克，洗净、去皮，煮熟后吃荸荠喝汤，每日 2～3 次。

（2）用于发热烦渴。荸荠汁、鲜藕汁、梨汁各等量，混合后随意饮服。

（3）用于肺热、肺燥咳嗽。荸荠汁 150 克，藕汁 100 毫升，梨汁、芦根汁各 60 毫升，混合，每日 1～2 次或随意饮服。

（4）用于慢性咳喘、咳吐脓痰、痰中带血。鲜荸荠 500 克，洗净、去皮，每日分 2 次生吃；荸荠（洗净、去皮）10 个，鲜葫芦 30 克，水煎服，每日 1 次；鲜荸荠（洗净、去皮、切碎）60 克，海蜇皮（洗去盐分）30 克，水煎分 2 次服食，每日 1 次。此方为清代名医王士雄的"雪羹汤"，有清热化痰、软坚散结作用。

（5）用于预防流脑。新鲜荸荠（洗净、去皮）、生石膏（打碎）各适量，水煎代茶，每日 1～2 次，连服 1 周。

（6）用于高血压。荸荠（洗净、去皮）、海蜇（洗去盐分）各 50～100 克，煮汤，每日分 2～3 次服食。

（7）用于心肌梗死。荸荠（洗净、去皮）10 个，柠檬 1 个，水煎服食，每日 2 次，

有辅助治疗作用。

（8）用于消化不良。鲜荸荠（洗净、去皮）10个，鲜萝卜250克，捣烂后取汁，加入麦冬15克，水煎服，每日1次。

（9）用于习惯性便秘。荸荠5～6个，洗净、去皮，煮熟，吃荸荠喝汤，每日2次；荸荠10个，鲜空心菜200克，煮汤，每日2～3次分服；荸荠60克，海蜇皮30克，麻仁15克，水煎服，每日1剂。

（10）用于黄疸型肝炎。荸荠（洗净、去皮）500克，猪苦胆1个，加水煮熟吃；荸荠（洗净、去皮）60克，茵陈、金钱草各30克，水煎，每日早、晚分服，5日为1个疗程，连服4～6个疗程。

（11）用于尿路感染、小便不利或淋漓不尽、尿道灼热。荸荠250克，洗净、去皮，煮熟吃，每日1～2次，连服数日；荸荠10个，海蜇200克，加水800毫升，煮取200毫升，每日分2次服完，连服3～5日。也适合于黄疸小便不利。

（12）用于血尿。荸荠150克，白茅根60克，水煎服，每日1次。

（13）用于甲状腺肿大：荸荠（洗净、去皮）500克，猪肉（咽喉旁边的）适量，共煮烂熟，分2次食用，不定期常服。

（14）用于颈淋巴结核。荸荠、海蜇各100克，煮汤服，每日2～3次。

（15）用于血吸虫病：荸荠（洗净、去皮）2500克，烧酒3斤，以酒浸泡半日以上，先随意食荸荠，后随量饮烧酒。每日1次。

（16）用于月经不调（提前或推后）。鲜荸荠150～250克，洗净、捣烂，绞汁服，每日1次，连服4～5次。

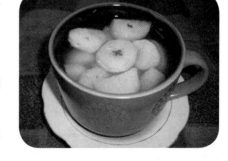

（17）用于月经过多。荸荠适量，洗净，烧灰存性，研末后用开水冲服，每次6克，每日3次。

（18）用于产后胞衣不下、腹部刺痛。荸荠适量，洗净去皮，捣汁，沸水冲服。

（19）用于乳头皲裂。鲜荸荠（洗净、捣烂）25克，冰片3克。混合均匀，涂敷患处，每日数次。

（20）用于带状疱疹。荸荠5个，鸡蛋1个。荸荠洗净捣烂，打入鸡蛋，调匀，涂患处，每日1次。

（21）用于痱疹瘙痒。鲜荸荠适量，洗净、去皮、捣烂，黄酒调服，每日1次。

（22）用于无名肿毒。鲜荸荠捣烂，加入生姜汁少许，外敷，每日数次。

（23）用于寻常疣。鲜荸荠适量，切开，用白肉擦疣体，擦至疣体角质层软化、脱落并微出血为止。每日3～4次，连用7～10天。

（24）用于痔疮出血。荸荠（洗净、捣碎）500克，地榆30克，红糖150克，水煎1小时，每日分2次服用。

（25）用于鸡眼、胼胝。荸荠（洗净）30克，葱头15克，共捣烂后敷患处，每2天换药1次，连用2～4周。

（26）用于急性结膜炎。鲜荸荠适量，洗净，去皮，捣烂，用纱布绞汁点眼，每次1～2滴，每日3～4次。

（27）用于视物昏花。荸荠（洗净、去皮）、猪肝或羊肝各适量，炖服，经常食用。

（28）用于鼻出血。荸荠250克，生藕150克，白萝卜100克，均洗净、切片，煮水代茶饮服。

（29）用于酒糟鼻。鲜荸荠数个，切开，将切面白肉紧贴鼻患处轻轻涂抹，使白粉堆积在患处，保留1～2小时。每日早、晚涂抹1次。

（30）用于急性咽炎、喉炎。鲜荸荠（洗净、去皮、切碎）200克，绞汁饮服（可加入白糖），每次60毫升，每日2次，连服3日。

（31）用于口臭、口舌生疮、尿赤、便秘。荸荠（洗净、去皮）10个，鲜竹叶、白茅根各30克，煎服。一般3～5剂即可见效。

（32）用于食道癌。荸荠10个，洗净，带皮蒸煮，每日服食。

（33）用于肠癌。荸荠（洗净、去皮）、红萝卜各等分，煎汤代茶饮，有防、治双重作用。

（34）用于癌症患者肺脾两虚。荸荠（洗净、去皮）、蘑菇各100克，鸡蛋3个，植物油、香葱、盐各少许，煎炒后佐膳服用，每日1次。

（35）用于癌症术后、放化疗中脾胃虚弱。荸荠（洗净、去皮）60克，嫩豆腐400克，香菇30克，葱花9克，油、盐、胡椒粉、味精各少许，煎炒后佐餐食用，每日1次。

（36）用于癌症放疗、化疗过程中或放疗、化疗后津液亏损、大便秘结。生荸荠汁1杯，甘蔗汁半杯，和匀饮用，每日1～2次。

（37）用于癌症患者肝肾阴虚。荸荠（洗净、去皮）150克，大朵鲜蘑菇14个，枸杞子15克，酱油20克，鲜番茄1只，白糖、米酒、精炼油、芝麻油各少许，煎炒后食用，每日 1 次。

（38）用于醉酒。荸荠（洗净、去皮、切片）、绿豆各 30 克，同用冷水浸泡 20 分钟后加水煮开 10 分钟，取汁，1 次顿服。

（39）误食铜物后，可用荸荠（洗净、去皮）500 克，捣烂绞汁 100 毫升，每日 1 ～ 2 次，连服数日。

3. 服用方法　荸荠既可生吃，也能煮食。但是荸荠尽量不要生吃，因为荸荠生长在污泥中，外皮和内部都有可能附着较多的细菌和寄生虫（姜片虫）。所以一定要洗净、煮透后方可食用，而且煮熟的荸荠更甜。如果一定要生吃，必须彻底清洗干净并削皮吃。

4. 注意事项　荸荠属于生冷食物，性寒，故脾胃虚寒、肾阳不足及血虚、血瘀者不宜食用。

三、清热解毒类

（一）绿豆：清暑热、解毒药

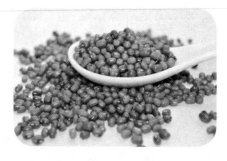

绿豆是我国最为常用的五谷杂粮之一，有很高的营养价值，明代医学家李时珍在其《本草纲目》中称绿豆为"真济世之良谷也"，说明绿豆在人们生活中的作用和地位是非常重要的。

1. 性味、归经及功能作用 绿豆，性凉偏寒、味甘，入心（经）、肺（经）、胃（经）。据现代中药药理学测定，每 100 克绿豆中含蛋白质 22 ～ 24 克（是谷物类食物的 3 倍之多），糖类 59 克，脂肪 0.8 克，热量 332 千卡，还含有人体所需的大量氨基酸、钙、磷、铁及维生素 A、B 族维生素。其中氨基酸含量比较完全，尤其苯丙氨酸和赖氨酸含量较高；钙质是鸡肉的 7 倍多。

2. 临床应用 在中医学里，绿豆、豆芽、豆皮、豆叶及花均可入药。内服具有清热解暑、生津止渴、消暑利尿、化湿止泻、润肤止痒、美容养颜、清肝明目、抗炎消肿等功效，可降低血压和血液中胆固醇，防止动脉硬化，还可解一切食物或药物中毒等；外用可治疗创伤、烧伤、疮疖痈疽等，有消肿止痛、收敛生肌的作用。《本草纲目》记载：绿豆煮食，可消肿下气、调和五脏、安精神、补元气、滋润皮肤。

如果将绿豆与其他食品同煮，其养生保健、食疗效果将会更好！比如绿豆汤煮好之后再加上几片新鲜薄荷叶（干品减半），温服，清香，清利咽喉；与适量金银花或新鲜丝瓜花同煮，其清热解毒效果事半功倍；加红枣健脾养血；加陈皮健脾、助消化；如与大米混合食用，还会更进一步提高它的营养价值。

现代药理学认为，绿豆属清热解毒类药物，具有消炎杀菌、促进吞噬功能等药理作用。其水煎液中含有生物碱、香豆素、植物甾醇等生理活性物质，对人类和动物的生理代谢活动具有重要的促进作用。

（1）可清热防暑、清心降火。按照我们中医的阴阳五行学说，夏季属阳，对应的是心脏，五行主火。夏季天气炎热，很容易上火。也就是说，火热之邪容易侵犯我们人体，心脏首当其冲。出现身热、烦躁、头昏头痛、面红耳赤、鼻梁上长痘痘、目赤肿痛、口舌生疮、牙疼、咽喉疼痛、口渴、心烦（容易发脾气）、心慌、心率加快、发烧、中暑等。

盛夏酷暑，遇到上火或中暑，最普通、最常见、最简单的常规措施就是吃西瓜、喝绿豆汤，以防暑降温。

（2）可补偿水分、养心安神。夏天应心，天气过于炎热，出汗多，稍微活动就会汗流浃背。尤其是在高温环境工作的人出汗更多，简直就是汗如雨下。中医学认为"汗为心之液"，出汗多本身会伤阴，汗出多了又耗伤心气，伤心阳（当然，也有少汗甚至无汗的），常常导致出现心神不宁、心烦意乱等。《黄帝内经》有云："春夏养阳。"所谓"春夏养阳"，重在"养心阳"。因此，整个夏季要注重对心脏的特别护养。

水液损失很大，体内的电解质平衡遭到破坏，用绿豆煮汤来补充是最理想的方法，能够清暑益气、止渴利尿，不仅能补充水分，而且还能及时补充无机盐，对维持水液、电解质平衡有着重要意义。

心阴、心阳受损，就要及时补充体内水分、养心安神。饮用绿豆汤无疑是最佳选择。但是，不宜饮用冰镇过的绿豆汤。

绿豆清热解暑，煮汤时将绿豆淘净，用大火煮沸，10分钟左右即可，无须久煮。这样熬出来的汤，颜色碧绿，比较清澈。喝的时候也没必要把豆子一起吃进去，就可以达到很好的消暑功效。

绿豆是夏令饮食中的清心防暑上品，但更高的还是它的药用价值。

（3）可清火解毒。绿豆蛋白、鞣质和黄酮类化合物可与有机磷农药、汞、砷、铅化合物结合形成沉淀物，使之减少或失去毒性，并不易被胃肠道吸收。由于绿豆还具有利尿排水的功效，还能起到尽快将毒物排出体外的作用。

绿豆的清热之力在皮，解毒之功在内仁。绿豆配甘草煮汁饮服，可以解酒食中毒及药物中毒；绿豆皮、绿豆粉、绿豆芽都可以解诸毒，治疮肿，疗烫伤。

白果中毒后可用绿豆、生甘草各50克，煮汤灌服可解；蘑菇中毒后可用绿豆120克、甘草30克，煎汤急服。

服用较大剂量的杜仲后可能会出现头晕、心悸、疲倦乏力、嗜睡等现象，可急服大剂量绿豆加甘草煮汤解毒。

绿豆、赤小豆、黑豆各 15 克，水 800 毫升，文火煮之，加红糖少许，名为"三豆汤"，具有明显解毒作用。各种中毒的病情严重者，在服用绿豆解毒的同时，应呼救 120 送医院救治。

如果遇到醉酒、有机磷农药中毒，或吃错药等情况，在医院抢救前都可以先灌下一碗绿豆汤进行紧急处理，经常在有毒环境下工作或接触有毒物质的人，应经常食用绿豆来解毒保健。

（4）用于腮腺炎。生绿豆适量，研末，调米醋敷患处；绿豆 60 克，白菜心 2 个，水煮取汁服，每日 2 次；绿豆粉适量，仙人掌（捣烂）适量，调成糊状外敷，每日 2～3 次。

（5）用于乳腺炎红肿热痛。绿豆 30 克，研末，每次 10 克，温开水送服；绿豆粉适量，仙人掌（捣烂）适量，调成糊状外敷，每日 2～3 次。

（6）用于腹痛、泄泻。绿豆、胡椒各等量，共研末，每次开水送服 5 克，1 日 3 次。湿热腹泻（粪便臭秽、肛门灼热而痛），用绿豆 60 克，车前子 30 克，水煎取汁，分 2 次服。

（7）用于尿路感染（尿频、尿急、尿痛、尿灼热、尿赤或淋浊）。绿豆芽 500 克，捣烂绞汁，冲白糖服。

（8）用于高血压、高血脂。常吃绿豆，有降血压、降脂减肥作用；民间还有用绿豆衣、干菊花装入枕芯做枕头，以降压、清火、明目、止头痛，数日即可收效。

（9）用于湿疹、皮炎。绿豆煮熟，捣烂涂搽患处；绿豆粉适量，加冰片少许，调匀外敷；绿豆、海带或海藻、芸香（臭草）各适量，水煎加红糖调服。

（10）用于黄褐斑。绿豆、百合各适量，煮汤服食，常服。

（11）不论大人小孩，因天热起痱子，都可以用绿豆加海带或新鲜荷叶、冰糖煮水服用，效果很好；水煎取汁冷却后外擦可去痱子。

（12）用于跌打损伤。生绿豆适量，研末，加米醋调匀敷患处，每日 2 次。

（13）抗肿瘤作用，有动物实验表明，绿豆对吗啡和亚硝酸钠诱发小鼠肺癌与肝癌有一定的预防作用。

3. 服用方法

（1）绿豆不宜煮得过烂，以免使维生素和有机酸遭到破坏，降低清热解毒功效。

（2）用于消暑，煮汤时用大火煮沸10分钟左右即可，不要久煮。这样熬出来的汤颜色碧绿，可以达到很好的消暑功效；如果是清热解毒，最好把豆子煮烂，这样的绿豆汤色泽浑浊，消暑效果虽然差一些，但解毒作用更强。

（3）绿豆衣（绿豆煮开花后的外皮）适量和鲜荷叶煮水，冷却后可作解暑凉茶。

（4）绿豆稀饭，绿豆100克煮至豆皮开裂时，加入粳米50克，同煮粥，加适量白糖调味食用。有清热解毒、止渴除烦、利水消肿作用，适用于暑热烦渴、疮毒疖肿、高热口渴、小便不利、食物中毒，以及预防中暑。

（5）绿豆花生大米粥，比绿豆汤还好，在清热解毒降压的同时，还能气血双补，是好吃又有营养的食物。

（6）红糖绿豆沙，绿豆100克，煮至极烂，用适量红糖调味食用。夏季可常食之，有清热解暑、生津止渴、清心除烦、祛热毒、消肿胀、利小便等作用。

4. 注意事项

（1）虽然绝大多数人都可以放心地喝绿豆汤，没有什么禁忌，但是由于绿豆寒凉，体质虚弱的人、寒性体质的人、脾胃虚寒泄泻者、肾亏消瘦或夜尿多者均不宜饮用。

（2）绿豆的嘌呤含量偏高（每百克含50～100毫克），痛风患者不宜食用。

（3）女性患者经期体质偏寒，喝绿豆汤容易导致气滞血瘀的痛经或闭经；孕期也不宜。

（4）绿豆不宜用铁锅煮，会使绿豆汤颜色发黑，最好使用砂锅或不锈钢锅。

（5）由于绿豆具有解除药性的功效，所以正在吃中药的人也不宜喝。

（二）菊花：艳花、美食、良药

菊花，春生、夏茂、秋华、冬凋，与春牡丹、夏荷花、冬梅花合称"四季名花"，是我国著名的观赏花卉，其品种多达三千以上。每逢金秋时节，五彩缤纷的金菊怒放，千姿百态，争奇斗艳，装点着大自然的秋色美景，让人赏心悦目，怡畅情怀，给人一种美的享受。

菊花既是艳花，又是食疗佳品。国人赏菊、食菊，自古有之，源远流长。早在春秋时代，伟大的诗人屈原在《离骚》中就有"夕餐秋菊之落英"的诗句。每年阴历九月初九重阳节,人们在赏菊的时候吃菊花宴,饮菊花酒,吟菊花诗,已成为传统的民间习俗。清代著名画家郑板桥曾有咏菊诗一首:"南阳菊水多嗜旧,此是延年一种花,八十老人勤采啜,定叫霜鬓变成鸦。"其中,"菊水"之说见于晋代葛洪《抱朴子》和南朝宋代《后汉书·郡国志》中。书载:南阳郦县北郊山下有一潺潺溪流,因其两岸长满了菊花,秋季开花时节,落花常常坠入水中,长年累月,使溪水极为芳香、甘甜,故被居住此地的人们称之为"甘谷""菊水"。他们长年饮用此水,并以菊水洗脸、沐浴,年轻人身强体健,年老者高寿不衰,百岁以上的寿星甚众,偶有古稀之年去世者,则视为早夭。菊花的防病保健、益寿延年作用由此可见一斑!也正因如此,历代帝王和养生家都喜好食菊,以求养生长寿。

　　1. 性味、归经及功能作用　菊花,性平、微寒,味甘、微苦辛,入心(经)、肺(经)、肝(经),具有疏风清热、解毒、清肝明目等功效,主治风热感冒、头晕目眩、目赤肿痛,久服行气血、轻身、耐老延年。

　　药用菊花主要有黄菊、白菊、野菊三种,医疗作用大同小异。黄菊以杭州为主要产地,又名"杭菊",偏于疏风清热、清利头目,主治风热感冒、发烧、头痛、目赤肿痛;白菊以安徽滁州为主要产地,又名"滁菊",偏于滋阴潜阳、清肝明目,主治高血压、高血脂、头晕目眩、视物昏花;野菊花又名"苦薏",偏于清热解毒、消肿止痛,主治疮疡痈疖、毒虫蜇伤,被誉为"中药广谱抗生素"。

　　2. 临床应用

　　(1) 用于风热感冒、流行性感冒。菊花、金银花各15克、桑叶10克,略加煎煮或开水冲泡代茶(可加少许蜂蜜、绿茶),兼有降压、明目之功效;野菊花(全草)50克,金银花藤(忍冬藤)、鱼腥草各30克,水煎服,每日2次,连续3～5天,预防流感,效果良好;野菊花(全草)25克,石膏10克,水煎服,连服5天,预防流脑,有显著作用。

　　(2) 用于高血压、高血脂、动脉粥样硬化、冠心病。菊花30克,车前草、夏枯草、草决明各20克,水煎代茶;菊花15克,槐花、山楂各10克,甘草3克,水煎或开水冲泡服用;菊花15克,生地黄、白芍各12克,钩藤、白蒺藜各10克,水煎服。诸方有增强心脑血管收缩力、减慢心率、软化及扩张血管作用。

　　(3) 肝火上炎所致的头晕、头痛、目赤肿痛等症状,可泡1杯白菊花茶喝。可用菊花6克,红枣、陈皮、胖大海、乌龙茶各5克,金银花、莲子心、枸杞子各3克,西洋参 2 克，冰糖适量。所有材料洗净、晾干、碾为粗末，同冰糖一起放入茶杯，倒入 250 毫升滚开水冲泡，加盖闷 10 分钟饮用。滋阴平肝、生津润肺，适用于阴津亏虚、肝风内动引发的头晕、头痛、咳嗽、咽痛等症。

（4）用于疟疾。野菊花 30 克，水煎服，连服 3 天；鲜野菊花适量，揉烂，塞鼻孔，每日 1 次，每次塞 2 小时，两鼻孔交替进行，连用 3 天。

（5）用于腮腺炎、乳腺炎、夏季皮炎、漆疮（漆源性皮炎）、疮疡痈疖、毒虫蜇伤。菊花、金银花、蒲公英、紫花地丁各 10 ～ 15 克，生甘草 6 克，水煎服；外用野菊花数朵（或全草 1 株），捣烂外敷，每日 2 ～ 3 次。有清热解毒、消肿止痛、止痒之功。

（6）用于跌仆损伤。鲜野菊花全草 60 克（干品减半），水酒各半煎服，每日 2 次。有舒筋通络、行气活血、化瘀止痛之功。

（7）用于各种目疾。菊花、枸杞子、千里光各 15 克，冰糖少许，泡茶常服，用于青少年近视、中老年视物昏花；菊花、决明子、白蒺藜、青葙子各 10 至 15 克，水煎代茶，治疗迎风流泪、视物昏花；菊花、桑叶、金银花、蒲公英、车前草各 15 ～ 20 克，水煎，取第一次药汁内服，取第二次药液熏洗眼睛，治疗急性结膜炎（红眼病）、睑腺炎（麦粒肿）等引起的目赤肿痛。

（8）用于中耳炎。菊花、金银花、黄连各 10 克，水煎服，每日 2 次，并取汁少许滴耳，每日数次。

（9）用于消暑降温。菊花、金银花、薄荷、淡竹叶各 10 ～ 15 克，开水冲泡凉服。

（10）可强身健体、延缓衰老、益寿延年。菊花、黄精、枸杞子、何首乌各 20 克，水煎服或开水冲泡代茶常饮。

（11）用于制作菊花药枕。干菊花 1000 克、桑叶、葛根、白芷、防风、川芎、牡丹皮各 250 克，做成药枕。有芳香辟秽、清心除烦、清利头目、养肝明目、镇静催眠作用，防治头风、头痛、颈椎病、高血压、心烦、心悸、失眠、健忘，增强记忆。

（12）菊花药浴，以菊花泡水洗脸、浴身，可有效防治夏季皮炎、痱子、粉刺、风疹、皮肤瘙痒、黄褐斑等，使肌肤靓丽细嫩。

3. 服用方法 菊花入药，既可煎服，也可加茶叶冲泡代茶饮用，故民间有"两朵菊花一撮茶，清心明目寿自加"的谚语。

食用菊又称"真菊"，以黄菊为主。煮菊花粥，宜于秋季霜降前后采集黄菊，去蒂，烘干或蒸后晒干，每次取干菊 10 克，粳米 50 克，加冰糖适量，合煮而食。也可将干菊花磨成粉备用，取粳米 50 克先煮，将熟之际，加入菊花粉 10 ～ 20 克，调匀，稍煮一至二沸即成。若将菊花粉同绿豆粉混合蒸制，即是美味可口的菊花糕。

另外，粤菜"鸡馔菊花龙虎羹"系由鸡肉、猫肉、蛇肉之羹汤中加入菊花而成；菊花配肥肉、砂糖即成"菊花肉"；菊花同鱼肉混合做丸即成"菊花鱼球"。淮菜中的菊花火锅，则是将黄菊去蒂、洗净，充当火锅配料，边涮边吃，别有一番情趣。

我国从汉代起，就开始酿造菊花酒。如《西京杂记》中记载："菊花舒时，并采基叶，杂米酿之，至来年九月九日始熟，就饮焉。"在当时，菊花酒主要是供帝王享用的。清朝宫廷更以菊花配人参、枸杞、沉香等上等药品制成菊花白酒，成为御膳饮用之珍品。其他如老佛爷慈禧太后常服的"菊花延龄膏"，光绪皇帝喜食的"菊花明目雁翎膏"，无不以菊花为主要原料。在民间，许多地方像江浙苏杭、湖南、江西、两广一带的百姓们则有饮菊花茶、食菊花粥、制菊花糕点的习俗。人们将菊花晒干、磨细作茗（茶），烹调佐餐，酿酒供饮，精制成菊花晶、菊花露、菊花糕，融食用与保健为一体，为后人留下了宝贵的食疗经验。

菊花一身都是宝。难怪李时珍在《本草纲目》中对菊花的功用大加美誉："其苗可蔬，叶可啜，花可闻，根实可药，囊之可枕，酿之可饮，自本至末，罔不有功。"

4. 注意事项　"真菊延年，野菊泄人"，也是千年古训。示人野菊花只供入药，不可食用。即或药用，也多以外用为主，因其对胃肠刺激较大，不宜多服、久服，尤其对年老体弱者，更应谨慎。

（三）中药抗生素金银花

金银花为忍冬科多年生半常绿缠绕灌木忍冬的花蕾，花初开时为白色，二三日后变为黄色，故名"金银花"，也称"二花""双花""鸳鸯花"。又因金银花藤叫"忍冬藤"，其花凌冬不凋，所以又有"忍冬花"之名。

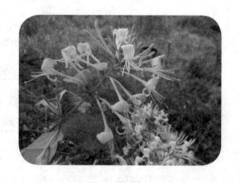

传说很久很久以前，在中原的一个偏僻的小村里住着一对勤劳、善良的小夫妻。小夫妻生了一对双胞胎女孩，并给她俩起了好听的名字，分别叫"金花"和"银花"。金花、银花在父母的呵护下茁壮成长，很快便出落成了如花似玉的大姑娘。她俩农忙时下田帮父母干活，闲时跟母亲一起拈针绣花、织布纺纱，并自习医书和上山采药，因此深得父母喜爱和乡亲们的赞赏。

一年初夏，村子里流行一种不知名的怪病。患病者无一例外均有发热，且高热不退，浑身上下泛起红斑或丘疹。病后不久即卧床不起，神昏谵语，随即命丧黄泉。村里的郎中均束手无策，外地的郎中均不敢进入。眼看全村人就只有等死了，就在这危急的关头，金花、银花两姊妹挺身而出，主动要求外出为乡亲们求医问药，但又担心自己的父母双亲。看姐妹俩面露难色，她们的父母语重心长地说："好孩子，去吧！你们要尽快求得名医和好药回来，否则别回来见我们！"

　　金花、银花姐妹俩含着泪花，当即收拾行李、干粮准备出发。乡亲们感动得热泪盈眶，嘱咐她俩好好求医问药，她们的父母由乡亲们轮流照顾，不必挂念。

　　姐妹俩走遍千山万水，涉过无数激流险滩，足迹几乎遍及中原大地。但走访的名医们不是对该病一无所知，就是因路途遥远而不愿前往。

　　一天，姐妹俩路过华山，到山上一座古寺院借宿。院中一老和尚问她们为何风尘仆仆，面露难色。姐妹俩直言相告，老和尚唏嘘不已，立即手指窗外远方对她们说："离此百里处有一高山，山下住着一位很有名的老郎中，你们不妨前往求教。"姐妹俩闻讯大喜，立即飞快前往。

　　近百里路程不到两个时辰就赶到了，只见一间草棚外围满了等候看病的人们。走进草棚里，但见一位童颜鹤发的老者正在给一位奄奄一息的村民诊病。两姐妹想，这一定就是那位老郎中了。姐妹俩上前说明缘由，老郎中沉吟："你们乡亲患的是瘟疫。"说罢，他指着一屋子等着看病的人对姐妹俩说："这里也正在流行瘟疫，我离不开。不过，我可以告诉你们一个方法，就是到丘陵、山谷和树林边采集一种初夏开花，初开时白色，后变黄色，黄白相间，严冬不落，叫'忍冬'的草药，它能治好你们乡亲的病。"说罢，老郎中拿出身边的一种草药给小姐妹俩看。姐妹俩看罢，立即谢别老郎中四处采集，不久便满载而归。

　　由于操劳过度，姐妹俩回到家乡后就病倒了。虽然如此，姐妹俩还是亲自用采来的草药煎汤给乡亲们服用。乡亲们服药后病情很快痊愈。而她俩也在父母的呵护下和乡亲们的关怀下不久病愈。为纪念姐妹俩的功绩，乡亲们便把那种不知名的草药叫作"金花银花"。后来，大家便渐渐地把"金花银花"简称为"金银花"了。

　　1. 性味、归经及功能作用　金银花，性寒、味甘，归心（经）、肺（经）、胃（经）。具有清热解表、解毒散痈、凉血止痛的作用，有"中药第一抗生素"之美誉。主要用以防治风热感冒、暑热烦渴、流行性脑膜炎、乙型脑炎、湿热下痢，外科疮疡疖肿、腮腺炎、阑尾炎、胆囊炎、乳腺炎、扁桃腺炎及食物或农药中毒等病症。

2. 临床应用

（1）用于风热感冒。金银花 30 克，菊花 15 克，桑叶 10 克，开水泡饮。中药治疗风热感冒之名方"银翘散"之主药。

（2）用于暑热烦渴、高血压、动脉硬化、冠心病胸闷疼痛等。金银花、绿茶各适量，开水泡饮；金银花、冬瓜皮各 20 克，菊花 10 克，薄荷 6 克，水煎凉服。

（3）用于流行性脑膜炎、乙型脑炎。金银花、连翘、大青叶、芦根、甘草各 10 克，水煎服。每日 1 剂，连服 3～5 天，有预防治疗双重作用。

（4）用于腮腺炎。金银花 30 克，马兰、板蓝根、苍耳子各 20 克，防风、薄荷各 9 克，水煎服，每日 2 次。

（5）用于乳腺炎。金银花 24 克，蒲公英 15 克，连翘、陈皮各 10 克，青皮、甘草各 6 克，水煎服，每日 2 剂。若属气血虚弱乳脉不行之乳痈，则以本品配黄芪、当归、甘草，水煎服。

（6）用于阑尾炎。金银花、薏苡仁各 30 克，当归、地榆各 15 克，玄参、麦冬、黄芩各 12 克，甘草 9 克，水煎服，每日 2 次。

（7）用于胆囊炎、外科伤口感染。金银花 30 克，连翘、黄芩、野菊花、大青叶各 15 克，水煎服，每日 2 次。

（8）用于湿热下痢。金银花 60～100 克，浓煎口服，每日 2 次。

（9）用于疮疡疖肿、痱子、丹毒、脓疱疹。金银花 60 克，蒲公英 20 克，野菊花、紫花地丁各 15 克，煎水内服，同时外洗。

（10）用于副鼻窦炎。金银花 15 克，晒干，研为细末，每取少许吹入鼻中，每日数次。

（11）用于扁桃腺炎。金银花 15 克，荸荠 10 个，甘草 5 克，煎水代茶饮；金银花、板蓝根各 30 克，连翘、玄参、山豆根各 15 克，薄荷 9 克，甘草 5 克，水煎服。

（12）用于肺热音哑。金银花 15 克，麦冬 10 克，蝉蜕 5 克，胖大海 3 枚，水煎服。每天 2 次，连服 3 天。

（13）用于食物或农药中毒。金银花 80～100 克，甘草 60 克，大黄 15 克，明矾 6 克，水煎凉服，每日 2 剂。

3. **服用方法** 金银花入药，既能泡茶，也可以入汤剂，还有散剂、片剂、丸剂、酊剂，现在还有了喷剂及口服液等多种制剂。

金银花茶：金银花 5 克，甘草、绿茶各 3 克，一起放入茶杯中，加滚开水冲泡，闷5分钟饮用；金银花10克，干红枣肉、菊花、绿茶各5克，用250毫升沸水冲泡，加盖略闷片刻饮用；清热解毒、消肿止痛，适用于风热毒邪所致感冒发热、疖肿、咽喉肿痛等症。

4. 注意事项　本品性寒，清热力强，故凡阳虚外寒、脾胃虚弱者不宜。

（四）生命力极强的蒲公英

蒲公英又名"黄花苗""婆婆丁""黄花地丁"等，多生于路旁、田边、河滩、山坡及旷野中，全国各地均有分布。

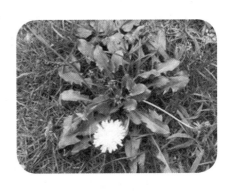

传说，有一名园丁在花圃里种植了许多名花，正当满园鲜花争奇斗艳的时候，花丛中却冒出了几株普通的小黄花。这些花虽然很小，"脖子"却伸得很长，花开之后变得毛茸茸的，风一吹就漫天飞舞。园丁看到这些小花，非常恼火，决定除掉它们。但用了许多方法都没能见效，这种花反而越长越多。无奈之下就去请教一位长者，老人对他说："从现在起，你学着去爱这些你要铲除的花，像你培育的花一样去喜欢它们吧！"听了长者的话，园丁若有所悟，从此，他精心培育这些"野花"，慢慢地，这些花在园丁眼中感到越来越漂亮了。这花就是生命力特别强的蒲公英，花开后种子飘到哪里都能生长，也就在新的地方孕育新生命，也是人们对蒲公英自强不息精神的美好赞扬。

1. 性味、归经及功能作用　蒲公英给人的印象是美好的，但它的食用及药用功能、营养价值和食用方法却是人们所不大熟悉的。

蒲公英，性寒，味甘、苦；归肝（经）、胃（经）。含有蛋白质、脂肪、糖、维生素A、维生素C和丰富的胡萝卜素，以及钙、磷、铁等，是一种营养丰富的保健野菜。

现代药理研究结果表明，蒲公英的植物体中含有蒲公英素、蒲公英醇、菊糖、胆碱、有机酸等多种药用成分，对金黄色葡萄球耐药菌株、溶血性链球菌有较强的杀菌作用，对肺炎双球菌、脑膜炎球菌、各种杆菌及卡他球菌也均有一定的杀菌作用。全草连根茎带叶有润肺止咳、清热解毒、利湿缓泻、利胆消肿、杀菌消炎作用，适用于肺热咳嗽、急性支气管炎、胃肠炎、肝炎、黄疸、胆囊炎、尿路感染、二便不利、皮炎、湿疹、急性乳腺炎、疮疡痈疖、无名肿毒、红眼病、流行性腮腺炎、急性扁桃体炎、牙周炎等。

2. 临床应用

（1）用于急性热病、头痛、上呼吸道感染。干蒲公英20克（鲜草加倍），生甘草3～6克，水煎服；蒲公英、大青叶、板蓝根、金银花各12克，水煎服。

（2）用于流行性腮腺炎。鲜蒲公英捣烂敷患处，每日换药1次；鲜蒲公英（捣烂）30克，加入1个鸡蛋清，搅匀，再加冰糖适量，捣成糊状，外敷患处；每日换药1次。

（3）用于胃溃疡、十二指肠溃疡。蒲公英根焙干研细末，每次取2克，温水送下，每日2～3次，连服10天为1个疗程。

（4）用于急性黄疸型肝炎。蒲公英、茵陈蒿各50克，大枣10枚，白糖50克，煮汤食用，每日2次。

（5）用于急性或亚急性胆囊炎。鲜蒲公英60～90克，水煎服，每日1剂，15日为1个疗程，连用1～2个疗程。

（6）用于泌尿系感染、小便短赤。蒲公英、玉米须各60克，水浓煎服或代茶饮；蒲公英100克、绿豆50克，水煎、过滤取汁，加入绿豆，煮至熟烂后再加白糖拌匀服食；蒲公英30克，草薢、生蒲黄、木通、车前子各10克，水煎服。有很好的清热解毒、利尿消肿作用。

（7）用于多种感染、化脓性疾病、热毒壅结于肌肤所致的痈肿疮毒、目赤肿痛、口舌生疮等。可用蒲公英30克，粳米100克，煮粥常吃；或蒲公英60克，桔梗10克，白糖少许，煮汤服用。有理想的清热解毒、消肿散结作用。

（8）用于急性乳腺炎。鲜蒲公英适量，捣烂敷患处；蒲公英30克，金银花（或金银花叶）9克，以黄酒、水合煎，温服。

（9）用于急性阑尾炎。蒲公英配大黄、牡丹皮各适量，水煎内服，每日2～3次。

（10）用于痈疖疔疮、蒲公英、野菊花、金银花、地丁草各30克，鲜草捣烂外敷，或干品水煎服、药渣外敷，每日数次。

（11）用于烧伤合并感染。鲜蒲公英捣烂，加入少许75%乙醇混合调匀，敷患处，每日数次。

（12）用于急性眼结膜炎（红眼病）。蒲公英60克，水煎服；同时取药汁少许洗眼，每日3次；蒲公英30克，黄芩10克，水煎，熏洗患眼。

（13）用于化脓性中耳炎。蒲公英、紫花地丁各30克，水煎，每日分2～3次服，并取药液滴耳。

（14）用于扁桃体炎、咽喉疼痛。蒲公英30～60克（干品减半），生甘草3～6克，水煎服。

（15）此外，蒲公英也在美容上得到了较为广泛的应用。将鲜蒲公英花捣烂或煎成药汁涂抹皮肤，不论是干性皮肤、油性皮肤、老化皮肤，还是雀斑、色素斑、皮肤炎及痤疮、发际疮、白发、脱发等，都能帮你消除"美中不足"，摆脱烦恼，使你容光焕发。

3. 服用方法 蒲公英的根茎叶花（蕾）均可食用，食用时可将其嫩幼苗洗净，在开水或盐水中煮5～8分钟，然后在清水中浸泡数小时，能够减少蒲公英的苦味。将苦味浸出后再冲洗干净，生吃、凉拌、炒食、煮汤或熬粥，风味独特。

生吃可将鲜嫩茎叶洗净、沥干，蘸酱食用；凉拌则把洗净的蒲公英用沸水焯1分钟，沥出，再用冷水冲一下，佐以盐、醋、香油、蒜泥、味精、辣椒油等；还可以洗净、水焯后剁碎，加肉和佐料调成馅包饺子或包子。虽略有苦味，却也清香爽口；炒食或煮食，既可素炒，也可加肉、鸡蛋、海鲜炒，勾上淀粉，味道就更佳了。

4. 注意事项 本品苦寒清热，故凡阳虚外寒、脾胃虚弱者忌用。

（五）清热养肺的鱼腥草（蕺菜）

我们先来看看关于鱼腥草的两段传说。

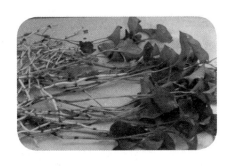

相传两千多年前的春秋战国时期的越国（现浙江绍兴地区），越王勾践做了吴王夫差的俘虏，忍辱负重假意百般讨好夫差，方被放回越国。回国后，越王勾践为向吴国报仇雪耻，重建越国，发誓一定要使越国强大起来。除向吴王施以美人计（奉献西施）外，自己还节衣缩食，卧薪尝胆。

但是勾践回国的第一年，越国就碰上了罕见的荒年，百姓无粮可吃。为了和国人共渡难关，勾践亲自翻山越岭，在蕺山一带寻找可以食用的野菜。在三次亲口尝野菜中毒后，勾践终于发现了一种可以食用的野菜——蕺菜。这种野菜生长能力特别强，总是割了又长，生生不息。于是，越国上下竟然靠着这小小的野菜渡过了难关。

这种挽救越国民众的野菜，因为生长在蕺山，而且有极其浓烈的鱼腥味，叶片形如肺脏，根茎多节，便被越王勾践和手下人分别命名为"鱼腥草""肺形草""九节莲"。

在浙江蕺山一带还流传着这样一个民间故事：在一个贫困的村子里，有一对不孝夫妻，常常虐待双目失明的老母亲。一次，老人患了重病，高热、咳嗽、咳吐脓血不止。病情弥留之际，很想喝点鱼汤。夫妻俩不但不给母亲治病，也不给母亲买鱼吃，还责骂老人装病。邻居实在看不下去，便送来一盆鲜鱼汤让他们给久病不愈的母亲喝。夫妻俩表面上应许着，背地里却瞒着老人连鱼带汤吃了个精光。又担心邻居再来看母亲时自己的丑行败露，他们便采来了一种有鱼腥味的野菜，煮了骗母亲说是鱼汤让母亲喝。善良的母亲信以为真，喝了一碗又一碗，不料，病竟奇迹般地好了。后来，这事还是传了出去，人们在纷纷谴责这对不孝夫妻的同时，也知晓了这种野菜能够清热养肺，由此便称为"鱼腥草"。

1. 性味、归经及功能作用 鱼腥草，性凉、味辛，归肺（经）、大肠（经）。功用清热解毒、排脓消肿、利湿止泻，主治风热感冒、支气管炎、肺炎、肺脓肿、肺结核、腮腺炎、乳腺炎、小儿泻痢、湿热带下、泌尿系感染、外科疮疡痈肿、痔疮、中耳炎、鼻窦炎等病症。

2. 临床应用

（1）用于风热感冒、支气管炎。蕺菜、连翘、厚朴各10克，晒干研末，桑枝30克煎水冲服之；肺热咳嗽者，取本品60克，包在猪肚之中，炖食，每日1剂，连服3天；预防流感则以蕺菜、忍冬藤、野菊花全草各50克，水煎服，每日3次，连服3～5天。

（2）用于肺炎。蕺菜、黄芩、芦根、桃仁、冬瓜子各30克，桔梗15克，水煎服，每日2次。

（3）用于肺脓肿（咳嗽胸痛、咯吐脓血）。蕺菜30克，大枣10枚，水煎服；蕺菜、天花粉、薏苡仁各30克，桔梗、侧柏叶各20克，水煎服。每日2～3次。

（4）用于肺结核。蕺菜、白及各60克，生地黄、天冬、夏枯草、车前草各30克，百合15克，水煎服，每日2次。

（5）用于小儿泻痢。蕺菜25克，茯苓、炒白术、炒山药各10克，水煎服。蕺菜20克，山楂炭6克，水煎取汁加蜜服。每日2次。

（6）用于泌尿系感染。蕺菜30克，车前子15克，水煎服，每日2次。

（7）用于疮疡痈肿。鲜品捣烂外敷，单味煎水饮服，每日2次。

（8）用于腮腺炎。蕺菜、金银花、野菊花、夏枯草各30克，黄芩15克，水煎服，每日 2 次。

（9）用于乳腺炎。蕺菜 30 克，红枣 10 枚，水煎服，同时用鲜品捣烂外敷，每日 2 次。

（10）用于痔疮。蕺菜适量，煎水熏洗肛门，每日 2 次。

（11）用于阴痒、湿热带下。蕺菜 30 克，车前子 15 克，水煎服；也可以水煎取汁，熏洗外阴。

（12）用于中耳炎。蕺菜 20 克，红枣 10 枚，水煎服；同时将鲜品捣烂取汁，滴耳，每日数次。

（13）用于鼻窦炎。鲜品洗净、晾干，捣烂绞汁，滴鼻，每日数次；同时以本品煎水内服。

3. 服用方法 入煎剂，或洗净、切碎，开水冲泡代茶或开水烫过后凉拌食用，开胃消食。不过，对鱼腥草的味道，人们是褒贬不一，喜欢吃者说它有着滑腻的口感，清脆爽口；不喜欢吃者说它腥臭无比，既难闻也入不了口。

4. 注意事项 本品性寒，故凡寒性体质或阳虚外寒、肺寒咳喘、脾胃虚弱者忌用。

（六）马齿苋：治疗泻痢的特效食材

马齿苋，因其叶形同马齿，故而得名。在城乡的田间地头随处可见，可真正知道它的医疗保健作用的人却不多。随着人们对美食的追逐，它渐渐走上了城乡人们的餐桌，成为一种独特的美味蔬菜。

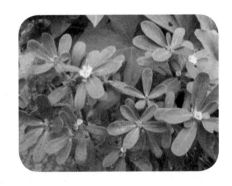

从前有户人家，老太太当家，膝下有三个儿子。老大、老二都娶了媳妇，只有老三年幼，但也给他买了个 14 岁的童养媳。老太太对童养媳非常不好，整天给她穿破的、吃剩的，什么苦活、脏活、累活都推给她一个人干。就这样婆婆还十分讨厌她，动不动就打骂一通。大哥、大嫂也不善待她，常常搬弄是非，挑唆婆婆骂她、打她，还在一旁看热闹。二嫂子心眼好，遇见童养媳挨骂、挨打、受气，就想法子解劝。

有一年，当地流行痢疾，村里的人病死很多。后来，童养媳也闹肚子了。大嫂怕痢疾传染，就对婆婆说："这死丫头也不能干活了，还留她在家干嘛？"婆婆一听，又舍不得把花钱买来的童养媳赶出门，万一死不了，还得让她继续干活儿呢！于是就把她赶到菜园中又脏又臭的茅棚里。

童养媳心里非常难过，心想：婆婆拿自己太不当人，未婚的丈夫还小，又不懂事，自己哪还有活路啊。看到菜园里有一口井，童养媳便慢慢走到井边，想一头跳进去死了了事。这时，二嫂跑过来一把拉住她，说："你年纪轻轻的，今后的日子还长着呢，可不能就这样寻短见哪。我给你端半锅稀饭，你先吃点儿吧！明天让你二哥请个医生过来给你看看。"童养媳这才打消了投井轻生的念头，继续住在茅棚里。

可是第二天、第三天好心的二嫂子都没有过来。稀饭早吃光了，童养媳饿得两眼发花。菜园里倒有可吃的东西，可她怕婆婆知道，不敢偷吃。后来实在饿得受不住了，就从田边地头掐了一些野菜，用盛稀饭的锅煮了吃。这样，一直吃了两天野菜，没想到，她拉肚子的病竟然好了。童养媳身上有了些力气，就慢慢往家走。她远远看见家门上挂着麻布，接着，又看见未婚的小丈夫披麻戴孝走出来。两人一碰面都愣住了，小丈夫问："怎么？你还活着？"童养媳问："家里怎么啦？你这是给谁穿孝？""咱妈和大哥、大嫂全闹痢疾死啦！二嫂子也躺在床上爬不起来……"童养媳赶紧跑进屋看二嫂。二嫂问："你是怎么好的？""我也不知道。""这两天我一直拉肚子，全身无力，也顾不上你了，你饿坏了吧。""没有，我吃野菜来的。"说到这儿，童养媳的心猛地一动，莫非那种野菜能治拉肚子？她急忙跑回菜园，弄了半筐野菜，煮好了端给二嫂说："你吃点儿，我就是吃这个好的。"二嫂吃了野菜，病果然也好了。这种野菜，长着马的牙齿样的叶子，所以人们叫它"马齿苋"。之后，人们都知道马齿苋可以治拉肚子了。

1. 性味、归经及功能作用　马齿苋，又名"长寿菜"。性寒、味酸，入心（经）、肺（经）、肝（经）、脾（经）、大肠（经）。富含大量的蛋白质、脂肪、糖、粗纤维、维生素、胡萝卜素，以及钾、钙、磷、铁等矿物质，尤以钾的含量最高。有清热利湿、凉血散血、消肿止痛、解毒杀虫的作用，主要用于治疗肠炎、痢疾、结核、黄疸、胆囊炎、泌尿道感染、前阴及肛门肿痛、痔疮、脱肛、赤白带下及部分虫症、皮肤病等。

2. 临床应用

（1）马齿苋是肠道的清洁剂，是各种肠道病的首选良药。现代药理学研究证明，马齿苋对大肠杆菌、痢疾杆菌等多种细菌的生长和存活有很强的抑制作用。其最大的功效，是治疗大肠（经）的疾病，既清热解毒，又消炎止痛，能有效地防治属于中医湿热证的肠炎、腹泻、痢疾，如同"天然抗生素"。以下服用方法可供选择。

①鲜马齿苋 100 克，捣烂取汁，加少许白糖或蜂蜜，以温开水冲服，每日 2～3 次。

②鲜马齿苋 100 克，大蒜头 1 个，共捣烂成泥，一次吞服，每日 2 次；或鲜马齿苋 100 克，大蒜头、鱼腥草各 30 克，捣汁冲服。

③干马齿苋、地锦草各 30 克，水煎服，每日 2 次。

④鲜马齿苋 60 克（干品减半），地瓜叶、白头翁、刺梨根各 50 克，水煎服，每日 2 次。

⑤干马齿苋 100 克（鲜品加倍），加盐及其他佐料炒菜吃；或同大米煮粥食；或做成菜馅包饺子、包子吃，均有良好的防治效果。

（2）马齿苋含有一种脂肪酸，可以降低胆固醇和甘油三酯，减少血小板凝聚和血栓形成的机会，有保护心脏，防治高血压、高血脂、心动过速等心脑血管疾病，尤其是预防冠心病的发生。

（3）用于肺脓肿。鲜马齿苋 500 克，鱼腥草 60 克，捣烂取汁，浓煎成膏，调入蜂蜜 60 克备用。每次 10 克，每日 3 次。

（4）用于肺结核。马齿苋 250 克，大蒜头 2 个，煎水代茶，频频饮服。

（5）用于肾结核。马齿苋 1500 克，泡入 1500 毫升黄酒之中，3 天后去渣，每日饭前服 30～50 毫升。

（6）用于黄疸、胆囊炎。马齿苋 200 克，水煎服；或捣烂取汁，每次 30 毫升，温开水冲服。每日 2 次。

（7）现代药理学研究，马齿苋中含有大量促进人体胰岛素分泌的去甲肾上腺素，能很好地调节人体糖分的平衡和消化代谢，具有降低血糖浓度、保持人体血糖稳定、防治糖尿病的作用。

（8）用于泌尿系感染。干马齿苋 30 克，生甘草 6 克，水煎服，每日 2 次。

（9）用于尿血。马齿苋 200 克，车前草 60 克，水煎服，每日 2 次。

（10）用于赤白带下。干马齿苋 30 克，生甘草 6 克，水煎服；马齿苋适量，捣汁 1 杯，加鸡蛋清 1 个调匀炖食。每日 2 次。

（11）用于产后虚汗。干马齿苋 30 克（鲜品加倍），水煎服，每日 3 次。

（12）用于前阴及肛门肿痛。干马齿苋 30 克，生甘草 6 克，水煎服；鲜马齿苋、鲜酢浆草各等份，煎水外洗，每日数次。

（13）用于痔疮、脱肛。鲜马齿苋 120 克，猪大肠（近肛门处）1 段。将马齿苋洗净切碎，装入猪大肠内，两端用线扎紧，蒸熟后饭前一次吃完，每日 1 次。

（14）用于阴囊湿疹。马齿苋（连根）30克，白矾60克，雄黄6克，共捣如泥，敷于患处，干后即换。

（15）可清热解毒、消炎止痒。马齿苋的排毒功效既走血分，又走皮肤，内服和外敷双管齐下，可以内外兼治。调理多种皮肤病。可以把新鲜的马齿苋捣烂敷在患处，或者用干品煮水泡澡，都是很不错的方法。

（16）用于淋巴管炎。鲜马齿苋、青黛各30克，捣烂合蜂蜜调涂患处，每天2～3次。

（17）用于疮疡痈肿。鲜马齿苋适量，一大半煎水内服、外洗，一小半捣烂外敷，每日2～3次。

（18）用于痱子、蚊虫叮咬、蜈蚣咬伤。鲜马齿苋捣烂取汁，涂擦患处，1日数次。

（19）用于手癣、足癣。鲜马齿苋适量，捣烂取汁，加等量米醋，涂擦患处，一日数次。

（20）用于带状疱疹。鲜马齿苋适量，捣成糊状，加花生油适量，调匀，涂擦患处，干后即换。

（21）可清泻肝火、明目乌发。有的人熬夜后眼睛会发红，这是肝火上炎的表现，吃点马齿苋就可以好转；还有些年纪轻轻的人就生白发，不一定是未老先衰，这种白发其实源于肝火血热，是由于肝火血热太旺，上冲头部引起的。对付这种少白头，不妨适当多吃马齿苋，通过清肝泻火来调治。

（22）马齿苋富含维生素C、维生素E及胡萝卜素等，能够延缓衰老，益寿延年，故又名"长寿菜"。

3. 服用方法　入药汤剂、散剂或捣烂外用；或同大米一起煮粥；佐餐可以清炒、凉拌、做饺子馅或包子馅等。

作为蔬菜来说，马齿苋的味道不算很好，但保健价值却相当高。新鲜马齿苋的口感脆嫩，吃起来有些像苋菜一样滑滑的，略有酸味。

马齿苋粥兼有清热解暑作用，夏季天气炎热，极易上火，引发目赤红肿、口腔溃疡、口舌生疮、牙龈肿痛等症状，我们可以饮用一些马齿苋汁，能够清凉解暑、缓解上火症状。

4. 注意事项

（1）马齿苋性寒、滑利，故脾胃肠道虚寒泄泻者不宜服食。

（2）本品有使子宫平滑肌收缩的功效，故孕妇忌用。

（3）有文献记载，马齿苋与鳖甲相克，不可同吃。仅作参考。

（七）荠菜：天然无公害，药食两相宜

荠菜，又称"地菜""甘荠""清明菜"。初春时嫩苗可炒菜、做汤、煮鸡蛋、煮稀饭，其色、香、味均属上乘；同鲜肉做馅，包饺子或馄饨，味美无比，是野菜中的佼佼者。清明节后可采全株作为药用，是营养十分丰富、纯天然、无公害、药食两宜的绿色食品。野菜的营养及药用价值均比一般蔬菜要高，因为野菜根生得深，能将土壤中的养分和矿物质充分吸取上来。荠菜也不例外，民间有"到了三月三，荠菜当灵丹"之说。

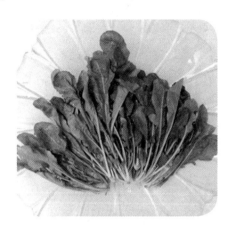

1. **性味、归经及功能作用** 荠菜，性平、微寒，味甘；入肺（经）、胃（经）、肝（经）、肾（经）；富含糖、脂肪、蛋白质、维生素 A、维生素 B、维生素 C，胡萝卜素、多种氨基酸，以及微量元素钾、钠、钙、镁、磷、铁等。具有益气养血、止咳平喘、补脾胃、助消化、止泻痢、降压、利尿、清热化湿、凉血止血等作用，适用于气血不足、肺热咳喘、咳血、吐血、鼻出血、胃痛、腹泻、痢疾、高血压、水肿、泌尿系结石、尿血、遗精、风湿筋骨痛、跌打损伤、疮疖痈肿、月经过多、产后出血、带下、眼底出血等病症。

2. **临床应用**

（1）用于肺热咳喘。荠菜 60 克，鱼腥草 15 克，甘草 9 克，水煎服，每日 2 次。

（2）用于胃痛。荠菜 30 克，甘草 9 克，水煎服，每日 2 次。

（3）用于腹泻。荠菜 30 克，茯苓 15 克，浓煎取汁，每日分 3 次服完，连续服用 3 ～ 5 日。

（4）用于痢疾。荠菜 90 克，青木香 9 克，陈皮 6 克，浓煎取汁口服，每日 2 次，连续 3 日。

（5）用于高血压病。荠菜 250 克，浓煎取汁，加入蜂蜜 250 克，文火熬成膏，每次冲服 1 匙，每日 3 次。

（6）用于肾炎水肿。荠菜适量，同猪腰子 1 对煮汤；荠菜根、车前草各 50 克，水煎服，每日 2 次。

（7）用于乳糜尿（小便混浊）。荠菜 200 克，水煎服或捣汁饮服，每日分 1～2 次，连续服用 1 个月以上。

（8）用于肾结核、血尿。荠菜 250 克，加水煎煮 20 分钟左右，打入鸡蛋 1 个，煮熟后服食，每日 2 次，连续 1 个月以上。

（9）用于泌尿性结石、尿血。荠菜 60 克，鸡蛋 2 个，水煎服，每日 1 次；荠菜 100～200 克，白茅根 30 克，水煎服，每日 3 次。

（10）用于遗精。荠菜（切碎）50 克，粳米 50 克，置锅中，加清水 500 毫升，急火煮开 3 分钟后改文火煮 30 分钟即成粥，每日 2 次。

（11）用于月经过多、产后出血。荠菜 50 克，炙黄芪、益母草各 30 克，炒小蓟 15 克，当归 10 克，水煎服，每日 2 次。

（12）用于带下。荠菜 50 克，猪苓 15 克，蒲公英 30 克，水煎服，每日 2 次；荠菜 30 克，猪瘦肉 120 克，墨鱼适量，煮熟食，每日 1 次。

（13）用于产后血虚腹痛。荠菜 50 克，加米煮粥服食；荠菜 40 克，益母草 15 克，水煎取汁，加入红糖 60 克，温服，每日 2 次。

（14）用于风湿筋骨痛、跌打损伤。荠菜 100 克，加水、酒各半煎服，每日 3 次。

（15）用于疮疖痈肿。荠菜适量，水煎外洗；另取鲜品捣烂外敷，每日数次。

（16）内含较多的钙活性物质，能缩短出血和凝血时间，有凉血、止血作用。

①眼底出血时，荠菜花 15 克，旱莲草 12 克，水煎服，每日 2 次。

②鼻出血时，荠菜 100～200 克，白茅根 30 克，水煎服，每日 3 次。

③咳血、吐血、牙龈出血时，荠菜花 15 克，侧柏叶 12 克，藕节 30 克，水煎服，每日 3 次。

（17）据现代研究，荠菜还有一定的抗癌作用。

3. 服用方法　荠菜，是中国传统的野菜之一，清明节用荠菜煮鸡蛋，更是家喻户晓的和必须遵守传统习惯。初春时嫩苗可炒菜、做汤、煮稀饭，其色、香、味均属上乘；同鲜肉做馅、包饺子或馄饨，味美无比，是野菜中的佼佼者。

4. 注意事项

（1）本品性寒，故肺寒咳喘、脾胃虚寒、大便稀溏、肾阳虚者、产妇不宜食用。

（2）荠菜有止血作用，有血栓的人不宜吃。

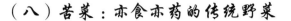

（八）苦菜：亦食亦药的传统野菜

苦菜，因其味苦而得名。当然，这种苦，只是相对其他蔬菜瓜果而言，有点微苦味，这同中药的苦还是两码事。所以，《诗经》中还记有："谁谓荼苦，其甘如荠。"（苦中有甜，乃其特色）。

苦菜又称"荼""荼苦荬""苦苣菜""苦麻菜""苣荬菜""无香菜""甘马菜""老鹳菜"，中药名谓之"败酱草"。

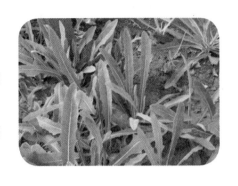

1. 性味、归经及功能作用 苦菜,性寒,味苦、辛;入肝（经）、胃（经）、大肠（经）。含有蛋白质、脂肪、B族维生素、维生素C、维生素E、维生素P、多种氨基酸、胡萝卜素、粗纤维，以及钾、钙、铁、磷、锌等微量元素。具有清热解毒、杀菌消炎、活血化瘀、调理胃肠、凉血止痢、退黄通淋作用，适用于风热感冒、咳嗽、鼻窦炎、口腔溃疡、咽炎、扁桃体炎、急性胃炎、慢性肠炎、痢疾或便秘、糖尿病、黄疸、胆囊炎、尿血、痔疮下血、乳腺炎、疮疡痈疖、无名肿毒、妇科生殖道炎症、白带腥臭、产后瘀血腹痛、虫蛇咬伤等病症。

2. 临床应用

（1）用于感冒。苦菜100克，野菊花20克，水煎服，每日2次。

（2）用于慢性咳嗽。苦菜300克，大枣（去核）20枚，水煮取汁，加蜂蜜适量熬成膏，于1日内分2次服完，连续3～7日。

（3）用于贫血。苦菜中含有丰富的胡萝卜素、维生素C，以及钾盐、钙盐等，对预防和治疗贫血病，维持人体正常的生理活动，促进生长发育有较好的作用。

（4）用于急性胃炎。苦菜30克，蒲公英、佩兰各15克，水煎服，每日分3次。连续3～5日。

（5）用于慢性肠炎。苦菜30克，黄连、生甘草各3克，水煎服，每日2次。

（6）用于痢疾。苦菜、马齿苋各250克，洗净并浸泡30分钟后捣烂取汁，每次10毫升，每日2次，连服1周。

（7）用于便秘。败酱草（苦菜干品）15克，开水冲泡代茶，频频饮服。

（8）用于糖尿病。苦菜200克，南瓜100克，乌梅30克，共煮，每日分2～3次服用，连续1～3个月，以观其效。

（9）用于黄疸。苦菜50克，茵陈蒿、金钱草各30克，水煎服，每日2次。

（10）用于胆囊炎。苦菜、蒲公英各 60 克，水煎服，每日分 2 次服用。

（11）用于乳腺炎。苦菜 100～120 克，水煎服；或捣烂外敷，干后即换。

（12）用于疮疡痈疖、无名肿毒。败酱草 30～60 克（鲜草加倍），水煎服，每日 2 次。

（13）用于痔疮肿痛、下血。苦菜 100～120 克，水煎服或捣烂外敷，干后即换；苦菜（捣泥）50 克，面粉少许，拌匀，大便之后涂敷肛门，视大便次数多少而用，直至血止。

（14）用于前列腺增生症。败酱草 60 克，鹿角霜 20 克，水煎，每日分 2 次服用，连续 1～3 个月。

（15）用于女性生殖道慢性炎症。苦菜 100 克（干品减半），水煎服，每日 2 次；或加入金银花、蒲公英各 15 克，水煎服，每日分 2～3 次服用。

（16）用于产后瘀血腹痛。败酱草 20 克，水煎服。每日 2 次。

（17）用于鼻窦炎。败酱草（苦菜干品）90 克，炒苍耳子 30 克，水煎服，每日 3 次。

（18）用于口腔溃疡。苦菜（洗净）60 克，每日分 4～6 次嚼吞，连续 3～5 日。

（19）用于急性咽炎、扁桃体炎。苦菜 100 克（干品 50 克），水煎服，每日 2 次，连续 3～5 日；苦菜 60 克，板蓝根 30 克，山豆根 10 克，水煎，每日分 2～3 次服，连续 3 日。

（20）用于扁平疣。苦菜适量，捣烂取汁，外涂患处；或同木贼 50 克，香附 15 克，水煎外洗，每日 2 次。

（21）用于虫蛇咬伤。苦菜适量，捣烂外敷，每日数次。

（22）现代药理学研究，表明苦菜对金黄色葡萄球菌、溶血性链球菌有较强的杀菌作用，对肺炎双球菌、脑膜炎球菌、白喉杆菌、铜绿假单胞菌、痢疾杆菌也有一定的杀伤作用，故对感冒发热、慢性气管炎、咽喉炎、扁桃体炎、黄疸性肝炎、细菌性痢疾等均有一定的疗效。苦菜水煎剂可用于防治宫颈癌、直肠癌、肛门癌，对白血病患者的血细胞脱氧酶有明显的抑制作用。

3. 服用方法 我国民间自古就有食用苦菜的习惯，至今已有两千多年的历史。明代还将其列为救荒食品，那时的食法是：采集苗叶，洗净并用水浸去苦味，凉拌吃（凉拌可以咸鲜、可甜酸、可酸辣）、炸熟吃或用油盐炒食。现在的吃法有：将苦菜洗净切碎，加面粉和匀后蒸熟拌上油、盐、酱、醋、蒜泥吃；或者加入搅散的鸡蛋液和匀，放进热油锅里爆炒，味道清香鲜美，苦味微不足道；也可以晒干（即中药"败酱草"），要吃的时候用温水浸泡发胀后炒食；或像泡茶那样冲泡饮用。

4. 注意事项 本品苦寒清下，故肺寒咳嗽、胃肠虚寒、脾肾阳虚尿频遗精、产妇、无实热、无瘀血者不宜。

（九）芹菜清肝降"三高"

芹菜的药用历史早于食用，先是良药，后为佳蔬。有"旱芹"和"水芹"两种，旱芹又有"香芹"和"药芹"之别（香芹茎短而圆，有香气，适合凉拌；药芹茎长而扁，有药味，也可以食用，但只宜炒食）。人们平常吃的芹菜以旱芹为主，水芹只在我国的南方才能栽培（是江南传统食物"水八仙"之一，见"莲藕"中）。

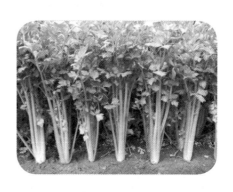

1. 性味、归经及功能作用 芹菜，性凉，味辛、苦、微甘，归肺（经）、肝（经）、胃（经）、膀胱（经）。主要含蛋白质、碳水化合物、脂肪三大营养素和维生素、粗纤维素、部分矿物质（以磷和钙的含量较高）、黄酮类、挥发油、甘露醇等，其挥发性芹菜油，芳香扑鼻，沁人心脾，能促进食欲，增加胃口。

芹菜营养价值高，药用价值大，旱、水两种芹菜的药用价值大同小异。具有润肺止咳、健脾和胃、平肝降压、消脂减肥、软化血管、健脑益智、利尿除湿、调经止带等多种医疗作用。可用于感冒、咳嗽、胃肠功能差、食欲不振、消化不良、腹泻、肝炎、高血压、高血脂、肥胖症、冠心病，尿路感染、小便不利、月经不调、带下、乳腺炎、儿童发育欠佳以及腮腺炎等系列病症。

2. 临床应用

（1）用于感冒发热。芹菜适量，捣烂取汁或水煎服，每次50毫升。每日2次。

（2）用于支气管炎。芹菜根1把，橘皮9克，饴糖30克。前二者炒至微黄，饴糖用开水冲化，混合水煎内服。每日2次。

（3）用于百日咳。芹菜500克，捣烂取汁，加少许食盐，隔水温热，每日早、晚各服50毫升。

（4）用于肺结核咳嗽。芹菜根30克，加蜂蜜水炒食。每日2～3次。

（5）用于高血压病、肝阳上亢头痛、眩晕、目赤、心烦易怒。《本草推陈》载"芹菜粥治肝阳头昏、面红目赤、头重脚轻、行走飘摇等症"，这些症状与现代医学的高血压病的表现正好一致。

①芹菜适量，水煎代茶。

②芹菜适量，捣烂取汁，口服 20 ～ 30 毫升，每日 2 次。

③芹菜 300 克，大枣 10 枚，水煎加白糖调食，每日 2 次。

④芹菜（切段）400 克，猪瘦肉（切片）200 克，煮汤，调味服食。

⑤芹菜（洗净、切碎）150 克，粳米 100 克。粳米煮粥，将熟时加入芹菜同煮一会，加冰糖或白糖调味作晚餐食用。

⑥芹菜、菠菜各 250 克，去根、洗净，切成小段，放入开水中浸烫 2 分钟后捞出，拌入麻油、味精等佐餐食用。每日 2 次。

（6）用于高血脂、肥胖症。芹菜 500 克，水煎加白糖代茶常饮。

（7）用于失眠。芹菜 50 克水煮取汁，睡前半小时饮服，连服 2 周以上；芹菜 150 克（或芹菜根 90 克），酸枣仁 10 克，水煎服，每日 2 次。

（8）用于急性胃炎。芹菜 60 克，甘草 15 克，水煎取汁，打入鸡蛋 1 个，吃蛋喝汤。

（9）用于腹泻。鲜嫩芹菜 15 克，黄芩 9 克，水煎服，每日 3 次；小儿腹泻只用芹菜，不加黄芩。

（10）用于传染性肝炎。芹菜 100 ～ 150 克，捣烂取汁，加蜂蜜炖服，每日 2 ～ 3 次；芹菜（切段）400 克，猪瘦肉（切片）200 克，煮汤，调味服食。

（11）用于糖尿病。芹菜 500 克，捣烂取汁，每日分 2 次服完，长期坚持服用，必有良效。

（12）用于尿路感染、小便不利、血尿。水芹菜 500 克，捣烂取汁，每次服 50 ～ 100 毫升。每日 2 ～ 3 次。

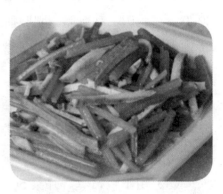

（13）用于月经不调。芹菜 500 克，水煎加红糖内服；或芹菜 50 克，益母草 15 克，茜草 6 克，水煎服。每日 2 次。

（14）用于带下。芹菜 50 ～ 100 克，以水、酒各半煎服。每日 2 次。

（15）用于产后腹痛。干芹菜 60 克，水煎加红糖和黄酒，空腹时缓缓服下。

（16）用于腮腺炎、乳腺炎。水芹菜适量，捣烂加茶油调敷患处。每日 2 ～ 3 次。

（17）用于腰肌劳损。老芹菜梗 120 克，杜仲 10 克，水煎服。每日 2～3 次。

（18）因芹菜中含有大量粗纤维素，有通便作用，经常食用还可预防大肠癌。

3. 服用方法

（1）芹菜清香，既可清炒，也可凉拌。炒千张、炒干丝、炒肉丝，都是非常受欢迎的家常菜谱。

（2）食用芹菜应先洗后切，且不易在水中久泡；洗后沥干，尽快烹调，不宜吹风；下锅也不宜带水过多，尽量减少维生素的丧失。

（3）现代营养学研究表明，芹菜叶子的营养价值远比梗子要高得多，按传统吃法弃之实在可惜，理应茎叶一同食用。

4. 注意事项

（1）本品性凉，虚寒咳嗽、痰白量多、脾胃虚寒、肾虚尿频、产妇不宜食用。

（2）晚餐吃不完的炒芹菜不能过夜后再吃，以免造成致癌物质亚硝酸盐的沉积。

（十）石膏性寒清火热

石膏系硫酸盐类矿石，含水硫酸钙、氢氧化铝、硫化物、铁、镁等矿物质，火煅之后含脱水硫酸钙（$CaSO_4$）。

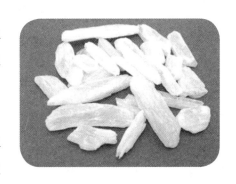

1. 性味、归经及功能作用 石膏，性大寒，味甘、辛，入肺（经）、胃（经）。生品清热泻火（善清气分实热——肺、胃大热）、除烦止渴，主治温病壮热不退、风热头痛、肺热实喘、心烦口渴、胃火牙痛、咽喉肿痛、糖尿病、流脑、流行性乙型脑炎；火煅者收敛生肌，主治胃火牙痛、咽喉肿痛、骨结核、痔疮、外伤出血、烫伤烧伤、腋臭等病症。

2. 临床应用

（1）用于大热、口渴、呼吸急促、烦躁不安。生石膏 30 克，知母 15 克，炙甘草 6 克，粳米 60 克，水煎服，即清泻气分大热之代表方剂"白虎汤"。

（2）用于糖尿病"三消"证。白虎汤加天花粉 20 克，水煎服，每日 2 次。

（3）用于温病高热不退并发斑疹。白虎汤加玄参 10 克，煎水冲犀角粉 3 克口服。

（4）用于肺炎、痰热咳喘。生石膏、寒水石各等分，研为细末，每日饭后以人参汤冲服 10 克；生石膏 30 克，麻黄 6 克，杏仁 10 克，炙甘草 4.5 克，水煎服；

久而不愈者，以生石膏 60 克，炙甘草 15 克，共为细末，每次以姜汁、蜜汁调服 10 克，每日 2 次。

（5）用于支气管肺炎。生石膏、薏苡仁、芦根各 30 克，知母、冬瓜子各 12 克，桃仁 9 克，甘草 5 克，水煎服，每日 1～3 剂。

（6）用于风热头痛。生石膏 50 克，桔梗 30 克，荆芥、防风、连翘、甘草、炙大黄各 24 克，共为细末，每次 10～15 克，每日 2 次。

（7）用于流行性脑炎、乙型脑炎。生石膏 200 克，鲜生地黄 100 克，大青叶、芦根各 50 克，黄芩 20 克，牡丹皮、紫草、炒栀子各 15 克，黄连 5 克，煎水取汁，冲服玄明粉 10 克，每日 1～3 剂。

（8）用于骨结核、骨髓炎。煅石膏 250 克，樟脑、血竭各 200 克，蓖麻子 100 克，松香 500 克，冰片 20 克，共捣如泥膏状，每取适量敷患处，每日 1～2 次。

（9）用于腋臭。煅石膏、雄黄各 100 克，白矾 200 克，共为细末，每取 5 克加水调成糊状，涂擦患处，每日 2～3 次。

（10）用于痔疮。煅石膏 250 克，冰片 10 克，共为细末，擦于患处，每日 1～2 次。

（11）用于外伤出血。煅石膏 50 克，地榆 500 克，冰片 15 克，共为细末，每取适量撒于出血处。

（12）用于烧烫伤。煅石膏适量，研为细末，麻油调敷患处，每日 2 次。

（13）用于胃火牙痛。煅石膏 30 克，荆芥、防风、白芷、细辛各 2 克，共研细末，每日白天以棉签蘸药末擦患处，每日 2 次。

（14）用于咽喉肿痛。生石膏 30 克，玄参 15 克，知母、天花粉各 10 克，水煎服，每日 3 次。

3. 服用方法　一般以较软者入药，入汤剂之生石膏应打碎，另包先煎。

4. 注意事项　本品大寒，治疗阳热有余之实热证，故阳虚者忌之。

四、补气类

不苦口的良药

（一）人参：补气第一药

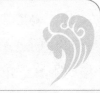

人参，别名"神草""土精""地精""玉金""人衔""棒槌""鬼益"等。为自古以来家喻户晓的补气良药，以肉肥厚润、味甘甜者为上品。

传说八仙中的铁拐李和吕洞宾二位神仙从中原到太行山云游。一日，他们来到山西平顺地界，看到几头野猪正在山坡上的一处土里拱吃什么东西。二仙虽然得道，但童心未泯，出于好奇，他们赶走野猪，想看个究竟。只见野猪拱的地方有一种类似秧苗的植物，其下长着一种根，断处有白色的汁液，略带香气。铁拐李顺手取了一节含在嘴里，漫不经心地嚼着，跟随吕洞宾继续赶路。

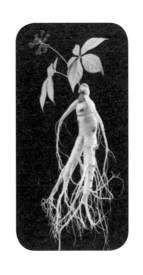

走了一程之后，吕洞宾已经满头大汗，气喘吁吁有些累了。而平时走路一瘸一拐的铁拐李却谈笑风生，神情自若，轻松愉快地走在了吕洞宾的前面。吕洞宾感到十分奇怪，铁拐李也颇为茫然。忽然想到自己嘴里含的草根，是不是这种草根在起作用呢？走着走着，看到山坡上又有野猪啃过的那种草，两人就各拔了一根含在嘴里。果然，连吕洞宾走路也不觉得费力了。途中遇到一位樵夫，二仙请教此草为何物？樵夫说这是一种形神似人的神草，能补气养人。铁拐李高兴地说："哈哈，这下我的宝葫芦里又该增添神药了。"原来，这就是名贵药材"人参"。现今山西省长治市平顺县的石窑乡，还被人们称为"猪拱地"。

宋代苏颂《本草图经》有云："使二人同行，一含人参，一空口，各走奔三五里许。其不含参者，心大喘；含者，气息自如"，与上述传说吻合。当地人也常常以口含（或嚼食）人参后，走路是否轻快有力来辨别人参的真假。

又据史料记载：早在明万历年间，努尔哈赤在新宾建立后金政权之前，女真人即常入深山老林挖参，但那时"限禁甚严，采者例以官参为名"。清代，朝廷恐伤其"龙兴之地，山禁甚严，人参采集数量甚微"。清光绪年间，境内每年出参仅一二十斤。

新中国成立后，野山参虽已罕见，但园林种植人参行业却盛况空前，足够供给中医药临床之用。终使人参"下凡"，走进了千家万户。

1. 性味、归经及功能作用　人参，性平、微温，味甘、微苦，入肺（经）、脾（经）、肾（经）。具有润肺补肾、补中益气、生津止渴、宁神益智、回阳固脱和美容等作用。

参类药物品种较多，其中，野山参、红参、高丽参药性偏温，适宜于阳气偏虚者服用；生晒参、西洋参药性偏凉，适宜于气阴两虚、津液不足者服用；党参、参须、太子参药性平和且价格便宜，可作一般清补之用。

明代著名医药学家李时珍《本草纲目》记载：久服人参能"开心益智，令人不忘"。全国高等医药院校教材《中药学》也记载人参"大补元气……安神增智"。

现代药理研究表明，人参含有丰富的维生素、钙、铁、钾和一种稀有的植物营养素——人参皂苷。具有大补元气（尤其是补益肺脾之气）、健脑益智、生津止渴、回阳固脱、美容养颜、强身健体、益寿延年等作用。能调节神经的功能，加强动物大脑皮质的兴奋过程，激发神经的灵活性，促进思维和记忆，减轻疲劳，提高工作能力和效率，并有强壮体质的作用，使体力和智力都得到增强。它就像一个营养宝库，长久以来，一直被视为强身健体、益寿延年的"神药"，用来增强生命活力。可与当归、熟地黄、远志、茯神、酸枣仁等养血安神之品合用。

李时珍的父亲李言闻（又名"李月池"）曾撰写《月池人参传》（简称《人参传》）一文，对人参的性味、功能作用、临床应用及禁忌，阐述详尽，分析透彻，发前人之未发，是我国最早论述人参的专作。全文如下（括号内为笔者所加注解）。

人参，生用气凉（性寒凉），熟用气温（性温热），味苦补阳，微甘补阴。如土虚火旺之病（脾虚木乘、肝木乘脾土），则宜生参凉薄之气，以泻火而补土（疏肝理气、调补脾胃），是纯用其气也。脾虚肺怯之病（肺脾两虚证），则宜熟参甘温之味，以补土而生金（培土生金法），是纯用其味也。东垣（金元四大家之一李东垣）以相火（心包、三焦之火）乘脾，身热而烦，气高（粗）而喘，头痛而渴，脉洪而大者，用黄柏佐人参。孙真人（唐朝药王孙思邈）治夏月热伤元气（暑热伤气），人汗大泄，欲成痿厥（四肢逆冷、痿软无力），用生脉散（人参、麦冬、五味子，有补气敛汗、养阴生津功效）以泻热火而救金水（滋肺阴），君（药）以人参之甘寒（生用），泻火而补元气；臣（药）以麦冬之苦甘寒，清金（泻肺）而滋水源；佐（药）以五味子之酸温，生肾精而收耗气，此皆补天元之真气，非补热火也。

白飞霞云："人参炼膏服，回元气于无何有之乡，凡病后气虚及肺虚咳嗽者，并宜之；若气虚有火者，合天门冬膏兑服之。"李东垣亦言："生脉散，清暑益气汤，乃三伏泻火益金之圣药。而雷敩反谓发心痃之患，非矣。痃乃脐旁积气（脾胃积聚症），非心病也。人参能养正，破坚积，岂有发痃之理？观仲景（东汉医圣张仲景）治腹中寒气上冲，有头足上下痛不可触近、呕不能食者，用大建中汤（人参、花椒、干姜、饴糖，有温中补虚、降逆止痛功效）可知矣。"又海藏王好古（元代著名医家王海藏）言："人参补阳泻阴，肺寒宜用，肺热不宜用。"节斋王伦（明代医家王节斋）因而合之，谓："参、芪能补肺火，阴虚火动失血诸病多服必死。"二家（即王好古、王节斋）之说多偏矣！夫人参能补元阳，生阴血而泻阴火，东垣李氏之说亦明矣。仲景张氏言："亡血血虚者，并加人参。"又言："肺寒者，去人参，加干姜，勿令气壅。"丹溪朱氏亦言："虚火可补，参、芪之属；实火可泻，芩连之属。"二家（仍指王好古、王节斋）不察三氏（指李东垣、张仲景、朱丹溪）之精微，而谓人参补火，谬哉！凡人面白、面黄、面青黧悴者，皆脾、肺、肾气不足，可用也；面赤、面黑者，气壮神强，不可用也。脉之浮而芤濡虚大、迟缓无力、沉而迟涩弱细、结代无力者，皆虚不足，可用也；若弦长紧实、滑数有力者，皆火郁内实，不可用也。洁古（金元四大家之一张元素）谓："喘嗽勿用者，痰实气壅之喘也；若肾虚气喘短促者，必用也。"仲景谓："肺寒而咳勿用者，寒束热邪，壅郁在肺之咳也；若自汗恶寒而咳者，必用也。"东垣谓："久病郁热在肺勿用者，乃火郁于内，宜发不宜补也；若肺虚火旺，气短自汗者，必用也。"丹溪言："诸痛不可骤用者，乃邪气方锐，宜散不宜补也；若里虚吐利及久病胃弱、虚痛喜按者，必用也。"节斋谓："阴虚火旺勿用者，乃血虚火亢能食，脉弦而数，凉之则伤胃，温之则伤肺，不受补者也；若自汗气短、肢寒脉虚者，必用也。"如此详审，则参之可用不可用，思过半矣。

2. 临床应用

（1）可润肺补肾。用于治疗肺气不足之咳喘或肾不纳气之虚喘，每同胡桃、蛤蚧等药配伍使用。

（2）可补中益气。人参能补益中焦脾胃之气，主治脾胃虚弱之腹中满闷、食欲不振、呕吐或泄泻等症。若配以补血药物当归、熟地黄等，则能达到气血双补的作用。可用红参（切片）10～30 克，乳鸽（宰杀，除去内脏，洗净）1 只，生姜 1～2 片，冰糖 1 小块。先将乳鸽肉和姜、糖大火炖 1 小时，去骨，加红参再炖 1 小时，加少许盐调味，吃肉喝汤。每周 1 次，连服 1～2 个月。

（3）可生津止渴。西洋参性凉，微甘、苦，具有补气养阴、清火生津的作用。熬夜、劳累后很多人常会感觉口干目眩、咽痛咳嗽，此时喝 1 杯西洋参茶，能生津止渴、滋润咽喉。人参配生地、麦冬、五味子，即中医名方"生脉饮"，对于热盛伤津、汗多口渴、气虚脉弱、心律不齐等症有较好的疗效。若以本品配黄芪、升麻，水煎取汁送服金匮肾气丸，可以用于糖尿病口渴多饮。

（4）可宁神益智。以人参配当归、山药、猪肾，共煮食，可治疗心悸、失眠、自汗等一系列神情不安的病症，并可改善记忆力，对于神经衰弱之头痛眩晕，尤有特效。

（5）可回阳固脱。中医学认为气为血帅，气虚则血脱。对于大汗亡阳或大失血引起的阳气暴脱（虚脱证），可急用人参煎水（独参汤），频频灌服。

（6）可强身健体、益寿延年，对阳气衰弱、体质虚寒的老人，经常食用能大补元气、强身壮体、延年益寿。

（7）可养颜美容。化妆品中加入人参作配料，能加强美白润肤的作用。

3. 服用方法 参类药物的服用方法有很多，人参片可以直接含化或嚼食，人参糖也可以直接食用；研成粉末温水冲服；煎汤、熬膏、煮粥、炖服、泡茶、浸酒等，都是极好的食用方法。

（1）含化或嚼食：将人参切成 3 克左右的小片或块状，每天早、晚取 1～2 片（块）放在口中含化或咀嚼；或将人参洗净、切条，蒸熟（每日复蒸 1～2 次，连蒸 3～4 天），制成"人参干"或"人参糖"，每天嚼食。此法简便易行，能完全吸收其补益之成分，是人参的最佳食用方法。

（2）粉冲：将人参研成粉末，每取 2～3 克，早、晚以温开水送服。

（3）煎汤：将人参切成薄片，放入砂罐中，加冷水将参片浸泡，盖好砂罐盖子，再以文火煎煮 45～60 分钟后饮用。

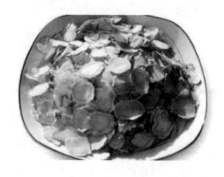

（4）熬膏：人参洗净，加水浸泡 1 小时左右，然后放入砂锅中用文火煎煮 30 分钟，取出药汁，冷却后加水再煮，如此反复煎煮 3～4 次。将 4

次取出的药液混合，再加热浓缩，并加入适量白糖或蜂蜜，搅匀制成"人参膏"，每日早、晚以开水冲服 10～20 毫升。

（5）煮粥：人参研成粉末，每取 3 克，加入粳米 100 克、冰糖 20 克，共置砂锅中煮粥服食；粳米或小米 100 克，煮粥至熟，加入人参末、姜汁各 5 克，和匀，空腹食用。

（6）炖服：将人参切成薄片，每取 5 克左右放在有盖的瓷杯中，加适量的水浸泡 3 小时左右，然后再置锅中隔水蒸炖 30 分钟左右，于饭前半小时 1 次服下。人参 5 克，红枣、龙眼肉、冰糖各适量，放在瓷碗中蒸熟，每晚临睡觉前 1 小时服食。生晒参煨鸡炖鸭：人参 10 克，母鸡或鸭子（宰杀）1 只，在砂锅中炖熟食用（以未曾下过蛋的草鸡、草鸭为最佳）。

（7）泡茶：人参或西洋参片 5～10 片（或研为细末），置于保温杯中，冲入沸水，闷 20 分钟，代茶饮服，连泡数次，待汤汁变淡，再连汤带渣一起吃完。可酌情加入枸杞子、白菊花、甘草等同泡饮服。

（8）浸酒：将完整的人参（10～20 克）1 支，在 500 毫升 60 度纯高粱酒中浸泡 15 天（盖紧瓶塞，每天将容器振摇 1 次），每晚饭后根据自己的酒量酌情饮用 10～20 毫升。泡酒瓶中可随时加入白酒，待瓶中人参泡至雪白色时为止。饮完酒后，可将人参切成小块，分数次慢慢咀嚼吞下。也可以酌情加入灵芝、黄精、山药、红枣、莲子、桂圆、麦冬、丹参、蛤蚧（连尾，火上烤熟）、生地黄、熟地黄、枸杞子、五味子、制何首乌、冬虫夏草等。

4. 注意事项

（1）人参性温、补气，故体质不虚、阳旺、肝火上炎、湿热体质及小儿不宜服用人参，以免引起头痛、头晕、目赤肿痛、鼻出血、口干舌燥、牙龈出血等不良反应；感冒发热、脘腹满闷、饮食停滞的消化不良者也不宜服用，以免留滞病邪、拖延病症痊愈。

（2）人参与萝卜、茶叶、咖啡同服会损失药效或产生有害身体的物质。因此，服用人参期间不宜饮茶或咖啡，忌与萝卜同食，以免影响人参药效的正常发挥。

（3）食用人参还要注意季节。一般来说，秋、冬季节天气凉爽、寒冷，进食比较好；夏季天气炎热，不宜食用。

（4）西洋参性凉，肺寒咳喘、脾胃虚寒的人不宜过多食用。

（二）党参：价廉效高的补气佳品

我国明代著名药物学家李时珍在《本草纲目》中引述了一个古老的传说：相传在隋文帝时，上党郡（今山西省长治市平顺县一带）的一户人家，每夜都听到宅后有人呼叫，但又始终见不到什么人。后来在离家一里多的地方，发现一棵植物的枝叶不同寻常。于是向下挖掘，深达 5 尺，得见其根，如同人体。觉得好奇，

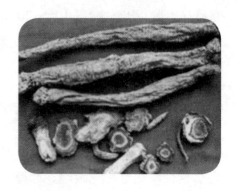

便挖回家中。自从挖出之后，夜间就再也没有听到呼叫声了。此事传扬出去，人们认为这是一种得"地之精灵"的"神草"。

传说当然不足为信，但却反映了上党郡盛产类似人参的药材这一事实。因为出在上党郡，所以，又称为"党参"。后来，上党郡改名为"潞州"，所以这里所产的党参又称为"潞党参"了。直到今天，这一地区仍然是党参的集中产区。驱车前往，就能看到在那一块块阳坡地上，党参一棵挨着一棵，一片连着一片，枝繁叶茂，郁郁葱葱。而今，在全国各地所产党参中，除山西五台山一带野生的"野台党"之外，仍以潞党参的品质最优。

1. 性味、归经及功能作用　党参，性平、味甘，入肺（经）、脾（经）、肾（经）。具有润肺健脾、益肾、生津止渴、宁神益智等多种功能。以肉肥厚润、味甘甜者为上品，在绝大多数情况下可以取代昂贵的人参之用。

党参既能补气，又能养血，还可生津、宁神、益智，而且药性平和，所以是最常使用的调补良药。《本草从新》说得好："补中益气，和脾胃，除烦渴，中气微弱，用以调补，甚为平安。"

2. 临床应用

（1）可补肺肾之气。党参的主要功能是补气，每同胡桃、蛤蚧等药配伍使用，以治疗精神不振、倦怠乏力、语音低沉、自觉气短，稍一活动就喘促及肺气虚弱之咳喘或肾不纳气之虚喘，这一治疗作用可以从我国古代医家所做的对比试验中得到证实：两人同行，一人口中含参，一人不含，急走三五里路后，口含参者气息自如，且不觉累；不含参者则大口喘气、感觉劳累。后来，当地人还以此作为鉴别潞党参真伪的方法。

（2）可健脾益胃。脾胃气虚的人，腹中满闷、食欲不振、大便溏泄、四肢乏力，服用党参即能鼓舞脾胃之中气。常用党参与白术、茯苓、炙甘草配伍，这就是补气健脾的著名方剂"四君子汤"。肺脾两虚者，则可用党参与黄芪、白术、茯苓、陈皮、当归、升麻、柴胡、生姜、大枣、炙甘草配伍，这就是有名的"补中益气汤"。

（3）可气血双补。党参补气又兼能养血，这是它的一大特点。所以气血两虚、面色苍白、头昏眼花、气短心悸、疲倦乏力、胃口不好、大便稀软、容易感冒的人，也适宜服用党参。若配以补血药当归、熟地黄等，则疗效更佳。

现代药理实验证明，党参能使红细胞增多、血红蛋白增加，除了贫血患者之外，因化疗和放射疗法引起的白细胞下降，服用党参也有促使白细胞回升的效果。

（4）可生津止渴。口渴、多尿是糖尿病的主要表现，以本品配黄芪、升麻，煎汤吞服金匮肾气丸可治疗糖尿病；配生地黄、麦冬、五味子即中药名方"生脉饮"，对于热伤津液、口渴、汗多、气虚脉弱等症有较好的疗效。

（5）可宁神益智。以党参配当归、山药、猪腰子共煮食可用于治疗心悸、失眠、自汗等一系列神情不安的病症。

（6）研究还发现，党参与黄芪、白术配合可使慢性肾炎患者的尿蛋白减少。

3. 服用方法

（1）单独使用党参补养，可将党参制成党参干、党参膏，便于服用，或者泡茶、浸酒饮用。目前，党参和西洋参已经被国家卫健委列为既是食品又是中药材的药食同源、药食两用产品。

（2）党参干：将党参洗净泥沙、切去芦头，放在容器内蒸熟，每日复蒸 1 ～ 2 次，连蒸 3 ～ 4 天，就成为又软又糯、香甜爽口的党参干了，吃起来还略带香气。每天早、晚嚼食 15 ～ 30 克。为了防止变质，吃剩的仍需每天蒸后再吃。

（3）党参膏：将党参洗净，加冷水浸泡 1 小时左右，然后置砂锅中以文火煎煮 30 分钟，取出药汁，冷却后加水再煮，如此反复煎煮 4 次，将 4 次药汁混合，再加热浓缩，待药汁稠厚时，再加入与党参等量的适量白糖或蜂蜜，趁热搅匀成膏。每日早、晚用开水冲服 1 汤匙（10 ～ 20 毫升）。

（4）参枣饭：党参 10 ～ 20 克，大枣 20 枚，同水煎半小时，去党参渣。糯米 250 克蒸饭，红枣铺于饭上，枣参汤加白糖 50 克煎为浓汁淋在饭上即可食用，有补气养胃的作用，适用于体虚气弱、乏力倦怠、心悸失眠、食欲不振、肢体浮肿、大便溏薄等症。

（5）参芪茶：党参、黄芪各5克，白术、淮山药、升麻各3克。诸药洗净，放入砂锅，大火烧开后转小火慢煎15分钟，取汁饮用。补脾益气、升阳止泻，适用于脾胃气虚所致的内脏下垂、泄泻不止等症。

（6）参枣茶：党参15克，红枣5～10枚，陈皮3克，冰糖少许。把参、枣、陈皮洗净，放入砂锅加5～7倍的水大火煎沸，然后转小火煎10分钟离火，取汁，加冰糖调味饮用；也可以把参、枣、陈皮碾为粗末，放入茶杯，注入沸水，加盖闷15～20分钟，加入冰糖调匀饮用。健脾理气，适用于病后脾虚、食欲不振、贫血、心慌、四肢肌肉乏力等症。

（7）浸酒：同"人参"。

4. 注意事项　同"人参"。

（三）补脾益肺数黄芪

黄芪是大补元气的药，能补脏腑之气。明代医药学家李时珍说它是"补药之长"，《本草求真》中黄芪被推崇为"补气诸药之最"。因其产量高，价格便宜，常常用来取代参类产品。

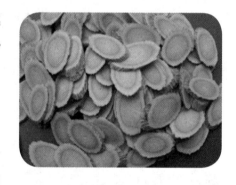

所谓"气"，用现代的语言来说就是功能，就是能量。这个气就好比是机体的战斗力，一个人气足了功能就强，能量就大；如果人的体力和精力都感到缺乏，容易疲劳，在中医看来是气虚的表现。气虚了，功能就弱，能量就不够了，就容易劳累，耐力也就差了。

宋代苏东坡擅长中医养生，就常常用黄芪来进补，留下了"黄芪煮粥荐春盘"的诗句；中国近代著名学者胡适，在中年以后常常感到疲惫，干什么都感觉到力不从心。也是用黄芪泡水，代茶饮用，特别是在讲课之前，先喝上几口黄芪水，从而精力倍增，说起话来声如洪钟，滔滔不绝。江苏南通中医院的国医大师朱良春老教授60年来坚持服食用黄芪水煮的养生长寿粥，让他九十多岁还红光满面、身板健壮、精神抖擞。

1. 性味、归经及功能作用　黄芪，性微温、味甘甜，入肺（经）、脾（经），为增补正气之良药。主要功能是益气养血、固表止汗、生津止渴、补气升阳、利水消肿。

现代药理研究表明，黄芪确有明显的强壮作用，而且还能够降低动脉压，加强心肌收缩力，防治循环衰竭；黄芪还含有微量元素硒，也能增强体力，提高免疫功能，还能防癌、抗癌。

2. 临床应用

（1）可益气养血，中医学认为，补血先当益气，气能生血。常用黄芪50克、当归10克作为益气补血的主要方剂（即"当归养血膏"），治疗各种原因引起的贫血、白细胞减少等病症。

（2）可补气升阳。黄芪甘温补气，对气虚衰弱之证尤为适宜，若用蜜炙并配用党参、白术、柴胡等则功效更为显著。主要治疗食欲不振、精神疲乏、少气懒言、大便稀溏、久泄脱肛、胃下垂、子宫脱垂等气虚下陷病症。

（3）可健脾养胃。黄芪20～30克，猪肉300～500克，生姜1～2片，冰糖1小块。混合，加水煮开，再用文火炖2小时，再加少许盐调味，吃肉喝汤。每周1次，连服2～3个月。

（4）可固表止汗。身体虚弱，很容易伤风感冒、出虚汗者，可用本品配防风、白术等药煎水常服，能够起到增强体质、固表止汗的作用。

（5）可生津止渴。若以黄芪为主药，适当配用葛根、山药、天花粉、五味子、猪胰子等药物，对于糖尿病引起的口中干渴有较好的治疗效果。

（6）可补益肝肾。腰椎间盘突出症，可用黄芪、青风藤、黑豆各50克，水煎服，每日2次，连服2～4周。

（7）可利水消肿。由于本品能补气运阳、利水消肿，故可用以治疗虚证之风湿、水肿病。常常配合防己、白术、桂枝、甘草等药而加强药力。

黄芪可补气健脾、益肺止汗，民间常用于治疗产后乳汁缺少，又可补虚固表，治疗产后虚汗症。母鸡性味甘温，能温中健脾、补益气血。此汤适用产后体虚、面色萎黄、乳汁过少、易出虚汗等症。

3. 服用方法

（1）黄芪入煎剂宜文火久煎1～2小时，单味煎服，用量可重（一般可用60～120克）。此外，还可以煲鸡汤、骨头汤，煎水取汁煮稀饭等。

（2）黄芪、党参炖鸡汤：黄芪（清水浸泡3～5分钟后捞出冲净沥干）50克，党参（清水浸泡3～5分钟后捞出冲净沥干）30克，枸杞15克，红枣、桂圆各10个（洗净），1000克左右母鸡（宰杀、洗净、剁成块）1只，生姜、盐、米酒各适量。

先将鸡块入凉水锅中煮开（如果锅够大的话也可以整只或半只放入），然后捞出冲净沥干。所有材料放入电压锅内，倒入清水 1500 毫升，煲汤至熟，加盐调味服食。

（3）养生长寿粥：黄芪 50 克，莲子、大枣、扁豆、绿豆、薏仁、枸杞子各 10 克。先将黄芪用清水浸泡 20 分钟，然后倒进砂锅里加 2 碗水，煮 15 分钟之后取汁，然后再加 1 碗水，煮开之后再取汁，把两次的黄芪药液合在一起备用。再把绿豆、薏苡仁、扁豆、莲子、大枣洗净，倒进砂锅，再倒进黄芪药液，盖上盖，开大火，煮开之后换小火再煮 50 ～ 60 分钟（上述剂量为 1 天量，若打算吃 3 ～ 5 天，则用量成倍增加）。江苏省南通市国医大师朱良春老先生几十年如一日用黄芪水煮粥吃，得以享 99 岁高龄。

目前，黄芪已经被国家卫健委列为既是食品又是中药材的药食同源、药食两用产品。

4.注意事项 阳旺体质、脾胃有实热或湿热、肝火上炎的高血压患者不宜使用。

（四）扶正固本话灵芝

"仙草"灵芝，在大量食用滋补药中，可谓是最具神话色彩的，《白蛇传》中白素贞为了救许仙性命，夜盗起死回生仙草灵芝的故事妇孺皆知。其实，灵芝只不过是菌类药物之一（真菌中的担子菌所形成的担子果），并不是什么能使人永葆青春、长生不老、长生不死的仙药。由于它

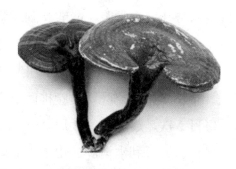

有明显的强身健体、补虚疗疾作用，加之又十分罕见，其作用才被古人神化，以致备受青睐和崇拜，奉为神灵之物，成为吉祥、长寿的象征。

传说灵芝原来是天宫天蓬元帅的千金，长得特别美丽，有沉鱼落雁之容、闭月羞花之貌。玉皇大帝虽有三宫六院，可那些嫔妃无一能比。于是玉帝就想纳灵芝姑娘为一万零一号贵妃，终日侍奉左右同享天庭之荣华。天蓬元帅也正想利用女儿之美高攀玉皇，喜滋滋地回家告诉了女儿，无奈被灵芝一口回绝："别看那玉皇至高至尊，实乃无恶不作的轻薄好色之徒。他那么多后妃，有几个得到了好下场？这不是眼睁睁地看女儿落入虎口吗？"天蓬做梦也想不到的美事，被女儿当肥皂泡吹掉了。于是他就暗中布置了丫环侍女把灵芝软禁起来。

被囚的灵芝，日夜啼哭，悲哀欲绝。有一天她趁戒备不严，悄悄溜出帅府，变

成一根不显眼的小草，向凡间飘去。玉皇得知此事，气得暴跳如雷。便驱逐灵芝出仙界，贬她为一棵独居山野的小草，不准她在肥沃的土地上落脚生根，不准她再择偶婚配，也不准她像一般小草那样有枝叶遮体，裸茎露杆，终身寂寞，等到她觉得这样生不如死，决定悔改，再予赦免。从此灵芝便只能在悬崖峭壁上扎根生长。

1. 性味、归经及功能作用 灵芝，性微温、味甘微苦，入五脏诸经。虽然没有神话传说中那些神奇的作用，但确实具有滋补强壮、扶正固本的药用价值。秦汉时代的《神农本草经》、晋朝葛洪的《抱朴子》和明代李时珍的《本草纲目》等古代医籍中，对灵芝的药性、药用价值及医疗作用都有较为详细的记载和深刻的认识，认为它有养心气、增智慧、强筋骨、好颜色、补中气、益肝肾等功能作用。

现代药理研究表明，灵芝富含灵芝酸、灵芝多糖体、蛋白质、B族维生素、维生素E、人体所需的18种氨基酸和四种生物碱及铁、钾、钙、锌、镁、钠、铜、锗、锰等矿物质和微量元素。其中，有机锗的含量为人参的5～6倍，是治疗糖尿病的有效成分，有降低血糖、尿糖的作用。

《中国药用真菌》一书记载：灵芝具有宣肺调气、补中益气、健脑强心、镇静止痛、调节心率、软化血管、降血脂、降血压、降血糖、滋养肝肾、强筋壮骨、利尿消肿、消炎抗癌及美容润肤、延缓衰老等一系列功能作用。目前各类灵芝制剂已被国内外医学界认定为扶正固本的滋补强壮剂。

2. 临床应用 临床观察发现，灵芝对于神经衰弱、精神疲乏、支气管哮喘、心脑血管病、高血压病、高脂血症、糖尿病、中气不足、脾胃虚弱、慢性肝炎、肾炎水肿、风湿性关节炎等一系列病症，均有较好的治疗效果。而在延缓衰老、美容护发及各种癌肿的防治中也能发挥相当的作用。

（1）用于咳嗽、哮喘。据《中药大辞典》记载，灵芝对咳嗽、哮喘、痰多等呼吸道病症疗效显著，一般服用2周后，咳喘减轻或消失，胸部气机顺畅。

（2）用于急性传染性肝炎、慢性肝炎、乙型肝炎。与传统保肝药物治疗对比，疗效更为显著。服用含灵芝的药物后，主要症状大多在10天左右消失，黄疸指数平均在7天全部消退，肝脾肿大在25天左右消失，谷丙转氨酶在45天左右大部分降至正常。证实灵芝能增强机体的抗病能力和免疫机制，促进肝细胞的修复。

（3）用于高血压、中风。四川省抗生素工艺研究所用人工培植灵芝治疗高血压102例，有效率为83%～98%。而对脑卒中，灵芝不仅能预防脑血栓形成，而且还能溶解已成的血栓，起到醒脑开窍、舒经活络、通行气血、促进康复的作用。

（4）用于痛风。灵芝 30 克，黑蚂蚁 20 克，黄芪 15 克，冬虫夏草 10 克，水煎取汁，每日分 2～3 次服，连服 1～2 个月。

（5）用于多种肿瘤和癌症。灵芝对于多种肿瘤和癌症有比较好的辅助治疗作用。我的台湾好友加兄弟何先生，其家族在近 20 年中，先后有 6 人罹患肿瘤或癌症，他自己是大肠肿瘤，三姐患子宫颈癌。仅用自然疗法体内环保加服灵芝孢子粉、酵素、松花粉而痊愈；另外 4 位是在接受西医适度治疗及素食基础上加灵芝、酵素、松花粉等，至今一直比较健康。虽然癌症是表现在局部的全身问题，不可能单靠吃灵芝粉解决问题，但是，服食灵芝却是关键要素之一。

（6）可增强体质、提高免疫、强身健体、延年益寿。身体虚弱、容易感冒的人，服用灵芝后体质和抗病能力会明显增强；一般人经常服用灵芝制剂，绝对能使身体强壮，寿命延长。

3. 服用方法

（1）灵芝即可单用粉剂冲服，也可以适当配伍其他药物组成复方水煎服或者泡茶、浸酒饮服。已经被国家卫健委列为既是食品又是中药材的药食同源、药食两用产品。

（2）灵芝粉冲服：取灵芝孢子粉 1～2 克，温开水冲服，每日早、晚各 1 次。

（3）灵芝益智茶：灵芝（洗净、晾干、碾成粗末）20 克，红茶 6 克。一起放入杯中，用 300 毫升沸水冲泡，加盖闷 20 分钟后饮用（可适量加蜂蜜调味）。益气宁心、安神定志，适用于气血两虚导致的面色萎黄、容颜憔悴、头昏、健忘、心悸、心慌、心神不宁、疲乏无力等。

（4）灵参桂圆桑椹酒：灵芝粉 50 克，人参粉 20 克，桂圆干、干桑椹果各 200 克，冰糖 500 克，白酒 1500 毫升。将诸药和冰糖装入细纱布袋扎紧，同白酒一起放入干净的敞口瓷坛或玻璃瓶中密封，置于阴凉避光处。第 1 周每天摇匀 1 次，第 2 周开始每周摇匀 1 次，3 周后开封取酒液饮用，每日睡前温服 10 毫升（不宜与茶同服）。益气补血、养心安神，适用于气血两虚的肺虚咳喘、肺痨久咳、消化不良、失眠、健忘等症。

我的台湾好友何永庆先生以生产灵芝孢子粉为业，号名"易仁"，除了治好自己的肠癌之外，还时常施救丁人。为此，笔者即兴写此《灵芝颂》，与何君及读者们分享。

上古是仙草，起死回生快；生于峭壁上，白蛇也难采。

秦王欲延年，派人赴东海；灵芝未找到，徐福难回来。

现代可培育，菌种生出来；赢政若有知，晚生两千载。

扶正固本好，精气神不衰；防治亚健康，能消病和灾。

灵芝应赞颂，"易仁"更风采；造福全人类，功德千万代！

（五）黄精堪称"土灵芝"

黄精为百合科植物黄精的根茎，其别名甚多，有气精、龙衔、鹿竹、土灵芝、野山姜、野仙姜、老虎姜、鸡头参、仙人余粮、鸡头黄精（我国北方）、姜黄精（我国中南地带）、大黄精（我国云贵川一带）等。处方名有：生黄精或净黄精（原

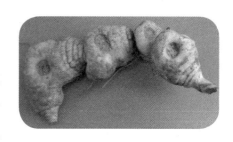

药材去杂质，润透切片）；熟黄精或制黄精（黄精润软后反复蒸两三次后晒干切片入药）；甜黄精或乌黄精（黄精九蒸九晒后入药者）；酒黄精或炙黄精（黄精加酒和黑豆等辅料蒸后切片晒干）。药食两用，既可入药，又可蒸食。

传说在很久以前，有一个小姑娘自幼父母双亡，被迫到一个财主家打工。狠心的财主每天让她干很多苦活、累活，可吃的却是残羹剩饭，而且还吃不饱。无奈之下，小姑娘只好在饿的时候挖野菜和草根充饥。

有一次，小姑娘在山上干活时饿得发慌，于是就又挖野菜和草根吃。偶然间她发现有一种植物开着淡绿色小花，于是就摘着吃，感觉味道甘甜，她又挖出那植物的根部，发现肉质肥厚，形如鸡头，洗干净吃起来，仿佛吃水果一般，清爽可口。从此之后，每当干活饿了的时候，她便吃这东西。不知不觉地吃了好几年，而她也从一个瘦弱的黄毛丫头出落成一个亭亭玉立的大姑娘。财主见姑娘出落得如此美丽，于是色心又起，不让她上山或下田干活了，想强迫姑娘给他做小老婆。姑娘誓死不从，逃进山中，风餐露宿，过起野人一般的生活。

有一天，财主的家丁们在一片树林里发现了姑娘的足迹，但见姑娘身穿树叶编成的衣服，好像猿人似的。家丁们一哄而上，穷追不舍。可一眨眼的工夫，姑娘就在他们的眼皮底下消失。这情景恰好被一个上山采药的老人看见，他认定姑娘一定吃了什么灵丹妙药，才这么身轻如燕、健步如飞，以致健壮的家丁都追不上她。老人决心找机会问个究竟，以取该药造福于黎民百姓。

一天，老人备上可口的饭菜，放在姑娘经常出没的山路上。不久，姑娘路过此处，

久不曾吃饭菜的她嗅到饭菜的香味，更感饥肠辘辘。望望四下无人，就禁不住上前捧起饭菜狼吞虎咽地吃了起来。这时老人从旁边迅步上前，姑娘惊恐地丢下饭菜要跑，被老药农一把拉住。姑娘误以为是遇到了财主派来的人，挣扎着对他又咬又抓。老人慈祥地说："姑娘别怕！我不是财主派来的人，我是个采药人，想问你吃了什么东西变得如此健壮、健步如飞？"姑娘见老人慈眉善目，没有恶意，便不再挣扎了，说自己经常吃一种好像鸡头一样的草根，并把老人带到那一片灌木丛中指给他看。老药农挖其根块，但见根块呈黄白色，肉质肥厚，横向生长，形状好似鸡头一般，其中一端还有一圆形茎痕，好似鸡眼。亲口尝之，觉得味道甘甜可口、清爽怡人。于是，他便把被姑娘称作"黄鸡"的植物带回家。发现这种植物具有补脾益肺、养阴生津、滋养肝肾、健脑益智作用，可以治疗肺燥咳嗽、脾胃虚弱、气血不足、身体羸瘦等症，简直就是药中之精华。于是，老药农便把"黄鸡"改成了"黄精"。而那位无家可归的姑娘也被老药农认作干女儿，跟他学医药知识，悬壶济世。

1. 性味、归经及功能作用 黄精，性平、味甘，入肺（经）、脾（经）、肾（经），以根茎入药。作为补虚之药，主要功效为补气养阴、润肺止咳、健脾益胃、滋养肝肾、填精养血、健脑益智。用于治疗肺虚燥咳、口干多饮、脾胃虚弱、纳呆食少、体倦乏力、精血不足、目昏耳鸣、须发早白、腰膝酸软等。

历代本草专著均有较多的记述：《神农本草经》言，"宽中益气，使五脏调和，骨髓坚强，气力倍增，多年不老"；《名医别录》记载，"补中益气，安五脏，久服轻身、延年、不饥"；《太平圣惠方》更是盛赞其"一年内变老为少，久久成地仙"；《本草纲目》说"得坤土之精，为补养中宫之圣品""补诸虚，填精髓"。传说常吃本品能轻身，令人腾空而起、飞檐走壁。

2. 临床应用 黄精适用于防治肺虚燥咳、脾胃虚弱、食欲不振、腹胀腹泻，阴血亏虚导致的白发脱发、头晕目眩、眼花干涩、心烦失眠及病后体虚乏力、精神倦怠等。

现代临床常以黄精制剂治疗眩晕、耳鸣、失眠、多梦、健忘等神经衰弱症状，最好与党参、黄芪、当归、枸杞子同用，以增强补性。

（1）用于肺阴不足、咽痛、干咳、咳血。很多人在春秋季都容易虚火上炎，服用黄精能很好地缓解症状，有润肺止咳效果。可以用黄精（洗净，冷水泡发 3～4 小时）30 克、冰糖 50 克，加适量清水，用大火煮沸后，改用文火熬至黄精熟烂，吃黄精喝汤，每日 2 次。

（2）用于肺结核及病后体虚。黄精 25 ～ 50 克，水煎服或炖猪肉食，常服；黄精、瘦猪肉各 30 克，粳米 50 克，煮粥，每日早、晚食用。

（3）用于脾胃虚弱及体倦乏力。黄精、党参、淮山药各 50 克，蒸鸡食；黄精 15 克，水煎半小时之后取其汁液，早、晚各服用 1 次；黄精、枸杞子各 12 克，水煎煮半小时，取汁服用，早、晚各温服 1 次，每日 1 剂。

（4）用于高血压、高血脂。黄精有降血压、降血脂的功效，比起速效降压药、降脂药来说，它更适合长期服用，身体还没有不良反应。也能让血压、血脂长期保持在稳定的状态，还能避免在换季时身体出现不适。简易药方可用黄精、山楂各 25 克，何首乌 15 克，罗布麻叶 5 克，煎水代茶常饮。

（5）用于白细胞减少症。黄精 2 份，大枣 1 份。制成 100% 煎剂口服，每次 20 毫升，每日 3 次。

（6）用于糖尿病。黄精含的特有物质高丝氨酸能够加快动脉血液流动，起到降血糖的作用。现代中药药理实验表明，黄精浸膏对肾上腺素引起的血糖过高呈显著抑制作用，对防治糖尿病很有疗效。

治疗胃中有热、口渴多饮，可用黄精 30 克，熟地黄、山药、麦冬、天花粉各 20 克，知母、玉竹各 12 克，水煎服。

（7）可补益肝肾、强筋壮骨，用于治疗贫血、神经衰弱、腰膝酸软、病后体弱。其滋补作用十分温和，长时间服用可以让体力更好，还会逐渐改善腰酸腿软的现象。中药临床研究显示，黄精煎剂可以比较快地减轻疲劳、恢复体力。不但适合身体虚弱的老年人，同样也适合于儿童和中青年人强身健康。

黄精适量研为细末，加蜂蜜做饼而食；黄精、冰糖（或蜂蜜）各 30 克，炖服并吃下黄精；黄精适量，与猪肉炖食；黄精、枸杞子各 15 克，水煎服或泡酒常饮；黄精 20 克，当归 12 克，鸡蛋 2 个，同煮，吃蛋饮汤；黄精、枸杞子（冬采者佳）各等份，共为细末，混合，捣成块，干后再捣为末，做成饼吃；或可炼蜜为丸，如梧桐子大，空腹温开水送下，每服 50 粒，每日 1 ～ 2 次。

（8）可益精髓、养颜美容乌发。黄精、苍术、枸杞根、柏叶各 2000 克，天门冬 1500 克。煎煮取汁，每次加米酒 1 碗，饮服。

（9）可抗氧化、延缓衰老。通过小动物试验观察到，用黄精煎剂，20% 浓度浸泡桑叶喂养家蚕，有延长家蚕幼虫期的作用。

（10）用于赤白带下、蛲虫病。黄精根头、冰糖各 50 克，炖服 1 周，每日 1 次。

（11）可养肝明目。黄精 1000 克，蔓荆子（用水淘净）500 克备用。黄精和蔓荆子水九蒸九晒，然后曝干。捣细为末。每次空腹时以粥调饮 10 克，睡前以温水再调服 1 次。

（12）黄精也能够治疗多种皮肤病，不仅能消炎、杀菌，对于一些有害真菌所致的皮肤病症也有很好的功效。用于外治疥癞顽癣，宜煎汤外洗、熬膏或浸酒搽抹。

3. 服用方法

（1）一般是煎煮内服，或入丸、散、膏剂，泡酒服用。黄精经过九蒸九晒后称为"甜黄精"或"乌黄精"，能增强补益作用，并能增加口感，减少对咽喉的刺激。一般用量，干品 10 ～ 15 克，鲜品 30 ～ 60 克。古人也常将黄精蒸熟，随时食用，并作为馈赠亲友之佳品。用于外治疥癞顽癣，宜煎汤洗、熬膏涂或浸酒搽抹。

（2）黄精荷包蛋：黄精（洗净、切细）20 克，鸡蛋 3 个。先将黄精放清水中煮开，打入荷包蛋再煮 5 ～ 10 分钟，吃蛋喝汤嚼食黄精。每日 1 剂。养血化瘀、祛脂降浊，适用于气虚血瘀所致的胸痛、痛经、高脂血症。

（3）黄精党参母鸡汤：黄精、党参、淮山药各 30 克，尚未下蛋嫩母鸡（宰杀、洗净）1 只，生姜（去皮）3 片。将全部食材一起放入炖盅内，加适量水，加盖，置锅内用文火隔水炖 2 小时，去药渣，加少量食盐调味，吃鸡、喝汤。健脾和胃、滋养肝肾，适用于脾胃虚弱、肝肾不足之头晕眼花、纳差食少、少气懒言、体倦乏力、病后体弱、产后血虚、腰膝酸软、胃及十二指肠溃疡，舌干苔少。

（4）黄精杞子乌鸡汤：黄精、枸杞各 50 克，乌骨鸡（宰杀、洗净、去毛及内脏）1 只，红枣（去核）4 枚，生姜（去皮）2 片。瓦罐加入清水，用猛火煲至水滚，后放入上料，改用中火继续煲 3 小时，加少许盐调味而食。滋补肝肾、益气养血、养心安神、聪耳明目、美容养颜、润肤乌发、调经助孕。长期服用，可用于头晕眼花、耳鸣、失眠、心慌、须发早白、月经不调、男女不育不孕等。

（5）黄精地黄鸽子汤：黄精、熟地黄各 30 克，鸽肉（宰杀、洗净、切块）100 克，生姜 2 片。食材放入锅中，加清水适量，先武火煮沸，再文火煲 1 ～ 2 小时，调味食用。健脾养血、补益肾阴、滋阴降火、降血压、降血糖。适用于高血压、糖尿病、头晕、眼干、耳鸣、咽干口燥、心烦或心悸、虚劳失眠、神疲体倦、腰膝酸软、虚火动精、舌红少苔。

（6）黄精黑豆墨鱼汤：黄精、黑豆各 30 克，墨鱼（去肠脏，清水漂净墨汁并沥干水，墨鱼骨留用）300 克，生姜 4 片。将墨鱼下油锅用生姜爆香，全部用料放入锅内，加清水适量，武火煮沸后，文火煲2小时，调味食用。补益肝肾、滋阴养血。

（7）黄精酒：黄精（洗净、晾干、碾为粗末，装入细纱布袋中）30克，白酒500毫升，一起放入干净的敞口瓷坛或玻璃瓶中密封，置于阴凉避光处，第1周每天摇匀1次，第2周起每周摇匀1次，1个月后开封饮用。早晚空腹温饮，每次15～20毫升。健脾益气、养心安神、益肾乌发、滋润皮肤，适用于面及四肢浮胀、心烦少眠、发枯变白、皮肤干燥、瘙痒等。

（8）黄精首乌酒：黄精200克，何首乌50克，白酒1000毫升。黄精、何首乌洗净、晾干后碾为粗末，装入细纱布袋中扎紧口，和白酒一起装进一只干净的敞口瓷坛或玻璃瓶中，密封静置于阴凉避光处，每天摇匀1次，2周后即可开封澄出酒液饮用。每天晚间空腹温服20毫升，能补气益脾、养肾乌发，适用于因阴血亏虚所致的形瘦体弱、精神倦怠、须发早白、头晕目眩、眼花干涩、心烦失眠、苔腻乏味、饮食不振、腹胀腹泻、皮肤瘙痒、面部及肢体水肿等症。

（9）黄精天冬枸杞酒：黄精、天冬各30克，枸杞20克，苍术12克，白酒1000毫升。诸药洗净、晾干、碾为粗末，装入细纱布袋中扎紧，同白酒一起放入干净的敞口瓷坛或玻璃瓶中密封，置于阴凉避光处。每天摇匀1次，1周后开封饮用。每日2次，每次15～20毫升。补虚益气、强身健体，适用于气血双亏的体虚、食少、乏力等症。

4.注意事项 黄精虽然是一味补益佳品，但也有一定的服用禁忌。因为它属于滋腻之品，易助湿邪，久服令人不饥。如果将其用于改善人体胃口欠佳、素体湿盛痰多等不适症状，不仅对于疾病起不到任何的作用，还有可能会加重病症。所以，凡痰湿偏盛体质、风寒感冒、咳嗽痰多、脾虚有湿、中寒泄泻不宜服用。

五、温阳类

（一）鹿茸：温补肾阳第一药

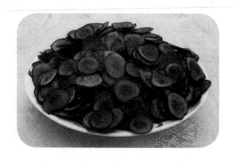

鹿茸为雄性梅花鹿或马鹿尚未骨化的幼角，外部茸毛密生，触之柔软，其内血液十分丰富，是一种珍贵的药材。以茸体圆大、顶端丰满、质嫩、毛细、皮色油润、横切面洁白且有细蜂窝状眼孔、外圈无骨质而体轻者为上品。成长至绒毛脱落、硬化为骨质者，即为"鹿角"。以鹿角熬成胶，是为"鹿角胶"。熬胶所剩之残渣（或将鹿角烧成炭）则称"鹿角霜"。

1. 性味、归经及功能作用　鹿茸，性温，味甘、咸，入肝（经）、肾（经）。鹿茸为鹿之督脉所发，乃血肉有情之品，血旺气充，壮肾阳而不燥，故具有补督脉、壮元阳、生精髓、强筋骨之功效。主治肝肾不足之头晕目眩、白发、脱发、耳鸣、耳聋、失眠、健忘、记忆力低下、腰膝酸软、四肢无力、遗尿或小便失禁、遗精或阳痿早泄，妇人虚寒性崩漏带下、性冷淡、小儿生长迟缓或发育不良等病症。鹿角（胶）之药力虽不及鹿茸，但因其价廉，故常作为鹿茸之代用品。鹿角霜功同鹿角（胶），唯补力稍逊。

2. 临床应用

（1）用于头晕目眩、白发脱发、耳鸣耳聋、记忆力下降。鹿茸5克，合杞菊地黄汤（熟地黄24克，山药、枸杞子、白菊花、山茱萸各15克，茯苓、牡丹皮、泽泻各10克）水煎服；或将鹿茸磨成粉剂，以杞菊地黄汤冲服之。

（2）用于肾虚腰痛、肢软无力。鹿茸5克（或鹿角胶15克），菟丝子12克，茴香6克，羊肾2具，水煎服，饮汤食羊肾；鹿角胶（或鹿角霜）15克，五加皮12克，合六味地黄汤（一方去枸杞子、白菊花）水煎服。本方也治小儿生长迟缓、发育不良。

（3）用于遗尿、尿失禁、遗精、阳痿、早泄、不育。鹿茸15克，山药、枸杞子、淫羊藿各30克，用上好白酒浸泡月余，随量饮之。

（4）用于月经过多、血崩带下、性冷淡、不孕。鹿茸3克（或鹿角霜12克），当归、乌贼骨、炒蒲黄各10克，共研细末，以阿胶（烊化）20克，每日分2次冲服；鹿茸3克（或鹿角霜12克），白芍、乌贼骨各12克，续断、肉苁蓉各15克，熟地黄、龙骨、龟甲各30克，水煎服或共研细末，每次冲服5克。

（5）用于白带。鹿角霜6克，当归15克，益母草30克，每日早晚以水酒各半煎服。鹿角霜30克，乌贼骨（炒）60克，共研细末，每服10克，每日2次。

（6）用于疮疡痈肿。生鹿角适量，煎水内服；或以食醋磨汁外擦患部。对气弱虚寒之证，有补气托脓、收敛生肌的作用。

3. 服用方法 鹿茸既可以入煎剂，也可以入膏、丹、丸、散、酒剂。素有"补王"之称的"龟苓膏"和"加味龟龄集酒"即以鹿茸为君药。

说到"龟龄集"，那可是明、清两代皇室的养生传奇和保健圣品！公元1536年，29岁的嘉靖皇帝明世宗朱厚熜因体弱无子，遂诏天下名医、方士多人，谨守《黄帝内经》"肾藏精"的医理，对东晋丹家葛洪在其《玉函方》中所载《老君益寿散》予以加减化裁后而敬献。嘉靖服后，阳事旺盛、精力充沛，绵延7位皇子和5位公主。因为此方广集天地珍品，久服如灵龟长寿，乃赐名"龟龄集"。

"龟龄集"始于嘉靖，迷于万历，珍于康熙，兴于雍正，盛于乾隆，是明清多位帝王御用秘享的养生至宝！尤其是乾隆帝，作为中国历史上寿命最长的皇帝，他秘不外传的养生秘诀有二：一是每日必服"龟龄集"，二是每日必做"撮谷道"（收缩肛门）。乾隆将"龟龄集"奉为御用六大补品之首，以至于"不可一日不服"。因为，"久服此品，大能强助精神，老当益壮，有阴生阳长之功，填精益髓之妙。非寻常补养之药所能比也。"深谙帝王心术的乾隆帝更将"龟龄集"作为极为珍贵的恩宠，赏赐给有功的王公大臣，以求得皇宫贵人的欢心！

"龟龄集"，集什么？集天地万物之精华，天上飞的、地上跑的、水里游的，动物、植物、矿物，根、茎、叶、花、果，补先天命门之真火，益后天脾胃之气血，达人与神龟同寿之目的。有阴生阳长之功，填髓益精之妙，非寻常补养之剂所能比也！诚为养生之至宝，益寿之灵丹！其处方及炮制技术，也被列为国家级非物质文化遗产。

关于龟龄集酒："醫"源于酒（繁体字"醫"就是"医"字下面一个"酉"字），酒为百药之长，善行药势。所谓"药借酒势，酒助药力。"补脑力、固肾气、御寒气，散湿邪，通经络，活气血。大凡腰膝酸软、手足不温、精少不育、宫寒不孕、产后诸虚，可选择每日的巳时（上午9：00－11：00）和酉时（下午5：00－7：00）空腹饮用少许，以滋养先天，培补后天，旺盛气血，益寿延年。

当然，为了防止鹿茸的过于温燥，方剂中最好能加入一定量的西洋参一并服用。

4. 注意事项

（1）鹿茸温阳大补，故阳性体质、内热偏盛、烦渴、咽干而痛、小便黄赤者不宜。

（2）阴虚阳亢、五心烦热者不宜。

（3）经常流鼻血或女子血热、月经量多、血色鲜红的人忌用。

（4）伤风感冒期间，出现发热畏寒、头痛鼻塞、咳嗽多痰等外邪正盛的时候不宜服用。

（5）高血压、头晕、易动肝火、四肢麻木、走路不稳的人不宜服用鹿茸制剂。

（6）服用本品宜从小量开始，缓缓增加，不宜骤用大量，以免升阳动风，或伤阴动血。

（二）温肾壮阳韭菜好（附：韭菜子）

韭菜，又名"起阳草""壮阳草""洗肠草"，被人们誉为"绿色蔬菜之王"。韭菜饺子、韭菜包子、韭菜盒子、韭菜炒鸡蛋、韭菜炒肉丝、韭菜炒螺丝……都是十分常见的美味佳肴。但对于很多人来说，韭菜却是一种让人欢喜让人忧的食物。喜欢是因为它独特的香气，忧虑的是吃后肚子会不怎么舒服，还有那让人尴尬的口气。

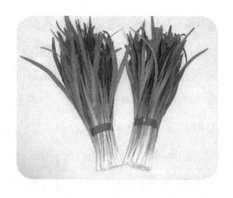

韭菜以温肾壮阳闻名遐迩，是备受男性同胞青睐的美食。它那独特的辛香味是其所含的硫化物形成的，这些硫化物有一定的杀菌、消炎作用，有助于人体提高自身免疫力。还能帮助人体吸收维生素A和维生素B_1，因此，韭菜若与维生素B_1含量丰富的猪肉类食品互相搭配，就是比较营养的吃法。不过，硫化物遇热易于挥发，因此烹调韭菜时需要急火快炒起锅，稍微加热过火，便会失去韭菜风味。

1. 性味、归经及功能作用　韭菜,性温,生者辛辣、熟者甘甜,入肺（经）、胃（经）、肝（经）、肾（经）。除了含有蛋白质、脂肪和糖三大营养素以外，还有较多的维生素 C，胡萝卜素，粗纤维及钙、磷、铁等矿物质。具有宣肺调气、调理肠胃、疏肝理气、温阳补肾（春韭）、活血化瘀、降血压、降血脂、调经止带、消肿止痛、解毒杀虫、防癌抗癌等诸多作用，可用于寒性咳喘、肺结核、胃痛、反胃、呃逆、腹痛、便秘或痢疾、五更泄、高血压、高血脂、糖尿病、肥胖症、遗尿、遗精、阳痿、早泄、肾虚腰痛及水肿、月经不调、痛经、带下、乳腺炎、脱肛、痔疮、皮炎、顽癣及多种出血症、跌打损伤等诸多病症的防治。

2. 临床应用

（1）用于咳嗽。韭菜根 30 克，橘皮 15 克，大枣 10 枚。水煎，食枣喝汤，每日 2 次。

（2）用于哮喘。韭菜 100 克，鸡蛋 2 个，加少许油、盐炒食，有辅助治疗作用。

（3）用于肺结核。韭菜 100 克，蛤蜊肉 150 克，煮熟后佐以调味品食用，每日 1 次，连续服用。

（4）用于咳血、吐血、鼻出血。韭菜汁 1 杯、用童子尿或冷开水冲服，每日 2 次。

（5）用于胃痛。急性者以韭菜 30 克水煎送服五灵脂末 9 克；慢性者取生韭菜叶 500 克，捣烂取汁，一次性用温开水冲服 30 毫升，每日 3 次。

（6）用于反胃。韭菜 60 ～ 100 克，牛奶 1 小杯，生姜汁 20 毫升，混合口服。

（7）用于呃逆。韭菜汁 50 毫升，生姜汁、梨汁、藕汁各 20 毫升，牛奶半杯，煮沸后缓慢咽下，每日数次。

（8）用于腹痛。胃肠虚寒性腹痛可取带根性韭菜 500 克，捣烂取汁，加红糖 30 克，以温开水频频冲服。

（9）用于便秘。韭菜含特别丰富的纤维素，能刺激肠道，增强肠蠕动，促进排便。可用韭菜汁 1 杯，加温开水和少许黄酒冲服，每日 2 次。

（10）用于痢疾。韭菜汁 1 杯，黄酒 1 盅，混合顿服，每日 2 ～ 3 次。

（11）用于五更泄（凌晨腹泻）。鲜韭菜 60 克，切碎拌入米粥里，加盐稍煮片刻，温而食之。

（12）用于降血压、降血脂、减肥。韭菜中的维生素 C 和钾盐，具有增进食欲、促进排尿、除去体内过多水分、减少食物中胆固醇的吸收、降低血压和血脂的作用，对高血脂、高血压、动脉硬化、冠心病和单纯性肥胖的防治有一定功效。

（13）用于糖尿病多饮。清明节前的韭菜 200 ～ 250 克，炒食或作羹（均不放盐），每日 1 次，连吃月余。

（14）用于糖尿病下肢肿。常吃韭菜馅包子、饺子或韭菜炒鸡蛋，有效。

（15）用于肾虚腰痛。韭菜 100 克，猪腰子（切片）1 具，加少许油、盐炒熟，佐餐常食。

（16）用于脾肾阳虚腿脚肿。常吃韭菜馅包子、饺子或韭菜炒鸡蛋，对治疗有所帮助。

（17）可防癌抗癌，韭菜含有特别丰富的粗纤维，能极大地刺激肠道，增强肠道蠕动，促进排出肠道内的有毒物质，有利于防癌抗癌。

（18）用于自汗、盗汗。韭菜根适量，水煎内服，每日 2 次。

（19）可振奋精神抗疲劳，吃韭菜能加速对疲劳物质乳酸的分解，故有抗疲劳、消除疲劳、振奋精神的作用。

（20）用于遗尿。新鲜韭菜（洗净、切段）60 克，粳米 100 克。先将粳米煮粥，待粥沸后加入韭菜、食盐各适量，再同煮成粥，温热服用。

（21）用于尿失禁。常吃韭菜馅包子、饺子或韭菜炒鸡蛋，能缓解和治愈药物造成的肾损伤。

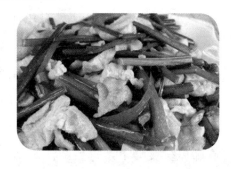

（22）用于阳痿。常吃韭菜炒鸡蛋、韭菜煮稀饭（鲜韭菜 50 克切段，粳米 100 克，细盐少许，粳米先煮，快熟时加入韭菜和盐，再稍煮片刻即成）；韭菜 150 克洗净切段，鲜虾 250 克去壳，加佐料炒熟佐膳，与白酒同服，常服。

（23）用于早泄。韭菜 60 克，粳米 100 克，食盐适量。先将韭菜洗净切成细末，另将淘洗干净的粳米入砂锅，加水 1000 毫升，用旺火烧开后加入韭菜细末，再转用文火熬煮成稀粥，加入食盐即成，日服 1 次。

（24）用于月经不调。韭菜梗、羊肉丝、墨鱼丝各 50 克，加少许油、盐爆炒，调配佐料。每日分 2 次食用。

（25）用于月经过多。韭菜 200 克，米酒适量，混合煮食。

（26）用于痛经。韭菜汁 1 杯，加红糖水冲服，每日 2 次。

（27）用于白带异常。韭菜根适量，水煎，打入鸡蛋 1 个，再加红糖煮食，每日 1 次。

（28）用于妊娠反应。韭菜汁 50 毫升，生姜汁 10 毫升，加糖适量，调服。

（29）用于产后血晕。韭菜适量，切段，投入水瓶内，加入热醋，将瓶口对准鼻子吸入热气。

（30）用于子宫脱垂。韭菜适量，水煎取汁，熏洗局部。

（31）用于中暑昏迷。韭菜汁1杯，灌服或滴鼻，即刻苏醒。

（32）用于跌打损伤、瘀血肿痛、外伤出血。韭菜适量捣烂外敷患处；韭菜与面粉按照3∶1的比例，捣烂成糊状，涂敷患处，每日2次；韭菜30克，黄酒70毫升，煎煮，趁热服下，每日1～2剂。

（33）用于急性扭伤。腰扭伤取韭菜60克，水煎取汁，加黄酒60毫升同服；或韭菜（切细）30克，黄酒90毫升，混合水煎服，每日1～2剂；其他关节扭伤取韭菜30克捣烂，加盐、姜汁少许，敷患处，每日1～2次。

（34）用于乳腺炎。韭菜1把，杏仁6克，混合捣烂敷患处。每日2次。

（35）用于痔疮。韭菜不拘多少，水煎，趁热熏蒸肛门，同时用煮过的韭菜擦洗局部，每日数次。

（36）用于脱肛。韭菜根适量，水煎取汁，熏洗肛门，每日2次；韭菜适量，切段炒热，取2块细软布分包，轮流热熨肛门。

（37）用于蛲虫。每晚临睡前以韭菜水煎熏洗肛门，而后滴入韭菜汁3～5滴。

（38）用于过敏性紫癜。韭菜汁适量，健康童子尿50毫升，混合，每日分2次饮用。

（39）用于过敏性皮炎、漆疮。韭菜适量，捣烂或捣汁，涂敷患部，每日数次。

（40）用于痱子。韭菜根60克，水煎服或外洗。每日2次。

（41）用于荨麻疹。韭菜适量，炒食；韭菜、甘草各20克，水煎服。

（42）用于顽癣。韭菜适量，焙干，研细末，猪油调敷患处；牛皮癣可用生韭菜、蒜各30克，捣烂如泥，烘热后用力擦患处，每日1次，连续数日。

（43）用于汗斑。韭菜汁适量，每日晨起擦抹局部2次，连用4～5天。

（44）用于荨麻疹、漆疮痒痛。韭菜500克，煮水10分钟，取汁擦洗患处；韭菜加盐捣烂涂擦患处；每日数次。

（45）用于脚气。韭菜500克，煮水10分钟后泡脚20分钟，每晚1次，连续3天可除；韭菜加盐捣烂取汁擦患处；鲜品50克，加1000毫升开水泡（加盖），待水温40℃左右时泡脚15分钟，每2日1次。

（46）用于近视、夜盲、视物不清。韭菜100克，羊肝（切片）120克，加少许油、盐炒食，坚持食用。

（47）用于肾虚耳鸣耳聋。韭菜100克，猪腰子（切片）1个，加少许油、盐炒熟，佐餐常食。

（48）用于中耳炎。韭菜根 50 克，切碎、捣烂、取汁，加入冰片少许，滴耳，每日 3 次，有特效。

（49）飞虫入耳时，韭菜 1 把，捣烂取汁，滴入耳内，飞虫即出。

（50）用于鼻出血。韭菜汁 1 杯口服（夏季冷服，冬季热服）；阴虚火旺者将鲜韭菜根捣烂，塞鼻孔。

（51）用于牙痛。韭菜根 10 个，川椒 20 粒，麻油少许，捣烂如泥，敷于患处，数次可愈。

（52）可作金创（刀剑外伤）药。韭菜汁、风化石灰各适量，混合晒干、研为细末，敷于伤口，常换。

（53）误食金属或骨刺卡喉时，韭菜（不切）适量，加水煮软淡食。金属可被韭菜的粗纤维缠绕，同大便一起排出体外。

3. 服用方法　韭菜食疗以春天炒食为佳，入药内服多入煎剂或捣烂取汁冲服，外用则以新鲜生品捣烂或取汁直接涂抹患处。

4. 注意事项

（1）明代药学家李时珍《本草纲目》中记载："韭菜春食则香，夏食则臭，多食则神昏目暗，酒后尤忌。"说明春天的韭菜最好，夏天韭菜老化、纤维多而粗糙，不易被胃肠消化吸收，不宜多食。饮酒不宜同吃韭菜。

（2）韭菜辛温大热，多食易上火，凡阳盛实热（口干渴、口气重、尿黄赤、大便干、脉搏快、舌红苔黄燥）、阴虚火旺体质（颧红、心烦、咽干口燥、脉细而快、舌红少苔）及过敏体质的人不宜食用。

（3）小儿要少吃韭菜，胃肠炎、消化不良、眼病、疮疡肿毒者忌食，尤其不能生吃。

附：韭菜子

韭菜子，性温，味甘、辛，归肝（经）、肾（经）。具有温补肝肾、壮阳固精的功效，主要用于治疗肾虚、遗尿、小便频数、遗精、阳痿、白带等病症。

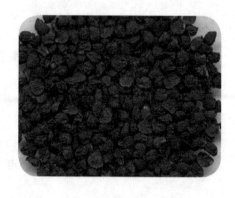

（1）用于顽固性呃逆。韭菜子 30 克，研为细末，每日分 3 次冲服。

（2）用于遗尿。韭菜子 9 克，研为细末，和面粉做饼,每日 2 次分食;韭菜子 10 克,粳米 100 克,先将粳米煮粥,待粥沸后加入韭菜子末、食盐适量,再同煮成粥,温热服用。

(3)用于遗精、阳痿。炒韭菜子(研为细末)10 克,粳米 100 克,细盐少许,粳米先煮,快熟时加入韭菜子和盐,再稍煮片刻即成;韭菜子、龙骨、桑螵蛸各等分,共研细末,饭后冲服 6 克,每日 2 次。

(4)用于白带异常。韭菜子与醋同煮,焙干研末,蜜调为丸子如桐子大,每晚临睡前黄酒送服 30 粒。

(5)用于肝肾不足、腰膝痿软。可以单用,也可配仙茅、枸杞子、巴戟天等壮阳补精药同用。

韭菜子既可单用研末内服,也可配等量龙骨、牡蛎、覆盆子、菟丝子、桑螵蛸等共研细末冲服。常用量 5 ~ 10 克。

阴虚火旺者忌服。

(三)壮阳起痿淫羊藿(仙灵脾)

在中药里,有一味补肾壮阳的中药——淫羊藿。相传,这个名字的来历和入药还颇有一番不同寻常的经历呢!

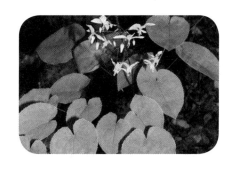

相传还是在南北朝时期,有一对恩爱小夫妻,婚后多年还没有一男半女,父母劝儿休妻另娶,可儿子于心不忍,不离不弃。因此整天遭受父母责骂,被逼双双离家出走。小两口沿途以乞讨为生,一直走到了四川北部。一天傍晚,他俩在一个山脚下倚树休息,突然狂风呼啸,吓得一群羊东奔西跑。他们见牧羊人一时照应不过来,随即上前帮着把受惊的羊逐一赶回棚圈内。牧羊人十分感激,便挽留他们放羊,又供吃包住。在这里他们发现:此地公羊的性能力和母羊的生殖能力都特别强,他们就是因为无嗣才流落此地,于是细察羊的食料,发现所有的羊都争着挑吃一种野草的叶子。公羊吃了之后,阳具特别容易勃起,且能频频与母羊交配,每天不下百次。从中受到启示后,他俩也采集这种草连根带叶煎汤服,不久少妇竟然也怀孕生子了。后来,这对夫妻告别了牧羊生活,欢欢喜喜地重归家园。邻里们都询问他们吃了什么灵丹妙药?他们笑答:"那是羊爱吃的一种野草,草叶像豆叶,边缘有毛茸茸的细齿。"

南北朝著名医学家陶弘景是个业精于勤、对中医药具有执着追求的人，一日采药途中，他听一位老羊倌对旁人说：这附近有一种生长在树林灌木丛中的怪草，叶青，状似杏叶，一根数茎，高达一二尺。公羊啃吃以后，阴茎极易勃起，与母羊交配次数也明显增多，而且阳具长时间坚挺不痿。谁知说者无心，听者有意。陶弘景暗自思忖：这很可能就是一味还没被发掘的补肾良药。于是，他不耻下问，虚心向羊倌实地请教，又经过反复验证，果然证实这野草的强阳作用不同凡响。于是便将此药写入他的药书之中，并取名为"淫羊藿"。

1. 性味、归经及功能作用　淫羊藿，又名"仙灵脾"，性温，味甘、辛，归肝（经）、肾（经）。能补肾壮阳起痿，促进男女性功能，为温补肾阳命门真火之要药。兼有祛风除湿功效。主要用于治疗肾阳虚衰、腰膝酸软、小便频数、阳痿、早泄、男子不育、女子宫寒不孕、风湿痹痛、肢体麻木拘挛等病症。同时还能镇咳、祛痰、平喘，可以抑制血管运动中枢，扩张周围血管，使血压下降。

2. 临床应用

（1）可增强性机能，提高体内激素分泌，增强男女性欲。对于肾阳虚衰的性冷淡、遗精、阳痿、早泄、不育、女子阴冷不孕，单用即效，也可以与其他补肾壮阳药如仙茅、杜仲、山药、蛤蚧、鹿茸、菟丝子、枸杞子、山茱萸、肉苁蓉、巴戟天等配伍加强作用。淫羊藿干品500克，酒600毫升，浸泡3日，常饮服；鲜淫羊藿（剪碎、晒干）200克，水煎服，也可以用开水泡服，每日3次。淫羊藿、山药、枸杞子各30克，鹿茸15克，上好白酒浸泡1个月，随量常饮。淫羊藿30克，益智仁20克，人参、蛤蚧各15克，置于装有上等白酒1500毫升的瓶中。加盖密封，60天后每日随量饮服。以助丈夫阳事。

经现代药理学和临床证实，淫羊藿有雄性激素样作用，其功效强于蛤蚧和海马，能通过促进精液分泌和精虫生长，使精囊充满精液，并增强精虫活力。反过来又能刺激感觉神经，从而激发性欲而致阴茎勃起。

（2）用于肾阳虚遗尿。淫羊藿120克，仙茅、炒山药各90克，五倍子15克。诸药晒干、微烘、研末，每天早、晚用盐开水调服6克。

（3）用于肺气不足、肾不纳气、老年慢性支气管炎、咳嗽虚喘。淫羊藿、紫金牛按4∶1配伍，研为细末，炼蜜为丸，每次9克，每日2次；淫羊藿、覆盆子、五味子（炒）各50～80克，共研为末，加熟蜂蜜做成丸子，如梧桐子大，每次以姜茶送服20丸。

（4）用于心脏窦房结综合征和房室传导阻滞。淫羊藿、黄芪、党参各 20 克，麻黄、附子、细辛各 10 克，水煎服。

（5）用于腹胀、不思饮食。淫羊藿、覆盆子、五味子（炒）各 50～80 克，共研为末，加熟蜂蜜做成丸子，如梧桐子大。每次以姜茶送服 20 丸。

（6）用于风寒湿痹、肢体麻木。淫羊藿辛温散寒，祛风胜湿、疏通经络、行气活血，入肝肾、强筋骨。治风湿性及类风湿关节炎、筋骨不利或肢体麻木，可与黄芪、当归、川芎、羌活、秦艽、肉桂、巴戟天、威灵仙、苍耳子同用。淫羊藿、威灵仙各 15 克，川芎、苍耳子各 10 克，桂心 5 克，水煎服，每日 2 次。

（7）用于腰膝酸软冷痛。可配杜仲、鸡血藤、巴戟天、金毛狗脊等。淫羊藿 100 克，鸡血藤 50 克，白酒 1000 克，浸酒 1 周后饮服，每日早、晚各服 10～15 毫升。

（8）用于全身游走性疼痛。仙灵牌、威灵仙、川芎、桂心、苍耳子各 50～80 克，均捣细末，痛时以温酒调服 3 克。

（9）用于中风偏瘫。淫羊藿 500 克，白酒 1500 毫升，密闭浸泡 7 日后开始饮服，每次 10～20 毫升，每日 3 次；淫羊藿、菟丝子各 15 克，共为细末，每次以黄酒送服 5 克，每日 3 次，连服 3 周。

（10）用于更年期综合征、更年期高血压、下肢不温。淫羊藿、仙茅各 15 克，当归、巴戟天、黄柏、知母各 9 克，水煎服，每日 1 剂。

（11）用于外阴白斑。淫羊藿 100 克，研为极细末，以鱼肝油软膏适量调匀，洗净外阴后，涂于患处，每日 2 次。

（12）用于目昏生翳。淫羊藿、生王瓜（即红色小瓜蒌）等分，为末，每日早晚用茶水送服 3～5 克，每日 2 次。

（13）用于病后青盲初期。淫羊藿 50～80 克，淡豆豉 100 粒，水 1 碗半煎成 1 碗，1 次服完。

（14）用于虚火牙痛。淫羊藿适量，水煎取汁，不时漱口，效果显著。

3. 服用方法

（1）根据炮制方法的不同分为原材料淫羊藿和制淫羊藿，原材料淫羊藿只能用叶子，要除去杂质及枝梗，洗净、稍润、切丝、干燥后使用。制淫羊藿又分为酒制、炒制、羊脂制、酥油制多种。炮制后要贮存在干燥容器内密闭，置阴凉干燥处，防潮。

（2）淫羊藿最好用干品，如果用鲜品，则剂量需要加倍。可以入煎剂、散剂，浸酒（素有"补王"之称的"龟龄集酒"即以本品为主药）、熬膏等，也可以煮稀饭、面条，常用量 10～15 克。

（3）淫羊藿食疗方

①淫羊藿肉桂粥：淫羊藿 30 克，肉桂 10 克，粳米 50 克，先将淫羊藿、肉桂煎水取汁，下粳米煮粥，每日早、晚空腹食用 1 碗，温阳化水、减肥。

②二仙烧羊肉：淫羊藿、仙茅（切碎、装入纱布袋中扎紧）各 15 克，羊肉（洗净、切片）250 克，葱段、生姜片、料酒、精盐各少许。先将药和羊肉放砂锅中，加水适量，用大火烧开后加入调料，改小火烧炖至羊肉熟烂，取出药袋，加少量味精、五香粉佐餐食用。温补肾阳，用于更年期综合征。

③二仙炖狗肉：淫羊藿、仙茅（浸洗干净、用纱布包好）各 10 克，肉桂、小茴香、生姜各 5 克，食盐、味精各少许，狗肉（洗净、切块）150 克。众物同时放入砂锅内炖煮，先用大火炖 30 分钟，再用中火炖 50 分钟，后用小火炖 1.5 小时。取出药袋，肉汤中放入食盐、味精，喝汤食肉。有温补肾阳、生精强身作用，适合于肾气亏损导致的小便频数、阳痿、不育者。

④淫羊藿米酒：淫羊藿（洗净、晒干）300 克，米酒 2500 毫升。放入瓷瓶内，加酒密封，1 周后即可饮用。每次 30～50 毫升，每日 2～3 次，内可温肾壮肾阳，外可祛风散寒湿。

⑤仙灵脾白酒：仙灵脾 60 克，白酒 500 毫升。将仙灵脾用纱布袋装好轻轻揉碎，然后放进干净的陶瓷或玻璃的窄口器皿中，倒入白酒后密封置于阴凉处，每天摇匀 1 次，1 周后即可饮用（每日睡前饮服 10～30 毫升）。益肝肾之阳、祛风湿湿气、疏经通络、强筋壮骨，适用于阳气亏虚、肝肾两亏所致的腰膝发凉、麻木、酸软疼痛、腿脚屈伸不利和风寒湿痹等症。

4. 注意事项　淫羊藿辛温燥烈，在补肾壮阳的同时，也能助火伤阴。有些人服后会出现头晕、呕吐、口燥、口渴、流鼻血等反应。因此，必须正确把握以下禁忌。

（1）感冒期间外邪正盛时忌服。

（2）咽干喉燥、手足心发热、潮热、盗汗等阴虚火旺者忌服。

（3）现代临床观察，本品不能与西药普萘洛尔同用。

（4）本品温补命门真火药力甚宏，故凡实热体质、内热偏盛、血压偏高、爱动肝火、常流鼻血、大便干燥秘结、小便黄赤、女子血热及有梦遗精、性欲亢进、阳强易举者忌用。性功能正常的男性也不宜多服、久服，以免阳旺多欲，纵欲过度而伤阴太过、耗伤精气。

（四）腰膝酸软服杜仲

杜仲，是杜仲科植物杜仲的干燥树皮，又名"木绵""思仲""（石）思仙""丝连木""连丝木""丝棉皮""丝连皮""扯丝皮"等，属于名贵滋补药材。

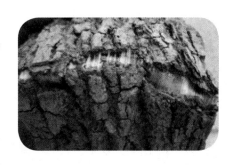

相传，在很久以前的福建太姥山下的村庄里住着一位姓杜的老伯，膝下有三个儿子。不知从什么时候开始，这个村庄里有不少人得了一种怪病：腰膝酸痛、全身疲倦，日子一久，便丧失了劳动力，连行动都很困难。杜老伯七十多岁那年，不幸也染上此病，因年老体弱，经不起折腾，不久便与世长辞了。悲痛欲绝的三兄弟，料理完父亲后事，决定到太姥山上去寻访地方有经验的老药农，采些药材，解救乡亲。但由于太姥山峰险崖恶，又有急流险瀑，毒蛇猛兽，要征服这些艰难险阻并非易事。为了找药，杜家三兄弟争着要上山，互不相让，最后以抽签形式决定。杜老二抽中，并发誓说"不达目的，决不回家"。

一晃三年过去了，杜老二在山上既没采到药，也没求得秘方，心急如焚。一天晚上，在梦中见到了太姥娘娘，太姥娘娘对他说，就在洞顶的石缝间有一棵大仙树，叫"丝连木"，只要将树皮采回去煎煮，病人服下此药汤便可痊愈。杜老二一觉醒来，果然在洞顶找到那棵大树，剥下一篓树皮赶回家，分发给村里病人服用。果然，在服用一段时间后大多数病人都有恢复了健康，杜老二却因过度劳累而去世了。为了纪念善良无私的杜家老二，人们便将"丝连木"改名为"杜仲"，因"仲"字即"第二"之意。

1. 性味、归经及功能作用　杜仲，性温、味甘，归肝（经）、肾（经），具有补肝肾、强筋骨、壮腰膝、固胞胎的作用，主要用于治疗腰痛，尤其是肾虚腰痛，还可治疗胎动不安或习惯性堕胎。

2. 临床应用

（1）用于气阴两虚、身体虚弱、气短乏力、面容晦暗者。杜仲、枸杞、当归各15克，糯米20克，白糖50克，白酒500毫升。诸药洗净，晾干，碾为粗末，装入细纱布袋中扎紧，同白酒一起放入干净的敞口瓷坛或玻璃瓶中密封，置于阴凉避光处。第1周每天摇匀1次，第2周起每周摇匀1次，1个月后即可开封饮用杜仲归杞糯米酒。

每次 15 ～ 20 毫升，每日 2 次。补中益气、滋阴补肾。

（2）用于肾虚腰痛、小便频数、遗精、阳痿、早泄。多与鹿茸、五味子、菟丝子、山茱萸等合用。杜仲 20 克，五味子 10 克，浓煎取汁服；杜仲 15 克，五味子 6 克，浓煎取汁，羊肾（剖开、去筋膜、洗净、切成小块腰花）2 个，将腰花兑药汁，加芡粉调匀，用油爆炒至嫩熟，以盐、姜、葱等调味食。

（3）用于阴虚阳旺、高血压、耳鸣眩晕、腰膝酸软。单用或同杭菊花、夏枯草、桑寄生等配伍水煎服；杜仲、黄芩、夏枯草各 20 克，水煎服；杜仲、桑寄生各等分，共研为末，每次用温开水冲服 10 克，每日 2 次；杜仲（研末）10 克，猪肾（剖开、去筋膜、洗净，用花椒、盐腌）1 个，将杜仲纳入猪肾，用荷叶包裹，煨熟食。

（4）用于肾炎。急性肾炎用杜仲（研末）30 克，猪肾（除去白色筋膜）1 对，将杜仲粉装入猪腰内炖熟，食肉服汤，每日 1 剂；慢性肾炎用杜仲、海金沙、仙茅、双肾草各 15 克，水煎服，每日 1 剂。

（5）用于脾肾阳虚、肾气不固导致的小便不利、尿少、排尿困难。杜仲、丹参各 240 克，五加皮 150 克，火麻仁（炒）60 克，车前子、石斛、炮姜、麦门冬、地骨皮各 45 克，秦艽、牛膝、川芎、防风、桂心、独活、茯苓、薏苡仁各 30 克，白酒 1000 毫升。诸药洗净，晾干，碾为粗末，装入细纱布袋扎紧，同白酒一起装进干净的敞口瓷坛或玻璃瓶中密封，静置于阴凉避光处。第 1 周每天摇匀 1 次，第 2 周开始每周摇匀 1 次，3 周后过滤取汁，即可饮服，每日早、晚空腹温服 10 ～ 15 毫升。温补脾肾，祛风除湿，活血通络。

（6）用于小便淋沥不尽、外阴潮湿、瘙痒。杜仲（盐、酒浸炒）200 ～ 300 克，小茴香（盐、酒浸炒）100 ～ 150 克，车前子（炒）60 ～ 100 克，山茱萸（炒）200 克左右。诸药共为末，炼蜜为丸，如梧桐子大。每天清早用温开水送服 20 克左右。

（7）用于胎动不安或习惯性流产。杜仲（去粗皮细锉、瓦上焙干、捣为细末），枣肉各适量，煮糊加杜仲粉为丸，如梧桐子大。每服 1 丸，嚼烂、以糯米汤送服。也可以同山药、续断、阿胶、菟丝子、桑寄生等同用，如孕后 1 ～ 2 个月以杜仲（糯米煎汤、浸透、炒去丝、为末）500 克，续断（酒浸、焙干、为末）120 克，山药（煮烂）360 ～ 400 克。以山药糊为丸，如梧桐子大，每日清早空腹时用米汤送服 50 粒。

（8）各种腰痛，尤其适用于肝肾阴虚所致的腰痛、关节骨痛、腰膝酸软、四肢无力等症。杜仲（洗净、晾干、碾为粗末，装入细纱布袋中扎紧）200 克，白酒 1000 毫升，一起放入干净的敞口瓷坛或玻璃瓶中密封，置于阴凉避光处。第 1 周每天摇匀 1 次，第 2 周起每周摇匀 1 次，1 个月后开封饮用，每次 15 毫升，每日 1 次。可通经络、祛风湿、补肝肾、强筋骨。杜仲（炒去丝）、八角茴香各 10 ～ 15 克，川木香 3 ～ 5 克，水 1 盅，酒半盅，水煎服，渣再煎服，每日 2 次。多与独活、桑寄生、细辛等同用，治风湿腰痛冷重。与川芎、桂心、丹参等同用治疗外伤腰痛。与当归、川芎、芍药等同用治疗妇女经期腰痛。常与胡桃肉、补骨脂同用治肾虚腰痛或足膝痿弱。

（9）用于坐骨神经痛。杜仲 30 克，猪肾（剖开、除去白色筋膜）1 对。用冷水 800 毫升，煮杜仲和猪肾，以猪肾煮熟为度，趁温服食猪肾及药汁，连服 7 ～ 10 剂。

3. 服用方法　杜仲入煎剂、酒剂、膏剂和散剂均可，已经被国家卫健委列为既是食品又是中药材的药食同源、药食两用产品。常用量应控制在 10 ～ 15 克以内。

杜仲茶适用于高血压、高血脂、心脑血管疾病人群；高血压伴有血脂、血糖异常人群；肾虚、体虚乏力人群；失眠多梦，皮肤粗糙、暗淡人群；体弱多病、腰膝酸软、免疫力低下人群；脂肪过多人群及亚健康疾病人群。

4. 注意事项

（1）内热盛者禁用。

（2）阴虚火旺者慎服。

（3）服用较大剂量的杜仲后可能会出现头晕、心悸、疲倦乏力、嗜睡等现象，可急服大剂量甘草绿豆汤解毒。严重者会呼吸减弱、抽搐、昏迷，应送医院急救处理。

（4）中医文献记载，本品恶蛇皮、玄参，可供参考。

（五）补肾壮腰菟丝子

相传，从前有个养兔成癖的财主，专门雇了一名长工照料一大群兔子。他规定：死一只兔子扣掉四分之一的工钱。有一天，长工失手把一只白玉兔的腰背部打伤，白玉兔躺在地上不能动弹。长工怕财主知道了扣工钱，就偷偷把那只兔子藏在黄豆地里。可财主还是发现少了一只兔子，逼长工把兔子找到，否则就要扣工钱。长工没办法，只好到黄豆地想把受伤的兔子抱回来。到了黄豆地长工却看见白玉兔在田里东钻西跑的，一点儿也不像受过伤的样子。长工回家把这件事告诉了他爹，他爹曾经

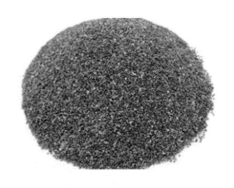

被财主打伤了腰，已经在床上躺了好几年了，他爹一听这事，忙对儿子说："你再去试试，看兔子是不是吃了地里的啥东西，说不定是'接骨丹'呢？"吩咐他一定要将此事探个究竟。长工按照他爹的吩咐，故意又打伤一只灰毛兔，也放进黄豆地里。只见那只受伤的兔子伸着脖子啃那些缠绕在豆秆上的黄丝藤和种子。一两天后，兔子的腰伤果然也慢慢地好了。于是长工便采了一些黄丝藤和种子，回家用水煎给他爹喝。他爹喝了汤药后没几天腰痛也好了。于是，爷俩就将此药取名"菟丝子"。这个名字一直沿用到现在。人们还编了一个谜语：澄黄丝儿草上缠，亦非金属亦非棉，能补肝肾强筋骨，此是何药猜猜看。

1. 性味、归经及功能作用 菟丝子，性平，味甘、辛；归脾（经）、肝（经）、肾（经）。性润多液，守（补肝肾）而能走（通经络），助阳而又养阴。具有补肾壮阳、养血固精、养肝明目、止泻安胎的功效，主要用于治疗脾肾阳虚、便溏泄泻、肝肾不足、视物昏花、肾虚腰痛、小便频数、遗精、阳痿、宫寒不孕等。

2. 临床应用

（1）用于脾肾阳虚、便溏泄泻。菟丝子能健脾益肾止泻，与人参、白术、芡实、补骨脂为丸口服治疗脾虚便溏；与山药、白术、茯苓、莲子、枸杞子同用，治脾肾虚泄泻。

（2）用于肝肾不足、头晕目眩、视物昏花。菟丝子滋补肝肾、养血益精，常与熟地黄、黄精、枸杞子等同用;配人参、当归、茯苓、远志、何首乌等，健脑益智、益精明目，久服抗老防衰、益寿延年。

（3）用于遗尿或小便频数。菟丝子、山茱萸、益智仁、覆盆子、桑螵蛸各 10 ～ 15 克，水煎服，每日 1 次；菟丝子、芡实、金樱子各 12 克，车前子 10 克，水煎服。

（4）用于肾虚、须发早白、脱发。菟丝子、女贞子、覆盆子干（均洗净）各 10 克，核桃仁（捣碎）20 克，猪瘦肉（洗净、切块）500 克，姜、盐各少许，煲肉汤常服。

（5）用于成年男性肾虚遗精。菟丝子可以与芡实、莲子肉、鸡内金等组合复方同用。

（6）用于男子精少、遗精、滑泄。菟丝子（酒蒸、捣烂）、枸杞子各 400 克，覆盆子（酒洗）200 克，五味子（研碎）、车前子各 100 克，混合、焙干，共为细末，炼蜜为丸如梧桐子大，每天早上空腹用温开水或盐水（冬天用温酒）送服 90 丸，晚上临睡前再服 50 丸。

（7）用于小便频数、遗精、阳痿、早泄。菟丝子多与杜仲、鹿茸、五味子、山茱萸等合用。

（8）用于须发早白、头晕眼花、耳鸣耳聋、腰膝酸软、遗精、男子不育，月经不调、女子不孕。菟丝子多与当归、杜仲、制何首乌、枸杞子、桑椹子、黑芝麻等配伍。

（9）用于肾虚腰痛、肢软无力。菟丝子 12 克，鹿茸 5 克（或鹿角胶 15 克），小茴香 6 克，羊肾 2 个，水煎服，饮汤食羊肾。

（10）用于男子阳痿、不育，女子不孕。菟丝子、莲子、枸杞子、五味子、覆盆子各适量，水煎常服。

（11）用于肾阳亏虚、精血不足之目昏耳鸣、阳痿早泄、宫冷不孕、虚劳损伤、腰膝酸痛、筋骨痿软无力。菟丝子配肉苁蓉甘温助阳，质润滋养，咸以入肾，滋养效果非常好，为补肾阳、益精血之良药。常与杜仲、川续断同用治疗男子五劳七伤、小便淋沥、阳痿不起。

（12）用于肝肾不足、虚劳精亏所致的头晕目眩、腰膝酸软、遗精、阳痿、早泄、月经不调、男女性功能低下者。菟丝子、当归、山茱萸各 15 克，补骨脂 10 克，水煎服；菟丝子、杜仲、芡实、枸杞子各 20 克，补骨脂 15 克，五味子、韭菜籽、莲子须各 10 克，水煎服。

（13）用于肾虚腰痛、小便频数、遗精、阳痿、宫寒不孕。菟丝子辛以润燥，甘以补虚，为平补阴阳之品，补肾阳、益肾精以固精缩尿。如菟丝子、炒杜仲各等分，合山药为丸，治腰痛；与鹿茸、枸杞子、覆盆子、车前子同用，治遗精、阳痿；与鹿茸、肉苁蓉、桑螵蛸等同用，治小便过多或失禁；与茯苓、石莲子同用，治小便淋漓不尽、遗精、白浊等。

（14）用于带下。菟丝子 20 克，覆盆子 15 克，韭菜子 24 克，共研细末，每服 9 克，每日 3 次。

（15）用于肾虚、胎动不安或习惯性流产。菟丝子常与阿胶、续断、杜仲、山药、桑寄生等同用，治肾虚胎元不固、胎动不安、习惯性流产。

（16）用于肾虚消渴（糖尿病）。单用菟丝子适量，研末，合蜜为丸服。

（17）用于中风偏瘫。菟丝子、淫羊藿各 15 克，共为细末，每次以黄酒送服 5 克，每日 3 次，连服。

3. 服用方法 菟丝子入药，除了煎剂以外，其他膏、丹、丸、散也都可以，常用量为 10 ～ 20 克。

4. 注意事项 阴虚火旺、阳强易举、久而不痿、大便燥结者禁服。

（六）补阳通便肉苁蓉

肉苁蓉，又称"淡大芸""地精""金笋"，
是一种寄生植物。在我国的出产地主要就是内蒙
古自治区的阿拉善盟地区，蒙语叫作"查干告亚"，
是一味药用价值很高的补肝肾、抗衰老良药，能
"养五脏，益精气，久服轻身"，被誉为"沙漠人参"。

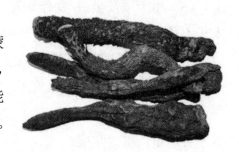

1. 性味、归经及功能作用　肉苁蓉，性温，
味甘、咸，归肾（经）、大肠（经），具有温补肾阳、补益精血、润肠通便的功效，
而且补阳不燥，补阴不腻。主要适用于治疗肾阳亏虚、精血不足之视物昏花、耳鸣、
尿频余沥、遗精、滑精、阳痿、早泄、月经不调（以月经后期为主）、赤白带下、
宫寒不孕、虚劳内伤、腰膝酸软、痿弱无力，以及津液亏少、肾虚肠燥便秘等病症。

2. 临床应用

（1）用于肾阳亏虚、精血不足之目昏耳鸣、阳痿早泄、宫冷不孕、虚劳损伤、
腰膝酸痛、筋骨痿软无力。肉苁蓉味甘能补，甘温助阳，质润滋养，咸以入肾，滋
养效果非常好，为补肾阳、益精血之良药。常与杜仲、川续断、菟丝子同用治疗男
子五劳七伤、小便淋沥、阳痿不起；也治膀胱虚寒、小便过多或失禁；还可以同杜仲、
巴戟肉、紫河车（胎盘）等同用，治疗肾虚骨痿、行走困难。

（2）用于肠燥津枯便秘。肉苁蓉甘咸、质润、入大肠，能润肠通便，常与沉香、
麻子仁配伍，用于肾阴不足、津液耗伤而致的大便秘结；或与当归、牛膝、泽泻等
同用，治疗肾气虚弱、大便不通、小便清长、腰酸冷痛等。

据史料记载：明代著名医家缪希雍曾经治疗一位名叫唐震山的耄耋长者，白发
苍苍，形体消瘦，容颜憔悴。他对缪医生说自己胸口满闷、大便不畅。缪希雍替他
切脉、察舌之后说，病是因血液枯槁引起的肠燥便结，用肉苁蓉治之有效。病人服
后果然大便通畅，胸中豁然开朗，精神好转。但是不久，唐震山旧病复发，请另一
位医生诊治，并将缪医生所开的处方拿给那位医生看。医生看后摇了摇头说，苁蓉
乃温燥之品，有助火劫阴之弊，岂可通便？于是改用其他药物治疗，患者症状不仅
没有改善，反而更加严重了。于是仍用缪希雍的原方服用，很快病去人爽。事后，
第二位医生向缪希雍请教，缪答："苁蓉是滋补精血的良药，骤用之，反通大便。
唐震山年迈力衰，精血不足，运化失常，肠燥便结，胸闷不舒，大剂量的肉苁蓉能

补精填虚，滋液而润燥，自然药到病除"。

（3）调节内分泌、促进代谢，可用于辅助治疗甲状腺病和糖尿病。

（4）肉苁蓉有比较好的强身健体、抗老防衰、益寿延年功效。

（5）最后值得一提的是，据现代药理研究，肉苁蓉还是人类迄今为止发现的唯一能够有效治疗神经系统细胞死亡的物质。

3. 服用方法

（1）肉苁蓉入煎剂、酒剂、膏剂、丸剂、散剂均可（蒙药多入丸剂、散剂），已经被国家卫健委列为既是食品又是中药材的药食同源、药食两用产品。常用量一次 10 ～ 15 克。

（2）肉苁蓉产地的人们还把它当作食品，"刮去鳞甲，以酒净洗去黑汁，切薄，合山药、羊肉作羹，味极美好，益人，食之胜服补药"。

（3）肉苁蓉可以直接泡水、泡酒（素有"补王"之称的"龟龄集酒"即以本品为主药）或者炖汤食用（肉苁蓉鲜干片要比新鲜的肉苁蓉口感更好一些）。

4. 注意事项

（1）肉苁蓉能助阳，故胃肠实热、阴虚火旺导致的大便秘结不宜服。

（2）肾中有热、阳强易举、性欲过旺而精不固者忌服。

（3）肉苁蓉还有滑肠作用，故脾弱便溏或腹泻者也不宜服。

（4）肉苁蓉忌铁器，水煎要用陶瓷器具。

（七）姜：*最常见的温阳调味品*

姜是人们日常生活中不可缺少的调味品，在我国，食姜已经有三千多年的历史。早在周代，人们已经开始人工栽培姜。所以，历史上关于生姜的传说也就很多。

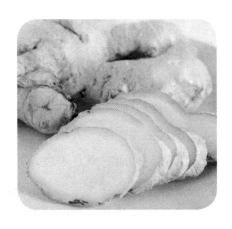

相传，"生姜"还是神农氏发现并命名的。一次，神农在山上采药，误食了一种毒蘑菇，肚子疼得像刀割一样，吃什么药也不止痛，就这样他晕倒在一棵树下。等他慢慢苏醒过来时，发现自己躺倒的地方有一丛尖叶子小植物，香气浓浓的，闻一闻，头不晕，胸也不闷了，原来是它的气味使自己苏醒过来的。于是，神农氏顺手拔了一兜，拿出它的块根放在嘴里嚼，又香又辣又清凉。过了一会儿，肚子里咕噜咕噜地响，泄泻过后，身体全好了。他想这种草能够起死回生，我要给它取个好名字。因为神农姓姜，就把这尖叶草取名为"生姜"。意思是它使自己起死回生，作用神奇。

姜是人们日常用得最多的调味品之一，生姜鲜品称"鲜姜"，干品称"干姜"，炮制成焦炭状者称"炮姜""黑姜"。

传说很久以前，天宫神医吕纯阳（吕洞宾）曾装扮成游方道士到人间采药。一天，他路过一村庄，见路边一老婆婆手捂肚子翻滚呻吟，即从葫芦里倒出3粒药丹给老婆婆服下。不料，老婆婆服药后不但不见效，肚子反而痛得更加厉害了。吕纯阳急得满头大汗，束手无策。这时，一白头老翁赤脚闻声而至，老太太认识是这一带有名的草医姜老头。姜老头伸手摸摸老婆婆的额头，又搭搭脉说："这是风寒犯胃，我取点药马上就来。"说罢拿起锄头到屋后地上挖起一枝小植物的黄色块根，切片加水，煮开后放上红糖，让老婆婆喝下。老婆婆喝下后顿时周身汗出，腹痛消失。老婆婆称赞说："姜老头，你真行，这药比天上的吕仙翁还灵！"

吕洞宾听老婆婆把姜老头捧得那么高，气得浑身发抖，决心要给姜老头一点厉害尝尝。他把一条赤练毒蛇变作一只大鳖，令其爬向姜老头。姜老头打死大鳖，回家煮熟后下酒。吕纯阳心中得意，等待着姜老头中毒的消息。谁知姜老头不但没中毒，反倒越活越精神。吕纯阳按捺不住，就去问个究竟。姜老头笑着说："鳖毒怕什么，三片黄姜解百毒。"说完摸出一片黄色的东西，正是给老婆婆吃过的药。吕纯阳折服了，把自己葫芦里的药倒了个精光，发誓再不来人间显示他的医术了。

1. 性味、归经及功能作用　生姜，性温、味辛（干姜大辛、大热），入肺（经）、脾（经）、胃（经）。含有淀粉、挥发油及人体必需的多种氨基酸。生姜、干姜和炮姜，除了温肺化痰、温胃止呕的共同作用外，生姜还有散寒发汗、镇痛解毒之功；干姜回阳救逆；炮姜温经止血。主要用于治疗风寒感冒，寒痰咳喘，胃寒疼痛、呕吐、泻痢，阳虚欲脱，虚寒性出血证及部分药物、食物中毒等。

说起生姜，很多人都会觉得很平常，"嫩姜炒菜，老姜熬汤"，这是生活常识，谁不懂啊！然而它既是美食，也是良药，从生姜皮到生姜汁，都有着众多的功效。

明代大药物学家李时珍特别赞赏姜的多种用途："姜辛而不荤，去邪辟恶，生啖熟食，醋酱糟盐，蜜煎调和，无不宜之。可蔬可和，可果可药，其利博矣。凡早行山行，宜含一块，不犯雾露清湿之气及山岚不正之邪。"由于生姜是极好的保健食品，所以我国民间也有"十月生姜小人参""早上三片姜，赛过人参汤""家有生姜，小病不慌""四季吃生姜，百病一扫光""男人不可一日无姜"的说法。在浙江著名的姜产区，至今还流传着"夏天一日三片姜，不劳医生开药方"及"冬吃萝卜夏吃姜，不劳医生开处方"等谚语。中国的老百姓们在民间的生活实践和医疗实践中，也逐步摸索出许多行之有效的生姜治病验方。

2. 临床应用

（1）用于风寒感冒。喝生姜红糖水治感冒，是民间行之有效的方法。轻者以生姜 5 片，红糖 30 克，煎水热服，盖被发汗；稍重者以生姜 30 克，葱白 60 克，豆豉 15 克，大枣 10 枚，水煎服；或生姜 30 克，葛根 50 克，紫苏 10 克，甘草 6 克，水煎服；老姜 100 克，紫苏、荆芥、艾叶各 30 克，加水煎取药汁，加陈醋少许和匀，温热时泡双脚，脚面微红为度。对风寒感冒伴头痛、咳嗽者，疗效显著。

（2）用于阳虚怕冷。干姜片、香附片、白芍药各 5～7 克，花茶 2 克，开水浸泡 20 分钟或水煎代茶饮；每天早晚坚持空腹喝生姜汁加蜂蜜水，能使怕冷的阳虚体质得到明显改善。

（3）咳嗽、哮喘

①小儿支气管炎、咳喘，用生姜 3 片，核桃仁 2 个，每晚睡前与生姜共食用；生姜 30 克，煎水取汁，给小儿洗澡，每日 1～2 次。

②痰多咳嗽，用生姜 15 克煎汤，加白糖适量，早晚温服；生姜 30 克或干姜 15 克，蜂蜜 50 克，合煎温服；生姜汁、蜂蜜或饴糖各一匙，开水冲服；生姜 1 块，置火中煨熟，切成薄片，含口中，频频咽之；干姜、茯苓各 12 克，五味子 6 克，细辛、甘草各 3 克，水煎服；生姜汁、梨汁、萝卜汁、蜂蜜、人乳各 100 毫升，共熬膏，每日早晚以开水冲服 30～50 毫升。

③寒性咳喘，用干姜、茯苓各 10 克，五味子 6 克，细辛、甘草各 3 克，水煎服，每日 2 次；生姜 30 克，白芥子 10 克，白酒适量，混合捣烂，制成药糊，敷贴于胸部膻中穴（两乳头连线中点）、背部肺俞穴（第 3 胸椎下旁开 1.5 寸）、定喘穴（第 7 颈椎下的大椎穴旁开 0.5～1 寸），外以纱布固定 5～6 小时，或至穴位周围热痛为止。每日 1 次。适用于形寒肢冷，吐大量泡沫痰者。

④肺燥久咳不愈，用生姜汁、蜂蜜各 200 克，水煎至黏稠如膏时停火，冷却后装瓶备用。每次以热开水冲服 30 毫升，每日 2 次。生姜（绞汁，用文火煎熬）1200 克，蜂蜜 600 毫升，混合制作成药丸如桐子大，每次用温开水送服 1 丸，每日 2 次。

⑤百日咳（寒则咳剧），用生姜 6 克，柿饼 1 个，将生姜切碎夹柿饼内焙熟吃，

每日 1 次；生姜 250 克，蜂蜜 160 毫升，川贝粉 20 克，将姜块洗净捣成泥状与川贝母粉、蜂蜜一同倒入茶杯中搅匀，放入锅中隔水蒸 1 小时取出备用，每次服 10 克，每日 3 次，用乳汁调服。

⑥慢性支气管炎，用老姜 100 克，白芷、白芥子、轻粉各适量（研末，调成糊状），冰片 0.3 克。老姜绞取汁，与其他诸味混匀，摊于消毒纱布或伤湿止痛膏上，敷贴于膻中（两乳头连线的中点）、大椎（第 7 颈椎棘突下）、肺俞（第 3 胸椎棘突下旁开 1.5 寸）等穴位处 3～5 小时后，待有痒痛感时取下。具有温肺散寒、止咳平喘、调节脏腑机能、提高机体免疫力的功效，四季皆宜。

⑦肺热咳喘、痰吐不利：姜（洗净、切末）120 克，核桃仁、苦杏仁（二者均用水浸泡去皮）各 100 克，蜂蜜 60 毫升。核桃、杏仁、姜共捣烂，加入蜂蜜，搅拌成膏，分 20 次临睡前服完。具有润肺补虚、止咳定喘的功效。

（4）用于脾胃虚寒证。生姜温补脾胃的作用十分明显，若置于火中煨热用之，则温中之力更强。

①寒性胃痛、腹痛者，干姜 3 克，研末，调入米汤中服；干姜 15 克，粳米 100 克，煮粥常吃；干姜、高良姜各 9 克，共研细末，1 日分 2 次服；生姜 5 片，红糖 60 克，沏姜糖水加白酒少许温服；老姜 60 克，捣烂取汁，蒸 15 分钟，加红糖 60 克，每日分 2 次服；老姜 5 克，花椒 2 克，共捣烂，水煎取汁，加饴糖少许，温服；鲜姜 9 克，白胡椒（打碎机打碎）7 粒，红糖 15 克，每日早晚 2 次，热开水冲服；姜 9 克，陈皮 12 克，葱 5 株，胡椒 5 克，水 500 毫升煎开服；干姜片、花茶各 2 克，香附片 5 克，白芍药 7 克，在砂锅中加清水烧开后改小火煎煮 10 分钟取汁服；或直接用滚开水浸泡 20 分钟代茶饮。

②慢性胃炎者，生姜（切成薄片）20 克，大枣、桂圆各 30 克，红糖 20 克，加水 500 毫升煎煮 15 分钟，早晚服用，每日 1 剂。

③慢性萎缩性胃炎者，生姜 100 克，切成细丝，浸泡在 250 毫升米醋中，密闭贮备，每日空腹服用 10 毫升。

④脾虚食少、消瘦乏力者，鲜生姜汁半杯，蜜 2 匙，加水调匀饮服；或者干姜 30 克，研为细末，每取 3 克加蜂蜜和米汤调服，每天 2 次；生姜 5 片，装入猪肚中，炖熟，1 日分 2 次吃完；姜皮 20 克，陈皮 10 克，煎汤空腹服，每日 2 次；生姜、陈皮、枳实各 10 克，党参、白术各 15 克，茯苓 25 克，水煎服。

⑤食欲下降、消化不良者，生姜（切片）和红枣一起煮水喝，每日 2 次，就能开胃。

（5）用于胃及十二指肠溃疡。生姜（切碎）250 克，猪肚 1 只洗净，纳入生姜，扎紧肚口，放置锅中，加水适量，文火煮至肚烂、姜汁渗透到猪肚为度，食肚饮汤，3～4 天吃完，连服 8～10 个。

（6）用于嗳气、反胃。生姜捣汁，调入米粥中同食；生姜 1 块，黄泥包裹置火中煨烧，有香气时取出，去泥切块，开水冲泡代茶饮服。

（7）用于呃逆。鲜姜 30 克，捣烂取汁与蜜共调，开水冲服；生姜汁 10 毫升，蜂蜜 30 毫升，调匀，1 次服；生姜 10 克，柿蒂 15 克，水煎代茶。

（8）用于虚寒呕吐。生姜素有"呕吐圣药"之称。可以频频嚼食生姜或服生姜汁；用生姜汁 10 毫升，蜂蜜 20 毫升，加水 30 毫升，混合蒸熟顿服，1 日 3 次；生姜 20 克，橘皮 10 克，煎水代茶饮；生姜 12 克（干姜 6 克），半夏 6 克，水煎服或研末冲服；生姜、竹茹、灶心土各 9 克，水煎，澄清取汁服；生姜 2 片，竹茹、藿香各 6 克，水煎服。

（9）用于妊娠呕吐。生姜（捣碎）30 克，红糖适量，水 500 毫升，煎服，每日 1 剂连服 5 天；或以生姜汁 30 毫升，糯米 250 克，共炒研末，每服 20 克；生姜汁 20 克，甘蔗汁 100 克，混合，隔水烫温，每次服 30 克，每日 3 次。有些止呕吐药物（半夏、竹茹等）经姜汁炮制后，药力更强。

（10）用于小儿吐奶，用 1～2 片生姜煮水给宝宝喝，然后再喂奶。

（11）用于急性胃肠炎、腹泻。生姜、茶叶各 9 克，水煎服；生姜 5 片，茶叶 20 克，大蒜 1 头，捣碎，煎水调红糖适量饮下，每日 3 次；鲜姜（切成碎丝）10 克，鲜鸡蛋（打匀）3 只，炒熟食用；食后喝红糖水 350～400 毫升，每日 1 次。

（12）用于急性细菌性痢疾。生姜 25 克，红糖 50 克，共捣成糊状，一日 3 次分服，连服数日。

（13）用于虚寒泻痢。干姜（血痢用炮姜）6 克，研末，米汤送服，每日 3 次；生姜 6 克，陈茶叶 30 克，食醋少许，开水冲泡代茶；生姜、艾叶各 9 克，炒山楂 30 克，红糖少许，水煎服；生姜、胡椒、淡豆豉各 9 克，水煎温服；炮姜、胡椒、桑叶各 3 克，水煎服；干姜、人参各 9 克，白术 15 克，甘草 5 克，水煎服；炮姜 30 克，捣烂，敷于肚脐至脐下 3 寸的关元穴上，纱布包扎 2 小时。

（14）用于高血压。老姜（打碎、取汁）100 克，夏枯草 50 克，吴茱萸、牛膝（研末）各 30 克，共调成糊状。每晚临睡前先用温水泡脚 15～30 分钟后，将药糊摊于纱布或麝香壮骨膏上，敷贴于两侧足底涌泉穴（足底前 1/3，足趾屈曲时凹陷处）。

次日清晨取下，连续贴敷7天为1个疗程，疗效显著；血压升高时，也可用热姜水浸泡双脚15分钟左右，可以反射性引起血管扩张，使血压下降。

（15）用于动脉硬化。每天早、晚坚持用热姜水漱口，并在每天临睡前饮用热姜水1杯可促进血液循环，防止动脉硬化。

（16）用于神经衰弱。每天早、晚空腹各饮用热姜水1至2杯，可收到补气、提神之效，坚持日久，对神经衰弱、头晕、烦躁等症具有良好疗效。

（17）用于偏头痛。当偏头痛发作时，可用热姜水浸泡双手，大约浸泡15分钟痛感就会减轻，甚至消失。

（18）用于中风昏迷。失语、喉中痰鸣、口角流涎。生姜汁100毫升，白矾（研末）6克，开水冲化白矾后兑入姜汁，分2～3次开水冲服；取生姜120克，鲜橘皮180克，大葱3根，共捣烂、蒸熟后敷于头顶百会及四神聪穴。每日2～3次。

（19）用于中暑昏厥。夏季中暑、昏厥不省人事时，用姜汁一杯灌下，能使人很快醒过来；生姜、韭菜各适量，大蒜1头，共捣烂取汁灌服；对一般暑热，表现为头昏、心悸及胸闷恶心者,适当吃点生姜汤大有裨益。我国传统的防暑中成药——人丹，里面就含有生姜的成分，目的就是祛风健胃和提神醒脑。

（20）用于四肢厥冷、虚脱。干姜、人参各9克，熟附子15克，炙甘草12克，水煎服。

（21）用于遗尿。老姜100克，捣烂浸于100毫升白酒中3天，每晚睡前以酒擦脐下正中线至耻骨联合部，至皮肤发红、发热为度，连用1周以上。

（22）用于老人肾虚尿频。生姜（去皮、洗净）150克，红枣100克，加水500毫升，煎煮10～15分钟，取汁，加白糖适量，代茶饮，1日内服完，每日1剂，连服半个月为1个疗程，一般2个疗程症状可明显改善或治愈。

（23）用于尿闭。生姜3克，葱白2根，田螺1只，捣烂敷脐中，纱布固定。

（24）用于水肿。生姜皮10克，玉米须20克，水煎服，每日2次。

（25）用于阳痿。生姜150克，熟附片15克，羊肉（切片）250克，文火炖服，常吃。

（26）用于风湿、类风湿关节痛。每天早上起床后吃几片生姜或者煮姜枣水喝，每日3次；生姜30克，大葱3根，捣烂后用纱布包扎擦疼处，至发热为度，每日2～3次；生姜、大葱、辣椒各9克，煮面条趁热吃，使汗出，每日1～2次，连服10天以上;老姜（切碎为末）200克、威灵仙30克，白芷、乳香、没药（研末），混匀后投入锅中炒热，再加红糖 30 克和匀，以纱布包之熨敷于患处，凉后更换，每日 1 ～ 3 次，连续 5 ～ 7 天为 1 个疗程；生姜汁 100 毫升，冰糖 100 克，西瓜半个，把生姜汁、冰糖放入西瓜瓤内，再加水煮，每日半个西瓜，分 2 次空腹温热服食，7 天为 1 个疗程，连用 3 个疗程（此方在三伏天为宜）。

（27）用于肩周炎。老生姜 50 克，葱白 30 克，白酒 15 毫升，共捣烂，炒热或微波炉加热后敷患处，每次 30 分钟，每日数次。

（28）用于雷诺病（肢体动脉痉挛症）。本病多见于女性，寒冷刺激，情绪波动为常见发病诱因。可用生姜 30 克煎水，趁趁热泡洗，每日 2 次，有缓解血管痉挛作用。

（29）用于跌打损伤、腰扭伤。生姜、芋头各半捣成泥状，加面粉适量调匀，贴敷患处，每日更换 2 次。

（30）用于外伤出血。将生姜烧焦研末，对伤口消毒以后，撒于患处，可迅速止血，并能减少疼痛。

（31）用于骨结核。生姜汁 500 毫升，加 1500 毫升开水，用毛巾浸湿，趁热熨患部，巾冷即换，以局部发热为度，每日 1 次。

（32）用于手足麻木。生姜 60 克，大葱、食醋各 120 克，煎水熏洗患处，每日 2 ～ 3 次；生姜汁 100 毫升，陈醋 100 毫升，热水 2000 毫升，温度不烫时泡洗四肢，每晚 1 次。

（33）用于蛔虫症腹痛及过量食用水果引起的腹痛。生姜 100 克，切成细丝，浸泡在 250 毫升米醋中，密闭贮备，每日空腹服用 10 毫升。

（34）用于蛔虫性肠梗阻。生姜（捣烂）200 克，加水 200 毫升，煮沸 3 分钟，去渣取汁，加入蜂蜜 100 毫升冲服，每日 1 剂。

（35）用于胆道蛔虫。生姜汁 20 毫升，开水冲服，每日 2 ～ 3 次。

（36）用于蛲虫病。每天睡前，先用热姜水清洗肛门周围，然后再饮用热姜水 1 至 2 杯，持续 10 天左右即可治愈。

（37）用于虚寒痛经。生姜 15 克，红糖 30 克，山楂 2 ～ 3 粒，水煎服，每日 2 ～ 3 次。

（38）用于崩漏。炮姜、乌梅炭、棕榈炭各 3 克，研为细末，温开水冲服，每日 2 次。

（39）用于宫寒不孕。鲜生姜、红糖各 500 克，将生姜打成泥混入红糖，蒸 1 小时，在月经期开始食用，每次 1 匙加 200 毫升热开水，每日 3 次，连服 1 个月（服药期间禁忌房事）。

（40）用于虚寒性习惯性流产。生姜 25 克，艾叶 15 克，鸡蛋 2 个，加水适量同煮，待鸡蛋熟，剥去壳，复入原汤中煨片刻，吃蛋饮汤，每日 2 次。

（41）用于麦粒肿。热姜水 1 杯，借助其热气熏眼，熏时睁开患眼，一般每次熏 10～15 分钟，每日 2～3 次，止痛消肿效果良好。

（42）用于口腔溃疡、口舌生疮。生姜适量捣汁，频频漱口；最后用姜末涂擦患部，每日数次；口含生姜片或煮生姜水喝就能治愈，以后只要不吃寒凉食物，就不会复发。

（43）用于咽喉肿痛。生姜适量，捣汁，调蜜适量，稍微煎煮，每次服几汤匙，每日数次；生姜水煎取汁，加少许食盐代茶饮用，每日 2～3 次。

（44）用于慢性咽炎。老姜（绞碎取汁）100 克，牛膝 60 克，吴茱萸 30 克，共研末，调成糊状，再加入冰片少许和匀；每晚临睡前先用温水泡脚 15～30 分钟后，将药糊摊于纱布或伤湿止痛膏上，敷贴于两侧足底涌泉穴，次日清晨取下。连续贴敷 7 天为 1 个疗程。

（45）用于牙痛。取生姜 1 片，咬在牙痛处，能缓解；生姜水煎待温热时代茶漱口，每日早、晚各 1 次；取生姜焙干研末，与枯矾末等量混匀，擦患牙，可止。

（46）用于晕车（船、飞机）。在乘车（船、机）途中含几片生姜，慢慢咀嚼，吞咽其汁；乘车（船、机）之前喝些生姜汁水，或切 1 片生姜贴在肚脐或手腕内侧腕后横纹 2 寸处（内关穴），外用纱布包好或伤湿止痛膏固定，都能防治晕车（船、机）恶心、呕吐。

（47）用于头癣。生姜适量，捣烂，加温后敷于头部。每日 1 次，连敷 3 天左右。

（48）用于手足癣。鲜生姜汁 250 毫升，白酒 500 毫升，将生姜汁倒入酒中泡 3 天后用，每日 2 次早晚擦患处；生姜 100 克切片，食盐 50 克，加水 500 毫升放锅中煮沸，倒入盆中加水 1000 毫升，温度不烫时泡洗患处，每日早、晚 2 次浸泡 30 分钟，一般 3～7 次可治愈。

（49）用于腋臭。生姜 1 块，切片（或用生姜汁）频频涂擦患处，至局部发红、发热为度，早、晚各 1 次；生姜汁 10 毫升，拌入冰片少许，以棉签蘸汁擦患处，早、晚各 1 次。

（50）用于脚汗太多、脚臭。生姜、枯矾各 15 克，水煎取汁泡脚，每日 1～2 次，连用 5～7 日可见效；生姜适量，水煎后泡脚 15 分钟左右，浸泡时加点盐和醋，擦干后撒点爽身粉，臭味便可消除。

（51）用于冻疮。生姜中所含的挥发油中有姜辣素、樟烯等成分，能刺激皮肤，使毛细血管扩张充血，增加皮肤血流量。对早期冻疮皮肤红发痒未破溃时。可用生姜水外洗，有良好治疗效果；也可对容易发生冻疮的皮肤，用生姜汁反复涂擦；生姜、辣椒各 15 克，白萝卜 30 克，煎水洗患处，每日 2 次；干姜、红花各 30 克，黄柏 25 克，先加水 500 毫升浸泡 10 小时后，再煎至 200 毫升，去渣取汁，加 95% 的酒精 200 毫升混匀，擦冻疮处。

（52）用于痱子。用生姜切片外擦，痱子很快就退，大人孩子都可用。

（53）用于头皮屑。先用生姜轻轻擦洗头发，然后再用热姜水清洗头发，可有效防治头皮屑。

（54）用于白发、脱发、斑秃、白癜风。将生姜煨热后，切片，轻轻擦患处，以皮肤微微发红为度，每日 2 次；病损局部常规消毒，皮肤针叩刺微微出血，鲜姜切片或用生姜汁频频涂擦脱发患处，至局部皮肤发红发热为止，1 天数次。能使脱发处皮肤充血，毛细血管扩张，增加头皮血流量，使头部皮肤血液循环正常化，促进头发新陈代谢，活化毛囊组织，强化发根，从而促使和刺激新发生长，有效地防止白发、脱发。

（55）用于皮肤瘙痒症。生姜所含的挥发油中的龙脑、樟烯等物质有类似樟脑、冰片的止痒作用。故用生姜水煎液擦洗皮肤能止痒，治疗皮肤瘙痒症。

（56）用于痤疮。生姜切薄片，在有痘印的地方慢慢摩擦，可以压制肉芽组织的继续生长，从而消除痘痘或去掉痘印。此种方法，尤其在痤疮刚刚发生的时候，有明显效果。

（57）用于面部暗疮。每天早、晚用温热姜水洗脸，持续洗两个月左右，暗疮就会减轻或消失。此法对雀斑及干燥性皮肤等也有一定的治疗效果。

（58）用于老年斑。取适量鲜姜片放入水杯中，用 200～300 毫升开水浸泡 5～10 分钟后，加入少许蜂蜜搅匀代茶饮。

（59）用于扁平疣。生姜汁适量，加食醋混合，擦患处，每日数次。

（60）用于昆虫入耳。姜汁少许滴入耳内，虫即出。

（61）用于狗咬伤。生姜、红糖各等分，混合，捣烂如泥，外敷患处，干后即换。

（62）用于蜂蝎、蜈蚣螫伤。生姜捣烂敷伤处；姜汁、雄黄粉末、青苔各适量，调匀，擦患处。

（63）用于空调病。开启空调房间待久后，会引起头昏头涨、浑身发紧，随时口含生姜片或每天用 2～3 片生姜泡水喝，身体不适可很快消除。

（64）用于醉酒。用热姜水代茶饮用，加适量蜜糖，效果更好！可加速血液流通，消化体内酒精。

（65）用于食物（如鱼、虾）中毒引起的呕吐、腹泻，及时吞服一定量生姜汁可解；或取生姜（切丝）、紫苏叶各 30 克，水煎取汁，加红糖 15 克，每日分 2 次服；或开水冲泡代茶饮，至脘腹胀疼、恶心呕吐消除为止。

（66）用于解多种药物中毒。生姜能解半夏、天南星、鱼蟹之毒，服中药半夏、天南星中毒，咽喉、舌头发麻、声音嘶哑，立即服生姜汁 20～30 毫升可解（若加白矾 9 克冲服则疗效更佳）。所以，半夏、天南星入药时多以姜制而后用。

宋代洪迈《夷坚志》记载：宋明帝登基六年（公元 470 年）春，明帝喉中长了个疮，疼痛不已，脓血不止，到后来，连水都咽不下去了。朝臣经过商议，决定请被明帝称为当时天下第一名医的徐文伯来医治。徐文伯经望、闻、问、切后，嘱使臣速送生姜 3 斤，告诉宋明帝："您每天吃 3 次生姜，每次吃 5 两（当时的 16 两为 1 斤）"。使臣忙用清水洗净生姜用刀切成小片，明帝强咽生姜。可生姜又辣又硬，吃生姜搞得明帝嗓子眼钻心地痛，泪流不止。明帝笑着说："爱卿，你这是想置朕于死地呀？还是存心想看朕的笑话？"徐文伯说："冤枉之极，末医岂敢和皇帝开玩笑？"吃完 2 斤生姜之后，明帝喉中脓血越来越少，当 3 斤生姜吃完，喉疾竟然痊愈了。明帝问徐文伯：生姜为什么有这般神效？徐文伯解释道："皇帝平时十分喜爱进食竹鸡（一种鸟，生活在江南丛林之中），竹鸡最喜欢吃半夏，而生半夏是有毒中药。这种鸡身上有半夏之毒，陛下吃下去，那半夏之毒必然留在食道、咽喉。服生姜正是为了解半夏之毒。"宋明帝听后甚喜，乃命使臣将祖传鸳鸯剑赐予徐文伯。

相传有一天，大文豪苏轼与他的文学好友姜志之饮茶闲谈，姜志之提议道："我们来指坐中之物为药名吧？"苏轼连声说："好！好！好！"姜志之沉思片刻说道："君就是药名。"苏轼不解其意，志之笑曰："苏子嘛！"苏轼随即说道："你也是药名，不是厚朴，就是半夏。"志之茫然，问其缘故。苏轼曰："若不是半夏、厚朴，何以姜制（姜志）之？"志之拍案叫绝："妙哉！妙哉！"原来，中医学在中药的炮制中有"姜制"减毒之法（如姜制半夏、姜制天南星），以确保用药安全。

（67）可美容减肥，生姜含一种类似水杨酸的化合物，相当于血液的稀释剂和抗凝剂，对降血脂、降血压、预防心肌梗死有特殊作用。另外，生姜中还含有的辛辣成分被人体吸收后，能够抑制体内过氧化脂质的生成，其抗氧化作用比目前应用的抗氧化剂——维生素 E 的作用还明显，因而具有很好的抗衰老作用。

生姜蜂蜜水（生姜 10 克磨成糊状，放入玻璃杯中，注入滚开水，搅拌后再加入一匙蜂蜜，拌匀后即可），每天早餐前和晚上洗浴前各喝 1 次，连续喝 2 个月后，皮肤会变得白皙、细嫩，腰围变小，体重可减轻四五千克，体质也会发生改变。坚持饮用生姜蜂蜜水 1 年以上，脸部和手背等处的老年斑也会明显改善（颜色淡化、斑块变小或消失），而且一般不会再生。

取生姜捣出汁水后倒入热水中泡澡，可以促进血液循环加速，通畅末梢血管，使之发汗、排汗，以泡出通身大汗为最佳，达到消耗热量燃烧脂肪，减肥瘦身的目的；还可以取生姜 20 克，大米 100 克，煮粥，待熟后调入葱白 2 根、姜末等，再煮 1 ～ 2 沸后即成，每日 1 ～ 2 剂，连服 2 ～ 3 个月。

（68）可养生保健、强身健体、益寿延年。春秋时期的教育家孔子活了 73 岁，这在"人活七十古来稀"的春秋时期绝对算是高寿。这和孔子健康的饮食观和卫生习惯是分不开的，其中就有姜的功劳。《论语》记载孔子说过："不撤姜食，不多食。"每次吃饭，他都要吃姜，但是每顿都不多吃。南宋理学大师朱熹在《论语集注》中对孔子食姜的嗜好进一步作了阐释，说姜能"通神明、去秽恶，故不撤"。

明代徐霞客作为古代旅行家，基本上是孤身上路，长途跋涉，生病是在所难免的事情。徐霞客为了身体好不生病，行囊中必备的一样东西，那就是生姜。姜能够促进阳气的生发，使人活力旺盛，精力充沛。他每天早上都有嚼食生姜的习惯，野外露宿，湿气侵入，偶感风寒，他就立即"饮姜汤一碗，重被袭衣覆之；汗大注，久之乃起，觉开爽矣"。

苏东坡也很认同常吃生姜的延年益寿的作用，据《东坡杂记》所载，苏东坡在杭州做官时，见到净慈寺的一位高僧，只见高僧步履矫健，胸挺腰直，面色红润，目光炯炯，看上去不过四十来岁。方丈介绍说："这就是人称'聪药王'的本寺制药僧。"苏东坡问他的年龄，聪药王说，他今年八十五，四十岁时身体肥胖，步履艰难。后得一方做成乳饼，连吃四十余载，所以不老。苏东坡问此方如何制作？聪药王道："此方只一味生姜，把姜捣烂，绞取姜汁，盛入瓷盆中，静置澄清，除去上层黄清液，取下层白而浓者，阴干，刮取其粉，名为'姜乳'。一斤老姜约可得一两多姜乳，用此姜乳与 3 倍面粉拌和，做成饼蒸熟即成。每日空腹吃一二饼。"

苏东坡很欣赏此方，曾作诗道："一斤生姜半斤枣，二两白盐三两草，丁香沉香各半两，四两茴香一处捣。煎也好，泡也好，修合此药胜如宝。每日清晨饮一杯，一生容颜都不老。"这首诗被后人收载纳入《苏沈良方》中，叫作"驻颜不老方"。

3. 服用方法　以佐餐和食疗为主，单纯药用，可以入煎剂、捣烂取汁，外用时捣烂外敷。

4. 注意事项

（1）因本品辛温，易生热助火，故凡热性体质、阴虚火旺、肺燥咳喘、肺炎、肺结核、胃热吐泻、胃溃疡、胆囊炎、糖尿病、肾盂肾炎、肝火目赤、疮疡痈肿、痔疮患者及妊娠中后期不宜。

（2）由于姜性温热，有解表功效，所以只能在受寒的情况下作为食疗应用，有内热者也应慎用。

（3）吃姜一次不宜过多，以免吸收过多的姜辣素，在经肾脏排泄过程中会刺激肾脏，并产生口干、咽痛、便秘等上火症状。

（4）霉烂变质的生姜含有致癌物质，不能食用。烂姜、冻姜等变质的姜不能吃，因为姜变质后会产生致癌物。

（5）民间有"早吃生姜赛参汤，晚吃生姜似砒霜"之说，不足为信。吃生姜不在于时间，而在于体质。寒性体质不论早晚都可以吃；热性体质什么时候都不宜吃。

（八）常吃大蒜，百病不患

大蒜，有茎叶和鳞根两部分，茎叶又称"蒜苗"，只供食用，是辛香的调味蔬菜；鳞根又称"大蒜头"，既可烹食，又供药用（以紫皮独头蒜为最佳），具有十分广泛的防治疾病作用。

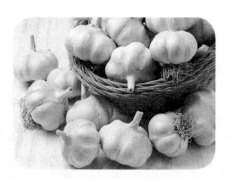

1. 性味、归经及功能作用　大蒜，性温、味辛，归肺（经）、脾（经）、胃（经）。含有糖、脂肪、蛋白质、大蒜苷、维生素A、维生素B、维生素C和多种矿物质。具有止咳平喘、调理胃肠、降压降脂、利尿消肿、解毒杀虫及抗癌等医疗作用，主要用于防治感冒、咳喘、肠炎、痢疾、高血压、高血脂、内科多种虫症、外科疮疡痈疖及身体各部位的肿瘤。

科学研究表明，大蒜抑菌、杀菌能力极强，是天然的广谱抗生素，天天吃大蒜，有病能治，无病可防。

2.临床应用

（1）用于风寒感冒。感冒初起时，将生大蒜 1 瓣含于口中，待口中有津液分泌时，则将津液咽下，直至大蒜无辛辣刺激味道时吐出，连含 3 瓣；大蒜头、葱白、生姜各 10 ～ 15 克，水煎温服，每日早、晚饭后各 1 次，连服 2 ～ 3 日。

（2）用于急慢性（支）气管炎所致咳嗽、痰涎清稀。大蒜头（去皮切碎）10 克，陈皮 30 克，水煎 20 分钟，每日分两次温服。

（3）用于百日咳。紫皮大蒜 15 克，捣烂，置冷开水中浸泡两天两夜，过滤取汁，加白糖或冰糖 30 克，每次以温开水冲服 5 ～ 10 毫升，每日 3 次，连服 5 ～ 7 日。在本病流行期间，未病儿童若每次生吃蒜头 3 瓣，每日 2 次，即可起到预防作用。

（4）用于哮喘、痰涎清稀量多。紫皮大蒜头 600 克，红糖 900 克，大蒜捣泥与红糖同置锅中，加水适量熬膏，每日早、晚各食 1 汤匙。

（5）用于肺结核。紫皮大蒜头 30 克，白及粉 3 克，小黏米 30 克。将大蒜去皮放入沸水中煮 1 ～ 2 分钟捞出（以蒜表面熟，里面生为宜），然后取小黏米，放入煮蒜水中煮成稀粥，待粥已成，又将蒜重新放入粥内，并加白及粉搅匀即可食用。

也可以在大椎（项背第 7 颈椎棘突下凹陷中）、百劳（大椎直上 2 寸旁开 1 寸）、肺俞（背部第 3 胸椎棘突下旁开 1.5 寸）、膏肓（第 4 胸椎棘突下旁开 3 寸）等穴施行"隔蒜灸"法（将大蒜切成 2 ～ 3 分厚的薄片，以针穿刺无数小孔，放在穴位上，再将艾绒放在蒜片上，点燃施灸）。

（6）用于预防流行性脑脊髓膜炎。大蒜头 5 ～ 15 克，每日饭前生吃 1 次，食毕用淡盐水漱口。

（7）用于疟疾。大蒜头 1 小瓣捣烂，于发作前 2 小时敷于寸口（腕关节掌面桡侧血脉跳动处）或内关穴（掌面腕关节横纹中点上 2 寸），敷至皮肤发红时即去掉。敷前在局部先涂少许菜油，以防起疱。

（8）用于胃脘冷痛。大蒜头 2 个，生食或煮粥服食。

（9）用于急慢性肠炎所致泄泻。生大蒜 3 ～ 5 瓣，捣烂如泥，开水冲服，每日 2 次，既治且防。

（10）用于痢疾。大蒜头 2 个，鲜鲫鱼 500 克，同煮开加盐、葱、姜调味而食，连服数日；生大蒜 3 ～ 5 瓣，捣烂如泥，加白糖，饭前开水冲服，每日 3 次。对于小儿噤口难以服药者，可用 10% 大蒜液 1000 毫升，保留灌肠，每日 1 次；或以蒜泥敷足心涌泉穴，每日临睡前敷药 1 次，白天取下（敷前先在足心涂少许凡士林，以防起疱）。

（11）用于上消化道出血。大蒜头 300 克，玄明粉 60 克，混合捣烂，每用 90 克以四层纱布包裹，敷贴于足心（涌泉穴），3～4 小时后去掉，每日 1 次（敷前先在足心涂少许凡士林，以防起泡）。此法用至血止，若 2～4 日未见疗效，则不宜继续使用。

（12）用于高血压。大蒜头适量，放糖，醋中浸泡 5～7 天，每次饭前空腹吃 1～2 瓣，并同时饮糖醋汁少许，连服半月左右。

（13）用于高血脂。大蒜头捣汁口服或加奶油适量服，适宜于痰湿偏盛者。

（14）用于肾炎水肿。大蒜 10 瓣，小西瓜（挖洞，放入大蒜）1 个，盖严，置锅中蒸熟，1 日内分数次吃完，连服 1 周左右。

（15）用于尿闭。大蒜头 3 片，蝼蛄 5 个，共捣烂如泥敷脐 20～30 分钟；或大蒜头 5 瓣，蓖麻仁 50 粒，共捣烂，每天下午敷两足心，翌日晨更换，至尿通，肿消为止。

（16）用于钩虫病。大蒜头适量，切成细末，每日清晨空腹食，以温开水送服。

（17）用于蛲虫病。大蒜头捣烂如泥，调入凡士林，临睡前涂于肛门周围，次晨洗去，连用 3～5 天。

（18）用于中暑、上吐下泻。大蒜头 20 克，明矾 10 克，共捣烂，凉开水缓缓灌服；或以大蒜汁滴鼻。

（19）用于急性阑尾炎。大蒜头 100 克，大黄、芒硝各 50 克，共捣烂如泥，加醋少许拌匀，敷右下腹压痛点上（厚约 3 厘米，四周以纱布围成圈，以防药液流出），2 小时后除去再敷。

（20）用于鸡眼。紫皮独头蒜（去皮）1 个，大葱 1 根，共捣烂如泥，敷患处，用纱布包扎，每 3 天换药 1 次。

（21）用于冻疮。紫皮大蒜头适量，捣烂擦常患冻疮处（于入冬前开始）。每日 1 次，连用 5～7 日。

（22）用于头癣。大蒜头捣烂，以猪油或菜油调成糊，涂敷于洗净的患处，每日 1 次、

（23）用于足癣。大蒜头捣烂，置陈醋中 24 小时，取汁洗泡患处，每日 1 次。

（24）用于斑秃。紫皮独头蒜 1 个，切片，外擦患处，至皮肤发红为止，每日 1～2 次。

（25）用于蛇蝎咬伤。大蒜头、黄雄各适量，同捣烂敷伤处，干后即换。

（26）用于疮疡痈肿。紫皮独头蒜捣烂，以麻油调敷患处，干后即换；或于患处施行"隔蒜灸"。

（27）用于产后血晕、面色暗淡或青紫。大蒜头适量煮水，待温灌之，很快即可苏醒。

（28）用于阴道滴虫（阴痒）。大蒜头切片，水煎趁热熏洗之，每晚睡前1次，连续7～10日；或以大蒜头捣汁，淋于清洁纱布上并塞入阴道。以上每次10分钟，每日1～2次，连用3～5日，治疗期间忌房事。

（29）鼻出血。大蒜头1个，去皮，捣烂如泥，做成硬币大小，敷于足心（涌泉穴），左鼻孔出血敷右足心，右鼻孔出血则敷左足心。

（30）鼻（窦）炎。大蒜头捣汁，加甘油2倍（无甘油则以蜂蜜代之），用盐水洗鼻并拭干后，以棉球蘸药塞鼻中，每日早晚各1次，连续5～7日。

（31）用于急性扁桃腺炎、口腔炎。大蒜头捣汁，加入5倍的盐开水，频频漱口，每日数次。

（32）用于牙痛。一般牙痛，可将大蒜头捣烂，外敷牙痛处相应面颊部或合谷穴（虎口穴）；龋齿（俗称"虫牙"）则将大蒜头捣烂，清除蛀洞里的残留物后塞入少许蒜泥，即可止痛。

（33）据现代药理研究。大蒜苷对癌细胞及其生存环境有一定的抑制、干扰、破坏作用，故有一定的防癌抗癌功能。临床实践观察：常吃大蒜，能减少食道癌、胃癌、肠癌、胰腺癌、乳腺癌、子宫癌的发病率。

3. 服用方法 "常吃大蒜，百病不患"。大蒜既可以生吃、煮食、糖醋泡，也可以在烧菜、煨汤中作佐料。

研究还表明：大蒜的医疗效用，遇热和碱则大大的减弱，故用大蒜防病治病，当以生吃为佳。可是，生大蒜吃多了，口中会出现蒜臭，这常常是许多人不愿吃大蒜的原因。如果在吃完大蒜后，嚼食大枣、茶叶，并以糖水漱口，口中蒜臭就会大大减少或消失，而防病治病作用依然存在，实乃"化腐臭为神奇"。

4. 注意事项

（1）由于大蒜属辛辣之品，生食刺激性大，使口舌灼痛、胃中嘈杂，过食能动火耗阴，使胃液减少，伤肝损目，令人眼目昏花、视力下降（孕妇过食则影响胎儿视力，故民间俗有"大蒜有百利，独不利于眼"之说）。凡素体阳盛，阴虚火旺体质，肺胃有热，患有目疾、狐臭，好发疮疡痈疖者，均不宜吃大蒜。

（2）古代文献中还有大蒜不可与补药合用，合用则消减补力；若与鹅肉同吃，易发泄泻；若与鹅蛋同吃，易发气促；不可与蜂蜜同时食用等记载，有些尚与实际情况不太相符，仅供参考。

（3）大蒜不宜在冰箱里储存，冰箱湿润的环境会促使大蒜发芽。

（九）小小花椒作用大

花椒为芸香科落叶灌木或小乔木蜀椒的果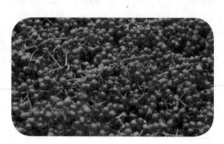实，故又名"川椒""蜀椒""红椒""大红袍"。在我国的主产地是四川、陕西、河北。

1. 性味、归经及功能作用　花椒，性热、味辛，入肺（经）、脾（经）、胃（经）、肾（经）。含有挥发油、柠檬烯、枯醇、植物甾醇、不饱和有机酸等，有温中、止痛、杀虫的作用，主治脘腹冷痛、虚寒吐泻、肌肉或关节风湿性疼痛及蛔虫、蛲虫等病症。古人有《服椒诀》曰："椒禀五行之气而生，叶青、皮红、花黄、膜白、子黑。其气馨香，其性下行，能使火热下达，不致上熏。芳草之中，功皆不及。"

2. 临床应用

（1）用于咳嗽、喘息。花椒2～3粒，生梨（洗净，戳几个小孔）1个，将花椒放入梨中，隔水炖熟，待冷却后去掉花椒，食梨饮汁。

（2）用于脘腹冷痛、虚寒吐泻。取花椒、干姜、白萝卜各适量，共煮而食之；花椒30粒，大腹皮6克，老姜（或炮姜）9克，绿豆1把，水煎服；花椒6克，附子、干姜、半夏各9克，党参15克，煎水取汁，调入饴糖30克，日服2次；外用将花椒适量炒至见湿，以布包裹，热敷脘腹部，每日数次。

（3）用于年老体衰、脾肾阳虚、四肢麻木、腰酸腿软。花椒3克，生姜15克，大葱30克，水煎服，每日2次；花椒50克，小茴香20克，混合后微炒，研为细末（可炼蜜为丸），每次用温水送服3～6克，每日2次。

（4）用于蛔虫病。花椒6克，水煎服或炒后研末冲服；花椒适量，炒至见湿，泡酒1周后，随量饮酒；花椒3克，醋60毫升，煎服（胆道蛔虫）；花椒（研末）6克，杏仁干250克，混合拌匀，随意而食；花椒6克，榧子10枚，生姜3片，乌梅3个，水煎，早、晚空腹服。

若胃热吐蛔者，以本品 6 克，枳实、黄连、黄柏各 9 克，乌梅 5 个，槟榔 30 克，水煎服，宜早、晚空腹服。

驱蛔虫可用花椒、胡萝卜各适量，先将胡萝卜切碎，炒至微香时加花椒，共研末，每晨空腹服 15 克，连服 2～3 天。

（5）用于蛲虫病。花椒 30 克，煎水取汁，加食醋适量，每晚睡前熏洗肛门，连用 1 周；花椒 15 克，雄黄 1 克，共研细末，每晚睡前以纱布包裹，蘸香油塞入肛中，次晨取出，连用 1 周。

（6）用于钩虫病。花椒 15 克，槟榔 12 克，乌梅 7 个，水煎服，每日 2 次。

（7）用于龋齿牙痛。花椒 3 克，醋 60 毫升，煎服，取汁含漱；取极少许花椒粉末，用棉球或小纱布包起来，填塞在患处，咬紧牙齿，可以立马止痛。

（8）用于牙根松动。干花椒 50 克，小茴香 20 克，混合后微炒、研为细末（也可炼蜜为丸），每次用温水送服 3～6 克，每日 2 次。

（9）用于冻疮。花椒适量，水煎外洗冻疮局部，每日 1～2 次；花椒、杏仁各 10 克，黑芝麻 15 克，混合炒至焦黄，研为细末，用猪油或凡士林调匀后涂抹患处。

3. 服用方法 内服、外用均可，内服一般 5～10 克，外用宜将本品炒至见湿后以布包裹，热敷局部。

4. 注意事项 本品辛热，温阳助火，凡诸实热及阴虚火旺者忌用。

（十）胡椒温中解湿毒

胡椒又名"玉椒""浮椒"，分黑、白两种，未成熟者名"黑胡椒""黑川"，成熟者称"白胡椒""白川"。一般黑胡椒用于佐料，药用以白者为佳。

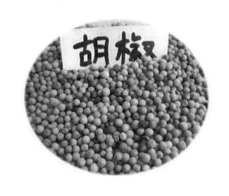

1. 性味、归经及功能作用 胡椒，性热、味辛，归脾（经）、胃（经）、大肠（经），含胡椒碱、挥发油、粗脂肪、粗蛋白、淀粉等营养物质，具有散寒解表、温中止痛、开胃消食、化湿解毒之功效，主要用于外感风寒、寒性咳喘、消化不良、食欲不振、脘腹疼痛、反胃、呕吐、腹泻、痢疾、黄疸型肝炎、肾炎、遗尿、寒性痛经、带下、冻疮、阴囊湿疹、毒虫咬伤、咽炎、牙痛、荤腥鱼肉类中毒等病症。

2. 临床应用

（1）用于外感风寒。白胡椒粉 3 ～ 5 克，葱白（切碎）3 根，煮稀饭或下面条，趁热吃 1 ～ 2 碗，盖被而卧，出汗即愈。

（2）用于风寒咳嗽、痰多泡沫。白胡椒 5 粒，陈皮 3 克，白萝卜（洗净、切块）200 克，生姜 3 片，煎汤早、晚饭后各服 1 次；白胡椒 5 粒，大白萝卜（洗净、切片）1 个，麻黄 2 克，蜂蜜 30 克，置碗中蒸半小时趁热顿服，卧床见汗即愈。

（3）用于虚寒哮喘。胡椒 10 粒，田鸡（去内脏）1 只，将胡椒塞入田鸡腹内，用线缝合，焙至酥脆，研成粉末，每次服 1 克，每日 3 次。

（4）用于脾胃虚寒、食欲不振。白胡椒（研极细末）适量，每日晚餐后半小时左右用温开水冲服 2 克，直至纳食正常为止。

（5）用于肉食不消化。胡椒粉 6 克，生姜、紫苏叶各 5 克，水煎服。

（6）用于恶心反胃、呕吐、不欲饮食。胡椒、盐梅核各 3 粒，共研极细末，用姜汁加温开水调服，每日 1 次；白胡椒 10 粒，绿豆 80 粒，共研极细末，分 2 ～ 3 次温开水送服；白胡椒、黄连各等分，研极细末，每次用开水冲服 2 克，每日 3 次；白胡椒、菜豆子各 20 粒，用盐水共炒后研极细末，分 1 ～ 2 次开水送服；胡椒、制半夏各等分，共研细末（或以姜汁为丸），每次以姜汤送服 10 克，每日 2 ～ 3 次。

（7）用于胃肠虚寒、虚寒性脘腹疼痛（喜温、喜按）。在炖肉时加入一点白胡椒及人参、白术各 20 克；白胡椒、绿豆各等分，共研细末，每次以温黄酒送服 3 克，每日 2 次；白胡椒、杏仁各 7 粒，大枣 3 个，共捣成泥，以白酒或食醋少许送服，痛则停服；白胡椒粉 25 克，200 克以上活鲤鱼（宰杀、去内脏，清洗干净）1 条，将胡椒粉放入鱼肚，隔水蒸熟吃，连服 3 ～ 5 日。

（8）用于胃痛、胃下垂。白胡椒（捣碎）15 克，猪肚 1 个，将白胡椒装入猪肚，文火炖熟，加入调料趁热吃，3 日内分 6 ～ 9 次服完，连用 3 ～ 4 个。

（9）用于脘腹冷痛、食欲不振、腹泻。白胡椒（研末）1 ～ 2 克，红糖适量，开水冲服，每日 2 ～ 3 次，连续 3 ～ 5 日；胡椒粉适量，泡酒 1 ～ 2 周后取汁涂抹胸口膻中穴（两乳头连线中点）、中脘穴（胸剑结合部与脐连线中点）及其附近，每日 1 ～ 2 次。

（10）用于小儿消化不良性腹泻。白胡椒（研极细末）1 克，葡萄糖粉 10 ～ 15 克，混合，1 岁以下，每次服 0.5 克；1 － 3 岁，每次服 0.5 ～ 1.5 克；均每日 3 次，3 日为 1 个疗程。

（11）用于腹泻兼手足清冷。白胡椒 15 粒，生姜 6 克，淡豆豉 3 克，水煎服，每日 1 次；胡椒末 3 克，饭团少许，做饼，每晚睡前贴肚脐，连续 3～5 日；胡椒 10 克，大蒜瓣 2～3 个，捣烂作饼，每晚睡前贴肚脐，连续 2～3 日。

（12）用于痢疾。湿热痢疾用胡椒 10 粒，绿豆 60 粒，共研细末，开水冲服，连服 3～5 日；白胡椒 5 粒，绿豆 3 粒，红枣（洗净、去核）2 个，共捣成泥，每晚睡前敷肚脐（神阙穴），次晨取下，每日 1 次；虚寒泻痢用胡椒、生姜（或炮姜）、淡豆豉各 9 克，水煎温服。

（13）用于黄疸型肝炎。白胡椒（研细为末）10 粒，鸡蛋（钻小孔）1 个，将胡椒装入蛋中，用面粉加水调成糊状，封蛋口蒸熟后 1 次吃下，每日早、晚各 1 次。

（14）用于肾炎。白胡椒（研细为末）10 粒，鸡蛋（钻小孔）1 个，将胡椒装入蛋中，用面粉加水调成糊状，封蛋口蒸熟后 1 次吃下，成人每日早、晚各 1 次，小儿每日 1 次即可，10 日为 1 个疗程，休息 3 日后再服第 2 个疗程，连服 3 个疗程左右。

（15）用于遗尿。白胡椒（研细为末）10 粒，鸡蛋（钻小孔）1 个，将胡椒装入蛋中，用面粉加水调成糊状，封蛋口蒸熟后 1 次吃下，成人每日早晚各 1 次，小儿每日 1 次即可，连服 1 周。

（16）用于痛经。白胡椒粉 1 克，白酒（烫热）30 毫升，冲服胡椒粉，每日 1～2 次，连续服用 2～3 日。

（17）用于白带，质清稀，或伴小腹冷痛。白胡椒（研极细末）20～30 粒，鸡蛋 1 个，炒食，每日早晨 1 次，连续 7～10 日。

（18）用于冻疮。胡椒、白酒按 1：9 的比例备料，将胡椒浸入白酒内，7 日后取药涂于患处，直至痊愈。

（19）用于阴囊湿疹。白胡椒（研极细末）10 粒，放入 2000 毫升水中，煮沸 5～10 分钟，外洗患处，每日早晚各 1 次。

（20）用于毒虫咬伤。先取白胡椒适量，水煎取汁，清洗伤口；再取胡椒适量研极细末，以水（或醋、蛋清）调涂患处，每日 2～3 次。

（21）用于牙痛。白胡椒 9 粒，绿豆 10 粒，共捣碎后用棉球裹成绿豆大小药丸，咬于患处，涎出即吐出，每日 2 次。

（22）用于荤腥鱼类中毒。白胡椒、橘皮各等分，共研细末，每次用温水送服 3 克，每日 1～2 次。

3.服用方法 黑胡椒做铁板类的菜肴效果最好，因为热度高可以使胡椒的味道更浓郁。药用以白者为佳，可入煎剂、散剂，常用量5～10克。

4.注意事项

（1）本品为辛热、纯阳之物，热证、目疾患者及孕妇忌服。

（2）黑胡椒与肉同煮的时间不宜长，因为黑胡椒中含挥发油，受热时间太久会使它独特的香辣味挥发掉。

（十一）温中止痛的大小茴香

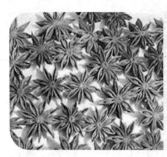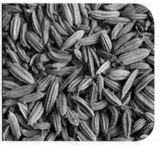

茴香，又名"怀香""香籽""香丝菜"，有使人精神振奋、重新添香之意，故名（取"回香"之意）。有大茴香、小茴香两种，都是生活中常用的调味香料。

大茴香颜色紫褐，呈八角星状，故名"八角茴香"，俗称"大料"，是木本植物八角树的果实，为我国特产；有强烈的芳香气味和甜辣味，香气来自其中的挥发性的茴香醛，其作用为其他香料所不及。小茴香是草本植物茴香菜的种子，它的茎叶部分（茴香菜）也具有香气。

1.性味、归经及功能作用 大小茴香的性味、归经和功能作用几近相似，性温、味辛、甘，入脾（经）、胃（经）、肝（经）、肾（经）。含有挥发油（主要为茴香油、茴香脑、茴香醚、茴香醛、茴香酮、甲基胡椒酚等）、碳水化合物、蛋白质、维生素A、维生素C、维生素E、胡萝卜素、少量脂肪和膳食纤维，以及钾、钠、钙、镁、磷、铁等微量元素，能除鱼肉中的腥膻味，具有醒脾开胃、促进食欲、疏肝理气、和胃止痛、温经散寒、消肿散结等功用，主要用于治疗慢性胃炎、脾胃虚寒、脘腹冷痛、食少吐泻、溃疡病、蛔虫腹痛、慢性痢疾、便秘，虚寒腰痛、遗尿、小便不利，疝气、阴囊肿痛、睾丸肿胀，月经不调、痛经、赤白带下等病症。

八角对结核杆菌有明显抑菌作用，对金黄色葡萄球菌、肺炎球菌、白喉杆菌、枯草杆菌、霍乱弧菌、伤寒杆菌、副伤寒杆菌、痢疾杆菌、大肠杆菌及常见致病菌均有较强的抑制作用。

2.临床应用

（1）茴香油有温中散寒、理气止痛作用，能促进唾液和胃液分泌，增加食欲和胃肠蠕动，帮助消化，有助于健运脾胃、缓解痉挛、减轻疼痛。可以取小茴香少许，炒后煎汤取汁，然后加大米煮粥食用。

（2）用于肝气犯胃、胸胁及脘腹胀痛。小茴香 30 克，枳壳 15 克，微炒、研末，每次用温开水或盐开水送服 6 克，每日 2 ～ 3 次；小茴香、枳壳、乌药、川厚朴各 10 ～ 12 克，佛手、陈皮、甘草各 8 克，加水煎至 300 毫升，每日分 2 次温服。

（3）用于慢性胃炎、胃寒冷痛。大茴香 9 克，加酒适量煎服；或研末调白糖冲服，每日 2 次；舌苔白厚、舌质淡、频泛清涎者加桂枝 4 ～ 6 克，干姜 3 克，水煎服；舌苔黄厚者加蒲公英 15 ～ 18 克，藿香、砂仁、白蔻仁各 6 ～ 8 克，后 3 味均后下。

（4）用于虚寒性胃痛、溃疡病。小茴香 6 ～ 9 克，红糖适量，水煎，每日饭前分 2 次服用；小茴香、香附、白芷各 10 克，乌贼骨、田七粉（炒）各 15 克，延胡索 12 克，大黄 6 克，共研极细末，装入胶囊，每饭前空腹时用温开水送服 3 粒，每日 3 次。

（5）用于寒性腹痛。小茴香、胡椒各等分，研末，每次用少量白酒送服 3 克，每日 2 次。

（6）用于小儿吐奶、腹泻。小茴香 9 克，水煎，代茶饮。

（7）用于小儿感寒伤食腹胀。大茴香 30 克，肉桂、生姜、鸡内金各 10 克，共研末，加食盐 250 克，共炒热，装入布袋，趁热熨于小儿脘腹部，每日 1 次，直至痊愈。

（8）用于消化不良、食欲不振。茴香（洗净、研末）50 克，大米 200 克，先将大米煮熟后关火，加入茴香末，闷 5 分钟后食用。

（9）用于蛔虫腹痛。小茴香 10 克，南瓜子 20 克，共焙干研末，每天晨起空腹开水送服 10 克，连续 3 日。

（10）用于慢性痢疾。小茴香 9 克，石榴皮 15 克，水煎服，每日 1 次。

（11）用于便秘。茴香醚具有刺激作用，对消化系统能加速和增强胃肠蠕动，可促进排便，缓解腹部胀痛。可用大茴香 7 个，麻仁 15 克，葱白 7 根，共研碎、捣烂，水煎服，每日 2 次。

（12）用于肝脾肿大。小茴香、青皮、海带各 25 克，荔枝核 15 克，水煎常服，每日 1 剂。

（13）用于茴香脑（茴香烯）能促进骨髓细胞成熟和释放入外周血液，有明显的升高白细胞的作用（主要升高中性粒细胞），可用于白细胞减少症。

（14）用于肾虚腰痛。小茴香（炒香、研末）10克，猪肾（剖开、多层不断）1个，分层加入茴香，纸包煨熟，1日内分2～3次用温黄酒送服，连服1周。

（15）用于遗尿。小茴香6克，桑螵蛸15克，装入猪膀胱内，焙干、研末，每次冲服3克，每日2次。

（16）用于小便不利。大茴香7个，麻仁15克，葱白7根，共研末，捣烂，水煎服，每日2次。

（17）用于月经不调。小茴香、青皮各15克，置于250克黄酒中浸泡3天。每次饮服15～30毫升，每日2次。若不能饮酒者，可以用醋代之。

（18）用于气滞血瘀之痛经。小茴香（研末）6克，当归12克，枳壳15克，后2味水煎，饮服时冲入1/2小茴香粉，每日2次。月经来潮前1周左右连续服4～5剂。

（19）用于赤白带下。小茴香（炒黄）120克，置于500毫升黄酒中，煮沸数次，凉后装瓶备用，每日三餐饭前温服20～30毫升。

（20）用于产后乳少。小茴香种子加大麦茶冲泡，可增加母亲的奶水。

（21）用于颈淋巴结结核。小茴香10克，海带、海藻各15克，水煎服，每日2次。

（22）用于睾丸肿胀、鞘膜积液。小茴香、苍耳子各9克，水煎服，每日2次；小茴香、木香各6克，木通、枳壳、黄柏、槟榔各9克，白芍、川楝子各12克，生薏苡仁24克，水煎服，每日1次。

（23）用于睾丸炎肿痛。小茴香10克，海带、海藻各20克，水煎服，每日1～2次。

（24）用于疝气。寒疝绕脐痛用小茴香、橘子核、山楂肉各等分，焙枯、研细末、混合，每次用温黄酒送服6克，每日2～3次；阴囊坠胀疼痛：小茴香16克，胡椒10克，共研细末，酒糊为丸，每次用温酒送服3～6克，每日2次；小茴香20克，山楂核、荔枝核、橄榄核各等分，后3种核共烧存性研末，用小茴香煎汤，于凌晨空腹送服10克，连续5日；间歇期疼痛不发作时用大茴香、枳壳各30克，共焙干研末，每次用温黄酒送服3～6克，每日2次。

清朝末年，俄罗斯富商米哈伊洛夫在中国乘船游览杭州西湖，正当他尽情欣赏秀丽风光之时，突然疝气发作，痛得他捧腹大叫。这时，随行的俄罗斯医生束手无策，幸好船夫向他推荐了一位老中医，老中医用中药小茴香1两，研成粗末，让米哈伊洛夫用2两浙江绍兴黄酒送服。大约过了20分钟，他的疝痛奇迹般地减轻并很快消失。得知自己的疼痛是被小小茴香治好，米哈伊洛夫大呼神奇，此事一时也被传为佳话。

（25）年老体衰、牙根松动、脾肾阳虚、腰酸腿软。小茴香 20 克，干花椒 50 克，混合后微炒、研为细末（可炼蜜为丸），每次用温水送服 3 ～ 6 克，每日 2 次。

（26）口臭。口气重者，餐后嚼一粒茴香子，可以消除口气。

3. 服用方法　八角是制作冷菜及炖、焖、卤制菜肴中不可少的调味品，其作用为其他香料所不及，也是加工五香粉的主要原料；小茴香常常用来作包子或饺子等食品的馅料（应先用开水焯一下）。

介绍一下我国近代著名文学家、思想家鲁迅先生笔下的孔乙己特别喜爱吃的茴香豆的做法：蚕豆（泡一夜后取出控水）500 克，茴香、桂皮、盐各 6 克。锅中加水 1000 毫升左右，放入蚕豆（以水没过豆面为准），旺火烧开，不断搅动，沸煮 15 分钟左右，一次性放入茴香、桂皮和盐，搅匀，烧开后再改用中、小火焖煮 1 ～ 1.5 小时，至豆酥入味即成。

4. 注意事项

（1）茴香性燥热，脏腑有实热、阴虚火旺者不宜。

（2）虚寒体质的人，也不宜短期大量食用，每天不宜超过 10 克，多食会有损视力、生疮长疖。

（3）对茴香过敏者忌服。

（十二）肉桂飘香保健康

肉桂，桂树（10 年以上树龄的川桂、细叶香桂等）的干燥树皮，系从茎和枝条剥取或刮取，搁置干燥后，卷曲成卷，又名"大桂""玉桂""牡桂""紫桂""辣桂""桂皮"，有浓烈的特殊香气，药用以越南（西贡肉桂）和印度尼西亚产者质地最佳。

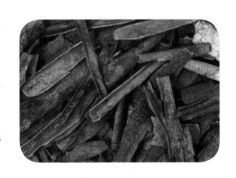

我国的肉桂分布于广东、广西、福建、云南、海南、台湾等热带及亚热带地区。其中，广东高要市、广东罗定市、广东郁南县、广西防城港市、广西梧州市藤县等地，拥有中国肉桂之乡的称号。

1. 性味、归经及功能作用　肉桂，性大热，味辛、甘，归心（经）、脾（经）、肝（经）、肾（经）。含有丰富的碳水化合物、蛋白质、膳食纤维、胡萝卜素、挥发油、桂皮醛（75% ～ 90%）、桂皮酸、肉桂醇、维生素 E，以及钾、钙、锰、铜、铁、硒、钠、锌等微量元素，这些成分有补肾阳、暖脾胃、除寒疾、通血脉，促进唾液和胃液分泌，增进消化、促进食欲、散寒止痛的作用，主要用于阳虚怕冷、气短喘促、脘腹冷痛或隐痛（喜暖）、食欲不振、呕吐清水、便溏或肠鸣泄泻、风寒湿性关节痛、腰膝冷痛、虚脱肢冷脉微、肾阳不足、命门火衰、小便频数清长或尿少浮肿、遗精阳痿早泄、寒性痛经或经闭、宫寒不孕、产后腹痛、慢性溃疡久不收口，或上热下寒、头晕耳鸣、面赤足冷、口舌糜破长久不愈者。

现代医学研究表明，肉桂中含的肉桂醛，对中枢神经系统有明显的镇静作用和降压作用；桂皮油有强大的杀菌作用，内服可作健胃和祛风剂，外敷能治疗胃肠胀气。

1995 年 1 月 17 日的加拿大《世界新闻周刊》杂志列举了经西方科学家研究证实用肉桂配蜂蜜能够治愈诸多病症，且无任何不良反应。

2. 临床应用

（1）用于伤风、感冒、流感、咳嗽。患者每天服 1/4 汤匙肉桂粉加 1 汤匙蜂蜜的温开水，连服 3 天，感冒就能治愈，也能杀流感病毒。

（2）用于消化不良。饭前服用 2 汤匙撒上肉桂粉的蜂蜜能中和胃酸，消化最难消化的食物。

（3）用于胃痛不适。将肉桂粉与蜂蜜按照 1 : 2 的比例调配，温开水冲服，能缓解胃痛，坚持服用一段时间，还能根除胃溃疡。

（4）用于嗳气。根据专家们在日本和印度进行的观察研究，将肉桂粉同蜂蜜一起冲服，可以很快缓解胃部产生的嗳气现象。

（5）用于低血压。肉桂、桂枝各 40 克，甘草 20 克，混合捣碎，开水冲泡代茶饮服 1 周以上。

（6）用于心脏病。把肉桂和蜂蜜制成膏剂，敷在胸部，同时早餐时用它当果酱、果冻吃，会降低动脉中的胆固醇，避免心绞痛发作。每天坚持服用，可加强心跳，改善呼吸，远离心绞痛的发作。在美国和加拿大各地的养老院里，这种治疗方法都获得了成功，并发现：肉桂和蜂蜜可以软化动脉血管。

（7）可降低胆固醇，把 3 汤匙肉桂粉和 2 汤匙蜂蜜溶于 50 毫升茶水中，给高胆固醇患者服下，2 小时内就能降低血液中 10% 的胆固醇。如果 1 天服 3 次，任何慢性胆固醇增高症也都能治。

（8）用于膀胱炎。取 2 汤匙肉桂粉，1 汤匙蜂蜜，以温开水冲服，可以杀灭膀胱里的细菌。

（9）用于痛经。桂皮 3 克，山楂肉 9 克，红糖 30 克，水煎 3 ~ 5 分钟，月经前分 2 次服下。

（10）用于产后腹痛。桂皮 3 ~ 6 克，红糖 12 克，水煎取汁，分 2 次温服。

（11）用于皮肤感染。以等量的肉桂粉和蜂蜜混合，涂敷于患部，能治愈诸如湿疹之类的多种皮肤感染。

（12）用于粉刺。用 1 汤匙肉桂粉，3 汤匙蜂蜜，制成膏剂，睡觉前将膏敷在粉刺上，第二天早晨用温水洗净。坚持使用 2 周，能把粉刺清除。

（13）减肥者，每天早饭前半小时和晚上睡觉前喝 1 杯等量的肉桂、蜂蜜混合温水，能降脂减肥，甚至能减掉重度肥胖者的体重。即使吃高热量的食物，脂肪也不会在体内聚集存留。

（14）用于脚气。肉桂粉适量，加食醋调敷患处，每日早、晚各 1 次。

（15）用于耳鸣、耳聋、听力下降。每天早晚坚持服用等量的肉桂和蜂蜜水，能促进复聪。

（16）用于咽喉肿痛。相传，春秋战国时期，中国四大美女之一的西施曾服用肉桂治好咽喉肿痛。一日，西施正抚琴吟唱自编的《梧叶落》时，忽感咽喉疼痛不适，遂用大量清热泻火之药，症状得以缓和，但药停即发。后另请一名医，见其四肢不温、小便清长、六脉沉细，乃开肉桂半斤。药店老板对西施之病也略有所知，看罢处方，不禁冷笑："喉间肿痛溃烂，乃大热之症，岂能食辛温之肉桂？"便不予抓药，侍人只得空手而归。西施道："此人医术高明，当无戏言，眼下别无他法，先用少量试之。"侍人便换店买来肉桂，西施先嚼了一小块肉桂，感觉香甜可口，嚼完半斤，疼痛消失，进食无碍，大喜。药店老板闻讯，专程求教名医。名医答曰："西施之患，乃虚寒阴火之喉疾，非用引火归元之法不能治也。"

（17）用于风湿病。风湿病患者可以每天早、晚服用 1 杯用肉桂粉和蜂蜜各 1 汤匙调成的蜜水。经常服用，即使是慢性风湿病也能治愈。在丹麦哥本哈根大学进行的一项研究中观察发现，1 周内，接受该方法治疗的 200 例风湿病患者中，73 例疼痛完全缓解，1 个月内，原来因风湿病不能行走或不能随意挪动者，大多数能够行走，且不感到疼痛。

（18）可提高免疫，每天服用肉桂和蜂蜜水，能增强人体的免疫系统，保护机体不受细菌和病毒的侵害。

（19）用于癌症。每天坚持用温开水冲服 1 汤匙肉桂粉和 1 汤匙蜂蜜，每日 3 次，坚持数月。在日本和澳大利亚进行的研究显示，晚期的胃癌和骨癌也能成功治愈。

（20）可消除疲劳，每天服用等量的肉桂和蜂蜜水，能最大限度消除疲劳，恢复体力和精神。每天下午三点半左右，当精力开始减退时，喝 1 杯肉桂蜂蜜水，可以保持 1 周的精力旺盛。南美人的生活习惯就是每天早晨起床第一件事就是冲服 1 杯肉桂蜂蜜水，这样一整天都能保持精力充沛、心情舒畅。

（21）可延缓衰老、延年益寿。经常服用肉桂粉与蜂蜜调制的饮料能中止由年龄老化、自由基积存带来的各种损害。可用 1 汤匙肉桂粉、4 汤匙蜂蜜、3 杯水煮开，制成饮料，每次喝 1/4 杯，每天喝 3 ～ 4 次，可保持皮肤细腻、滋润、柔嫩，还能中止由年龄增长引起的各种皮肤损害，推迟衰老，益寿延年。

3. 服用方法

（1）肉桂气味芳香，是菜肴中常用的香料和调味品，但口感较辣；在民国时期，肉桂茶就被列为武夷十大名茶之一，其殊香雅韵，冠于其他名茶之上。

（2）另外，肉桂历来还是中医药学家用来治疗疾病的药引子之一，入药单用宜加适量蜂蜜，以制约其辣味。

4. 注意事项

（1）肉桂是大热药物，如体内实热火盛、目赤肿痛、鼻干或出血、口干舌燥、咽喉肿痛、大便干燥秘结等热性症状及各种急性炎症、阴虚火旺、干燥综合征和血热妄行的出血病症不宜服用。

（2）慢性肝病、结核病、红斑狼疮、痔疮、癌症、孕妇、更年期综合征等忌服。

（3）古代文献记载：服肉桂忌食葱，可供参考。

六、滋阴类

不苦口的良药

（一）养心敛肺滋肾阴的五味子

五味子为木兰科植物五味子的成熟果实，因其果肉之味甘、酸、咸，核仁之味辛、咸、微苦，五味俱全，故名。五味子有南五味、北五味两个品种，入药以北五味子为佳。

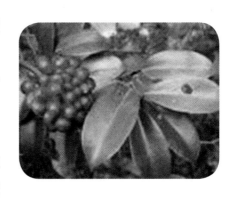

1. 性味、归经及功能作用　五味子，性温，五味俱全，但以甘、酸为主；归经五脏皆入，但以心（经）、肺（经）、肾（经）为主。有养心安神、敛肺滋肾、生津收汗、涩精止泻、宁心安神之功效。主治失眠、健忘、久咳、虚喘、久泄不止、体虚自汗或盗汗、尿频、遗精等病症。

2. 临床应用　五味子入药，南五味子作用较逊，北五味子滋养力强，且能兴奋中枢神经，改善呼吸及血液循环，可用于各种虚弱性病症。

（1）可宁心安神。凡失眠多梦、心慌气短和乏力健忘者，可用五味子25克，酸枣仁20克，地黄12克，水煎服，每日2次；或五味子、党参、茯苓各20克，柏子仁15克，远志9克，水煎服，每日2次。

（2）可强心敛汗。中医学认为："汗为心之液"，对于素体虚弱之体倦汗多（气虚自汗、阴虚盗汗）、心慌气短及气虚咳喘者，可用五味子、桑椹子各12克，水煎服；五味子、麦冬各15克，人参5克（即我们常用的中医名方"生麦饮"），水煎服或制成散剂，每日分2次冲服，效果甚佳；对神经衰弱也有良效。

治疗自汗、盗汗，还可将五味子适量，研为细末，水调后在睡前外敷肚脐或足心涌泉穴，每晚1次。

（3）可敛肺滋肾，对于肺虚咳喘、肾虚咳喘，宜常服五味子粥；或五味子、生地黄、百合、紫菀、山茱萸各 12 ～ 15 克，水煎服；五味子、白矾各等分，研成细末，每次服 10 克左右，每日 2 次。

对于肺虚久咳和肾虚喘促，采用五味子合六味地黄汤（熟地黄、山药、山茱萸、茯苓、牡丹皮、泽泻），方名"都气丸"，主治虚咳气喘。再加麦冬，即成"麦味地黄丸"（又称"八仙长寿丸"），主治面色暗淡无光、虚喘咳嗽少痰、筋骨软弱无力。

（4）可止泄涩精。五味子同补骨脂和肉豆蔻配用治久泻不止，五味子与柏子仁、牡蛎、枸杞配用治尿频和遗精，效果都很明显。

（5）用于脾肾阳虚之久泄、五更泄。五味子 30 克，吴茱萸（浸泡 5 遍）10 克，共炒焦研末，每日早、晚空腹冲服 6 克；五味子 15 克，吴茱萸、补骨脂、肉豆蔻各 10 克，水煎服，每日 2 次。

（6）用于肾阳不足之尿频、遗精。五味子、附子、山茱萸、桑螵蛸各 12 克，柏子仁 15 克，枸杞子 20 克，龙骨、牡蛎各 24 克，熟地黄 30 克，水煎服。

（7）用于糖尿病。五味子、黄芪、茯苓、天花粉各 15 克，生地黄、麦冬各 12 克，甘草 6 克，水煎服；五味子、黄芪、天花粉各 15 克，知母、鸡内金各 9 克，山药、葛根各 24 克，水煎服。每日 3 次。

（8）现代药理研究表明，五味子有较强的调节中枢神经系统、健脑益智、调节血压（尤其是升压）、抗休克、抗心衰、抗呼吸衰竭的作用。

（9）对慢性迁延性肝炎患者之肝功能（GPT）持续不降者也有较好的治疗效果；对于化疗药物引起肝损伤、转氨酶升高，可以用五味子、枸杞子各 20 克炖鲫鱼汤。

3. 服用方法　五味子入药，可以入汤剂、丸剂、膏剂、散剂内服，还可以煮粥、做汤。常用量 20 克左右。散剂除了内服之外，还可以加水调和，外敷肚脐或足心。

4. 注意事项　五味子酸涩收敛，凡感冒咳嗽初起、表邪未解、内有实热和麻疹初发者均不宜用。

（二）补肺益肾有白果

白果，又名"银杏"。果实外有比较坚脆的硬壳，内为绿色或黄色的果仁，果仁内有一粒约 1 厘米长短的绿芯，味苦有小毒，不能吃。

相传很早以前，笔架山下住着两家农户，分

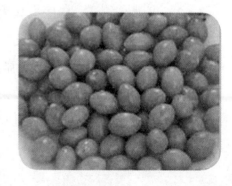

别有一男一女两个孩子，男孩红豆和女孩白果两小无猜，亲如兄妹。白果十岁那年，妈妈染上了当地的一种顽固性地方病，最多只能活一年。传说昆仑山中的一种药果才能治好它。因为路远难行，去采药的人一般都是有去无回。白果的爸爸不畏艰险，打算去昆仑山采药，只是苦于白果与病妻无人照顾。红豆爸爸决定代白果爸爸去采药，可一年过去了，也不见红豆爸爸采药归来。白果的妈妈等不及病死了，红豆的爸爸也永远回不来了。白果失去了妈妈，红豆失去了爸爸，两家人相依为命，又苦熬了很多年。可是天有不测风云，红豆十八岁那年，妈妈也染上了该死的地方病。求佛无效，红豆决定去昆仑山寻找药果，把妈妈托付给了白果照顾。采药路上，红豆经历了九九八十一难，最后到达了昆仑山。红豆的孝心感动了山神，山神给了红豆一粒药果说："此果乃天地之灵根所结，只能给你的妈妈吃，他人吃了，你就会变成哑巴畜生"。红豆接了药果，千恩万感谢山神，日夜兼程赶回家。

自红豆离家后，白果像亲生女儿一样服侍红豆的妈妈。端茶递水，倒屎倒尿。不久，白果也染上了地方病。红豆一回到家里，就急忙把药果往妈妈嘴里喂。当妈妈得知只有一颗药果时，张开的嘴又闭上了。妈妈深情地望着红豆、白果，心里拿定了主意。她想办法支走了白果，对红豆说白果是为了服侍她才染上地方病的，自己老了，白果年纪还小，药果就给她吃吧。妈妈不愿看到白果有什么不测，也不愿儿子再去昆仑山冒险。只有自己了断性命，白果才会吃下药果，儿子才不会再去昆仑山。

安葬了妈妈，红豆把药果送给了白果。白果不知事出有因，吞下了药果，药到病除，精神百倍。待她正要感谢红豆时，却见红豆变成了一只比狗小比猫大的黑油油的动物。这动物就是后来被人们尊为山神的白猸子。白果从惊愕中明白了一切，放声痛哭。善良的白果姑娘为了能让根治地方病的药果在家乡生根结果，彻底解决地方病带给乡亲们的痛苦，毅然决定自己悬梁自尽，迅速死去，并留下遗书，让人们尽快从自己体内取出药果，种在安葬她的地方。很快埋白果的地方长出了一棵树苗，树长大了，结出了许多治疗地方病的药果。乡亲们为了纪念白果姑娘，就把这棵树叫作"白果树"，药果叫作"白果"。红豆、白果为了他人的健康变成了通人性的动物和植物，白猸子依恋白果树，一年四季守护在白果树周围。

1. 性味、归经及功能作用 白果，性平，味甘、涩（内心微苦，有小毒），归肺（经）、肾（经）。含有蛋白质、脂肪、糖类、多种氨基酸、维生素B、胡萝卜素及钙、磷、铁等营养物质，具有敛肺定喘、止咳化痰、补肾固精、杀虫止带等作用，主要用于咳嗽、哮喘、遗尿、遗精、赤白带下、蛲虫等病症。银杏叶能降脂、软化血管，防治冠心病。

2. 临床应用

（1）用于支气管哮喘、肺结核咳嗽。白果仁 5～7 个，炒熟、去心吃，每日 1 次；炒白果（去壳、去心）12 克，加水煮熟，加砂糖或蜂蜜，连汤食之；白果仁（去心）6 克，麻黄、甘草各 4.5 克，水煎服，每日 2～3 次；白果仁（去心、捣碎、水泡）10～15 克，冰糖 6 克，加少许水蒸熟，晚上睡前服用，每日 1 次，坚持月余。

（2）用于头晕。白果仁若干，炒熟、去心，研为细末，每次以大枣汤送服 6 克，每日 2 次；白果仁（去心）5 个，桂圆 7 枚，炖服，每天早上空腹服 1 次。

（3）用于便血（血色偏暗）。白果仁（去心）30 克，藕节 15 克，共研末，每日分 3 次开水冲服。

（4）用于蛲虫病。鲜白果（去壳、捣成泥）若干，每晚临睡时涂敷肛门，连用 5～7 次。

（5）用于小便频数、遗尿。白果仁（去心、炒熟出香气）20 个，每晚睡前细嚼慢咽 2 个；或者按年龄，5－10 岁儿童每次 5～7 个，成人每次吃 8～10 个，每日 2 次；白果（炒熟、去壳）5 个，覆盆子 10～15 克，猪膀胱（洗净、切块）100～200 克，煮汤，加盐适量调味服食。

（6）用于遗精。白果（捣碎）15 克，芡实、金樱子各 12 克，煎汤服。每日 2 次，连服半个月。

（7）用于气滞血瘀、月经不调。白果仁 9 克，红花 6 克，水煎服。每日 1 次。

（8）用于赤白带下。带下多者用白果仁（去心）10 个，冬瓜子 30 克，水煎温服；带下偏黄者用白果仁（去心）10 克，鸡冠花 9 克，水煎，每日分 2 次服；带下清稀者用白果仁（去心）、莲子各 15 克，胡椒 3 克，水煎服或白果仁（去心）、莲子、糯米各 15 克，胡椒适量，乌骨鸡 1 只，将前四味纳入宰杀洗净的鸡腹中，炖烂空腹而食。

（9）用于面部癣症。生白果仁切开，擦患处，每日 2 次。

（10）用于鸡眼。鲜白果仁适量，捣烂敷患处，用布包扎（敷前先将鸡眼挑出血），2～3 大换药 1 次。

3. 服用方法

（1）白果既可入煎剂、膏剂、丸剂、散剂内服，也可以煮稀饭、煨汤、作菜肴或烘烤后食用，还可以外用。

（2）生白果有一定的毒性，故宜去心并炒熟吃，以减低毒性。

（3）白果平时可浸泡在水中，需要吃的时候取上十几粒，在微波炉加热 1 分钟，当零食吃。

（4）白果食疗方

①白果鸡丁：白果仁（去心）200 克，嫩鸡肉丁（用鸡蛋清、盐、淀粉适量腌制）500 克，用猪油同炒熟，加汤、盐、味精、葱段，即可食用。敛肺气、定咳喘、缩小便、止带浊，适用于气虚咳嗽、痰喘、小便频数、尿频、尿急、尿痛、遗精、带下等症。

②糖溜白果：白果仁（去心、水发）150 克，白糖 100 克，淀粉 25 克。白果蒸熟后加白糖煮沸，用淀粉勾芡后食用。敛肺气、定咳喘、缩小便、止带浊，适用于气虚咳嗽、痰喘、小便频数、尿频、尿急、尿痛、遗精、带下等症。

③白果蒸鸡蛋：干白果仁（去心、研末）2 个，鸡蛋 1 个。将鸡蛋一端打一小孔塞入白果粉，用纸封口朝上，蒸熟食用。补虚收敛，适用于消化不良、腹泻、遗尿、白带过多等症。

④白果腐竹粥：白果仁（去心）10 ～ 15 克，腐竹 40 ～ 50 克，大米适量，煮粥，加白糖调味服食。补益肺肾、止咳定喘、缩泉止带，适用于肺虚咳喘、常年肺结核、肾虚小便频数或遗尿、白带过多等症。

⑤白果蒸桂圆：白果仁（去心）5 个，龙眼肉 7 ～ 10 枚，蒸熟食用。适用于心悸、健忘、失眠、年老体弱、产后血虚等。

⑥白果苡仁汤：白果仁（去心）8 ～ 12 个，薏苡仁 60 ～ 100 克，煮汤，加适量白糖或冰糖调味食用，有健脾利湿、止痛清热、排脓祛风、抗肿瘤作用。适用于痰喘咳嗽、脾虚泄泻、小便淋痛、水肿、糖尿病、扁平疣等症。

4. 注意事项 生白果有一定的毒性（毒素主要在果仁内的绿色胚芽中），甚至可以中毒致死，小孩生吃带心的白果仁 5 ～ 10 个即可中毒，故宜去心并炒熟吃，以降低毒性，且不宜多食，5 岁以下小儿应禁止吃白果。万一出现中毒症状，用白果壳水煎急服、蛋清内服、生甘草和绿豆各 50 克煮汤灌服可解。

（三）梨子：润肺止咳的“百果之宗”

梨子，又名“快果”“玉乳”“蜜父”，果肉肥嫩多汁、香甜可口，曾经被誉为

"百果之宗"，故又有"果宗"之称。我国最有名的梨子当数天津鸭梨、天山雪梨、山东莱阳梨、安徽砀山酥梨等。

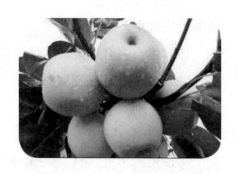

1. 性味、归经及功能作用

梨子，性寒，味甘、微酸，归肺（经）、胃（经）。含有十分丰富的糖、维生素B、维生素C、胡萝卜素、膳食纤维及钙、磷、铁等矿物质。具有清热降火、生津止渴、养阴润肺、止咳化痰、润肠通便、醒酒解毒等作用，主要用于肺热咳嗽、阴虚燥咳、干咳无痰或少痰、咽干喉痛、声音嘶哑、消化不良、大便燥结、疮疡、烫烧伤、醉酒等病症，最适合秋冬气候干燥季节和内火偏旺的人食用。

2. 临床应用

（1）用于肺热咳嗽、痰黄而黏、肺炎、肺脓肿。梨子（洗净，连皮切碎）1个，加入冰糖30～50克炖服，每日2次；梨子适量，捣烂，浓煎取汁，加冰糖熬成膏（雪梨膏），每次以开水冲服1汤匙，每日2次；梨子、白萝卜各1个，捣烂成泥，加红糖少许，每日早、晚各服1次；秋梨（削皮、去核、切碎），莲藕（洗净、切碎）各等量，绞汁代茶饮；梨子1个，葱白（连须）7个，白糖10克，水煎服；梨子（削皮、去核）1个，装入胡椒数粒，水煎服；梨子（削皮、去核、切块）1个，川贝母（研末）9克，冰糖30克（或将川贝母、冰糖纳入去核的梨中），蒸熟吃；梨子1个，瓜蒌皮（焙干研末）1个，蒸熟，每日分2～4次食用；生梨（洗净，连皮切块，去核）250克，鱼腥草（小火煎煮30分钟，过滤取汁）60克，加入梨和适量白糖，继续煮至梨烂熟食用；梨（削皮、去核、切块）2个，川贝母（研末）10克，猪肺（洗净、切块）1具，煮汤，加适量冰糖调味食用（适合老年人热咳无痰）。

（2）用于肺虚燥咳、干咳无痰或痰不易出。梨子（去皮核、切碎）1个，银耳6克，贝母3克，经常炖食；梨子（去皮、切片、榨汁）4个，冬菇（洗净、切片）200克，加冰糖炖煮至熟，每天早、晚分2次连汤同食；梨子（削皮、去核）1个，北杏仁（捣烂，放入梨中）10克，白砂糖或冰糖30～50克，蒸熟食用；鲜梨（去皮、去核）2个，贝母粉10克，燕窝（水浸泡）5克，白糖20克，放入剖开的梨中，合紧置于碗内蒸熟，每天早、晚分食；梨子1个，切一个三角口，挖出梨核，放入适量蜂蜜，再把三角小块盖好，开口向上放入碗内蒸1刻钟，取出趁热服食，每日1次；梨子2个，绿豆100克，煲汤，吃梨饮汤，早晚各1次，坚持服用可不复发。

（3）用于慢性支气管炎、久咳不愈。梨子 1 个，北杏仁 10 克，白砂糖 30 ～ 40 克，加入少量水，隔水炖 1 小时，食梨饮汤。每日 2 ～ 3 次；雪梨 2000 克，黑豆 600 克，蜂蜜、老姜各 150 克。将梨、老姜捣碎取汁，黑豆研末加蜂蜜调匀然后七蒸七晒，随时服用。

（4）用于肺结核久咳、咯血。鲜梨汁、人乳各 100 毫升，混合蒸热饮用，每日 2 次；梨（削皮、去核、切块）2 个，川贝（研末）10 克，猪肺（洗净、切块）1 具，煮汤，加适量冰糖调味食用；梨子（削皮、去核）6 个，糯米（蒸成饭）、冬瓜条（切碎）、冰糖各 100 克（后三者拌匀，分装梨中），蒸 50 分钟食用，每次 1 个，每日早、晚各 1 次；鸭梨 1000 克，白萝卜 1000 克，切碎、绞汁，煎熬浓缩如膏状，加入生姜汁、炼乳、蜂蜜各 200 克，搅匀，煮沸待冷（五汁膏），每次用温开水冲服 1 汤匙，每日 2 次。

（5）用于小儿发热、咳嗽。鸭梨（洗净、切碎）3 个，大米 50 ～ 100 克，梨子煎煮半小时，取汁，加入大米煮成稀粥，趁热食用。

（6）用于百日咳。梨子（洗净、去核）1 个，放入贝母末 3 克（或麻黄 1 克、橘红 6 克），盖紧，放入蒸锅中蒸熟，去药渣，吃梨喝汤，每日 2 次。

（7）用于咳嗽兼喘。生梨（洗净）1 个，戳几个小孔，每孔内塞入花椒 1 粒，隔水炖熟，待冷却后去掉花椒，食梨饮汁。

史载：唐代贞观年间，郑国公魏征之母外出赏菊感染风寒，咳喘不止，拒服苦药。魏征是有名的大孝子，为母亲用鸭梨、贝母、桔梗、冬虫夏草、冰糖蒸膏（雪梨膏、梨膏糖）而愈。

（8）用于热病、口干、烦渴。梨子 1 个，切薄片，用凉开水浸泡半日后绞汁，1 次服完，每日数次；梨子（削皮、去核）1 个，放入冰糖 30 ～ 50 克，蒸熟食用；秋梨（去皮、核），莲藕（切碎）各等量，绞汁代茶饮用；梨子（削皮、去核）1 个，北杏仁（捣烂后放入梨中）10 克，白砂糖或冰糖 30 ～ 50 克，蒸熟食用；梨子（去皮、核）1 个，荸荠（去皮）、鲜藕（去节）、鲜芦根、鲜甘蔗（或鲜麦冬）各适量，切碎后绞汁（五汁饮）服用；秋梨 4000 克，鲜藕 1500 克，红枣 1000 克，鲜姜 300 克，冰糖 200 克，蜂蜜 200 毫升，将梨、藕、枣、姜捣烂取汁，加水熬膏，放冰糖溶化后再加蜂蜜即成，每日早、晚随意服。

（9）用于消化不良、食欲不振。梨子（去核，连皮切块）3 个，小火煎煮半小时后加入大米 50 克，熬成稀粥，每日早、晚各吃 1 次；梨子（洗净、削皮、切块）

1个，放入米醋中浸泡1周后食用，每天1次。

（10）用于习惯性便秘。每日空腹吃梨子1个；或梨子1个，麻仁30克，煎煮取汁，加入蜂蜜少许顿服，每日1～2次；梨子（削皮、去核）1个，北杏仁（捣烂后放入梨中）10克，白砂糖或冰糖30～50克，蒸熟食用。

（11）用于黄疸。梨子（削皮、去核、切片）2个，浸入食醋中1小时后吃。每日3次。

（12）用于糖尿病。梨子2个，白萝卜250克，绿豆200克，煮熟服食，每日2次；梨子（去皮、去核、切片）500克，加水煮至七成熟，再加蜂蜜100～200克，小火煮至熟透，收汁装瓶中服食。

（13）用于脑血管意外后遗偏瘫。鲜梨汁100毫升，人乳100毫升，蒸热饮用，每日2次。

（14）用于疮疡。内服生梨汁或煮梨汤；外用梨皮适量（捣烂），青黛粉少许，混合拌匀，敷于疮面。

（15）用于烫烧伤。梨子切成薄片，贴于伤处，每天更换2～3次，能消炎止痛。

（16）用于食道癌。雪梨汁50毫升，人乳、蔗汁、芦根汁、竹沥各25毫升，童便30毫升，混匀频频饮服。

（17）用于急性扁桃体炎、咽喉肿痛。梨子3个，去皮捣汁，慢慢咽下；或加蜂蜜50克，调服或水煎服，每日2次。

（18）用于咽干喉燥、声音嘶哑、失音。梨子2～3个，榨汁饮服；梨子（削皮、去核、切碎）1个，白砂糖或冰糖30～50克，蒸熟食用；秋梨、莲藕各等量，秋梨削皮、去核、捣碎，莲藕去节、刮皮、切碎，绞汁代茶饮；梨子（削皮、去核）、荸荠（去皮）、鲜藕（去节）、鲜芦根、甘蔗（或鲜麦冬）各适量，洗净切碎后绞汁（五汁饮）饮用。

（19）用于口腔、咽部癌症放疗后阴虚口渴。大梨（洗净、切片）1个，放碗中加凉开水浸泡半天，绞汁顿服。每日数次。

（20）用于醉酒。酒后吃梨2～3个；梨放入米醋中浸泡1周后食用。

（21）用于雪梨酒。雪梨（洗净、去皮核、切块）500克，白酒1000毫升，蜂蜜100克，一起倒入干净的敞口玻璃瓶中，加盖密封，置于阴凉避光处。第1周每天摇匀1次，第2周开始每周摇匀1次，1个月之后即可启封随意饮用（喜欢甜口味的人，可以添加适量白砂糖）。清热化痰、生津润燥，适用于夏季暑热导致的痰热咳嗽、烦渴、便秘等症。

3. 服用方法 以生吃或榨汁为主，治疗寒性咳嗽，应当煮熟食用。

4. 注意事项

（1）梨子性寒凉，故风寒感冒、寒性咳嗽、脾胃虚寒、肾阳不足者及产妇不宜食用，万一食用，必须炖食。

（2）吃梨子后不宜马上喝水，否则容易腹泻。

（3）文献记载：梨子不可与猪肉同食，会损伤肾气，可参考。

（四）养阴润肺的罗汉果

罗汉果是一种名贵水果，又名"拉汗果""青皮果""长寿果""罗晃子""假苦瓜""金不换果""光果木鳖"。

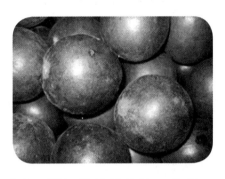

传说在很久以前，广西桂林永福县的大山里，有一位医术高明的草医名叫罗汉，治愈病人无数。有一天，一位逃荒的古稀老妪因风餐露宿而染上重病，昏倒在路上，好心的人就将她送到罗汉家医治。罗汉就给她诊治、煎药，并将自己新近采到的一种水果加进药中。连服几日，老妪的病症竟奇迹般的好了。后来，罗汉就将果种送给乡邻们广为栽种用来防治疾病。当地人常年用罗汉果煮茶饮用，百岁以上高寿者甚众，那位被罗汉救治的老妪活到 120 多岁无疾而终，罗汉本人更得高寿 138 春秋。后来，乡亲们也就以罗汉的名字称这种水果称为"罗汉果"了。

1. 性味、归经及功能作用 罗汉果，性凉、味甘、酸，归肺（经）、脾（经），含有丰富的蛋白质、葡萄糖、维生素 C 等营养物质。具有清热凉血、生津止咳、滑肠排毒、嫩肤益颜、润肺化痰等功效。主要用于热病口渴、肺热咳嗽、百日咳、胃热腹痛、口腔溃疡、咽喉肿痛等病症，还可防治糖尿病、肥胖症，并有抗衰老的作用。

2. 临床应用

（1）可解暑热烦渴，罗汉果（打碎）1～2个，水煎服，每日代茶饮。

（2）用于肺热咳嗽。罗汉果（洗净、打碎）1个，开水冲泡代茶饮，连续2天可愈。

（3）用于肺结核。罗汉果1个，猪肺适量煲汤服食，每日服用，以愈为度。

（4）用于妇女咳嗽、月经不调。罗汉果 15 克，益母草 10 克，水煎服。

（5）用于慢性支气管炎、百日咳。罗汉果 1 个，鱼腥草 30 克，水煎服；罗汉果 1 个、柿饼 3 个，共煎煮，将熟时加冰糖，再略煮一会儿，过滤取汁，每天分 3 次服完；罗汉果 1 个，猪肺（切小块）100 克，同煮汤食用；罗汉果（洗净、沥干）半个，猪瘦肉（洗净、沥干）500 克，西洋菜（洗净）700 克，南杏仁（开水烫后去衣）60 克，把罗汉果、南杏仁放入锅内，加清水适量，武火煮沸后，放入猪瘦肉、西洋菜，再煮沸后，文火煲 1 小时，调味佐膳。

（6）用于阴虚燥咳（肺癌）。罗汉果 10 克，山药 15 克，玉竹 15 克，莲子 20 克，薏苡仁 20 克，龙眼肉 10 克，红枣 10 克，枸杞子 10 克，猪排骨或鸡 300 克，先将上述中药常规水煎、去渣，放入排骨或鸡，先大火后文火煮 3 小时，食肉饮汤。

（7）用于胃热腹痛。罗汉果汁，每次饮服 1 盅，每日 2 次。

（8）用于大便秘结。罗汉果煮猪肉汤食。

（9）用于颈淋巴腺炎。罗汉果 1 个，猪肺（切小块）100 克，同煮汤食用。

（10）用于糖尿病、肥胖症。罗汉果含有一种比蔗糖甜 300 倍的非糖成分，这种物质没有一般的食用糖作用，产生的热量几乎为零，以罗汉果代糖食用，无疑对因食入过多糖分引起的肥胖及糖尿病患者是一大福音。可以取罗汉果（洗净、压碎）、山楂片各 10 克，用 250 克净水于锅中煎煮，上火煮熟后，取汁饮服，如加适量蜂蜜味道更佳。

（11）用于口腔溃疡。罗汉果 1～2 个，打碎，开水冲泡当茶饮服。

（12）用于急慢性喉炎、咽炎。罗汉果（打碎）1 个，开水冲泡或水煎 15～20 分钟后代茶饮；罗汉果 1 个，胖大海 3 枚，开水冲泡，徐徐咽下；罗汉果 1 个，桔梗 10 克，甘草 6 克，水煎服每日 1～2 次；罗汉雪梨饮，即罗汉果 1 个、雪梨 2 个放进砂锅中，加入清水，先用大火，待其开锅后，改小火煮 20～30 分钟，将水沥干，待其温度适宜，即可饮用；罗汉果（打碎）250 克，小火水煎 3 次（每次约半小时），分别取汁，三次药汁合并，合煎至黏稠，加入白糖 500 克，拌匀，晒干后压碎装瓶备用，每次取 10 克，温开水冲服。

（13）用于喉癌咽部不适、声音嘶哑。新鲜罗汉果里含有罗汉果黄酮，对癌症有很好的防治作用。罗汉果 1 个，水煎取汁，调冰糖含服，每日数次；罗汉果 1 个，橄榄 30 克，加清水适量，小火煎 30 分钟，取汁频饮，每日 2 次。本方对烟酒过度等引起的咽干口渴、声音嘶哑等尤为有效。

（14）可抗老防衰、益寿延年，罗汉果、乌梅、五味子各 15 克，水煎服。

3. 服用方法

（1）罗汉果服用方法非常简便，开水冲泡或煎水取汁饮用均可，每日 2 次，每次以 10 克为宜。

（2）罗汉果因为含有一种比蔗糖甜 300 倍的非糖成分，鲜果生吃往往甜得让舌头发麻，所以，一般很少生吃，主要是采用各种各样的泡茶法。方法是在果实两头各钻一小洞放入茶杯中，冲入开水，果内各种营养成分很快被溶解，便是一杯色泽红润、味道甘甜、气味醇香的保健养生饮料。一般可冲泡 4～5 次，如果是个大质坚、圆形褐色、摇之不响的优质果实，冲泡的次数还可增加。若煲汤时放进 1 个罗汉果，会令整锅汤清润甘甜。

（3）罗汉果食疗方

①鲜罗汉果老姜茶：取 1 个成熟鲜罗汉果（不成熟的是苦的）掰开成几块，老姜几块（拍破），同时放到锅里，加水煮开沸腾 10 分钟，即可取汤汁饮用。这里，老姜的作用就是中和鲜罗汉果本身带有的生青味，使罗汉果茶的味道不那么刺激。同时姜茶本身也有驱寒止咳功效。

②罗汉果润肺茶：罗汉果 1 个挖出果肉，夏枯草 15 克，将这两样材料放入锅中用小火煎煮，当汁水变浓，再加入水煎煮，反复 3 次，去渣取汁，加入红糖搅匀饮服。具有清凉润肺、化痰止咳的功效，适用于咽炎、咳嗽、多痰的人群。

③罗汉果菊花普洱茶：罗汉果（洗净、晾干、打碎）1 个，白菊花、普洱茶各 6 克，一起放入茶杯，用 300 毫升沸水冲泡，加盖闷 10 分钟后代茶饮用。清热解毒、润肺利咽，适用于火毒热盛、上扰头目引发的头昏眼花、咽干喉痛、精神不济等症。

④罗汉果莲藕红枣茶：罗汉果（打破）2 个，莲藕（洗净，削去外皮，切成 1 厘米厚的圆片）1 节，干红枣（温水中浸泡 15 分钟，捞起，冲洗干净）7 枚，冰糖 45 克，将 600 毫升清水和冰糖放入锅中，大火烧开后放入罗汉果和红枣，改小火慢慢熬煮约 20 分钟，然后将莲藕片放入，再用小火慢慢煮制 15 分钟即可。消炎清热、利咽润喉、降脂减肥，辅助治疗高脂血症，改善肥胖者的形象。

4. 注意事项
本品性凉，肺寒咳喘、脾胃虚寒便溏腹泻、肾阳亏虚、小便清长夜尿多者及产妇不宜。

（五）桑椹：滋养肝肾的佳品

桑椹，又名"桑果""桑实""桑枣""桑宝"，是我们这代人儿时很喜欢摘吃的"免费"水果。因为那个时候房前屋后、田边地头，甚至路边都长的有一些桑树，一到春天，树上就结满了像青葡萄一样的小果，没多长时间就果实就由青变红、再由红变黑就能吃了。现在，由于人们受封建迷信的影响，认为"桑"与"丧"同音，在房前屋后种桑树不吉利，几乎都被人们砍光了，想来实在是太可惜了！

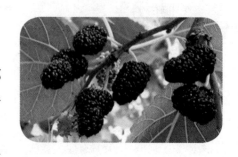

1. 性味、归经及功能作用　桑椹，性寒，味甘、酸，归心（经）、肝（经）、肾（经）。含有果糖、葡萄糖、果胶、苹果酸、多种维生素、胡萝卜素、花青素、纤维素、十几种氨基酸及钙、铁、锌、磷等营养素。具有滋养肝肾、补血养精、生津润燥、养肝明目、润肠通便、利水消肿、醒酒安神、养颜美容、延缓衰老、益寿延年等作用，主要用于肝肾阴虚引起的须发早白、脱发、目涩耳鸣、视物昏花、咽干喉燥、腰膝酸软、消化不良、肠燥便秘、贫血、白血病、神经衰弱、脑栓塞、肾炎、遗精、糖尿病、风湿性关节炎、淋巴结核等病症。

2. 临床应用

（1）可滋养肝肾、养血填精。桑椹最突出的医疗作用就是滋养肝肾、养血填精，凡肝肾亏虚引起的头晕目眩、白发、脱发、耳鸣、目涩、视物昏花、咽干喉燥、牙齿松动、腰膝酸软、遗精早泄、月经不调者，都宜多吃桑椹或以本品泡酒饮服。

①凡阴虚血少、贫血、眩晕、神经衰弱、失眠者，宜常吃桑椹，或以本品100克煎服。

②白发、脱发、未老先衰者，鲜桑椹汁，小火煮至黏稠，加入蜂蜜适量，搅匀，熬膏，每日早晚温开水送服1～2匙；黑桑椹、黑芝麻各适量，拌匀嚼食或熬膏服食；黑桑椹60克，何首乌15克，女贞子、旱莲草各12克，水煎服，每日1次。坚持服用，能使白发转黑，脱发再生。

③斑秃者，鲜桑椹60克，去蒂，捣成糊状，外涂患处。每日1～2次。

④视物昏花、眼睛干涩者，桑椹15克，枸杞子12克，白菊花9克，白糖1匙，水煎服，每日1次；桑椹子5000克，绞汁，与3000克糯米煮成的糯米饭拌匀，再下酒曲适量装罐，外用棉被保温，1周左右取酒服用，每次用开水冲服4匙。

⑤耳鸣、听力下降者，桑椹子5000克，绞汁，与3000克糯米煮成的糯米饭拌匀，再下酒曲适量装罐，外用棉被保温，1周左右取酒服用。每次用开水冲服4匙。

⑥遗精、滑精者，桑椹15克，煮水代茶频饮。

⑦闭经者，桑椹、鸡血藤各15克，红花3克，加清水和黄酒煎服，每日2次。

（2）用于久咳不愈。白桑椹熬膏，每天早、晚开水冲服2匙。

（3）用于肺结核。鲜桑椹子60克，地骨皮、冰糖各15克，水煎服，每日早、晚各1次。

（4）用于消化不良。黑桑椹20克，饭后嚼服，每日3次。

（5）用于年老体弱、津枯血少、慢性便秘或习惯性便秘。常吃桑椹果或饮服鲜桑椹汁，每次15毫升，每日2次；或桑椹15克，开水化服；桑椹汁15毫升加少许蜂蜜饮服；熟透的鲜桑椹60克，水煎，加白糖或冰糖调味服用；桑椹、麻仁、生何首乌各15克，水煎，稍凉兑蜂蜜服，每日早、晚各1次；桑椹子50克，肉苁蓉、黑芝麻各15克，炒枳实10克，水煎服，每日1剂。

（6）用于贫血、眩晕。鲜桑椹子60克，龙眼肉30克，炖烂食，每日2次；桑椹100克（干品减半），熟地黄、白芍各30克，水煎服，每日2次。

（7）用于神经衰弱、失眠、健忘。常吃桑椹或以熟透的鲜桑椹60克，水煎，加白糖或冰糖调味服用；干桑椹15克，绿茶5克，桑椹水煎，过滤取汁，趁热冲泡绿茶饮用；桑椹100克，酸枣仁（砸碎）25克，水煎，每日分2次服用；桑椹膏（桑椹汁适量，文火熬至一半，加入白糖、酥油、生姜等，熬膏），每次15～30毫升，每日2～3次。

（8）用于脑栓塞（中风半身不遂）。桑椹膏每次1汤匙，以黄酒化服，每日3次。

（9）用于自汗、盗汗。桑椹30克，五味子15克，水煎服，每日2次。

（10）用于糖尿病。糖尿病患者忌吃甜食，但吃桑椹却有生津止渴的治疗作用。可用桑椹30克，生地黄、麦冬各12克，水煎服，每日2次。

（11）用于风湿性关节病、麻木不仁。鲜黑桑椹60克，水煎服，每日2次；桑椹膏，每次15毫升，温水送服，每日3次；白桑椹500克，泡入1000毫升白酒中1周，过滤取汁，每日早、晚各服15毫升。

（12）用于肾炎水肿。桑椹40克，冬瓜皮、玉米须各15克，水煎服，每日早、晚各服1次。

（13）用于颈部淋巴结结核。桑椹加白糖熬膏，每日早、晚开水冲服30毫升。

（14）用于醉酒。黑桑椹 30 克，捣烂，加入凉开水适量，顿服。

（15）用于白血病。取桑椹膏 15～20 毫升，开水冲服，每日 2 次，长期服用。

（16）现代食疗药理研究表明，桑椹能调节免疫、促进造血细胞生长、保护肝脏、降血脂、降血糖、抗衰老，还有一定抗癌作用。

3. 服用方法

（1）成熟的桑椹分黑、白、暗红三种，既能生吃，也可以泡茶、泡酒、或制成饮料、蜜饯和果酱。入药以黑色为佳，既能入煎剂，也可以熬成膏剂。

（2）桑椹食疗方

①桑椹蜜红茶：干桑椹（洗净）50 克，蜂蜜 20 克，红茶 10 克。先将桑椹、红茶一起放入砂锅，加清水大火煮沸，然后转小火继续煮 1 小时，过滤取汁，待温热时兑入蜂蜜，调匀饮用。补益肝肾、滋阴润燥，适用于肝肾阴虚、须发早白、头晕眼花、咳嗽、便秘等。

②桑贞首乌旱莲茶：桑椹 15 克，女贞子、制何首乌各 12 克，旱莲草 10 克，红茶 6 克。诸药洗净、晾干、碾为粗末，连同茶叶放入杯中，沸水冲泡，加盖闷 20 分钟后饮用。滋补肝肾，适用于须发早白、头晕目眩、两目干涩、腰膝酸软。

③桑枣黑豆乌龙茶：桑椹 30 克，黑豆 20 克，干红枣肉 10 克，乌龙茶 6 克，红糖适量。桑椹、黑豆、枣肉洗净，在清水中浸泡 2～3 小时，然后一起放进砂锅并加足量的水，大火烧开后转小火慢熬，直至枣香浓郁、豆子香糯软烂，然后倒入乌龙茶再煮 10 分钟，加红糖调味，每天晚饭后将汤汁与煮至软烂的食材一同吃掉。补益肝肾、养血润燥，适用于中老年人、女性及过度用脑、用眼、肝肾阴虚、阴血耗伤所致头目昏花、失眠健忘、惊悸不安、皮肤粗糙晦暗者。

④桑麦大黄荆芥茶：桑椹、麦冬各 6 克，大黄、荆芥各 3 克，绿茶 5 克。诸药分别洗净、烘干，一起研为粗末，用细纱布袋装好和绿茶放入茶杯内，加沸水冲泡，加盖闷 10 分钟后饮用。养阴生津、滋阴降火、清热除烦、通便导滞，适宜于肝胆火盛的性欲亢进，常有梦遗、梦交，伴有口干口渴、心烦失眠、小便黄赤、大便秘结、舌偏红暗者。

⑤桑蜜柠檬酒：鲜桑椹（洗净、晾干）500 克，白酒 1000 毫升，蜂蜜 100 克，鲜柠檬汁 30 克。一起倒入干净的敞口大玻璃瓶中（喜欢甜口味的人也可结合个人口味添加适量冰糖），加盖密封，置于阴凉避光处，第 1 周每天摇匀 1 次，第 2 周后每周摇匀 1 次，3 个月即可启封饮用，每次口服 20～30 毫升，每日 2 次。只要

注意保存，可以泡制更久时间，且时间愈长治疗效果愈佳。补肝益肾、明目壮腰，适用于肺阴亏虚、肝血不足导致的干咳、视物模糊、腰膝酸软等。

4. 注意事项

（1）本品性寒滑利，脾胃虚寒便溏或腹泻者不宜食用。

（2）过食本品易生痰湿，故湿邪阻中、恶心胸闷或痰湿蒙蔽脑窍而见眩晕者，不宜食用。

（3）成熟果实不耐储存，应尽快吃完。

（六）润肺养肾、乌发润肤的黑芝麻

黑芝麻为胡麻科植物脂麻的黑色种子（黑芝麻入药，白芝麻主要用于榨油），又称"黑脂麻""胡麻仁"。

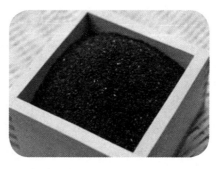

1. 性味、归经及功能作用　黑芝麻，性平、味甘，入肺（经）、脾（经）、肝（经）、肾（经）、大肠（经）。富含蛋白质、糖类、脂肪、维生素E及钙、磷、铁等，尤其是油脂的含量高达 60%。有润肺止咳、滋养肝肾、补益气血、生发乌须、润肠通便、消炎润肤等医疗作用。

2. 临床应用

（1）用于老年慢性支气管炎和肺肾阴虚干咳、久咳、哮喘。黑芝麻 1 把，生姜 50 克，共捣烂后水煎服；生黑芝麻粉 15 克，冰糖 10 克，开水冲饮；黑芝麻 250 克，生姜、蜂蜜、冰糖各 60 克。黑芝麻炒后放冷，生姜取汁与芝麻混匀再炒、再放冷，加入蜂蜜和冰糖，每天早、晚各服 1 汤匙。芝麻油 30 毫升，羊肝 60 克，入锅中炸熟，加盐少许调味，1 次吃下，连吃 1 周以上。

（2）用于肝肾亏虚、失眠、多梦。黑芝麻 6 克（或白芝麻 15 克），乌龙茶 3 克，冰糖适量。一起放入杯中，加滚开水冲泡；黑芝麻、核桃仁各 250 克，红糖 500 克，混合捣烂，水煎浓稠，冷却后切块任意食用。

（3）用于肝血不足近视、夜盲、视物昏花。黑芝麻、桑叶各 120 克，共研细末，蜜制为丸（每丸重约 12 克）。每日早、晚各服 1 丸，连服 10 天以上。

（4）用于肝肾亏虚耳鸣、耳聋、听力下降。黑芝麻、桑椹子、女贞子各 60 克，共研细末，水泛为丸。每日早、晚各服 6 克，连服半月以上。

（5）用于病后体弱、产后乳少、气血亏虚、倦怠乏力。黑芝麻炒熟、研细，加红糖、蜂蜜调服；黑芝麻粉适量、食盐少许，拌匀，每日早、晚以黄酒冲服；黑芝麻、粳米各适量，煮粥，化冰糖服食；黑芝麻（捣烂）250 克，蜂蜜、冰糖、姜汁各 100克，混合，拌匀，炖 2 小时，制成"黑芝麻糊"，每日早晚各服 1 ～ 2 匙，每天 2 次，常服为佳。

（6）可润肠通便，用于阴液亏耗、肠道燥结之老年性或习惯性便秘，可以临睡前一次服用芝麻油 100 克左右；或用炒黑芝麻、桑叶各等分，共研细末，以糯米汤糊丸，每晚睡前吞服 15 克。

（7）用于肝肾不足、须发早白、大便燥结。黑芝麻、黑豆各 10 克，黑米 100 克，红茶 20 克，蜂蜜适量。三黑材料洗净，用清水浸泡 2 小时后控干水分，打磨成"三黑"浆，同红茶一起倒入砂锅或搪瓷锅，中火烧开后转小火再煮 3 分钟，放至稍凉后加入蜂蜜调味即成"三黑蜜茶"，坚持饮用。滋阴补肾、乌发润肠，适合于肾阴亏虚导致的须发早白、肠燥便秘等症；黑芝麻、冰糖各 120 克，牛奶 200 克，粳米 60 克，鲜玫瑰花瓣、红茶 20 克，淮山药 15 克，精盐 3 克。芝麻、粳米、山药洗净，浸泡于清水中 2 小时后控干；玫瑰花瓣洗净，浸泡于精盐加适量清水调成的淡盐水中杀菌 20 分钟；将芝麻、粳米、山药同玫瑰花瓣一起用小石磨研成浆，倒入砂锅或搪瓷锅中，加入红茶，中火烧开后转小火，同时放入冰糖，待冰糖完全融化后趁热饮用。

（8）用于皮肤疖肿。芝麻油煮沸后，加甘草粉少许，用葱白沾油局部涂擦，每日 1 ～ 2 次，连涂 3 天。

（9）用于冻疮。黑芝麻 15 克，杏仁 10 克，花椒 9 克，混合炒至焦黄，研为细末，用猪油或凡士林调匀后涂抹患处。

（10）可生发乌须。黑芝麻、制首乌各等量，共研末，蜜制为丸，每日早、晚各服 6 ～ 10 克，并配合服用黑芝麻糊、黑芝麻粥。对于白发、脱发较重者，还可以用黑芝麻油涂擦脱发处，或以黑芝麻、桑叶各适量，煎水取汁洗头，以助须发生长。

（11）用于口角溃疡。芝麻油直接涂抹患处，每日数次。

3. 服用方法

作为食疗，黑芝麻既可生吃（润肠通便），也能炒熟后打成芝麻粉，放入蜂蜜、牛奶或稀饭中调服（滋补肝肾）；作为药物，能够入散剂、丸剂、膏剂等，芝麻油可以直接外用。

4.注意事项

（1）由于芝麻质滑多脂，故脾虚便溏、肾虚滑精、白带过多者均不宜食用。

（2）素体有热者不宜吃炒芝麻，以防发生口舌生疮、牙痛、牙龈出血等津伤血热之症。

（3）据文献记载：黑芝麻与鸡肉同食对身体有害，可供参考。

（七）白木耳：滋阴润燥的食用"冠菌"

白木耳腐生于阴湿、腐朽的阔叶树树干上，又称"银耳"，质量上乘的称为"雪耳"，是一种高级滋养补品，有"菌中之冠"的美誉。历代帝王和皇家贵族都将银耳看作是"延年益寿之品""长生不老良药"。如果将白木耳与黑木耳合用（黑白双耳），则能增强彼此的功效。

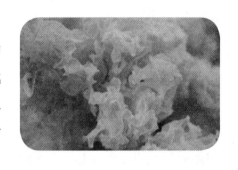

1.性味、归经及功能作用　白木耳，性平，味甘、淡，归肺（经）、胃（经），肾（经），含有糖类、蛋白质（相当于肉类，且易于吸收）、B族维生素、维生素D、胡萝卜素、16种氨基酸（占人体必需氨基酸的3/4）、膳食纤维和钙、磷、铁、钾、钠、镁、硒、硫等矿物质。具有滋阴润肺、养胃润肠、补肾强精、补脑提神、降脂减肥、美容嫩肤、防癌抗癌、延年益寿之功，主要用于病后体虚、心慌气短、心烦失眠、肺燥咳喘、肺结核、高血压、动脉硬化、肠燥便秘、肾虚精弱及小儿发育迟缓等病症。

白木耳是滋补良药，滋而不腻，对阴虚火旺不受参、茸等温热滋补的病人是一种良好的补品。

2.临床应用

（1）用于阴虚肺燥、干咳痰少、口干咽痛。银耳（水发）15克，冰糖25克，鸭蛋1个，银耳同冰糖共煮，水沸后打入鸭蛋服食，每日2次；银耳、雪梨、川贝母各适量，炖煮而食；白木耳（水发）10克，鲜莲子（去头）30克，用鸡清汤1500毫升煮1小时左右，加盐、糖、味精、料酒各适量，每日分3次服用。

（2）用于慢性支气管炎、干咳盗汗、肺气肿、肺心病、支气管哮喘。银耳15克，燕窝10克，冰糖适量。先将燕窝用清水洗一遍，再放入热水中浸泡3～4小时，然后摘去绒毛及杂物，再放入热水中泡1小时，连同银耳、冰糖一起放入瓷罐或盖碗中，隔水炖熟服食；白木耳（水发、切碎）100克，黑芝麻（研为细末）300克，加入姜汁、冰糖、蜂蜜各适量，拌匀，加水炖熟即可，每次1匙，每日3次。

（3）用于肺结核咳血、肺癌。白木耳（温水泡开）10克，冰糖30克，加清水1000毫升，先用武火后用文火共煮1～2小时，直至白木耳煮烂为止，每天早、晚空腹时服，连续7～10日；银耳、人参各10克，炖服，每日1～2次，坚持服用；白木耳、白及粉各6克，冰糖适量，混合清蒸1～2小时后顿服，每日1次，连服5～7日。

（4）用于心慌气短。银耳30克，太子参15克，冰糖适量，混合清蒸1～2小时，每日分2～3次服，连服5～7日。

（5）用于心烦失眠。白木耳（水发）10克，鲜莲子（去头）30克，加鸡清汤1500毫升煮1小时左右，加味精、料酒、盐、糖各适量，于1天内分3次服用。

（6）用于高血压。白木耳炖冰糖，常服。

（7）用于少气乏力、口渴食少。白木耳50克，白参粉或西洋参粉30克，文火煨熟后加适量冰糖，1～2天内分4～6次服。

（8）用于胃出血。白木耳15克，用清水泡透，清炖1～2小时，加入白糖适量（若胃脘部隐隐作痛、喜暖喜按者，白糖改用红糖，并加高良姜5克同煎服），每日分3次服。

（9）用于便秘、肥胖。白木耳中的膳食纤维可助胃肠蠕动，有利于排便，减少脂肪吸收，从而达到通便、减肥的效果。

（10）可解毒保肝，白木耳能提高肝脏解毒能力，起保肝作用。

（11）用于糖尿病。白木耳20克，鲜菠菜（连根带叶）60克，鸡内金15克，煮熟后吃菜喝汤，每日2次。

（12）用于头晕、耳鸣、记忆力下降，可用银耳煮鹌鹑蛋，常服。

（13）肝肾不足、肾炎水肿，可用银耳煮青鱼，常服。

（14）用于前列腺肥大，白木耳20克，鸡清汤1500毫升。先将鸡汤加入适量盐、料酒、胡椒烧开，放入木耳后大火煮，待木耳软后加味精即可，顿服或分2次服用，每日1次。

（15）可增强免疫。银耳中的有效成分酸性多糖类物质，能增强人体的免疫力，调动淋巴细胞，加强白细胞的吞噬能力。

（16）可防癌抗癌。白木耳含有硒等微量元素，不但能增强机体抗肿瘤的免疫能力，还能增强肿瘤患者对放疗、化疗的耐受力。银耳多糖也具有抗肿瘤作用。

（17）用于病后体虚。银耳（清水泡开、剔除硬结、撕碎）50克，红枣30克，粳米100克，冰糖适量，混合煮粥，每日早、晚各吃1次；银耳、莲子、红枣、枸杞子、冰糖各适量，放入冷水中用武火煮沸后改文火熬煮，稍后放入莲子继续熬煮，直到银耳胶化，汤黏稠即可。

（18）可用于促进儿童发育，银耳富含维生素D，能防止钙的流失，对生长发育十分有益。

（19）用于两眼昏花、视物模糊。银耳加菊花煎煮服食；白木耳、枸杞各15克，鸡肝（切片）100克，茉莉花（去蒂，加水、豆粉、姜汁、食盐、料酒、食盐、味精拌匀）20朵，先清汤煮茉莉花，再下木耳、鸡肝、枸杞烧沸，撇去浮沫，待鸡肝煮熟后，拣出茉莉花即可服食，顿服或分2次服用。

（20）眼底出血者，白木耳炖冰糖，常服。

3. 服用方法 银耳最适合炖熬成银耳汤、银耳羹；也可以将银耳汤加工成八宝银耳、冰冻银耳、银耳冰糕、银耳冰淇淋等清凉饮品。如果分别与鸡、鸭肉、排骨、猪蹄炖煮而食，则更是别有一番风味。

4. 注意事项

（1）白木耳性凉，脾胃虚寒、大便稀溏及腹泻者不宜。

（2）重感冒、流行性感冒时忌服。

（八）百合：江南民间喜庆食品

百合，因其色白且有数十瓣累积而成，故名，又称"百合蒜""倒垂莲"。字义吉祥，寓意百事合意、百年好合，为江南民间喜庆食品。

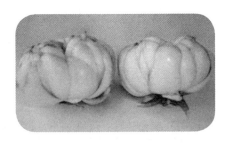

说起百合，还有一段传奇故事：很久以前的东海上，有一伙凶狠的海盗，专靠打劫海边的渔民为生。一天，他们乘着海盗船跑上岸，洗劫了一个小渔村。海盗们把粮食和财物统统搬上贼船，又把村子里的妇女和儿童赶上船，驶向大海中的一座孤岛。没过多久，海盗船又驶离海岛，到别的地方抢劫去了。他们认为这些妇女和孩子没有办法逃出孤岛，所以连看守的人都没留下一个。

第二天，狂风大作，雨如瓢泼，海水掀起几丈高的恶浪。被抢来的妇女纷纷跑到海边祈求海龙王，祈望风暴把贼船掀翻。也许是海盗们作恶多端触怒了龙王，还是龙王显灵，他们果真没躲过去，全部葬身大海。

几天后，不见海盗踪影，妇女和孩子们十分高兴。可是，又过了一些日子，他们把贼窝里的粮食吃光后又犯起愁来：四周是漫无边际的大海，到哪儿去找吃的呢？岛上抢来的金银财宝虽多，可并不能填饱肚子。人们饿得头昏眼花，就在岛上到处找食物，野果、鸟蛋、被潮水冲上岸的死鱼，只要是能吃的东西都吃。

一天，他们中间有人挖到了一些像大蒜头一样的野菜根，煮熟后一尝，又香又甜。于是，大伙儿纷纷挖起这种野菜根来了，一连吃了好几天。他们发现这种东西不但像粮食一样能充饥，就连原先几个身体瘦弱、痨伤咳血的患者，吃了这种东西也都恢复健康了。

过了一段时间，有一条船碰巧来到孤岛，岛上的人终于得救了。船上的人知道了这些妇女、儿童的遭遇后很是奇怪：这荒岛上根本没有粮食，怎么个个都是又白又胖的？妇女们把挖来的"大蒜头"拿给他们看，船上的人猜想这些能吃的东西可能具有药性。

后来，船上的人把这些妇女和儿童接回陆地，并且还带回许多"大蒜头"。经过栽种、试验，他们发现这东西果然有润肺止咳、清心安神的作用，就把它当作药材使用。在为这种药命名时，采药人掐指一算，从岛上带回来的妇女和孩子合起来正好100人，于是，就把这些"大蒜头"模样的药材叫作"百合"。

1. 性味、归经及功能作用　百合，性平、微寒，味甘、平、微苦，归心（经）、肺（经）、胃（经），含有糖、淀粉、脂肪、蛋白质、B族维生素、维生素C及胡萝卜素、钙、磷、铁等营养物质。具有润肺止咳、宁心安神、和胃止呕等作用，主要用于治疗各种咳肿、肺脓疡、肺结核、呕吐、胃痛、惊悸、失眠、疮疡痈疖等病症。

2. 临床应用

（1）各种咳嗽

①风热咳嗽：百合、白糖各10克，鸭梨1个，合蒸2小时，顿服；百合40克，黄花菜根30克，共烘干，研为细末，温开水送服，每日2～3次；百合、北沙参各15克，川贝母3克，水煎，分2次温服。以上适宜于风热咳嗽、气逆微喘、痰黄、咽干口燥、胸中不适者。

②干咳：百合100克，蜂蜜30克，拌匀，蒸熟后食之，每次数片，每日2～3次；或可再加60克左右款冬花，同熬成膏，每次用开水冲服1小匙，每日2次。

③阴虚久咳：百合25克，大雪梨（去皮、切块）1个，冰糖20克。百合用清

水浸泡一夜，次日将百合连同清水一起倒入砂锅内，再加 1 碗水煮 1.5 小时，待百合煮烂时加雪梨和冰糖，再煮 30 分钟服食。

④长年久咳：百合 50 克，款冬花 20 克，天冬 15 克，水煎服，每日 3 次；鲜百合 60 克（或百合粉 30 克），粳米 100 克，冰糖适量，煮粥常服。

⑤咽干声嘶：百合 50 克，生地黄 12 克，玄参 10 克，水煎服。每日 3 次。

（2）肺脓肿者，百合 30～60 克，白酒适量，混合，捣烂、绞汁，温开水冲服。适宜于本病恢复期无恶寒、发热等症者。

（3）肺结核

①百合、款冬花各 250 克，蜂蜜 50 克，熬膏，每次用温开水冲服 15 毫升，每日 3 次。适用于干咳、少痰、咽痒者。

②百合、百部各 250 克，白及 500 克，共研细末，加蜂蜜适量熬膏，每日早晚各服 20 毫升。适宜于咳血兼大便秘结者。

③百合、桃仁各 15 克，白及 30 克，共研细末，每次以开水（加少许食醋）送服 6 克，每日 2 次。适宜于久病咳血、血色紫暗有瘀血块者。

④百合 9 克，藕节 6 克，水煎服，每日 2 次，适宜于新病咳血者；鲜百合、鲜藕、枇杷果各 30 克，共煮食，每日 2 次，适合于肺结核所致的干咳。

⑤鲜百合 2～3 个，洗净，捣汁，以温开水兑服，每日 3 次；百合适量，同猪瘦肉共煮食；百合、白及、百部、蛤粉各 50～100 克，共研细末，水泛为丸，每次饭后服 5 克，每日 3 次。适宜于午后低热、两颧潮红者。

⑥百合 50 克，莲子 30 克，猪瘦肉 200～300 克，煮熟调味，吃肉喝汤；或百合 100 克，川贝母粉 3 克，冰糖适量，煮食，每日 1～2 次。适用于肺虚咳喘兼有神经衰弱、心胸烦闷、心悸失眠、健忘多梦等症，还可以作为病后身体虚弱的滋补强壮剂。

（4）用于神经性呕吐。百合 45 克，鸡子黄（生蛋黄）1 枚。百合洗净，浸泡一夜，当白沫出则去其水，再用清水煎，加鸡子黄，搅匀略煎，温服。适宜于兼心烦、胃脘不适者。

（5）胃痛者，百合 30 克，乌药 10 克。先洗泡百合 6 小时后去上层沫，与乌药合煎，分 2 次服，适宜于因情志不畅而引起者；若胃脘部喜暖喜按者，加高良姜 5～6 克煎服；若兼有恶心者，加丁香 6 克煎服；苦偏于气胀者，加广木香 6 克煎服；若胃脘部轻度刺痛者，加延胡索 10 克煎服。均每日 2 次。

（6）惊悸者，百合60克，粳米250克，共洗净置锅中煮粥，调白糖适量，分3～5次于1日内吃完，每日1剂。适宜于兼虚烦、神志恍惚者。

（7）神经衰弱（失眠多梦）者，百合50克，知母12克，远志10克，水煎服，每日3次。

（8）用于失眠。百合30克，玄参12克，水煎，每晚睡前空腹服；鲜百合（用清水浸泡一昼夜）30克，生枣仁、熟枣仁各15克。枣仁水煎去渣取汁，加入百合煮熟服食。

（9）用于癔症。百合50克，水煎取汁，打入鸡蛋黄1个，顿服。每日1次。

（10）用于疮疖不穿头。百合适量，食盐少许，混合，捣烂如泥，外敷患处，每日数次。

（11）用于小儿头疮、天疱疮。百合适量，研为细末，用麻油或菜油调涂，每日1～2次。

（12）有美容之功，百合含有丰富的维生素和黏液质，有利于皮肤细胞的新陈代谢，有一定美容功效。

（13）百合含有秋水仙碱等多种生物碱，对秋季气候干燥而引起的多种季节性疾病有一定的防治作用。

（14）可防治肿瘤，现代药理研究表明，秋水仙碱等生物碱有解毒、消肿、散结作用，能够消除体内的有害物质，可以用来作为防治肿瘤的食品。

（15）百合红枣莲子羹：百合、红枣肉、莲子肉、白糖各250克，煮至莲子熟烂时放入白糖，稍煮片刻即食。具有补益气血、养心安神功效，适用于气血不足、食欲减弱、气短乏力、心神不宁、失眠多梦、心烦易怒及肺肾虚弱之咳喘等症。

3. 服用方法　百合以入药水煎服为主，鲜品一般都是先浸泡6～8小时或一夜，除去白沫，洗净后入药，或者加粳米熬粥（或羹），调白糖食用。有时也可晒成百合干，临用时泡发。外用时鲜品直接捣烂外敷，干品研为细末调敷。

4. 注意事项　本品偏凉滋阴，凡风寒咳嗽、肺脾肾三焦虚寒、大便稀溏、水肿者忌食。

（九）家有菠萝，满堂奇香

菠萝又名"凤梨"，闽南和台湾人称之为"旺来瑞果"，视其为蔬果中的吉祥之物和美化环境的装饰品，有"家有一菠萝，满堂生奇香"之说。

1. **性味、归经及功能作用** 菠萝，性平，味甘、酸、微涩；归肺（经）、脾（经）、胃（经）、大肠（经）。菠萝几乎含有人体所需的所有维生素（尤其以维生素 C 含量最高），还含有糖、脂肪、蛋白质、淀粉、蛋白质分解酵素、有机酸、膳食纤维及钙、磷、铁等矿物质。具有清热消暑、生津止渴、帮助消化、促进食欲、健脾止泻、化湿

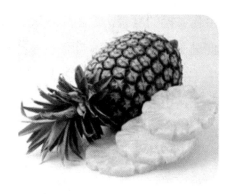

消肿、降压降脂的功效，主要用于中暑、支气管炎、消化不良、食欲不振、肠炎泻痢、高血压、肝阳上亢、头昏眼花、高血脂、脂肪肝、酒精肝、小便不利、水肿、糖尿病等。

2. **临床应用**

（1）暑热、烦渴，菠萝 1 个，捣烂挤汁，凉开水送服。

（2）感冒发热，可以饮用 1 杯新鲜的菠萝汁，每日 2 次，有降温的作用。

（3）支气管炎，菠萝 120 克，蜂蜜、枇杷叶各 30 克，水煎服，每日 1 次；菠萝肉（盐水稍泡、洗净、切片）100 克，茅根（洗净、切段）50 克，水煎取汁，加入蜂蜜饮服。

（4）咳嗽痰多（浓痰）者，菠萝（去皮、切片）1 个，杨桃（洗净、切块）2 个，混合榨汁饮服。有养阴润肺、顺气降逆、止咳化痰作用。

（5）虚热烦渴、消化不良者，菠萝肉 250 克，洗净，绞汁，加冷开水 1 杯，精盐适量，拌匀，分 2 次服用。

（6）食欲不振、消化不良者，菠萝有饭前开胃促食欲、饭后理肠助消化的优势，其诱人的香味具有刺激唾液分泌及促进食欲的功效。所含的蛋白质分解酵素可以分解蛋白质，帮助消化。因此，将菠萝同肉类食品搭配起来（如广东名菜菠萝咕噜肉）食用，不仅味道更加鲜美，酸甜可口，肉质滑嫩，而且还容易消化，不给人增加过多的脂肪，对于长期食用过多肉类及油腻食物的现代人来说，是一种很合适的水果。我们日常可以适当多吃菠萝，或者将菠萝捣烂挤汁口服，每次 1 杯，每日 3 次。

（7）肠炎腹泻者，菠萝肉适量，捣烂挤汁频服；菠萝叶 30 克，水煎服，每日 2 ~ 3 次。

（8）痢疾者，菠萝 100 克，生吃，每日 2 次。

（9）用于防治高血脂、冠心病、脑血栓。菠萝中含有稀释血液浓度、净化血液、

溶化血栓的酵素，高血脂、冠心病患者适当多吃菠萝，可以稀释血脂，预防脂肪沉积，促进血液循环，减少脑血栓形成的概率。

（10）吃菠萝或常饮菠萝汁对血压有双向调节作用，既能防治高血压，又能提升低血压。

①低血压眩晕、肢软无力者，菠萝肉（洗净、切片）250 克，鸡胸肉（洗净、切片）100 克，先将鸡肉加盐炒至半熟，再放菠萝同炒，加适量水，加盖焖至熟透，放少许味精、胡椒粉，炒匀食用。

②高血压肝阳上亢、头昏目眩者，鲜菠萝块（或菠萝罐头）30 克，菠萝果汁 10 克，鲜柠檬皮丝、花茶各 6 克。先将花茶用开水冲泡，加盖闷 15 分钟左右后澄出茶汁，放凉备用；再把菠萝块、菠萝汁、柠檬皮丝混合倒入花茶汁中搅匀食用。如果感觉甜度不够可再加入蜂蜜调味。

（11）酒精肝、脂肪肝，方同（10）②。

（12）小便不利、肾炎水肿，鲜菠萝汁 500 毫升，鲜茅根（洗净）250 克，白糖 500 克。先将茅根加水煎煮 30 分钟，去渣后浓缩至将干锅时加入菠萝汁，再煮至黏稠，拌入白糖混匀、晒干、压碎，装瓶，每次服 10 克，每日 3 次。

（13）咽喉炎、扁桃体炎，口含一小口菠萝汁，或将 1 小片菠萝含贴在咽喉处，过一会儿将有较多唾液分泌，连同菠萝片或菠萝汁吐掉。连用几次，就能将咽喉部坏死组织及脓肿细胞溶解掉，丝毫不损害正常的健康组织。

（14）菠萝中丰富的维生素 B 能有效地滋养肌肤，防止皮肤干裂，滋润头发的光亮，同时也可以消除身体的紧张感和增强机体的免疫力。其果肉可以作为面膜，是最香甜的护理用品；常常饮用新鲜的菠萝果汁能降低老年斑的发生率，消除老人斑。

（15）菠萝减肥的秘密在于它丰富的果汁，能有效地分解脂肪，可以每天有效地在食物中搭配食用菠萝或饮用菠萝汁，但是由于含糖量过高，切忌食入过量，易生痰湿。

（16）可益寿延年。菠萝肉 200 克，葡萄干 50 克，枸杞子、龙眼肉、蜂蜜各 20 克，前四味放碗中加适量水入蒸笼蒸 20 分钟，稍冷后加入蜂蜜服食。补气养血、充实正气、益寿延年。

3. 服用方法　菠萝里有三种成分，可能会给敏感体质的人带来麻烦。

（1）苷类是一种有机物，对人的皮肤、口腔黏膜有一定刺激性，吃了未经处理的生菠萝后，口腔会觉得发麻、发痒，但对健康尚无直接危害。

（2）5- 羟色胺是一种含氮的有机物,有强烈地使血管收缩和使血压升高的作用,吃多了直接的反应就是头痛。

（3）菠萝蛋白酶是一种蛋白质水解酶,一般情况下,少量蛋白酶吃到胃里后就被胃液分解破坏了,但是对这种酶对有过敏反应者,吃后 15 ～ 60 分钟会出现口舌和四肢发麻、血压升高、头痛、头晕、恶心、呕吐、腹痛、腹泻,皮肤潮红、全身发痒（荨麻疹、风疹块）等症状,严重的还会发生呼吸困难及休克（俗称"菠萝病"）。

正确吃法：菠萝去皮及果钉后,切成片或块,放在开水里煮小半个小时再吃；三种物质都溶于水,经过煮沸都可以被破坏,口味也能得到改善。

如果为了保持菠萝的生鲜口味,可以把切成片或块的菠萝放在盐水（一般烧菜的咸度）里浸泡 30 分钟左右,再用凉开水浸洗去咸味,也同样可以达到脱敏的作用。

4. 注意事项

（1）挑选菠萝要注意色、香、硬度三方面。果实青绿、坚硬、没有香气的菠萝不够成熟；色泽已经由青绿色变为黄褐色、果身微软、溢出浓香的便是果实成熟了；如果捏一捏果实,有汁液溢出就说明果实已经变质,不可以再食用了。

（2）过敏体质和有高血压的人不宜吃（过敏反应及处理方法参见"3. 服用方法"）。

（3）菠萝中草酸含量比较多,过量食用对胃肠不利,故胃病患者不宜多吃。

（4）患有牙周炎、口腔黏膜溃疡、胃溃疡者要慎食菠萝,因为菠萝是酸性水果,容易刺激牙龈、黏膜,胃病患者还会出现胃内反酸现象,多吃也会发生过敏反应。

（十）滋阴润燥有玉竹

相传,唐代有一个宫女,因不堪忍受皇帝的蹂躏逃出皇宫,躲进深山老林之中。她无食充饥,便采一种名叫"玉竹"植物的根为食。久而久之,身体轻盈如燕, 皮肤光洁似玉。后来宫女与一猎人相遇, 结庐深山, 生儿育女, 到 60 岁时才与丈夫子女回到家乡。家乡父老见她依然是当年进宫时的青春容貌, 惊叹不已。问其缘由, 宫女如实道来, 引得当地很多身强力壮的年轻人争相前往深山老林将玉竹采挖回家,供家人食用,以求青春不老、益寿延年。

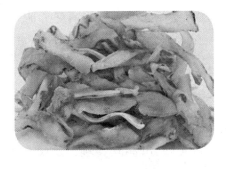

1. 性味、归经及功能作用 玉竹，又名"葳蕤"，性平、微寒，味甘，归肺（经）、胃（经）。因其味甘多汁，质柔而润，故具有养阴润燥、生津止渴、滋润皮肤、美容养颜的功效，兼有补养心肾、延缓衰老的作用，主要适用于治疗肺阴虚证和胃阴虚证。玉竹补阴而不留邪，对热邪伤阴者也可使用。

2. 临床应用

（1）用于肺阴虚证。玉竹是甘润、微寒之品，既能清肺热，又能养肺阴，适用于肺热阴虚的干咳无痰或少痰、咳血、声音嘶哑等症，常与沙参、麦冬、桑叶等品同用；治阴虚火旺、咳血、咽干、失音，可与麦冬、地黄、贝母等品同用；本品与疏散风热之薄荷、淡豆豉等品同用，治阴虚之体感受风温及冬温咳嗽、咽干痰结等症，可使发汗而不伤阴，滋阴而不留邪。

①高热口渴者，玉竹 20 克，麦冬 15 克，水煎代茶饮。

②咽燥干咳者，玉竹 30 克，麦冬 15 克，玄参、紫菀各 10 克，水煎服。每日 3 次。

③玉竹生津茶：玉竹、秦艽、当归各 9 克，乌龙茶 6 克，甘草 3 克。将中药洗净、晾干、碾为粗末，同乌龙茶一起放入茶杯，加 300 毫升开水冲泡，加盖闷 20 分钟后饮用。养阴润肺，适用于阴虚咽喉干燥、口渴多饮等症。

（2）用于胃阴虚证。玉竹还能养胃阴、清胃热，主治燥热伤及胃阴，口干舌燥，食欲不振，常与麦冬、沙参等品同用；治胃热津伤之消渴，可与石膏、知母、麦冬、天花粉等品同用，有清胃生津之效。

（3）糖尿病者，玉竹 30 克，山药、天花粉各 15 克，知母、石斛各 10 克，水煎服。每日 3 次。

（4）老年性便秘者，玉竹 40 克，黄芪 20 克，杏仁 10 克，水煎服。每日 2 次。

（5）此外，本品还能养心阴、清心热，用于热伤心阴之烦热多汗、惊悸等证，宜与麦冬、酸枣仁等清热养阴安神之品配伍。

（6）冠心病者，玉竹 30 克，红花 25 克，丹参 20 克，党参 15 克，水煎服。每日 3 次，连服 20 天以上。

（7）用于心力衰竭辅助治疗。玉竹 20 克，粳米 100 克，冰糖少许，煮粥早、晚服食。

（8）可润肤养颜、延缓衰老。玉竹 30 克，水煎代茶常饮。可使皮肤润泽，容光焕发，延缓衰老，益寿延年。

3. 服用方法

以水煎服或泡茶饮为主，也可以同大米一起煮粥；泡茶每次宜 6 ～ 10 克，水煎或煮粥每次宜 30 ～ 60 克。

4. 注意事项

本品系柔润之物，味甘多汁，虽然补阴而不留邪，但毕竟味甘多汁，故脾胃气滞、脾虚痰湿偏盛、湿阻中满（如胃脘饱胀、消化不良、恶心或呕吐痰涎、大便溏泄、舌苔厚腻）者慎用、少用或忌服。

（十一）麦冬：传统养阴生津药

麦冬是"麦门冬"的简称，是百合科多年生草本植物沿阶草部分须根上的纺锤形小块根。干燥的小块根外表黄白色，微有皱纹，入药以肥大、滋润者为佳。

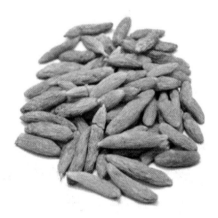

1. 性味、归经及功能作用　麦冬，性微寒、味甘、微苦，入心（经）、肺（经）、胃（经）。可养阴清热、润肺止咳，主要适用于阴虚内热、热病伤津、烦热口渴、咽干喉燥、燥咳痰稠、尿黄便秘等症。另外，对脑力劳动者的头晕、目眩、惊悸、怔忡、健忘等有较好疗效。

麦冬是传统的养阴生津、清心除烦药物，汉代的《名医别录》称其"强阴益精，保神，定肺气，安五脏。"明代的《本草汇言》谓之"清心润肺，补心气不足，惊悸怔忡，健忘恍惚，精神失守"。明代的《药品化义》记载："麦冬色白体濡，味甘性凉，主润肺，主清肺。盖肺苦气上逆，润之、清之，肺气得保。"

2. 临床应用　麦冬在临床上多与生地黄、玄参、五味子、远志、丹参、茯神、酸枣仁、柏子仁等同用，相辅相成，疗效甚佳。

（1）高热口渴者，麦冬、玉竹各 20 克，水煎代茶常饮。

（2）用于火逆上气、燥咳痰稠、咽喉不利。麦冬 30 克，姜半夏、甘草各 6 克，大枣 5 枚，西洋参粉 3 克，粳米 50 克，水煎服调洋参粉或煮粥食用调洋参粉（如果煮粥则麦冬、半夏、甘草另包，食用时去之）。

明初《本草蒙筌》记载："麦门冬行手少阴心（经），每每清心降火，使肺不犯于贼邪，故止咳立效。"

（3）用于阴虚内热或热病伤津、阴虚盗汗。麦冬 30 克，五味子 10 克，人参 6 克，水煎服或人参改用西洋参泡茶饮（此方即中医养阴清热名方"参麦饮"）；或麦冬 10 克，人参、五味子（分别洗净、晾干、碾为粗末）各 5 克，绿茶 3 克，一起放入保温杯中，加 300 毫升开水冲泡，加盖闷 15 ～ 20 分钟后饮用。补益正气、养阴生津，适用于因气阴两亏引发的心悸气短、自汗、盗汗等症。

（4）用于热伤津液、肠燥便秘。麦冬 30 克，生地黄、玄参各 20 克，水煎服。

（5）用于气阴不足、身体虚弱的精神不振、气短懒言、疲劳乏力、久咳少痰。麦冬 10 克，干红枣肉、五味子、西洋参（分别洗净）各 5 克，红茶 3 克，一起放入砂锅，加 500 毫升清水煎煮，大火烧开后转小火煎煮至剩 300 毫升药汁时离火取汁，趁热冲泡红茶，并加冰糖适量，调味，待冰糖溶化后搅匀代茶饮用。

（6）用于湿热困脾、食欲不振、少气无力。麦冬、当归、黄芪（分别洗净、晾干、碾成粗末）各 15 克，绿茶 6 克，一起放入茶杯中，加 200 毫升开水冲泡，加盖闷 10 分钟后饮用。

（7）用于阴虚火旺、虚火上炎、虚烦失眠、急躁易怒。麦冬 6 克，枸杞子、栀子花、绿茶各 3 克。麦冬、枸杞子洗净后晾干，捣为绿豆大小碎块，然后与栀子花、绿茶一起放入茶杯，加 300 毫升开水冲泡，加盖闷 5 分钟左右饮用。

（8）用于湿热内盛、阴虚火旺、口鼻干燥、手足心热、烦热头晕、心慌失眠。麦冬 15 克，生栀子、沙参各 10 克（分别洗净、晾干、碾成粗末），清茶 5 克。以上各药同时放入茶杯，加 200 毫升开水冲泡，加盖闷 15 分钟后饮用。

（9）用于骨蒸潮热（有汗）。麦冬 20 克，地骨皮 12 克，小麦 30 克，水煎服。

（10）用于高血压、眩晕。麦冬、生地黄、地骨皮各 20 克，水煎服。每日 2 次。

（11）用于糖尿病。麦冬 20 克，生地黄 12 克，桑椹 30 克。水煎服，每日 2 次。

（12）用于急慢性咽炎、咽燥干咳。麦冬、玉竹各 20 克，玄参、紫菀各 10 克，水煎服，每日 3 次；麦冬、枸杞、五味子各适量，开水冲泡；红枣（撕开去核、温开水冲泡）适量，待温热后混合饮服，能保护嗓音，适合教师、营业员、歌唱演员等使用嗓子频率较高的人。

3. 服用方法 麦冬入药，膏、丹、丸、散均可，尤其是同生地黄、玉竹、玄参、枸杞、五味子等一起泡茶，简便易行。

4. 注意事项 麦冬不论是单用还是与其他药合用，均应除去其心（即块根中间的木质部分），避免出现心烦等不良反应（高热及神昏谵语则用麦冬心）。

（十二）石斛养阴品位高

石斛是兰科石斛属多年生草本植物，有"铁皮石斛"（茎呈圆形，外皮有铁色薄衣）和"金钗石斛"（茎略呈扁形，外皮黄绿色）两种，药用以铁皮石斛为上品。铁皮石斛又别称"枫斗"，当铁皮石斛成熟以后，取它的茎边烘干边卷成漏斗一样的小卷，形似"枫斗"，故名。中草药专著《名医别录》言"石斛出六安（注：安徽省六安县），其形甚细，而色作金黄，望之润泽，嚼之味厚者，斯为上品。"

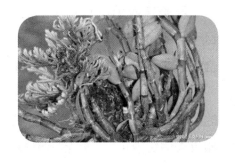

野生铁皮石斛生性神秘莫测，一般生长在人迹稀少的深山老林或悬崖峭壁上的背阴面的崖缝中。受天地之灵气，吸日月之精华。其采集也很不容易，古人常常悬绳攀登悬崖或射箭采集。在自然环境下，铁皮石斛的种子萌发率小于5%，而从种子萌发进入到采集的商品阶段，需要3～5年时间。所以，铁皮石斛的自然产量十分稀少。加之人们长时期掠夺式的采集，野生铁皮石斛已经濒临消失。1975年，铁皮石斛被列为《濒危野生动植物国际贸易公约》濒危植物，现在所用的几乎都是人工栽培。

1. 性味、归经及功能作用　石斛，性凉、微寒，味淡微甘，生津而不寒凉。归肺（经）、脾（经）、胃（经）、肾（经）。含有比例很高的石斛多糖、黏液质、植物纤维、水分和其他有效，以及钾、钙、镁、铁、锰、锶、钛、铜等多种矿物质，尤其是铁皮枫斗，还富含酯类化合物和人体必需的各类氨基酸等活性成分和微量元素。其中谷氨酸、甘氨酸、天冬氨酸占总氨基酸含量的35%，还含一种儿童生长过程中必需的氨基酸——组氨酸。其中的毛兰素，有一定程度的抗突变、抗肿瘤活性作用；滨蒿内酯还有活血化瘀、抗血栓形成等作用。

唐代开元年间的《道藏》一书，把铁皮石斛、天山雪莲、三两重的人参、百年何首乌、花甲茯苓、肉苁蓉、深山灵芝、海底珍珠、冬虫夏草并称为"中华九大仙草"，且铁皮石斛列在首位，是"九大仙草"中唯一的纯滋阴补品，是古代皇家及达官贵人养生保健首选的滋阴圣品——"软黄金"，素有"救命仙草"之美誉，在养生保健方面大有取代冬虫夏草之势！

《本草通玄》记载：石斛，甘可悦脾，咸能益肾，故多功于水、土二脏。有滋阴清热、润肺益胃、生津除烦等功能，可用于水亏津少，防治口干烦渴、食少干呕、病后虚热，或阴虚目暗不明，老年人体虚津液不足等症。

2. 临床应用 石斛长于清虚热、生津液、滋养肺胃，主治热病伤阴或虚热未尽引起的咽干口燥作渴、胃阴不足之胃脘疼痛、干呕、舌光少苔等症。常以鲜石斛合鲜生地黄、麦冬、连翘、桑叶、天花粉等配伍而用。

（1）可生津润燥。中医学认为，阴液为人体生命活动的物质基础，能维持正常的生殖功能和生长发育。具有滋润六脏六腑、四肢百骸，抑制阳亢火动的功能作用。如果人体阴液不足，就会出现精神萎靡、面色无华、眼干呆滞、口干舌燥、咽喉疼痛、小便短少、大便秘结等症状。石斛是养阴的要药，服用石斛可以从根本上解决人体阴液不足的问题。

（2）可养阴清热。阴液亏虚所出现的热，中医学称之为"虚热"，也叫"阴虚火旺"，表现为身体疲乏无力、面色潮红、头晕眼花、心动过速、心慌、失眠健忘、咳嗽少痰、小便黄赤、舌红、脉细等。

《本草纲目拾遗》和《本草衍义》都分别记载：石斛"清胃除虚热""治胃中虚热"。现代药理实验表明，石斛能够显著的降低热甚家兔的发热高峰值和体温反应指数，缩短发热时间。

（3）可健脾益胃。石斛健脾养胃、益胃生津，古代药物学专著《神农本草经》《本草再新》中均有记载，石斛是治疗上腹胀痛、胃脘痛的常用药物。现代临床实验证实：石斛对脾胃病中常见的致病菌——幽门螺杆菌有较好的抑制作用，有助于治疗浅表性胃炎、萎缩性胃炎、十二指肠溃疡等幽门螺杆菌阳性的病症。同时，口服石斛煎液还能够促进胃液的分泌，增强胃的排空能力，帮助消化。

（4）可清利肝胆。历代医家都认为，石斛有较好的滋养肝阴、清利肝胆作用，是治疗各种肝胆病的要药，可用于治疗肝炎（尤其是黄疸型肝炎）、胆囊炎、胆结石等肝胆疾病。

（5）促进血液循环，石斛能养阴，可以濡润血脉的通道，扩张血管，从而促进血液循环。实验结果表明：石斛能够显著改善血淤症状，降低偏高的血胆固醇和甘油三酯，提高高密度脂蛋白胆固醇水平，可以有效地防治疗心脑血管疾病。

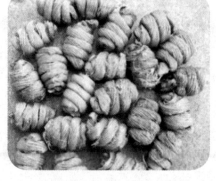

（6）可养血明目。中医学认为，眼睛是肝的器官，六脏六腑的精气都通过血脉

上注于眼睛，而得益于肝血和肾水的滋养。从古至今，石斛对眼睛的滋养作用，已经被历代医家所认可，作为养护眼睛的佳品。有眼科临床资料证实：石斛对防治老年人常见眼科疾病——白内障，不仅有延缓老化的作用，可以保持晶状体的透明度。

（7）有滋养肌肤之功。人进入中年之后，由于体内的阴液日益减少，从而加速了皮肤老化，使之变黑或变皱。石斛含有多量的黏液质，对人体皮肤有滋润营养作用，从而可以美容养颜。

（8）有强筋壮骨之功。中医学认为，人进入中年以后，"阴气自半"。人体的津液就开始减少，濡润筋骨的能力就逐渐减弱。石斛恰恰能够有效地滋养阴液，起到润滑关节、强筋健骨的作用，从而增强抗风湿的效果。现代药理研究表明：石斛还能提高肌肉筋骨的应激能力、具有良好的抗疲劳、耐缺氧的作用。

（9）有抑制肿瘤之功。临床实践表明，石斛用于恶性肿瘤的辅助治疗，能改善肿瘤患者的症状，减轻化疗和放疗的副作用，增强免疫力，延长生存期，提高生存质量。对肺癌、卵巢癌和早幼粒细胞白血病的某些细胞有杀灭作用，具有较强的抗肿瘤活性。

（10）可增加免疫、强身健体，石斛具有滋阴养血的功能，清代《药性论》说石斛能补肾积精、滋养胃阴、补益气力。石斛里面所含的丰富多糖类物质，也具有增强免疫功能的作用。

（11）延年益寿，古代药物专著《神农本草经》将石斛列为具有"轻身延年"作用的药物。现代研究表明：石斛含有多种微量元素，这些微量元素对于人体的健康长寿有着密切的关系。石斛对人体的抗衰老作用比一般的药物对人体的抗衰老作用更广泛、更全面。

3. 服用方法 石斛的常用量是 10～15 克（鲜品加倍），可用 6～12 克，水煎服或代茶服（宜久煎）。或熬膏，或入丸、散之剂。古人以此代茶，主要用于清膈上之热。但气性宽缓，无捷奏之功。

现在，石斛已经被国家卫健委列为药食同源、药食两用产品。鲜吃石斛也很流行，如研为细末后可以加温开水适量，调成稀糊状，在蒸锅里蒸 15～20 分钟食用。或者在煨汤时当汤快要煮熟的时候，提前 10 分钟将洗净的石斛纳入汤中，煮熟食用。

4. 注意事项 石斛重在滋阴润燥，《百草镜》：唯胃肾有虚热者宜之，虚而无火者忌用。若脾胃虚寒体质、温热病早期尚未伤阴者、湿温病尚未化燥者，不宜服用。

（十三）乌梅：从"望梅止渴"说起

乌梅为蔷薇科植物"梅"的果实，是一种很酸的水果。未成熟者称"青梅"，成熟者称"黄梅"，将青梅或黄梅用烟火熏烤成黑色者称"乌梅"，青梅用盐水夜浸日晒十天后会起白霜，称"白霜梅"。

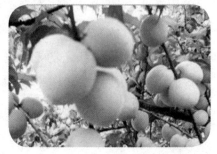

说到乌梅，人们不禁口水欲出，东汉末年三国时代"望梅止渴"的故事更是人人皆知。话说曹操带着大队人马一路行军。时值盛夏，火辣辣的太阳挂在空中，散发着巨大的热量，方圆数十里都没有水，大地都快被烤焦了。头顶烈日，人困马乏，战士们一个个头昏眼花、大汗淋漓、口干舌燥，喉咙里好像着了火似的，许多人的嘴唇都干裂得出了血，每走一段路，就有人中暑而死。

目睹这样的情景，曹操心里非常焦急。他策马奔向旁边一个山冈，极目远眺，希望能找到一个有水的地方。可是让他失望的是，龟裂的土地一望无际，没有一点水的踪迹。再回头看看将士们，个个有气无力，东倒西歪，怕是难得再走多远了。在这非常危急的关头，曹操突然灵机一动，急中生智，脑子里蹦出个好点子。只见他在山冈上抽出令旗指向前方，大声喊道："前面不远的地方有好大一片梅林，结满了又大又酸又甜的梅子，大家再坚持一会儿，到那里马上就能吃到梅子解渴了！"将士们听了曹操的话，想起梅子的酸味，就好像真的吃到了梅子一样，个个腮帮子一酸，口里顿时生出了不少口水，精神也振作起来，鼓足力气加紧向前赶去。就这样，曹军终于走出了旱区，到了有水的地方。这就是史上有名的"望梅止渴"的故事。曹操利用人们对梅子酸味的条件反射，成功地克服和战胜了士兵在炎热的夏天行军没有水喝极度干渴的困难，走出了困境。

1. 性味、归经及功能作用　乌梅，性平、味酸、涩，入肺（经）、肝（经）、脾（经）、胃（经）、大肠（经），含糖、脂肪、蛋白质、维生素 B、维生素 C、胡萝卜素、柠檬酸，以及钙、磷、铁等矿物质。具有生津止渴、敛肺止咳、涩肠止泻、敛汗止泻、解毒杀虫等多种作用，主要用于暑热烦渴、肺热咳嗽、胃痛、恶心呕吐、泄泻、痢疾、糖尿病、汗症、蛔虫、钩虫、疮疖、鸡眼、牛皮癣、多种出血症等。

2.临床应用

（1）用于高热、烦渴、中暑。适量生吃梅子，即有很好的生津止渴作用；乌梅、玉竹、石斛、天花粉各6克，水煎服；人若伤暑发热或感冒烦渴时取本品配薄荷、紫苏叶、葛根同服，可起到解暑止渴之效；阴虚内热、口渴咽干可用乌梅同冰糖煮粥食用；乌梅、白糖各适量，加水煎煮，制成酸梅汤，凉后饮用；青梅若干，浸入50度白酒中密封1个月（青梅酒），是夏令家庭防治中暑的好饮料。

（2）用于小儿高热、抽搐、口鼻出热气伴大便干结。青梅5000克，煮至极烂，去核，过滤后再煎，浓缩成膏（青梅膏），搓成如黄豆大药丸（青梅丸）备用。先用植物油通便，取青梅丸1～3粒，开水溶化，白糖水调服，1日2～3次。

（3）有敛肺止咳之功，乌梅能收敛肺气以缓解咳嗽，对于肺虚久咳，痰液稀少者尤为适宜，常与半夏、杏仁、罂粟壳等同用。比如慢性支气管炎久咳不止，可用乌梅肉250克，紫苏叶150克，甜杏仁、姜制半夏各40克，罂粟壳（去筋膜）、甘草各10克，混合后用蜂蜜炒焦，研为细末，每取10克以开水兑入阿胶1/2块冲服，每日2次。

（4）用于食欲不振、消化不良。青梅30克，黄酒100毫升，同蒸20分钟，吃青梅并温服10～30毫升。

（5）用于恶心呕吐。乌梅20克，冰糖15克，水煎服；青梅酒20毫升，同时吃酒泡青梅1个。

（6）胃痛时，青梅酒（青梅若干，泡于高粱酒中密封1个月）适量，常饮；乌梅2个，大枣3枚，杏仁7粒，混合捣烂，开水送服；乌梅、延胡索各10克，白芍15克，蒲公英30克，水煎服，每日2次。

（7）预防肠道传染病，青梅丸（制作方法见上）3粒，开水溶化，饭后白糖水调服，每日2次。

（8）涩肠止泻，乌梅6个，浓煎，饭前空腹饮用，每日2～3次；梅子30克，诃子15克，共研细末，以蜂蜜调和，1日分3次服；气虚脾弱之久泻不止者，用乌梅25克，肉豆蔻12克，诃子10克，水煎服，每日2次。配益气健脾药党参、白术各10克可增强药力；也可以取梅子（炒炭）30克，党参、茯苓、木香、肉蔻、苍术各20克，水煎服。

（9）痢疾，乌梅20个，去核，浓煎取汁，每日饭前服用；乌梅（去核）100克，烧焦为末，每服10克，米汤送服；青梅30克，黄酒100毫升，同蒸20分钟，吃青梅并温服10～30毫升；乌梅（捣碎）20克，香附12克，水煎服，每日早、晚各1次。

（10）用于胆囊炎、胆结石。乌梅、金钱草、海金沙、延胡索、鸡内金、炙甘草各15克，水煎服，每日2次。

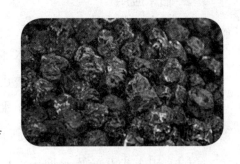

（11）用于蛔虫症（腹痛、吐蛔）。乌梅味酸，而中医理论认为"蛔得酸则伏"，故本品能治疗虫积腹痛。乌梅丸就是以乌梅为主，配以干姜、细辛和黄柏同用的驱蛔止痛的有效名方，适用于蛔虫引起的腹痛、呕吐等症。乌梅30克，白糖20克，浓煎冷服；乌梅30克，浓煎取汁，加陈醋20毫升，腹痛发作时顿服；乌梅10枚，川椒6克，苦楝皮25克，生姜3片，水煎分2次服；也可将青梅30克浸泡在100毫升黄酒中，放入锅内蒸20分钟后，吃青梅并温服10～30毫升，每次服10～30毫升，每日2次。

（12）用于钩虫病。乌梅30克，浓煎取汁，早上空腹时顿服，中午前再服1次。

（13）用于蛲虫病。乌梅、槟榔、甘草各15克，水煎服。每日2次。

（14）用于自汗、盗汗。乌梅30克，浮小麦15克，糯稻根1把，水煎服；乌梅、黄芪、当归、麻黄根各10克，水煎服，每日2次。

（15）用于糖尿病。乌梅肉100克，微炒为末，每取10克，水煎服，每晚睡前1次；乌梅、麦冬、丹皮、五味子、淮山药、天花粉、生地黄、熟地黄各10克，肉桂2克，水煎服，每日2次。

（16）用于风湿关节痛、扭挫伤、腰肌劳损、坐骨神经痛。青梅酒，适量内服，同时配合青梅酒擦抹痛处，每日数次。

（17）用于尿血、便血。乌梅还有收敛止血的作用，尿血、便血可用乌梅100克，烧存性为末，醋调为丸（如梧桐子大），空腹时以米汤或酒冲服50丸，每日2～3次。或乌梅30克，地榆15克，阿胶（烊化）6克，水煎服，每日2次（也适用于月经过多）。

（18）用于月经过多、子宫出血。乌梅30克，红糖适量，水煎服，每日2次；或每次口服乌梅流浸膏5毫升，每日3次；青梅丸（制作方法见上）10克，开水溶化，饭后白糖水调服，每日3次；乌梅、当归、黄芩、白药、艾叶炭各10克，水煎服，每日2次。

（19）用于疮疖。乌梅适量，烧存性，研为细末，麻油调涂患处，每日数次；乌梅9克，烘干为末，加冰片少许，先清洁疮面，外撒药粉，每日数次。

（20）用于疣、鸡眼、皮肤浅表血管瘤。青梅 5000 克,煮至极烂,去核,过滤后再煎,浓缩成膏（青梅膏）,每晚睡前涂患处,外用胶布固定；乌梅 30 克,以浓盐水浸泡一天后去核,加醋适量,捣烂如泥,每晚睡前敷于患部,外用胶布固定,数日可除。

（21）用于牛皮癣。50% 的乌梅膏开水冲服,每次 9 克,每日 3 次;青梅丸（制作方法见上）10 克,开水溶化,饭后白糖水调服,每日 3 次。

（22）用于指趾溃疡。乌梅肉适量,加醋捣烂如泥,涂敷患处；乌梅粉适量,加 2 倍量的凡士林,混合调匀,涂敷患处,每日 1 次。

（23）用于刀枪外伤。乌梅肉适量,捣烂敷患处。止血、止痛效果良好。

（24）用于口臭。每日早、晚吃梅子 1～2 个;或常常口含梅制果脯,口气可除。

（25）鱼刺卡喉时,梅子 10～20 个,浓煎,连梅子一起频频含服。

3. 服用方法

（1）入药做煎剂、膏剂、丸剂；生吃或制成果脯、果酱；将青梅浸入白酒中密封一段时间制成青梅酒；将乌梅和白糖加水煎煮制成酸梅汤。

（2）酸梅汤的制作:乌梅、山楂干各适量,冰糖（怕酸者可以多加）、甘草（少许）、玫瑰花（没有可以不加）。乌梅、山楂、甘草、玫瑰花洗净后用清水浸泡 15 分钟,放入砂锅或不锈钢锅内（因有山楂,不适合用铁锅）,加适量清水大火煮沸,转中小火煮 20 分钟放入冰糖,融化后关火放凉,过滤取汁,放入水壶或玻璃容器内冰镇即可。有清热解暑、生津止渴、润肺止咳、和胃健脾作用,但脾胃虚寒、胃酸过多及胃溃疡患者不宜,会刺激胃酸分泌。

4. 注意事项

（1）乌梅味酸涩,为收敛之物,只适合于慢性久病患者食用。外感表邪、感冒咳嗽,或内有湿热、积滞腹胀、急性细菌性痢疾者忌服。

（2）本品多食损齿,且助痰生热,故凡胃酸过多、咳嗽痰多、胸闷气喘者和牙病患者、小儿均不宜食。

（3）硬壳内仁含有苦杏仁苷,有小毒。

（4）古代食疗文献记载:酸梅忌与猪油同食,可供参考。

（十四）滋阴润燥、软坚散结的海蜇

海蜇,又名"海蛇""水母""海中宅",渔民捕捞加工后称其上部帽状伞体为"海蜇皮"或"白皮子",下部的头、触手等为"海蜇头"。海蜇皮制成后呈半透明

圆片状，有韧性，上等的海蜇皮为白色或乳白色，片大平整，肉厚有韧性，无黑斑；质量上乘的海蜇头呈白色、黄褐色或红琥珀色，肉质厚实，无泥沙等杂质，口感较海蜇皮脆而有韧性。论其食用和药用价值，海蜇头优于海蜇皮，是海蜇中的精品。

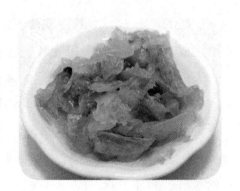

1. 性味、归经及功能作用　海蜇，性凉、味咸，归肝（经）、肾（经）；含丰富的蛋白质、碳水化合物、维生素 A、B 族维生素、碘、钙、磷、铁等，而脂肪含量偏低。有养阴止咳、润肠通便、清热化痰、软坚散结、降压降脂、软化血管等作用，主要用于烦热口渴、阴虚肺燥、痰热咳嗽、甲状腺病、食积、脘腹胀满、大便燥结、高血压、高血脂、淋巴结核等病症。

2. 临床应用

（1）用于热病伤津、心烦口渴。海蜇头（漂洗去咸味）、荸荠（洗净，最好削皮）各 60～90 克，煮汤服食。

（2）用于小儿外感风热。海蜇 15 克，金银花、桑叶、连翘各 10 克，薄荷 3 克，水煎取汁分 2 次服，每日 1 剂。

（3）用于肺热咳嗽或阴虚燥咳、痰浓黄稠。陈海蜇（洗净、切碎）100 克，蜂蜜 50 毫升（或冰糖 30 克），拌匀，蒸熟食；海蜇、荸荠各适量，煮汤常服；鲜海蜇（洗净、切丝）、荸荠（去皮、洗净、切开）各 500 克，猪瘦肉（洗净、切片，用盐稍腌）60 克，生姜 2～3 片。海蜇、荸荠放入锅内，加清水适量，武火煮沸后，文火煲半小时；再放入猪肉片和姜片，煲几分钟后食用，常吃。

（4）用于肺脓肿、支气管扩张症等咳嗽痰多。海蜇（洗净、切碎）120 克，萝卜（洗净、切碎）150 克，水煮取汁，频频饮服；陈海蜇（洗去盐味）150 克，胡萝卜（连皮）200 克，荸荠（去皮）150 克，同煮汤，频频饮服。

（5）用于慢性支气管炎、阴虚久咳、咳而不爽、口干咽燥。陈海蜇（洗去盐味）、冰糖各适量，拌匀，蒸熟食用；海蜇头（水中浸泡 2～3 天，每天换水 1 次，然后洗净、切成碎末）60 克，荸荠（洗净，可连皮切碎）120 克，加水适量，先用旺火煮沸，再改小火煎煮 1 小时，分 2 次食用，常服。

（6）用于肺结核阴虚内热燥咳。海蜇适量，洗净切丝，配以黄瓜丝、虾仁末、香菜段及适量精盐、白糖、芝麻油、醋，拌匀常吃。

（7）用于哮喘。海蜇皮（洗净、切碎）50克，鲜猪肉100克（或鲜猪血200克），炖熟吃，每日1次。

（8）用于单纯性甲状腺肿。海蜇含碘量较多，有很好的补碘作用。

（9）可保护心脑血管，海蜇含有类似乙酰胆碱的物质，能扩张血管，降低血压，所含的甘露多糖胶质对防治动脉硬化也有一定功效。

（10）用于高血压、头昏脑涨。海蜇头（漂洗去咸味）120克，荸荠（连皮）360克，水煎至浓稠，空腹顿服或分2次服，每日1剂；待血压稳定后，改用海蜇30克，荸荠120克，煮食。

（11）用于小儿饮食积滞、消化不良。海蜇（洗净、切碎）60克，荸荠（去皮）100克，加水煮熟（水将干为好），去海蜇，吃荸荠。

（12）用于胃溃疡。海蜇（洗净、切碎）、大枣（去核）、红糖各250克，加水煎熬成膏，每次用温开水冲服1匙，每日2次。

（13）用于津伤痰结性便秘。海蜇头（洗净、切碎）60克，荸荠（连皮）90克，水煎至浓稠，空腹顿服或分2次服。此方特别适合于从事理发、纺织、矿工、粮食加工等与尘埃接触较多的工作者食用，能够清肠胃、去尘积，加快体内毒物的排出。

（14）用于妇女劳损、带下。海蜇（洗净、切碎）50克，党参、土茯苓各30克，白术、木棉花、鸡冠花各10克，水煎分2次服，每日1剂。

（15）用于产后乳汁缺乏。鲜海蜇适量（洗净、切碎），煮汤食用。

（16）用于更年期阴虚烦热。鲜海蜇适量，洗净，用70℃左右的热水略焯一下，立即放入冷水中冷却，然后切丝，煮汤常服；鲜海蜇（处理同上）、黄瓜（切片）各适量，加麻油、酱油、味精少许，凉拌食用。适用于男女更年期阴虚烦热者食用，有调肝肾、益肾阴、除烦热作用。

（17）用于淋巴结核。海蜇（陈久者、漂淡）、大荸荠、大芋头（切片、晒干、研细末）各适量。海蜇、荸荠煎汤，拌芋头粉为丸（如梧桐子大），每次用海蜇皮荸荠汤送服3～5克，每日2～3次。

（18）可解酒，海蜇头（漂洗去咸味）、荸荠（洗净）各60～90克，煮汤顿服。

（19）此外，海蜇还有一定的滋润皮肤和防治肿瘤的作用。

3. 服用方法　将已充分泡发好的海蜇切成块或丝，用70℃的热水略焯一下，焯过之后最好立即放入冷水中冷却，这样海蜇不但充分涨发，而且能增加清脆感，凉拌、热炒均不失其原味。食用凉拌海蜇时，最好在食用前临时加醋、盐等调料，加早了会使海蜇变韧"走味",影响口感。热炒时加热时间不宜太长。

4.注意事项

（1）新鲜的海蜇不宜食用，需要用食盐、明矾经过 3 次加工、腌制，过滤去水分后食用。

（2）新买的海蜇含有泥沙，需用 50% 浓盐水浸泡、搓洗干净，尤其海蜇头的褶皱处泥沙很多，要多洗几遍，然后再用冷水泡 2 ～ 3 天，除去盐、矾之苦咸味。注意每天换水，防止腐烂。

（3）海蜇性寒，脾胃虚寒者不宜；生食难消化，故食之不可过量。

（4）家庭存放海蜇，可放在坛子内，密封坛口，使其不至于风干收缩。但忌与白糖同腌，否则不能久藏。

七、补血类

（一）补血养阴、益肾填精的熟地黄

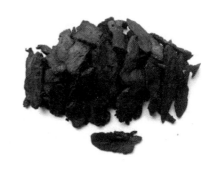

熟地黄为中药生地黄的块根经过加工炮制，通常以酒、砂仁、陈皮为辅料反复蒸晒，至内外色黑油润、质地柔软黏腻。经炮制后，药性由微寒转微温，补益性增强。

相传唐朝药王孙思邈一百多岁时，还精力充沛，到处云游。一天傍晚，他来到一个河边小村，见一老人左手捏着一只蜻蜓，右手捂着屁股大哭。孙思邈见老人年龄比自己还大得多，就上前劝慰："老人家，为何大哭？"老人说："爷爷打我。"孙思邈大吃一惊："那你多大年纪了？"老人说："我刚过完365岁生日，因为贪玩，忘了吃熟地黄茶，所以挨打。"说完又伤心地哭了起来。孙思邈好奇："你爷爷在哪里？"老人用手一指："门口躺在蓑衣上乘凉的就是。"孙思邈走了过去，见躺在蓑衣上的人看上去竟然比孙子还年轻，旁边还坐着一个小姑娘，正用蒲扇为他扇风呢。孙思邈问那小姑娘："这位老人是你什么人啊？"小姑娘说："这是我玄孙，脾气太坏了，动辄就打孩子。唉！教育孩子哪有这样的？都是让我那老公公给宠的。"孙思邈更加好奇："你老公公在哪里？"小姑娘说："河边捉鱼去了。"孙思邈问："能告诉我什么是熟地黄茶吗？"小姑娘说："就是熟地黄加米熬的粥。我们春天用来和胃降火，夏天用来降温除烦，秋天用来滋阴去燥，冬天用来补血祛寒。每日上午必须吃一碗，今天淘气的孩子忘了喝，挨一顿揍，活该！"

孙思邈感慨万千，本来以为自己够高寿的了，没想到天外有天，人外有人。于是就向小姑娘要了一包熟地黄，并根据地黄的特性和平生所学，研制出了九蒸九晒熟地黄的炮制工艺。据说，因为常吃熟地黄，孙思邈又多活了四十多年，直到一百四十多岁才无病而终。据《旧唐书》记载：他死后月余，"颜貌不改，举尸就木，犹若空衣，时人异之。"这可能和他长期练气功并服用熟地黄等药物，使其机体代谢发生了某些特殊变化有关吧！

1. 性味、归经及功能作用 熟地黄，性微温、味甘甜，入心（经）、肝（经）、肾（经），主要含有碳水化合物、蛋白质、纤维素和脂肪等。具有补血养心、滋养肝肾、滋阴填精、提高免疫、健体强身的功效，主要用于治疗阴虚血少、劳伤久咳、骨蒸潮热、腰膝酸软及痿弱无力、遗精、月经不调、崩漏、消渴（糖尿病）、视物昏花、耳鸣耳聋等。

2. 临床应用

（1）有补血养心之功。熟地黄甘温质润，补阴益精以生血，为养血补虚之要药。主要用于血虚所致的面色苍白、眩晕、心悸、失眠、月经不调、崩中漏下、血虚痛经、血虚闭经及其他血虚之症，每与当归、芍药、川芎同用（即补血名方"四物汤"）。若心血不足、心悸、怔忡、失眠，可与远志、酸枣仁等养心安神药同用；若月经过多、崩漏下血而致血虚、血寒、少腹冷痛者，可与阿胶、艾叶等补血止血、温经散寒药同用。

（2）用于头晕目眩、耳鸣、腰膝酸软、遗精、崩漏。熟地黄15克，水煎30～60分钟，取汁，1日内分2～3次温服。

（3）用于面色苍白、头晕目眩、食欲减退、心悸怔忡。熟地黄15克，当归、白术各10克，茯苓、白芍药各8克，川芎、炙甘草、生姜各5克，人参、大枣各3克，将以上药物一同放入砂锅，水煎30分钟，取汁即可。每日1剂，分2次温服。

（4）熟地黄质润入肾，善滋补肾阴、填精益髓，为补肾阴之要药，古人谓之"大补五脏真阴"。大凡由于婚前手淫、早婚、性生活过多、多产、多育等，都能够导致肝肾阴虚、肾精不足，出现诸如头晕目眩、白发、脱发、视物昏花、耳鸣、耳聋、记忆力下降、腰膝酸软、遗精、盗汗等症。凡此，都可用熟地黄作为主药，常与山药、山茱萸等同用，代表方剂如"六味地黄丸"。治精血亏虚须发早白、脱发，常与何首乌、牛膝、菟丝子等配伍。

（5）用于血虚气弱、食欲不振、精神疲惫、肢软乏力，气郁不舒所致的妇女月经不调、痛经或闭经、不孕。熟地黄、黄芪、当归、制何首乌各30克，白术、白芍、川芎各20克，香附15克，白酒1500毫升（不善酒力者，可以水、酒各半制备，也可直接用黄酒浸药）。上述药材洗净、晾干、捣成细碎小块，装入细纱布袋中扎紧，同白酒一起放入干净的敞口瓷坛或玻璃瓶中密封，置于阴凉避光处。每天摇匀1次，15天后开封饮用，每日早、晚空腹温服10～15毫升。有补益气血、理气解郁的功效。

（6）俗话说：肝血养得好，容颜不会老！熟地黄入肝、肾二经，滋养肝血肾精。中医学认为："肾藏精，肾为先天之本"，这个"先天之本"，涉及一个人的遗传基因问题，在这一点上，不论男女都是一样的。中医基础学还认为：肝藏血，肝肾同源，五脏六腑所属的经脉在循行方面，肝、肾二经有一个共性，那就是都绕前阴而行。在女性的特殊生理活动中，由于肝起着十分重要的作用，所以肝也是女性的"先天之本"。

在我国，最早提出"女子以肝为先天之本"的是清朝著名温病学家叶天士，这一学术见解，是由女子的生理、病理特性所决定的，反映了肝与女子生理、病理特性的密切关联。肝的特殊功能对女子的生理、病理起着非常重要的作用，女子以血为本，经水为血所化，肝为藏血之脏，主疏泄，具有储藏血液和调节血流的作用。这些都与女性的排卵功能、月经通调与否、月经量的多少和养育胎儿的功能密切相关。女子的经、带、胎、产、乳的一系列功能，全依赖肝的藏血和疏泄条达，如果肝的功能失常，就会出现经、带、胎、产、乳等方面的各种妇科病症。

俗话说"十女九郁"这里的"郁"，与"瘀"字同音同意。女子的"郁"从何来？一则女子的心胸不如男子开阔，相对而言爱生气一些，是谓肝郁；二来女性从小就爱"赶"春天"追"夏天，穿短裙和露脐装，加之女性普遍比男性爱吃冷饮，容易感受寒邪，是谓寒瘀；凡此都与肝的关系十分密切。所以，气滞血瘀就在所难免。

女子的气血特点常常是"有余于气而不足于血"，血不养肝则肝肾易虚，所以女子又容易患肝的功能失常的疾病。中医妇科临床常常通过调养肝血、疏肝理气来治疗妇科疾病，或者在妇科病的常规治疗中兼加疏肝养肝的药物（或穴位），从而取得良好的临床疗效。

清代江涵暾《笔花医镜·妇女证论》："女子之证，审无外感内伤别证，唯有养血疏肝四字。"进一步体现了"养血疏肝"在中医妇科学的重要地位。

广誉远以中医学术和临床实践的高瞻远瞩，在调经助孕的"定坤丹"中，以人参、鹿茸为君，重用入肝、肾二经的补血药熟地，对传统中医学有两大突破：第一个突破是超越了"肾为先天之本"的理论，继承和发扬了"女子以肝为先天"的学术见解，从养血活血、疏肝解郁，辅以温阳之品，补益气血，疏肝解郁之中，温补脾肾之阳，解决月经不调、痛经、闭经、不孕等各种妇科问题，被誉为中医妇科促孕种子的经典丹药，其处方及炮制技术，也被列为国家级非物质文化遗产，早在 1995 年，定坤丹就被联合国第四次世界妇女大会列为唯一指定用品。

第二个突破是，不被旧传统所约束，不受旧理论的限制，大胆解放思想，勇于技术革新，突破了传统中药机械、教条的"十九畏"定律，以人参配五灵脂，扶正兼祛邪，补气又活血，补中有泻，泻中有补，补泻兼施。站在现代科学的山顶，敢于怀疑，勇于实践，为现代中医临床验证中药的"十八反""十九畏"提供了新的思路和实践数据。对传统中药学起到了正本清源作用，促进了中药学的改革与发展。

（7）此外，熟地黄炒成炭能止血，可用于咳血、尿血、便血、子宫出血等血虚出血证。

3. 服用方法

（1）切片用或炒炭用，入煎剂、膏剂、丸剂，或者同粳米煮稀饭；同其他药材配伍泡茶、泡酒（素有"补王"之称的"龟龄集酒"即以熟地黄为主药）、煨鸡汤；每次 15 ～ 30 克。一般人均可食用，遗精、阳痿、不育、月经不调、不孕患者更宜食用。

（2）熟地首乌粥：熟地黄 15 克，制何首乌 10 克，粳米 100 克，白糖 20 克，先将熟地黄、何首乌放入砂锅中，水煎取汁，然后用药汁熬煮粳米，出锅前调入白糖即可。每日早、晚食用。

（3）熟地麦冬酸枣茶：熟地黄、麦冬、酸枣仁各 10 ～ 15 克，远志 5 克，诸药研磨成粗末，包入纱布中扎紧，把布包置于保温杯内，开水冲泡，加盖闷 20 分钟后饮用。

（4）熟地天冬参枣鸡：熟地黄 30 克，天门冬 20 克，人参、大枣各 10 克，母鸡 1 只（约 500 克，宰杀处理干净），葱段、姜片各 5 克，生姜、食盐、味精各 2 克。诸药和佐料一同放入鸡腹中，加水炖煮至肉烂，佐餐食用。

（5）熟地胡麻薏仁酒：熟地黄 100 克，胡麻仁 50 克，薏苡仁 20 克，低度白酒 800 毫升。三味药物研磨后包入纱布中扎紧，然后投入玻璃瓶内，加酒密封浸泡半月后即可饮服。每日早、晚各饮 1 小杯（约 10 毫升）。

4. 注意事项　本品性质滋腻滞脾，有碍消化，凡脾胃虚弱、脾虚食少、脘腹胀满、湿盛痰多、大便稀溏者忌服。一定要用时，应与陈皮、砂仁等配伍，防止黏腻碍胃。

（二）养血安神、益肾乌发何首乌（附：首乌藤）

相传，唐代顺州南和县（一说地属河南，一说是河北邢台一带，另说是广西陆川县西）的何田儿，因为体弱多病，性生理方面也有些缺陷，以至于五十多岁还没有娶妻，眼看就要绝嗣了。有一天，何田儿喝多了酒，有些醉意，就在两株相隔三尺的藤草旁边睡着了，醒后天已经黑了，而那两株藤草却交合到了一起。他觉得甚为奇怪，

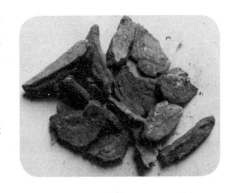

就顺手挖了一棵带回村里，向人们讨教这个草藤叫什么名字，但无人识得。后来遇到一位深山里的采药老人，告诉他说：这种藤子能治失眠，藤子下面的块根名叫"首乌"，可以治疗肾虚。你既然至今尚无婚配，身体又不好，何不把这个药吃来试试。于是何田儿就把块根洗净、切碎、泡在酒中，每天饮用。他还把藤子晒干、切碎、捣成粉末，每日早晚空腹时用米酒送服。数月后奇迹出现了，何田儿诸疾皆愈，头发变黑，精力旺盛，面容显得年轻多了，而且还有了性欲方面的要求，于是便娶了村里的一个寡妇曹氏，一年后他们有了自己的孩子。于是，何田儿就把自己的名字改为"何能嗣""何首乌"。后来他又把这种药给儿子吃，他和儿子都活到 160 岁。儿子又给自己的孩子吃，也活到了 130 多岁。这件事在当地影响很大，人人都争着服用这种"灵丹妙药"，并把这种药也取名叫"何首乌"，其藤就叫"夜交藤"或"首乌藤"。

1. 性味、归经及功能作用　何首乌，性微温，味甘、涩、微苦，归肝（经）、肾（经）。分生、熟（炮制）两种，制何首乌补益肝肾、养血强精，是加黑豆汁（按 10：1 的比例）拌匀、润湿，放入非铁器的容器内蒸或炖至汁液吸尽并呈棕褐色时取出晾干而成。生何首乌润肠通便，兼有解毒作用。

2. 临床应用

（1）用于肝肾阴虚诸证。制何首乌善补肝肾、益精血、乌须发，治疗精血衰少、面色萎黄、失眠健忘，常与熟地黄、当归、酸枣仁等同用；须发早白、头晕眼花、耳鸣耳聋、腰膝酸软，遗精、男子不育，月经不调、女子不孕等，多与当归、杜仲、枸杞子、菟丝子、桑椹子、黑芝麻等配伍。

（2）虚不受补者，制何首乌粉 150 克，鸡蛋 2 个，加适量水煮鸡蛋，再加入适

当调味料，武火烧沸，文火煮至蛋熟。取出蛋用凉水浸一下，剥去蛋壳再于锅内煮5分钟左右，食蛋饮汤，每天1次。

（3）用于腰膝酸软、行步困难、皮肤瘙痒。何首乌（以有花纹者为佳）、牛膝各500克，好酒1000毫升，连续浸泡1周，取出晒干、捣烂，加红枣肉适量，合成药丸，如梧桐子大，每天早、晚空腹时用药酒送服30～50粒。

（4）用于白发、脱发。何首乌粉80克，放入暖水瓶内，用开水浸泡6小时，泡至颜色成棕红色即可饮用，随时添加开水浸泡，待茶色浅淡，更换药粉；何首乌粉40克，白术粉、茯苓粉各10～15克，用温水调服；制何首乌粉、熟地粉各40克，当归粉20克，浸于1000毫升白酒中，半月后开始饮用，每天约20毫升。上述药方宜长期饮用，可补气血、养容颜、防白发脱发。

（5）用于自汗不止。何首乌适量，研末，用唾液调成糊状，敷肚脐。

（6）用于肠燥便秘。生何首乌有润肠通便之效，对年老体弱之人血虚肠燥便秘，可与当归、火麻仁、肉苁蓉等同用。

（7）用于泻痢下血。制何首乌100克，研末。每餐饭前用米汤送服10克。

（8）用于外伤出血。何首乌粉适量，敷上即止，有特效。

（9）用于疥癣。何首乌茎、叶各等分，水煎浓汤洗浴，可以解毒、止痛、生肌。

（10）用于痈疽毒疮。何首乌不拘，加酒适量，反复在文武火上煎煮几次，滤渣存酒，随时饮用。药渣焙干，研末，以酒煮面粉，调成药丸，如梧桐子大，每天早、晚空腹时用温酒送服30粒。

（11）用于颈部淋巴结结核。何首乌洗净，每日生嚼，并取其叶捣烂涂患处。

3. 服用方法　入煎剂或制成膏剂、丸剂、散剂、泡酒服用，制何首乌每次10～30克，生何首乌每次10～20克。

4. 注意事项

（1）制何首乌滋腻，痰湿偏盛不宜；生何首乌滑肠，大便稀溏、滑泄者不宜。

（2）生何首乌具有一定的不良反应，如服用过量会对胃肠产生刺激作用，出现恶心、肠鸣、腹痛、腹泻等胃肠道反应。重者可出现躁动不安、抽搐，甚至肝损害或者呼吸麻痹。

（3）另据古典文献记载：何首乌忌铁器，忌与葱、蒜、猪肉、无鳞鱼及各种动物血同吃。可供参考。

附：首乌藤

首乌藤，也称夜交藤，就是何首乌的藤。别名"交茎""夜合""野苗""地精""紫乌藤""桃柳藤"等。是一种一根两藤的植物，有白天两藤分开生长，夜晚便交合在一起的奇特自然现象。

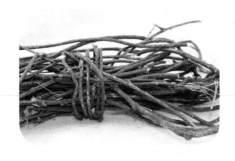

1. **性味、归经及功能作用** 夜交藤，性平偏温，味甘，归心（经）、肺（经）、肝（经）、肾（经），有养心安神、祛风通络、增加食欲、补养体力、滋润肌肤、益寿延年等功能，主治失眠、多汗、血虚头痛身痛、皮肤疮疹瘙痒等病症。

2. **临床应用**

（1）用于阴虚血少所致的失眠，常与远志、合欢皮、柏子仁、酸枣仁等药配合应用。有交通心肾、定神安眠的作用，用于心肾不交、水火不济的失眠或多梦、心烦、神经衰弱等系列病症。夜交藤 30 克，合欢花 10 克，水煎服，每日 2 次；夜交藤、高粱米各 30 克，炒酸枣仁 15 克，五味子 10 克，水煎服，每日 2 次；夜交藤 30 克，柏子仁 20 克，茯苓、远志、炒酸枣仁各 15 克，水煎服，每日 2 次；夜交藤 10 克，小麦 45 克，黑豆 30 克，水煎煮取汤饮，每日 2 次。

（2）内伤头痛：夜交藤、钩藤、石决明各 20 克，天麻、杜仲、茯神、牛膝各 15 克，益母草、桑寄生各 12 克，山栀 10 克，黄芪 6 克，水煎分 3 次服，连服半月以上。

（3）另外，夜交藤还有祛风止痒的作用。取本品 20 ～ 30 克，煎汤内服并同时用药渣、药水外洗，可以治疗皮肤疮疹瘙痒。

（4）现代研究表明，夜交藤有一定的降血脂、预防脂肪肝的作用。

3. **服用方法** 入煎剂、散剂口服，每次 10 ～ 15 克。

4. **注意事项** 狂躁属实火者慎服。

（三）阿胶：补血第一品

阿胶源自山东东阿，为脊椎动物驴的皮去毛后熬制而成的胶块。熬制阿胶需要三种辅料：黄酒、豆油和冰糖，经煎煮、浓缩而成的固体胶，以蛤粉或蒲黄炒制后则称为"阿胶珠"。

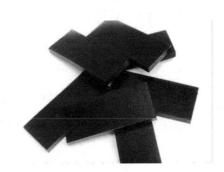

1. **性味、归经及功能作用** 阿胶，性平、味

甘，入肺（经）、肝（经）、肾（经）。有滋阴润燥、养血安胎和止血的医疗作用。主治阴虚燥咳、虚烦不眠、虚劳吐血、衄血、胃出血、月经过多、崩漏、胎动不安、贫血、血小板减少性紫癜等病症。

2. 临床应用

（1）阴虚燥咳者，阿胶珠（蛤粉炒）15 克，茅根、冬麦各 30 克，水煎服；阿胶珠（蛤粉炒）15 克，百合 50 克，款冬花 12 克，冰糖 60 克，水煎服。

（2）虚烦不眠者，阿胶（烊化）12 克，白芍、黄芩各 9 克，黄连 15 克，鸡子黄 2 个，白芍、黄芩、黄连煎水取汁，冲化阿胶、鸡子黄服用。每日 2 ～ 3 次。

（3）吐血、衄血者，阿胶珠（蒲黄炒）15 克，生地黄 30 克，水煎服。每日 2 次。

（4）胃、十二指肠溃疡出血者，阿胶珠（蒲黄炒）、党参、地榆、侧柏叶各 15 克，炒黄芪、白术、茯苓、当归、远志、龙眼肉、炒酸枣仁各 6 克，炙甘草 3 克。水煎服，每日 2 次。

（5）月经过多、崩漏、胎动不安者，阿胶（烊化）、当归、川芎、艾叶各 9 克，白芍 12 克，干地黄 20 克，甘草 6 克，诸药煎水，冲化阿胶服。此即妇科名方"胶艾四物汤"。

（6）贫血、再生障碍性贫血、血小板减少性紫癜者，阿胶（烊化）、党参、鹿角胶、何首乌各 15 克，炒黄芪、白术、茯苓、当归、远志、龙眼肉、炒酸枣仁各 6 克，炙甘草 3 克水煎冲化阿胶服。每日 3 次。

3. 服用方法

（1）阿胶入药，一般以沸水烊化冲服为宜，也可与黄酒蒸化服用。入汤剂则可用蛤粉炒（用于润肺止咳）或蒲黄炒（用于活血止血）。

（2）阿胶酒：阿胶 400 克，黄酒 1500 毫升。阿胶洗净后砸成碎块，同黄酒一起放入大炖盅，在大蒸锅冷水上火蒸，至完全烊化后离火搅匀，装入干净玻璃瓶封口备用。每次口服 10 ～ 30 毫升，每日 3 次。滋阴润燥、补血止血，适用于阴血亏虚导致的久咳难愈、眩晕心悸、气短神疲，女性面色萎黄、月经量少色淡等症。

4. 注意事项

（1）感冒、咳嗽、消化不良、腹泻、女性月经期不宜服用。

（2）阿胶容易上火，刚熬制的阿胶不能立即服用，需要放在阴凉干燥处冷却一段时间后才能服用（如果加进了核桃、红枣、黑芝麻、莲子心的阿胶糕或者固元膏则不会上火）。

（3）服药期间，忌生冷食物、萝卜和浓茶，以免降低药性。

（四）温补心脾、益气养血的桂圆

桂圆，又称"龙眼肉"，简称"龙眼"，是我国南方名贵特产，以质软、色黄、肉厚、半透明、味道浓甜者为上品。

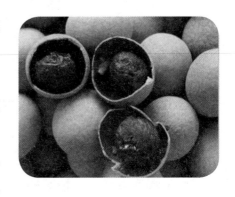

相传《西游记》中的神童哪吒打死了东海龙王的三太子，还挖了龙眼，给一位患了重病、名叫"海子"的穷人家孩子吃了。海子吃了龙眼之后，不但病好了，而且身体也强壮起来，婚后生了 13 对龙凤胎，自己也活了 130 多岁。海子仙逝后，他的坟上长出了一棵树，树上结满了形似"龙眼"的果子，成熟后清甜无比。东海边上的百姓们闻讯后纷纷前去摘取龙眼，食后又用核种树。此后家家户户都种龙眼树，食龙眼肉，个个都身强体健，不患疾病。

1. 性味、归经及功能作用 桂圆，性温、味甘，入心（经）、脾（经）。桂圆的热量、能量很高，还含有大量果糖、蔗糖、葡萄糖、蛋白质、多种维生素，以及钾、钠、钙、磷、铁、镁、硒、铜、锌、锰等矿物质和微量元素。为补益心脾之佳果，养血健脑之要药，具有温补心脾、益气养血、宁心安神、调理肠道、抗癌防癌等作用，主要适用于风寒咳嗽、贫血、神经衰弱、心慌、健忘、失眠或多梦、泄痢、功能性子宫出血、年老体弱、脑力劳动者及病后、产后、手术后体虚、面色萎黄等症。

2. 临床应用

（1）用于风寒咳嗽。龙眼肉 250 克，党参 200 克，沙参 150 克，水浓煎，加蜜 500 克收膏，每次服 15 毫升，每日 3 次。

（2）用于气血虚弱引起的心悸、失眠、记忆力下降。每晚睡前吃 6 ~ 10 个桂圆，补脾生血、养心安神、健脑益智。

（3）用于思虑过度、心脾两虚、易受惊吓、心慌、心悸、怔忡、失眠或多梦、精神不振。每日嚼食龙眼肉 30 克；或龙眼肉 20 克，每日蒸熟食之，连食 1 个月；龙眼肉 15 克，酸枣仁 6 克，水煎服，每日 1 次；龙眼肉 10 克，莲子 15 克，糯米 60 克，煮粥，每日早、晚食。

（4）用于气血两虚贫血、神经衰弱、头晕目眩、神疲乏力、失眠多梦、自汗盗汗。

桂圆20克,白糖适量,蒸食;桂圆20克,花生15克,水煎服,每日2次;桂圆8～10枚,莲子、芡实适量,炖汤于每晚睡前服;桂圆20克,莲子15克,糯米30克,熬粥,每日早、晚各1次;桂圆、酸枣仁、芡实各20～30克,煎汤,每晚临睡前服;龙眼肉30克,党参15克,羊腿肉(洗净、切块)750克,红枣肉10枚,生姜4片,米酒20毫升,先将羊肉用油、姜、米酒爆炒,加入龙眼肉、党参、红枣和水,大火煮沸后转小火煲3小时,调味佐膳。

(5)巨幼红细胞性贫血者,龙眼肉15克,桑椹子30克,蜂蜜适量。混合炖服,每日1剂。

(6)急性胃肠炎者,桂圆核适量,焙干研末,每次用开水冲服15克,每日2～3次。

(7)虚寒胃痛者,桂圆核5粒,烧存性研末,热酒冲服。

(8)呃逆者,桂圆(连核烧存性,研细末)7枚,用煅赭石15克煎汤送服。

(9)脾虚泄泻者,桂圆14粒,生姜3片,水煎服,每日3次。

(10)便血者,桂圆核(去黑皮)适量,研末,每日早、晚空腹时开水送服6克。

(11)用于阿米巴痢疾。龙眼肉20枚,鸦胆子40粒,将鸦胆子每2个装入1个桂圆中,早晚空腹时分服。每日1剂。

(12)用于月经不调或产后虚弱。龙眼肉、鸡蛋,蒸熟食用,常服。

(13)用于血小板减少、功能性子宫出血、血色紫暗。桂圆15～30克,大枣15克,炖服。每日2次。

(14)用于妊娠或产后水肿,可用龙眼干30克,大枣15枚,生姜5片,水煎服,每日1～2次。

(15)产后血虚、年老体衰者,龙眼龙30克,白糖3克,西洋参5～7片,杯中加盖,蒸熟服食。大补气血,力胜参、芪。

(16)产后四肢、腹部水肿者,桂圆、生姜、大枣各适量,水煎服,每日2次。

(17)狐臭者,桂圆核6枚,胡椒16枚,共研细末,患处汗出即撒之。

(18)疝气疼痛者,桂圆核(洗净)500克,放瓦上焙干、研末,每次用黄酒送服10克;桂圆核、荔枝核、小茴香各等分,均炒后研为细末,每次用升麻5克,水酒煎汤,早、晚空腹服5克。

(19)疥疮者,桂圆核适量,煅存性、研细末,麻油调敷。

(20)皮癣者,桂圆内核适量,米醋磨汁涂患处;桂圆核烧灰撒患处,每日数次。

(21)烫伤后,用桂圆核(焙枯、研细末)适量,以茶油调涂患处;桂圆壳煅烧为末，桐油调涂患处。每日 2 ～ 3 次。

（22）用于青光眼：龙眼肉 7 个，猪眼（切碎）1 只，煮熟，加油、盐调味，每日吃 1 剂（服药期间忌吃鹅肉、动物血），连吃半月。能使眼压降低、眼内轻松、视物明亮。

（23）用于脑肿瘤贫血、低热不退。龙眼肉 30 克，西洋参 10 克，蜂蜜少许。将龙眼肉，西洋参，蜂蜜放入杯中，加凉开水少许，置沸水锅内蒸 40 ～ 50 分钟即成。每日早、晚口服。龙眼肉和西洋参可吃。

（24）用于肝癌术后气阴两虚。龙眼肉（洗净）50 克，猪脊骨连肉带髓（剁碎）250 克，乌龟（宰杀、去内脏、切块）500 克，盐适量。文火煎煮至肉烂，佐膳食用。

3. 服用方法

（1）新鲜的成熟桂圆可以生吃，也可以将鲜果烘焙成桂圆干，加工成罐头、蜜饯以及茶酒等；入药主要做汤剂、膏剂。

（2）糖渍龙眼：鲜龙眼肉 500 克，反复蒸、晒数次，至色泽变黑，拌入白糖 50 克左右，每次食龙眼肉 4 ～ 5 粒，每日 2 次。补气养血，力胜参、芪，适用于年老体弱、病后体虚、产后血虚及心悸、失眠、健忘等症。

（3）桂圆枣姜蜜饯：桂圆、大枣、蜂蜜各 250 克，姜汁 2 匙。桂圆、大枣同煮至七成熟，加入姜汁和蜂蜜，调匀煮沸，冷却后装瓶。每次服食龙眼、大枣各 6 ～ 8 枚，每日 3 次。补脾胃、益气血，适用于脾虚、血亏、食欲不振、心悸怔忡、面色萎黄、浮肿等症。

（4）桂圆洋参茶：桂圆（洗净后撕成碎块）30 克，西洋参片、绿茶或红茶各 6 克。一起放入干净瓷质盖碗中，加入白糖后冷水上锅，上汽后蒸 40 ～ 50 分钟，以药物全部变为黏稠膏状为度。补益气血、养心安神、健脑益智，适用于气血两虚导致的失眠、健忘、心悸、气短、自汗、面色无华、久病或手术后的过度虚弱以及慢性肾炎等症。

（5）桂圆枣仁茶：龙眼肉（洗净后撕成碎块）15 克，酸枣仁 6 克（炒至微黄、捣成粗末），花茶 5 克。一起放入保温杯中，以 300 毫升沸水冲泡，加盖闷 15 分钟后代茶饮用。养心安神、镇静促眠，适用于气血两虚、神经衰弱、心慌、失眠、记忆力减退等症。

（6）桂圆酒：龙眼肉 200 克，浸泡于 500 毫升 60 度白酒中半个月。补心脾、养气血、助精神，适用于虚劳衰弱、惊悸、失眠、健忘等症。

（7）桂圆当归酒：龙眼肉（洗净后撕成碎块）100克，当归（洗净、晾干、碾成粗末）50克，白酒（或米酒）1000毫升。一起放入敞口瓷坛或玻璃瓶中密封，置于阴凉避光处。每天摇匀1次，7天后开封饮用。有补益气血、养心安神、健脑益智作用，适用于思虑过度、劳心伤脾、气血不足导致的食少、贫血、面色萎黄、体倦、惊悸、失眠、健忘等。

（8）桂圆益寿酒：龙眼肉400克，党参、白茯苓、生地黄各150克，当归、白术、白芍药、焦神曲各100克，川芎50克，桂花500克，冰糖1500克，白酒2000毫升。把冰糖、白酒以外的所有原料碾为粗末、装入纱布袋，放进干净的陶瓷或玻璃的器皿中，倒入白酒密封置于阴凉处，每天摇匀1次，4～5天后开封澄出酒液、加入冰糖即可。每晚临睡前温服20毫升左右。有补益气血、健运脾胃、滋养肝肾、强筋壮骨、延年益寿功效，适用于气血虚弱导致的贫血、须发早白、畏寒、气短、乏力、手足冰冷、阳痿、早泄、宫寒不孕等。

4.注意事项 桂圆性温，凡外感实热证、容易上火之人、胃火及痰湿内盛、孕妇产前不宜食用。

（五）要想身体好，常年吃大枣

大枣，又名"红枣"，是我国最早的土特产之一。早在明朝末年，农学家徐光启在《农政全书》中，就把大枣列为果木之首。尤其以陕西清涧绥德、河北行唐、河南新郑、山东乐陵、新疆和田的大红枣最为驰名，个大、皮薄、肉厚、核小、颜色好、干而不皱，连同河北沧州的金丝小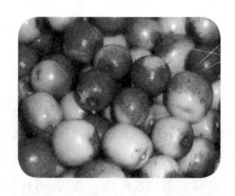枣和河北黄骅的"冬枣"，都是上好的食补佳品。我国自古素有"要想身体好，常年吃大枣""粥里加红枣，胜似灵芝草""经常吃大枣，终生不显老"的养生保健谚语。

1.性味、归经及功能作用 大枣，性温、味甘，归脾（经）、胃（经）。含丰富的糖（100克鲜枣的含糖量为30%左右，干枣更是高达50%～80%，比各种蔬菜和水果都高，甚至超过制糖原料甘蔗和甜菜）、蛋白质、脂肪、淀粉、多种氨基酸、胡萝卜素、多种维生素，尤其是维生素C的含量在水果中名列前茅（100克鲜枣中含500毫克左右，是苹果、桃子含量的百倍，故有"天然维生素C丸"的美誉），维生素 B、维生素 P 的含量也居水果之冠，此外还有微量元素钙、磷、铁、镁、钾、硒等营养物质。具有健脾养胃、补益气血、养心安神、健脑益智、软化血管、提高免疫、延缓衰老 、益寿延年等作用。主要用于脾胃虚弱、食欲不振、消化不良、气血不足、营养不良、面色萎黄、精神疲乏、慢性肝炎、各种慢性出血、贫血、血小板减少、高血压、失眠、更年期综合征等病症。气血两虚、脾胃功能不好的人适宜多吃，对病后体虚者也有良好的滋补作用。

2. 临床应用

（1）肺虚咳嗽、慢性支气管炎咳喘少痰者，红枣、南瓜、红糖各适量，水煎常服。

（2）食欲不振、消化不良者，大枣（去核）20 枚，慢火焙干为末，生姜末 3 克，每服 10 克；大枣 30 克，粳米 100 克，煮烂加冰糖适量食服。

（3）脾胃虚弱、食欲不振、消化不良、大便溏泄、体倦乏力者，红枣 50 克，鲜山药（洗净、切块）100 克，莲子 20 克，大米 200 克。放入烧开的水中熬粥，加白糖服食。

（4）用于反胃、吐食。大枣（去核）1 枚，斑蝥（去头、翅）1 只，放入枣内煨熟，去斑蝥，每天早上空腹温开水送服；枣树叶适量，水煎服。

（5）用于虚寒性胃痛。红枣 3 ～ 5 枚，炒黑泡茶喝；大枣 7 枚，红糖 120 克，生姜 60 克，水煎，吃枣饮汤；大枣 7 枚（去核），胡椒（放枣内）7 粒，蒸熟吃；大枣（去核）10 枚，丁香（研末，装枣内）50 个，烧焦、研细末，分为 10 包，每次用温开水冲服 1 包，每日 2 次；枣树根适量，水煎服。

（6）用于胃及十二指肠溃疡。红枣 10 枚，鲜旱莲草 50 克（干品 30 克），水煎服；大枣（去核）5 枚，玫瑰花（纳入枣肉中）适量，加水放碗内盖好，蒸烂顿服，每日 3 次。

（7）用于腹泻、痢疾。枣树皮适量，烧炭、研末，温开水冲服。

（8）用于急慢性肝炎、肝硬化。红枣数个，撕开、去核、温开水冲泡饮服，有养肝排毒功效；大枣、花生、冰糖各 50 克，先煎花生，后加大枣，再放冰糖，每晚睡前顿服，30 天为 1 疗程。

（9）用于肝炎及肺结核病后恢复期身体虚弱、疲乏无力。大枣肉（洗净、去核）500 克，白糖适量，煮烂成膏，早、中、晚各服用 1 汤匙。

（10）用于黄疸型肝炎、胆囊炎。红枣（去核）、鸡骨草各 200 克，水煎温服；大枣 250 克，茵陈 60 克，水煎，吃枣饮汤；均 1 日分 3 次服。

（11）用于预防胆结石。鲜枣中含有丰富的维生素 C，能使体内多余的胆固醇转变为胆汁酸，胆固醇少了，结石形成的概率就随之减少。所以，经常吃鲜枣就能大大减少胆结石的发病率。

（12）用于阴血亏损性便秘。红枣（去核）10 枚，何首乌、粳米各 60 克，洗净、煮粥服食。

（13）用于阳虚寒性体质、虚寒胃痛、神经衰弱及各种慢性病。金丝小枣 3 枚，乌龙茶 3 克，滚开水冲泡代茶频饮。

（14）用于神经衰弱、失眠多梦、心悸健忘、疲倦无力、精神萎靡。大枣 20 枚，葱白若干，水煎取汁，每晚睡前顿服；大枣、莲子各 10 粒，党参 6 克，糯米 100 克，煮粥服食，每日 1 次；大枣 20 枚，莲子 50 克，龙眼肉 10 克，洗净、加水煮熟后加白糖调味，每天早、晚食用；大枣、黑木耳（清水泡发、洗净）各 20 克，黄芪、芍药（共捣为粗末装入布袋）各 10 克，冰糖适量，一同煎煮 20 分钟，去药袋，加冰糖调味，分 3 次食用，连吃数日。

（15）用于癔症性精神恍惚、哭笑无常、心烦失眠、情绪波动。大枣 15 枚，浮小麦 50 克，甘草 10 克，煎煮 1 小时，去甘草后食用。

（16）用于眩晕病（梅尼埃病）。大枣 16 克，白果仁（炒研细末）6 克，大枣水煎取汁，冲服白果粉，每日 3 次。

（17）头痛偏前额、两太阳穴者取大枣、冬青树枝等量，水煮，每日早、晚随意食枣；神经性头痛兼心慌、失眠者取大枣 7 枚，远志 10 克，水煎，吃枣喝汤。

（18）用于高血压、头痛、眩晕。红枣所含的芦丁，是一种软化血管、降低血压的物质。可以用红枣 20 个，向日葵托盘蒂柄 1 个，水煎服。

（19）用于血管硬化、老年性高血压。红枣（去核）10 枚，何首乌、粳米各 60 克，洗净、煮粥加红糖服食。

（20）用于高血脂。现代医学研究，大枣还有降低血清胆固醇和增加血清总蛋白及白蛋白的作用。可用大枣、芹菜根各适量，水煎常服。

（21）用于冠心病。大枣（烧焦）5 枚，蜂蜜 15 毫升，先煮大枣，再加蜂蜜，吃枣喝汤。每日 2 ～ 3 次。

（22）用于胸腔积液。红枣 10 枚，葶苈子 15 克，水煎服，每日 1 剂，连服 5 ～ 7 日。

（23）用于自汗、盗汗。大枣、乌梅各 10 枚，每日 1 剂，分 2 次煎服，连服 10 天；红枣 7 ～ 10 枚，仙鹤草 20 ～ 50 克，水煎服；大枣 10 枚，桑叶、乌梅肉各 10 克，浮小麦 20 克，水煎服。

（24）用于骨质疏松症。红枣中富含钙和铁，对防治骨质疏松有重要作用，中年女性过了更年期经常会出现骨质疏松，大枣对她们有着十分理想的食疗作用。

（25）用于纳食不香、营养不良、面色萎黄。大枣 15 枚，小米 50 克，煮粥常吃。

（26）用于营养不良性贫血。红枣 15 枚，黑木耳（温水泡发）15 克，冰糖和水适量，同蒸 1 小时后食用，每日 2 次。

（27）用于缺铁性贫血。红枣中富含钙和铁，对防治产妇及正处在生长发育高峰期的婴幼儿贫血有十分理想的食疗效果。红枣、羊骨头、糯米各适量，煮粥服食；大枣肉（煮熟）500 克，黑豆（碾面）250 克，黑矾 60 克，共捣烂如泥为丸，每服 2 克，每日 3 次；大枣、绿豆各 50 克，水煮至绿豆"开花"时加红糖适量，调味食用，每日 1 次；大枣、黑豆各 30 克，糙糯米 100 克，先将水煮开，加入黑豆、糯米，煮至半熟后再加大枣，煮熟后加红糖调味，当点心吃，每日 1 次。

（28）用于失血性贫血。红枣 10 枚，鲜旱莲草 50 克（干品 30 克），水煎服。

（29）用于再生障碍性贫血。大枣 30 枚，黑木耳（加水浸泡 30 分钟）30 克，同大枣一起炖熟，加红糖调味食用。每日 1 次。

（30）血友病，大枣 30 克，鲜猪肉皮（洗净）100 克，加水煮至稀烂服食。每日 1 剂。

（31）用于各种慢性出血。大枣 5 枚，花生米 20 粒，共煮食。每日 2 次。

（32）用于血小板减少性紫癜。大枣 50 克，鲜羊胫骨（敲碎）250 克，糯米适量，将羊骨头煮 1 小时，过滤取汁，加入大枣及糯米，煮成稀粥食用，每天分 2 次服用。

（33）过敏性紫癜，每次食生枣 10 枚（儿童减半），每日 2 ~ 3 次；大枣 500 克，煮熟，每日分 5 次吃完；大枣、花生皮各 30 克，水煎取汁顿服；大枣 15 克，大麦 100 克，水煎至 150 毫升左右，1 次服完，每日 1 剂。

（34）用于预防坏血病（维生素 C 缺乏症）。红枣中维生素 C 含量十分丰富，膳食中若缺乏维生素 C，人就会感到疲劳倦怠，甚至发生坏血病。红枣是预防坏血病最便利、最好的食材。

（35）红枣能补气养血，增强骨髓的造血功能，增加血液中红细胞的含量，使脸色红润。

（36）用于慢性疾病或病后身体虚弱、饮食减少、神疲乏力、心慌烦渴、大便稀溏。红枣 10 ~ 20 枚，党参 20 克，水煎服或可代茶饮用；大枣、花生各 30 克，羊肉（洗净、切块）100克，调料少许，文火炖煮2小时，食肉喝汤。

（37）用于年老体弱、病后或产后血虚、食欲不振、气血不足、营养不良性贫血、慢性肝炎、血小板减少、过敏性紫癜。干红枣（去核）10～20枚，大米、花生米（温水泡半小时取其红衣）各100克，同煮半小时后加红糖调味服食，每日1次。

（38）用于糖尿病消渴、善饥、尿多、潮热、盗汗或自汗。红枣、蚕茧各适量，水煎代茶常饮；大枣50克，莲子（去芯）30克，猪瘦肉200克，白芍、甘草各10克，木香3克。将瘦肉剁成肉泥做成丸，木香、甘草放入布袋，大枣、白芍、莲子洗净，一同入锅加水适量。先用旺火煮沸，再用文火炖煮30分钟后，去药袋，放入肉丸子。再煮一会儿，即可调味食用。该方具有补脾益气、养血益肾、生津止渴的功效。

（39）用于腰膝酸软乏力。红枣、羊骨头、糯米各适量，煮粥服食。

（40）用于全身水肿（腰以下为甚）。大枣1500克，大戟500克，两者用水泡一昼夜后去大戟，将大枣焙干、研末，分12包，每次开水冲服1包，每日3次，孕妇不宜。

（41）用于尿血。红枣60至120克，水煎代茶饮。

（42）用于月经不调。枣树根适量，水煎服。

（43）用于子宫脱垂。红枣50克，鲜山药（洗净、切块）100克，大米200克。放入烧开的水中熬粥，加白糖服食。

（44）用于更年期综合征、脏躁（悲伤欲哭、喜怒无常、郁郁不乐、情绪焦躁）。大枣（去核）10枚，浮小麦40克，生甘草12克，水煎代茶。

（45）用于产后虚寒腹痛。大枣（烧焦）10枚，生姜3片，开水冲泡一刻钟代茶饮服。

（46）用于痔疮。大枣（炒焦）250克，红糖60克，加水适量煮食。每日3次。

（47）用于脱肛。大枣120克，陈醋250克，共入锅内，将醋煮干，大枣分2～3次食完。每日1剂。

（48）用于疮疡痈疖。红枣（烧存性、研细末）若干，香油调和，涂患处；大枣、蓖麻籽（二味共炒焦研末）各20粒，冰片3克，加冷开水适量调成糊状，敷患处，每日数次。

（49）用于湿疹。大枣适量，纳入明矾末少许，瓦上焙干，研末，撒患处，每日2次。

（50）枣能抗过敏，诸如过敏性鼻炎、过敏性哮喘、过敏性紫癜、荨麻疹等疾病的辅助治疗，每天吃鲜枣50～100克或红枣20～50枚，即能增强免疫防卫能力。

（51）防癌抗癌，富硒枣能够抑制癌细胞，对癌症放射或化疗后血象异常有很好的治疗作用。可以用干红枣（去核）10～20 枚，大米、花生米（温水泡半小时取其红衣）各 100 克，同煮半小时后加红糖调味服食，每日 1 次。

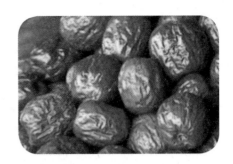

（52）用于眼睑炎、结膜炎。大黑枣（去核）20 枚，明矾末 1.5 克，共捣烂成泥，湿纸包裹，置火内煨 30 分钟取出，将枣泥煎汤，过滤取之洗眼；或大枣（去核）1 枚，将明矾末少许填充枣内，外用线扎紧，置于柴草火灰中煨，待明矾渗入枣后，将枣取出，放碗中用开水泡 15 分钟，纱布过滤取汁，棉签蘸药水洗眼，每日 2～3 次。

（53）用于鼻出血（包括倒经）。黑枣 500 克，猪蹄 1 只，白糖 250 克，同煮烂分 2～3 天吃完。

（54）用于龋齿。大枣（去核）、雄黄各适量，共研成糊状，搓成丸，放入龋齿的空洞内。

（55）用于走马牙疳（口腔坏疽性病变、牙龈紫黑、腐败溃烂）。枣核适量，烧灰外敷，常换。

（56）用于急慢性咽炎。红枣（撕开、去核、温开水冲泡）、麦冬、枸杞、五味子各适量，滚开水冲泡，待温热后混合饮服。本方能保护嗓音，适合教师、营业员等使用嗓子频率较高的人。

3. 服用方法

（1）大枣除了生吃以外，还可以晒干食用，做成各种各样的糕点，更可以泡茶、熬汤、炖肉、煮粥等。入药水煎或作膏剂、丸剂、散剂均可。

（2）红枣养生粥：红枣、莲子各 10 枚，花生、枸杞各 1 小把，山楂（打碎）6 枚，银耳（泡开、撕碎）2 朵，粳米 200 克。大火煮开，小火熬粥，烊化阿胶 1 小块，1 天分 2 次服食。

（3）养心健脾益肾粥：大枣、山药、莲子（去心）、龙眼肉各 15 克，粳米 100 克。大枣、山药、莲子、粳米先煮粥至浓稠时加入龙眼肉和冰糖适量，再煮片刻即可。有养心安神、健脾养胃、益肾固涩作用，适用于心脾两虚、气血不足、肝肾亏虚所致的食欲不振、四肢无力、失眠多梦、遗精、阳痿、早泄等症。

（4）红枣玫瑰茶：干红枣肉 10 克，玫瑰花、绿茶各 6 克。红枣、玫瑰花洗净，同绿茶一起放进茶杯，用 300 毫升沸水冲泡，略闷片刻即可。本方理气解郁、化湿和中，适用于夏季水湿困脾、脾胃不和导致的胸中满闷、恶心呕吐、脘腹胀痛、饮食减少、腹泻等症。

（5）红枣枸杞黄芪茶：干红枣肉 30 克，枸杞子 20 克，生黄芪 15 克，红茶 6 克。将黄芪、红枣肉洗净，放入砂锅中加清水大火煮沸后，转小火煎煮 10 分钟，然后放入枸杞子再煮 2 分钟左右，取汁趁热冲泡红茶，每天于晨起空腹及睡前饮用。补血益气、养肝益肾、敛汗生肌、利水消肿，适用于肺气不足表虚自汗、中气不足所致食欲不振、肝肾虚损头晕目眩等症。

（6）大枣炖兔肉：大枣 20 克，兔肉 500 克。将兔肉洗净切块，加黄酒、盐腌制 20 分钟。大枣放锅底，上放兔肉，加生姜片、葱等调料及水少许，炖煮至熟烂即可佐餐食用。本方具有滋阴补中、益气健脾、养血补血、护肤美容的功能。

4. 注意事项

（1）大枣过甜，属于易生痰湿之品，故痰湿体质、内有实邪者忌食。

（2）枣皮纤维含量很高，使得果皮坚韧不易泡发，也不好消化。如果整颗冲泡，很难将其有效成分完全溶出，因此，最好将其掰开再冲泡。因为不易消化，一次不宜吃得太多，否则容易引起胃胀。

（3）患有慢性胃肠疾病者，不宜空腹食用，尤其不宜睡前空腹食用。临床有报道：有人空腹吃大量蜜枣，致胃中不适，转为持续疼痛，月余胃内竟生一 15 厘米长的圆柱形结石。后经手术取出，发现胃黏膜已被结石磨成溃疡。

（4）新鲜的红枣含有大量维生素 C，不宜用开水冲泡或煎煮，否则会严重破坏维生素 C。

八、镇静安神类

不苦口的良药

（一）养肝宁心、镇静安神的酸枣仁

唐朝，有个大夫叫李好，医术高明，尤其擅长治疗失眠或者嗜睡之症，每天来找他看病的人络绎不绝。这可愁坏了一个叫崔牛的医生。崔牛想知道李好是否有什么秘方，于是让手下装病去一探究竟。那伙计来到李好的医馆，见前来就诊的病人很多，便上前询问他们的病情和所用的药

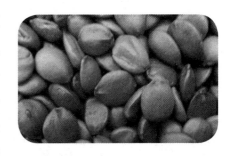

物。原来，大家所用的药物都一样，都是酸枣仁。伙计异常兴奋，回去告诉了崔牛。崔牛得知后甚喜，大肆宣传，宣称自己得秘方专治失眠与嗜睡。经这么一宣传，前来看病取药的病人多了起来。但是，过了几天，崔牛医馆外每天都会聚集很多病人，吵嚷着说吃了崔牛的药后更加睡不着了。崔牛没有办法，就状告李好，说李好嫉妒自己生意好，故意雇人前来捣乱。公堂上，李好直呼冤枉，但又找不出证据来证明自己的清白，于是建议双方把酸枣仁治疗失眠与嗜睡的原理写出来。不一会儿，两人就写完了，县官看后，判李好无罪，崔牛停业。原来，崔牛写的是"酸枣仁既治疗失眠，也治疗嗜睡"，而李好写的却是"酸枣仁，熟则收敛精液，疗虚烦不眠、烦渴虚汗之证；生则导虚热，疗胆热好眠、神昏倦怠之证"。

酸枣仁，是我国北方大枣的另一品种酸枣的果仁，又名"山枣仁""野枣仁"。

1. 性味、归经及功能作用 酸枣仁，性平、偏凉，味甘、酸、涩，归心（经）、肺（经）、肝（经）、胆（经）。含有蛋白质、糖类、钙、磷、铁及多种维生素等物质。具有养肝宁心、镇静安神、敛汗止咳等作用。主要用于久咳、盗汗、心慌及失眠等病症。

中医药典籍《神农本草经》中很早就有记载，酸枣可以"安五脏，轻身延年"，可以起到养肝、宁心、安神、敛汗的作用。医学上常用它来治疗神经衰弱、心烦失眠、多梦、盗汗、易惊等病。同时，又能达到一定的滋补强壮效果。常见的中药"镇静安眠丸"，就是以酸枣仁为主要成分制成的。

现代临床研究：酸枣仁皂苷、黄酮苷、水及醇提取物分别具有镇静催眠及抗心律失常作用，并能协同巴比妥类药物的中枢抑制作用；其水煎液及醇提取液还有镇痛、降体温、抗惊厥、降血压、降血脂、抗肿瘤、抑制血小板聚集，增强免疫功能及兴奋子宫作用。

2. 临床应用

（1）对于各种失眠者，可以采取白天令其兴奋、夜间让其抑制的交替治法，每天早晨 8 点以前，取绿茶 15 克用开水冲泡饮服，令其神经兴奋；夜晚 8 点以后不再饮茶，晚上临睡前再取酸枣仁 10 克炒熟后研成粉末，用开水冲服，连续服用 3 ～ 5 天。如此一张一弛，一兴一抑，颇有效验。

①虚劳、虚烦、抑郁失眠：炒枣仁 30 ～ 60 克，研为细末，每晚睡前加白糖直接用温开水冲服 10 克；或制成丸剂，以竹叶汤送服；炒枣仁、丹参各 15 克，水煎服，每日 2 次；炒枣仁 50 克，茯神 30 克，共研细末，每晚睡前用蜂蜜调服 10 克；酸枣仁 15 克，大枣 50 克，加水煮粥，每晚睡前服；炒枣仁 15 克，高粱米 30 克，五味子 10 克，夜交藤 30 克，水煎服，每日 2 次；酸枣仁 18 克，知母 12 克，茯苓、川芎、甘草各 6 克，水煎服。此即东汉张仲景在《金匮要略》中记载的治疗"虚劳虚烦不得眠"的经典名方"酸枣仁汤"，具有调养肝血、清心除烦、养心安神之功，主治肝血不足，阴虚内热上扰脑神之头晕目眩、心慌、虚烦不失眠、口燥咽干、舌红、脉弦细等证。

②贫血、神经衰弱失眠：酸枣仁 3 ～ 6 克，加白糖研和，每晚入睡前温开水调服；酸枣仁 30 克，浮小麦 50 克，甘草、大枣各 20 克，水煎服，每天 1 次，半月可治愈；酸枣仁、茯神各 15 克，猪心 1 具，远志 6 克，将猪心剖开，洗净，置炒锅中，再将其余 3 味放入，加水适量，武火煮沸，除去浮沫后改用文火，炖至猪心烂为止（可加盐少许），食猪心喝汤。每日分 2 ～ 3 次服完。

③心悸、健忘失眠：常与当归、白芍、何首乌、龙眼肉等养阴补血药配伍；若心脾气血亏虚、惊悸不安、体倦失眠者，可用本品与黄芪、党参、当归等补养气血药配伍应用，如归脾汤；若心肾不足，阴亏血少，心悸失眠，健忘梦遗者，又当与

麦冬、生地黄、远志等合用，如天王补心丹。

④心肾不交失眠或梦多：炒酸枣仁、龙骨各 20 克，牡蛎 30 克，先煎，过滤取汁备用，大米 100 克和适量水煮粥，待半熟时加入药汁，再煮至粥稠，代晚餐食。

⑤心胆气虚、提心吊胆、睡卧不安失眠：李时珍《本草纲目》中以酸枣仁适量（30～50 克），炒熟令香，研细为末，随时以竹叶适量（6～10 克）煎汤送服。

（2）久咳时，酸枣仁适量，焙干研末，开水冲服。每服 6 克，每日 2 次。

（3）自汗、盗汗：本品味酸，收敛止汗，常用治体虚自汗、盗汗，多与黄芪、茯苓、五味子、山茱萸等益气固表止汗药同用。酸枣仁、黄芪、茯苓各等份，研为细末，每次 2～3 克，米汤送服，每日 2 次。

（4）可生津止渴，用于伤津口渴咽干者，可与生地黄、麦冬、天花粉等养阴生津药同用。

（5）便血者，酸枣根 30 克，捣烂，水煎温服。

（6）全身筋骨疼痛者，酸枣仁适量，炒后研为细末，每日早、晚用开水冲服 3～5 克。

（7）外伤出血者，酸枣树内皮适量，晒干研粉外用撒患处。

（8）烫伤、烧伤者，酸枣树内皮适量，煎浓汁涂患处，干后即换。

（9）牛皮癣者，酸枣树内皮煎浓汁涂敷患处。

3. 服用方法

（1）用酸枣仁加工的饮料、食品很多，如酸枣汁、酸枣粉、酸枣酒等。

（2）酸枣仁宜炒用不宜生用，生吃效果不大，而且还涩不适口。入药要炒制使用才有效果，炒后质脆易碎，便于泡茶或者煎服，煎出有效成分，可增强疗效。

（3）酸枣仁粥：本品 30 克，大米 100 克，煮粥常食。

4. 注意事项

（1）酸枣仁有收敛作用，故肝、胆、脾三经有实邪郁热、烦躁不眠者不宜。

（2）酸枣仁性多润，遗精滑泄者忌用。

（二）解郁安神、活血化瘀的合欢

合欢，为豆科落叶乔木合欢的花与树皮。干燥的树皮多卷成圆筒状，外皮灰色，质地粗糙，内皮微黄，较为润泽，带有香气。春、秋两季都

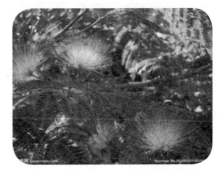

可以剥去树皮，花只能在夏季半开时采集，晒干收贮。

传说古时泰山脚下有个村子，村里有位何员外。何员外晚年生得一女，取名"欢喜"。这姑娘生得美貌、聪明，何员外夫妻俩视如掌上明珠。欢喜18岁那年清明节到南山烧香，回来得了一种难治的病，精神恍惚，茶饭不思，一天天瘦下去。请了许多名医，吃了很多药，都不见效。因此，何员外贴出告示，重金酬谢能够医治小姐疾病者。

西庄有一位秀才虽穷，却长得眉清目秀，天资聪慧。除了文才过人，还精通医道。苦于无钱进京赶考，看到告示，秀才便揭榜进门。见到小姐，秀才即全然知晓病情：原来那日小姐南山烧香，曾与秀才邂逅。一见钟情，就喜欢上他了，回家后日夜相思，就病倒了。此番突然见到秀才，病顿时好了大半。在诊脉之后秀才说："这位小姐是因心思不遂，忧思成疾，情志郁结所致。"又告知：南山上有一棵树，人称"有情树"，羽状复叶，片片相对，所开之花，状如细丝，清香扑鼻，而且昼开夜合。可以清心解郁、安神定志，若煎水饮服，可治小姐的疾病。

听了秀才的话，员外随即派人和秀才一起前往南山采集此花。按照秀才所讲方法，小姐服用后，随即痊愈。后在小姐的资助下，秀才进京赶考，考中状元，进一步赢得小姐芳心。金榜题名之时，即为洞房花烛之夜。后来，人们便把这种"有情树"叫作"合欢树"，这花也就叫"合欢花""夜合花"了。

1. 性味、归经及功能作用 合欢，性平、味甘，归心（经）、肺（经）、肝（经）、脾（经）。《神农本草经》记载：合欢，安五脏，舒心志，令人欢乐无忧。除了有镇静、安神的作用以外，还有强身健体、悦颜色（美容养颜）、理气开胃、清热解暑、活络止痛等医疗作用。主要用于治疗心神不安、忧郁胸闷、神经衰弱、失眠健忘、跌打损伤、腰腿痛等病症。

2. 临床运用

（1）合欢的临床应用，有合欢花、合欢皮的区别：合欢花安神、解郁，主治虚烦不眠、抑郁焦虑、健忘，单用即效；若配白芍、柏子仁、龙骨、琥珀等，疗效更佳。

（2）合欢皮，活血化瘀、消肿止痛，单用水煎服治痈肿（尤其是肺痈——肺脓肿）；配以白芥子，共研细末，以黄酒调服，同时用药渣调黄酒外敷治骨折。《本草纲目》记载："合欢皮主活血、消肿止痛。"《日华子诸家本草》记载："合欢皮煎膏，消痈肿、续筋骨。"《本草求真》记载："合欢皮……令五脏安和，神气自畅，单用煎汤而治肺痈，合阿胶煎汤而治肺痿吐血，皆验。然气缓力微，必重用久服，方有补益、怡悦心志之效果。"

（3）用于阴虚血少所致的心肾不交、水火不济的失眠、多梦、心烦、神经衰弱。合欢常与远志、夜交藤、柏子仁、酸枣仁等药配合应用，有交通心肾、定神安眠的作用，可用合欢花、夜交藤各 30 克，水煎睡前服；合欢花、夜交藤各 20 克，黄连 12 克，肉桂 3 克，水煎常服。

（4）用于鸡朦眼（夜盲症）。合欢花适量，合鸡肝、羊肝或猪肝，蒸煮或炖服。

（5）用于跌打损伤疼痛。合欢皮 30 ～ 50 克，或夜合花适量，研为细末，单用，每次以黄酒调服 1 汤勺。

（6）用于腰腿疼痛久不愈。合欢皮 150 克，牛膝 50 克，食盐 40 克，杏仁（开水浸去皮，麦麸炒微黄）20 克，桂心 15 克。上药捣碎过筛取细末，炼蜜和捣百余杵，做丸如梧桐子大。每日早晚空腹以温黄酒服 30 丸（《太平圣惠方》夜合花丸）。

3. 服用方法

水煎服或入丸、散，合欢花常用量 5 ～ 15 克，合欢皮常用量 20 ～ 50 克。

4. 注意事项 平时爱出汗和胃部有炎症的患者不宜服用合欢皮，以免加重原有病情。

（三）石菖蒲：豁痰开窍醒神志

石菖蒲，为天南星科植物石菖蒲的根茎。又名"昌草""昌本""香草""山菖蒲""水蜈蚣"、"石蜈蚣""（水）剑草""剑叶菖蒲"等。冬末或早春挖出根茎，剪去叶片和须根，洗净晒干，撞去毛须即成。

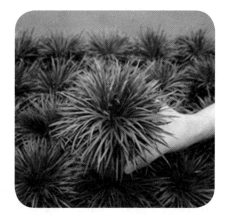

1. 性味、归经及功能作用 石菖蒲，性微温、味辛，归心（心）、肝（经）、脾（经）、胃（经）。具有化湿开胃、理气活血、散风祛湿、豁痰开窍、醒神益智的功效。用于治疗脘痞不饥、噤口下痢、热病痰厥、癫痫气闭、心胸烦闷、脘腹疼痛、耳聋、健忘、风寒湿痹、跌打损伤、痈疽肿毒等。

2. 临床应用

（1）石菖蒲含有挥发油，气味芳香，能促进消化液分泌及抑制胃肠异常发酵，故能醒脾和胃，帮助消化，治疗湿困脾胃、胸闷腹胀、全身困重乏力、纳呆口淡，或胸痞呕恶。常用石菖蒲配伍郁金、藿香、佩兰等。例如大家普遍比较熟悉的藿香正气散、香砂六君子丸等。

（2）石菖蒲芳香而能化湿浊，开胃而能增食欲。治湿浊中阻、脘腹胀满不适或疼痛，常与砂仁、厚朴、苍术等芳香化湿、行气止痛之品同用。

（3）若湿从热化、湿热蕴里、身热、脘腹痞闷、呕吐、泻痢、舌苔黄腻者，可与黄连、厚朴等配伍。

（4）《滇南本草》："治九种胃气，止疼痛。"

（5）用于呕吐。石菖蒲6克，枇杷叶（去毛、包裹）2片，柿蒂5个，桂竹青（桂皮刮下的第二层皮）1把，水煎服。

（6）用于噤口痢。石菖蒲芳香化湿，又行胃肠之气。治疗湿浊、热毒蕴结肠中所致之水谷不化、痢疾里急后重等，可与黄连、茯苓、石莲子等配伍应用。

（7）石菖蒲对中枢神经有抑制作用，能镇静安神、催眠。又有芳香化浊、祛痰除湿的作用，对于精神病患者也有镇静和催眠作用。

（8）用于痰蒙清窍、神志昏迷。石菖蒲辛开苦降温通、芳香走窜，具有化湿、豁痰、辟秽之力，还兼开窍醒神作用，故擅长治疗痰湿秽浊之邪蒙蔽清窍所致之神志昏乱。

（9）用于治疗中风痰迷心窍、神志昏乱、舌强不语，常与半夏、天南星、橘红、天竺黄等燥湿化痰药合用；用于高热、痰热蒙蔽、神昏谵语者，常与郁金、半夏、竹沥等配伍；治疗湿浊蒙蔽、头重头晕、嗜睡、健忘、耳鸣、耳聋等症，又常与茯苓、远志、龙骨等配伍。

（10）用于癫狂、惊痫、痰厥昏迷。鲜石菖蒲20克，生姜适量，共捣汁灌服；治痰热癫痫抽搐，可与枳实、竹茹、黄连、远志等配伍应用；精神分裂症、情感淡漠、目瞪如愚、傻笑自语等，可以取用九节菖蒲（去毛焙干）30～50克，以木臼（不可用铁器）杵为细末，用黑皮猪的猪心1具，切片洗净，加水适量，砂罐煮汤或炖盅内隔水炖熟，加精盐调味，每日早晚空腹饮汤食猪心。

（11）用于温热、湿温、冬温之邪窜入心包致神昏谵语或不语，或笑或痉，舌苔焦黑。鲜石菖蒲5克，连翘（去心）、川贝母各10克，水牛角10克，加牛黄至宝丹1颗，去蜡壳化冲服。

（12）心肾不交之心悸不宁、心烦少寐、梦遗健忘，常以本品配伍柏子仁、麦门冬、熟地黄等以补肾养心、交通心肾。

（13）用于失眠、健忘、耳鸣、耳聋。石菖蒲入心经、开心窍、益心智、安心神、聪耳明目，对痰热内扰之失眠症、耳鸣聋有较好的疗效，常与人参、茯苓、远志等配伍。可用石菖蒲15克，远志、枣仁、茯苓各10克，鲜藕、何首乌各60克，水煎取汁，每日分3次服；治劳心过度、心神失养引发的失眠、多梦、心悸怔忡，常与人参、白术、茯神、朱砂、龙眼肉、酸枣仁等配伍；治心肾两虚、耳鸣耳聋、头昏、心悸，常与丹参、女贞子、旱莲草、夜交藤、菟丝子等配伍；石菖蒲30克，茯苓60克，人参、远志各3克。共研为细末，过筛，每次温开水冲服3～5克，每日3次（唐《千金方》开心散）。

（14）用于心胆气虚、心神不宁、癫痫、遗精。石菖蒲、龙齿各15克，人参、茯苓、茯神、远志各30克，朱砂为衣，炼蜜为丸。每服6～10克，开水送下。

（15）用于风湿痹痛、关节疼痛、跌打损伤。石菖蒲味辛，能活血通络、祛风化湿、消肿止痛。治疗风湿痹阻、关节疼痛，或跌打损伤之瘀肿疼痛症，临床常用鲜石菖蒲、生姜、栀子等捣烂，敷于疼痛局部；若将药捣碎后加适量白酒在锅内炒热后再敷于痛处，效果更佳。

（16）用于心肾两虚的尿频或滑精。石菖蒲、远志各6克，人参、当归、桑螵蛸各9克，茯神12克，龟甲、龙骨各15克。共为末，睡前以人参汤调服6～10克。

（17）用于阴汗湿痒。石菖蒲、蛇床子各等分，共为细末。每日搽擦2～3次。

（18）用于攀睛云翳。石菖蒲自然汁适量，文武火熬煮成膏，每日点眼。（宋《圣济总录》）

（19）《日华子诸家本草》记载："耳痛，作末、炒，乘热包裹塞耳，甚验。"

（20）用于鼻塞不通气。石菖蒲、辛夷、皂角各等分，研为细末，以棉花包裹，纳入鼻中，以通为度。

（21）《本草纲目》记载："捣汁服，解巴豆、大戟毒。"

（22）此外，还可用于声音嘶哑、痈疽疮疡等症。

（23）芳香化浊辟秽、预防疾病，石菖蒲气味芳香，挥发性强，能辟秽化浊、解毒驱邪，是我国古代劳动人民预防疾病的常用药。古人就有端午节用鲜石菖蒲、鲜艾叶挂在门窗净化空气、预防瘟疫的习俗。

3. 服用方法　水煎服，常用量5～10克（鲜品加倍）；外用适量。

4. 注意事项　石菖蒲为中国植物图谱数据库收录的有毒植物，使用需谨慎，不可随意乱用、多用。

（四）安神健体柏子仁

柏子仁，系柏科常绿乔木侧柏的种子，又称"侧柏实"。

相传在汉武帝当政时，终南山中有一条便道，为往来客商马帮的必经之路。有一年，人们传说山中出了个长发黑毛怪，其跳坑跨障、攀树越岭，快似羚羊，灵如猿猴。于是人心惶惶，商贾非结伙成群不敢过山。

消息传到县令耳中，县令怀疑是拦路抢劫的强人编造的谎言，于是便命令猎户围剿怪物，谁

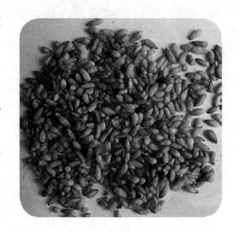

知捕获的怪物竟然是一位中年毛女。据毛女说，她原来是秦王的宫女，秦王被灭后逃入终南山，饥寒交迫，无以充饥。适遇一白发老翁，教她饥食柏树上的果仁，渴饮柏树的浆汁。初时只觉苦涩难咽，日久则满口香甜，舌上生津。以至于不饥不渴，身轻体健，夏不觉热，冬无寒意，时逾两百多岁仍不见老。黑毛女生服柏子仁长寿的消息一出，世人争相服用。

1. 性味、归经及功能作用　柏子仁，性平、味甘、辛，性平而不寒不燥，味甘能补，辛而能润。归心（经）、肝（经）、肾（经）、大肠（经）、小肠（经）。其气清香，能透心肾，质润滋血，能益脾胃，是理想的滋养之药。具有养心安神、收敛止汗、润肠通便的功效。主要用于治疗心气不足之自汗、盗汗，心肾不交之失眠、惊悸，老人、产妇阴虚肠燥之便秘。

2. 临床应用

（1）用于心血亏虚或肝血不足导致心神失养之头晕、心悸、怔忡、虚烦、不眠、健忘。可用柏子仁、茯神、五味子各10克，煎水取汁，兑入蜂蜜30毫升口服，每日早晚分2次服；柏子仁、党参、茯苓、五味子各20克，远志9克，水煎服，每日2次；柏子仁20克，茯苓、远志、炒酸枣仁各15克，夜交藤30克，水煎服，每日2次；柏子仁、酸枣仁各15克，地黄20克，人参、当归、茯神各12克，远志、五味子各9克，水煎服，每日2次。

（2）用于心肾不交之心悸不宁、心烦少寐、梦遗。本品常与人参、白术、五味子等配伍，如柏子仁丸；也可与当归、茯神、酸枣仁等同用，如养心汤；本品配伍

麦门冬、熟地黄、石菖蒲等以补肾养心、交通心肾，如柏子养心丸。

（3）用于心气虚弱、心神不宁、失眠、心悸、体虚自汗。柏子仁（洗净）、莲子（去心）各 30 克，猪心（洗净、切片）1 具，共放砂锅内加清水适量及各种调料，隔水煮至烂熟食用。

（4）用于阴血亏虚、心肾失调、神志不安、精神恍惚、惊悸怔忡、夜寐多梦、盗汗。柏子仁、枸杞子各 15 克，石菖蒲、熟地黄、当归、玄参、麦冬、茯神、甘草各 6 克，蜜丸，如梧桐子大，每服 40～50 丸。

（5）用于自汗、盗汗。柏子仁、人参、白术各 15 克，五味子、麻黄根、半夏曲各 9 克，生牡蛎 24 克，水煎服。

（6）用于劳欲过度、心血亏损、精神恍惚、怔忡惊悸、夜多怪梦。柏子仁（蒸晒去壳）120～150 克，熟地黄（酒蒸）、玄参、枸杞子（酒洗晒）各 60～100 克，麦冬（去心）、当归（酒浸）、石菖蒲（去毛洗净）、茯神（去皮心）各 30～50 克，甘草（去粗皮）20 克，先将柏子仁、熟地黄蒸过，放入石器内捣如泥，余药研末和匀，炼蜜为丸，如梧桐子大，每服 40～50 丸，早、晚用灯心汤或桂圆汤送下。常服补肾滋阴、宁心定志。

（7）用于阴虚便秘、老年或产后等肠燥虚秘。常与松子仁、火麻仁、郁李仁等同用：柏子仁、松子仁、火麻仁各等份，共同研为细末，以蜜为丸如桐子大，每饭前服 6 克；柏子仁 15 克，松子仁、火麻仁各 9 克，微炒研细，用包布裹，水煎 20 分钟取汁，加白糖适量，每晚睡前顿服。

（8）用于肠风下血。柏子仁（燃破、纱囊贮）15 枚，以好酒 3 盏，煎至八分服之。初服反觉加多，再服立止。非饮酒而致者，以艾叶煎汤服之。

（9）用于血虚有火、月经耗损、渐至不通、羸瘦而生潮热及室女思虑过度、经闭成痨。柏子仁（炒、另研）、牛膝、卷柏、泽兰叶、川续断各 60～100 克，熟地黄 100～150 克，研为细末，炼蜜和丸如梧桐子大，每服 30～50 丸，空腹时米饮送下，兼服泽兰汤。

（10）用于脱发。柏子仁、当归各 300～500 克，共研细末，炼蜜为丸。每次饭后服 10～15 克，每日 3 次。

（11）本品甘润，可滋补阴液、缓急痉挛，用以治疗小儿惊痫等。

3. 服用方法

（1）一般入煎剂或丸剂，可以煮粥、做药膳，常用量 10～20 克。

（2）大便溏者一般不用本品，如若非用不可时，宜用柏子仁霜代替柏子仁。

（3）柏子仁食疗方

①柏子仁粥：柏子仁（拍碎）15 克，粳米 100 克，蜂蜜适量。粳米淘洗干净，用冷水浸泡半小时，捞出。锅中放入冷水、粳米、柏子仁，先用旺火煮沸；再改用小火熬煮至粥成，调入蜂蜜搅匀，再沸即可食用。

②柏子仁炖猪心：柏子仁（洗净）20 克，猪心（洗净、放沸水中焯去血水、捞出洗净）250 克，料酒、精盐、味精、葱、姜（拍破）、肉汤、猪油适量。先将柏子仁放入剖开的猪心内，烧热锅加入猪油，煸香葱、姜，烹入料酒，注入肉汤，倒入炖盅内，放入猪心，上笼蒸至猪心熟烂，拣去葱、姜，即可食用。

③柏子仁蒸子鸡：柏子仁、麦冬（去心）、绍兴黄酒、酱油、葱花各 10 克，党参（切片）15 克，姜 5 克，盐 3 克，子鸡（宰杀，去毛及内脏）1 只，上汤 300 毫升。把鸡放入蒸盆内，加入绍酒、酱油、盐、姜、葱、柏子仁、麦冬、党参，再加入汤。把蒸盆置武火大气蒸笼内，蒸 50 分钟即可食用。

4. 注意事项

（1）本品富含油脂，质润、滑利，故痰多、胃虚欲吐、便溏或暑湿作泻者忌服。

（2）肾脏（经）有热、性功能亢进、阳强易举者忌之。

（3）古典文献记载，本品恶面、菊花、羊蹄、诸石，仅供参考。

九、健脾养胃类

不苦口的良药

（一）山药：药食兼优的长寿补品

山药为人所知，实为巧合。据民间流传：古
代有两军交战，弱军战败，被围困山中七八日之
久，粮草绝尽，只好就地寻找能吃的东西充饥。
士兵们发现山坡林边有很多三角形卵状叶的藤状
植物，地下有块根，就每天以此物充饥。岂料，
将士个个身强力壮，以后之战事，弱军竟转败为
胜，乃为此物取名"山蓣"（"山遇"之谐音）、"薯

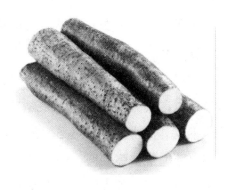

蓣"。时过境迁，到了唐代，此物之名因犯唐朝代宗皇帝李豫之发音忌讳，加之此
物已由食用扩大为药用，故改名"薯药"。后又犯宋朝英宗皇帝赵曙之忌，才又改
名为"山药"。

1. **性味、归经及功能作用**　山药，性平、味甘，归肺（经）、脾（经）、胃（经）、
肾（经）；含糖、蛋白质、脂肪、维生素、淀粉酶、胆碱、黏液质、精氨酸及部分
微量元素等。既是佳蔬，又为良药，为和缓平稳之补品，具有补而不滞、温而不燥
的特点，老少咸宜，尤其以河南焦作温县的铁棍山药最为正宗、优质。

李时珍《本草纲目》称：山药"健脾胃、止泻痢、化痰湿、润皮毛、益肾气"。
有润肺生津、健脾养胃、补益气血、理肠止泻、滋肾强精、美容养颜、解毒消肿之
效，主要用于治疗肺燥咳喘、老年慢性支气管炎肺虚久咳或肺脾肾虚之咳喘、泄泻，
食欲不振、消化不良等。

2. **临床应用**

（1）肺燥咳喘、老年慢性支气管炎、肺虚久咳、痰黄或咳而不爽者，山药100

克捣烂，加入甘蔗汁 100 毫升，煮热饮用；山药、薏苡仁各 60 克，柿饼 25 克，捣碎后煮烂而食。每日 2 次。

（2）用于脾肾阳虚咳喘。山药 30 克，轧细过筛，调入凉水，边煮边搅，二三沸后加白糖少许调味服食，每日 1～2 次。

（3）用于脾胃虚弱、食欲不振、消化不良、脘腹虚胀。鲜山药 100 克，小米 50 克，煮粥加糖食用；山药配扁豆、莲子等煮粥服用；干山药适量，生一半、炒一半，共研细末，米汤送服，每日 2 次；鲜山药 200 克、大枣 30 克、粳米适量，煮粥加糖调服；山药粉、薏米粉、大米各 100 克，煮粥服食；山药 50 克，白术 20 克，猪肚（切片）1 个，大米 100 克，共煮食（加盐、姜调味）；山药、熟地黄各 50 克，人参 10 克，共为细末，每日分 3 次冲服；山药 15 克，茯苓 10 克，陈皮 6 克水煎服。如果将干山药研成粉剂，加白糖调服或蒸熟作点心吃，更为小儿所喜爱（可以连续服食 1 个月以上）。

（4）用于呕吐。山药（去皮、切片）200 克，白萝卜（去皮、切片）50 克，大米适量，慢火熬粥服食，最适宜于脾虚胃弱、呕吐的孩子食用；生山药（捣烂）、法半夏（温水洗净）各 50 克，半夏煎汤约 200 毫升，调入山药后再煮 2～3 沸，加白糖适量空腹顿服，或分 2 次服，适用于呕吐物中有未消化食物及大便秘结者。

（5）用于脾虚腹泻（包括吸收不良、消化不良、慢性肠炎）。山药 30 克，轧细过筛，调入凉水，边煮边搅，二三沸后加白糖少许调味服食，每日 1～2 次；山药 250 克，莲子、芡实各 120 克，共研细粉，每次取 2～3 匙，加白糖适量，蒸熟作点心吃，每日 1～2 次，连续服用。

（6）用于糖尿病。山药含有可溶性纤维，能推迟胃内食物的排空，助消化，控制饭后血糖升高。可以每日以山药适量煮食；山药 60 克，猪胰 1 具，炖食（加盐调味）；山药、玉竹各 20 克，黄芪、何首乌、天花粉各 10 克，水煎服；糖尿病脾虚泄泻、小便频数者，可用山药 120 克，水煎服；山药、天花粉各 30 克，黄连 6 克，水煎服，每日 2～3 次，长期坚持服用。

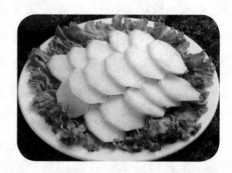

（7）用于再生障碍性贫血。山药、大枣、紫荆皮各适量，水煎常服。

（8）用于肾气不足、肾精亏耗而致的小便频数、遗精、早泄、带下白浊、腰膝酸软。每日坚持吃山药，能发挥补肾培元的作用，强壮体质；山药零余子（山药藤上所结的珠牙）30～60克，煮熟去皮，加白糖少许，临睡前服；山药30克，芡实25克，莲子15克，车前子5克，水煎服，每日2次；山药和羊肉加清水和粳米煮粥常吃，山药（煮熟捣烂）、羊肉（去脂膜、煮烂）各500克，粳米250克。

（9）用于先兆流产、习惯性流产。鲜山药60～90克，杜仲（布包）6克，苎麻根（布包）15克，糯米适量，加水煮粥，去布袋药食用。每日1次，连服10日左右。

（10）用于气虚血少、病后体弱。干山药在砂盆中研细，加酥油熬令香，再添酒和匀略煎，每晨空腹食用；山药30克，大枣10枚，猪瘦肉炖服。古书有载：一恶媳欲毒害婆母，前往药店买毒药，药店老板巧以山药粉代毒药予之，婆母服后，非但不死，反而精神倍增。

（11）可纤体瘦身。山药含有足够的膳食纤维，食后有饱胀感，从而控制进食欲望。山药本身就是一种高营养、低热量的食品，可多食而不胖。对于女士们而言，更是一种天然的纤体美食。

（12）用于癫痫。山药20克，青黛3克，硼砂10克。共研细末，每服3克，每日3次。若半年一发者则每日服2次。一年一发者则每日服1次。

（13）用于乳腺炎、冻疮、丹毒、痈疽肿毒。生山药适量，捣泥外敷患处，干后即换，每日数次；鲜山药加鱼脑各适量，捣烂外敷；鲜山药（去皮）1段，蓖麻子（去壳）2～3粒，同捣烂、研细和匀，贴于患部，每日更换2次。

（14）用于皮肤干燥。山药100克煮汁饮服；或山药、薏苡仁各60克，柿饼25克，捣碎后煮烂而食。久食使人肌肤光滑、细腻、白嫩。

（15）用于口腔炎。山药40克，冰糖30克，炖服2～3天。

3. 服用方法

（1）山药是食药两用的典型，既可以烧菜、煨汤、蒸吃、煮粥，也可以单用或组合成复方入煎剂及膏、丹、丸、散。

（2）山药食疗方

①山药薏米粥：山药、薏米按1∶1的比例打粉熬粥。健脾祛湿、补益气血，脾胃虚弱、肝胆火旺者都可以吃。

②山药糯米粥：生山药（洗净、去皮、切块）、糯米（淘洗干净）各150克。先用糯米煮粥，半熟时放入山药至熟食用。适用于心悸盗汗、肺虚久咳、脾虚腹泻、食欲不振、消化不良、糖尿病、肾虚遗精、怠倦嗜卧、四肢酸软及妇女带下等证。中老年人在春季里食用山药粥，尤为适用。

③山药枸杞粥：生山药（洗净、去皮、切块）、糯米（淘洗干净）各150克，枸杞10克。先用糯米煮粥，半熟时投入山药、枸杞，粥熟即可食用（可酌情加少量红枣、莲子等）。适用于肺虚久咳、食欲不振、消化不良、脾虚腹泻、倦怠乏力、心悸盗汗、失眠健忘、糖尿病、肾虚遗精及妇女带下等病症。尤其适合中老年人在春季里食用。

④山药黄芪羹：山药（盐水泡洗）60克，黄芪30克，白糖或蜂蜜适量。黄芪加水，先煮半小时，去渣取汁，加入山药，再煮30分钟，加白糖或蜂蜜即成，每日早、晚各服1次。补益气血、增加食欲、提高胃肠吸收功能。

⑤山药健脾茶：山药20克，黄芪、白术各10克，陈皮、干红枣肉、红茶各6克。诸药洗净、晾干、碾成粗末，同红茶一起放入杯中，用300毫升沸水冲泡，加盖10～20分钟后饮用。温中健脾、化湿和中，适用于脾虚气弱所致的食少乏味、精神倦怠等症。

4. 注意事项

（1）山药具有明显的补虚、收敛作用，故实热无虚、湿热寒邪、大便秘结者不宜食用。

（2）目疾和疮疡中期患者不宜食。

（二）健脾止泻白扁豆

扁豆又名"藤豆""峨眉豆"，有红、白两种。一般是红者食用，白者入药。

1. 性味、归经及功能作用 扁豆，性平、味甘，归脾（经）、胃（经）。含有蛋白质、不饱和脂肪、糖、淀粉、氨基酸及钙、磷、铁等矿物质。具有健脾和中、化湿消暑等作用，主要用于中暑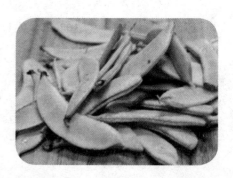发热、暑湿腹痛吐泻、脾胃虚寒、小儿疳积、水肿、糖尿病、带下、食物或砒霜中毒、蛇虫咬伤等病症。

豆类蔬菜含有较多的优质蛋白和不饱和脂肪酸（好的脂肪），性平是豆类蔬菜的共性，对脾胃虚弱的人尤其适合。

2. 临床应用

（1）百日咳者，扁豆15克，大枣10枚，水煎服。每日2次，连服3～5日。

（2）用于消化不良、食欲不振。扁豆（或扁豆花）15～30克，水煎，加红糖服，每日1～2次；扁豆、淮山药各30克，大米25克，同煮粥食，每日1～2次。

（3）用于暑湿腹痛、吐泻：扁豆50克煮汤加盐待凉后分2次服下；生扁豆30个，捣烂、绞汁，温开水送服，每日1～2剂；扁豆花炕干，研为细末，每次以米汤冲服3克；扁豆花20克，鸡蛋1～2个，同煎而食，每日3次。若出现手足抽搐，则用白扁豆（焙干、研粉）适量，以食醋调成糊状内服，每次15克，每日2次。

（4）用于急性肠炎泄泻。白扁豆30～60克，水煎凉服；白扁豆（研细末）适量，温开水送服，每日3次；扁豆衣（扁豆的外荚）适量，水煎凉服；白扁豆、大米各50克，鲜荷叶1小张，冰糖30克。扁豆、大米先煮，待扁豆黏软后加入荷叶、冰糖，再煮20分钟即食。

（5）用于脾胃虚寒泄泻。白扁豆子30～60克，加水大火煮沸后改小火煮30分钟，吃豆喝汤（对急性胃肠炎、暑湿吐泻也有良效）；白扁豆（姜汁浸、去皮、微炒）750克，人参、白术、山药、茯苓、甘草各1000克，莲子肉（去皮）、薏苡仁各500克，共研细末，每次开水送服6克，每日2次。

（6）用于痢疾。扁豆子（红白均可）50克，白糖（或红糖）20克，煮熟服用；炒白扁豆60克（鲜品加倍），粳米100克，煮粥吃，早晚各1次；扁豆15克，香薷12克，厚朴10克，黄连9克，水煎服，每日1剂。

（7）用于维生素 B_1 缺乏综合征（厌食、腹胀、消化不良、便秘、下肢软弱无力、脚气等）。扁豆、小麦各50克，水煎取汁，加红糖饮服。

（8）水肿者，扁豆适量（炒黄、研细末），以灯心草少许煎汤调服，每次9克，每日2次。

（9）糖尿病者，扁豆、黑木耳各等分，晒干，共研细末，每次开水送服9克，每日2次；白扁豆（浸去皮、焙干、研细末）300克，天花粉汁适量，水泛为丸，每次10克，每日2～3次。

（10）妊娠误服对孕胎有影响的药致胎动欲坠，可取扁豆50克浓煎取汁服用；生扁豆30克，研碎，以米汤调服，每日2次；扁豆炒焦，研为细末，每次用米汤调服30克，每日1～2次，连续1周。

（11）赤白带下者，白扁豆适量，炒焦存性、研为细末，每次用米汤送服6克，每日1～2次；扁豆花烘干为末，每次以米汤冲服3克，每日3次；白扁豆子、山药各30克，炒白术15克，水煎服，每日1剂。

（12）醉酒者，扁豆30克，水煎，一次性服下。

（13）用于食物或砒霜中毒。人若误食有毒的野菜、鱼、河豚等引起中毒，可用鲜扁豆100克捣烂取汁，温开水冲服，每日1～2剂。

（14）毒虫咬伤时，白扁豆（焙干、研末）10克，以食醋调成糊状，外敷患处，每日2次。

3. 服用方法　食用以红色为好（炒菜吃或煮熟吃），药用以白者为佳（可用生扁豆水煎服，或炒焦存性、研为细末，入散剂、丸剂）。

4. 注意事项

（1）食用扁豆应煮至烂熟，否则容易出现头晕、头痛、腹痛、恶心、呕吐、腹泻等中毒反应。

（2）药用生扁豆时，量也不宜大。因为扁豆内含有一种毒蛋白凝集素，有的扁豆在外壳种皮上还含有溶血素，经高热煮透后方能被破坏，才能避免中毒的发生。

（3）扁豆食用过多，会刺激甲状腺过多分泌激素，导致甲状腺肿大。

（三）茯苓饼：慈禧的养颜益寿佳品

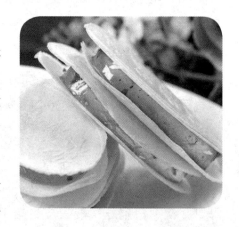

朋友，你吃过京城的茯苓饼吗？那雪白如玉、薄如蝉翼的小圆饼，香甜可口，松脆滑利，即是营养丰富的美味点心，又是防治疾病的食疗佳品，令人常吃不厌、回味无穷。它的主要成分就是不苦口的良药——茯苓。

传说从前一家有钱人，家里只有一个女儿，名叫"小玲"。家里雇了一个名叫"小伏"的壮实小伙料理家务，小伙子很勤快，小玲姑娘就暗暗喜欢上他了。不料她父母知道后非常恼火，认为门不当、户不对，不能联姻，便要把小伙赶走，还把女儿关了起来，并托媒许配给一个富家子弟。小伏和小玲得知此事后，两人便一起从家里逃出来，躲进了深山老林。

后来小玲得了风湿病，常常卧床不起，小伏日夜照顾她，二人患难相依。有一天，小伏进山为小玲采药，忽见前面有只野兔，他用箭射中了兔子后腿，兔子带着伤跑了，小伏紧追不舍，追到一片被砍伐的松林处，兔子忽然不见了。他四处寻找，发现在一棵松树旁，一个球形的东西上插着他的那支箭。于是，小伏拔起箭，发现在棕黑色球体表皮裂口处露出里面白色的东西。他把这种东西挖回家，做熟了给小玲吃。第二天，小玲就觉得身体舒服多了，小伏非常高兴，就经常挖这些东西给小玲吃，小玲的风湿病也渐渐痊愈了。这种药是小玲和小伏第一次发现的，于是就把它称为"茯苓"。

1.性味、归经及功能作用　茯苓，又称"白茯苓""松苓""茯露""松腴"，在我国作为食疗和药用保健已有 3000 多年的历史。它是一种多孔菌科寄生植物茯苓菌的干燥菌核，寄生于山野松树根部的真菌，有白色、淡红色两种。其性平，味甘、淡，入心（经）、肺（经）、脾（经）、胃（经）、肾（经）。甘能和中，淡能渗泄，故有补中健脾、利水渗湿、宁心安神、延缓衰老等作用。在《神农本草经》中，茯苓被列为上品，称其"久服安魂养神，不饥延年"。

2.临床应用　茯苓的治病范围相当广泛，适用于脾虚食少、心神不安、失眠多梦、水肿尿少等症，还有润肤美容、延年益寿作用，是妇女及老年人养颜增寿的滋补佳品。

（1）用于脾胃虚弱之纳差食少、脘腹胀满、泄泻、面黄肌瘦。茯苓含有大量人体极易吸收的多糖物质，能健脾益胃、增强免疫，非常适合久病、体弱的人食用。用白茯苓配党参、白术、山药、扁豆、莲子、薏苡仁、炙甘草等，水煎服，治疗脾虚食少、脘腹胀满、泄泻。如用于小儿食欲不振、面黄肌瘦者，可取茯苓、山药各 10 克，水煎取汁，加红糖连服半月以上，可收良效。

（2）用于脾肾阳虚、水肿、小便不利。茯苓能利水，能促进钠、氯、钾等电解质的排出，抑制肾小管的重复吸收，具有利尿作用，对健肾有利。凡脾肾阳虚、水湿不化引起的水肿、小便不利，则需健运水湿以治之。将茯苓粉与蜂蜜按 2∶5 的比例，经常一起冲水喝，可以提高抵抗力，利水消肿。水湿偏寒者，以白茯苓配猪苓、泽泻、白术、桂枝等通阳化气、健脾利湿；偏于湿热者，则以赤茯苓配赤芍、当归、栀子、甘草、灯心草清热化湿、利水通淋；若出现身肿、小便涩痛、甚至尿血，则改用茯苓皮更佳。

（3）用于心神不宁、心悸、失眠、健忘。人的睡眠质量与心有直接关系，心神安宁则易于入睡，睡眠质量高。如果心神受到情绪、疾病影响，就会失眠、多梦。而茯苓有宁心安神作用，食用茯苓能很好地促进睡眠、改善睡眠质量。所以，对于心神不安、心悸、失眠、健忘、小儿夜啼等，宜常用茯苓与人参、山药、远志、酸枣仁、夜交藤配伍水煎服或制成膏丹丸散剂型服用。可取茯苓、山药各 10 克，煎水加红糖连服半月以上；或用白茯苓加香附适量（或沉香少许），共为细末，每次以党参汤送服 3～5 克，每日 2 次。

（4）可美容养颜、益寿延年。茯苓一向被认为是美容佳品，既能祛斑增白、润泽皮肤，又能乌发固齿。《本草品汇精要》记载："白茯苓为末，合蜜和，敷面上疗面疮及产妇黑疱如雀卵。"取白茯苓粉 15 克、白蜂蜜 30 克，调成糊状，制成"美白面膜"，晚上睡前敷于面部 20 分钟（也可以敷一夜待面膜入眠，第二天早上用清水清洗），每周做 2～3 次。既能消除皮肤黑斑、黄褐斑、老年斑，增白肌肤，又能润肤，增强皮肤弹性，加上牛奶的滋润保养，美容效果自然不言而喻。

当然，茯苓用于美容，除了外敷，也可以内服。《红楼梦·第六十回》就详细介绍了"茯苓霜"的服法，即将碾碎的白茯苓粉末用牛奶或滚开水冲化、调匀，每天早晨起床后吃 1～2 勺（20 克左右），滋补、美容效果很好。

①明代《医学入门》三白汤：白茯苓、白术、白芍各 5 克，甘草 3 克，水煎，温服。该方剂从调和脏腑气血入手，白茯苓、白术、白芍健脾胃、养肝血，是传统的润泽皮肤、美白消斑药物。适于气血虚寒导致的皮肤粗糙、萎黄、黄褐斑、色素沉着等。如果嫌麻烦，还可以自制袋泡茶，白茯苓粉、白术粉、白芍粉各 150 克，甘草粉 75 克，混合均匀，装入 30 个小袋中，每天取 1 包，开水冲泡当茶饮。茶末可用于敷脸，内服外敷，其效更佳。

②三白粉面膜：白茯苓粉 2 匙，白芷粉、白及粉各 1 匙，芦荟鲜汁、蜂蜜或牛奶各适量（还可以加绿豆粉 2 匙）。混合（冬天加蜂蜜适量调和，如果感觉黏滞就再加几滴牛奶，夏天或是超油皮肤就只加牛奶），制成面膜，每次敷面部 20～30 分钟。具有柔嫩肌肤、美白润泽的功效。

③双白银耳面膜：白茯苓、白芷粉各 5 克，银耳汤（干银耳加水熬煮即可）适量。调成糊状，每晚睡时敷脸，次日清晨洗去。连用 1 个月以上。茯苓可淡化一切黑斑和瘢痕，白芷活血祛风，银耳富含多种氨基酸、微量元素锌及胶原蛋白等成分。坚持用此面膜 1 个月，有营养皮肤、淡化色斑的功效。

④茯苓杏仁糊：茯苓粉 10 克，杏仁粉 30 克，面粉适量。混合均匀，加入温水调至稀稠适度，均匀敷于面部 20～30 分钟，用清水洗净。具有光洁皮肤、延缓皮肤衰老的作用。

后世营养学家对慈禧太后的长寿补益药方进行了分析，发现她常用的补益中药共 64 种，使用率最高的一味中药就是茯苓。近年药理研究还证明，茯苓中富含的茯苓多糖能增强人体免疫功能，可以提高人体的抗病能力，起到防病、延缓衰老的作用。

3. 服用方法

（1）茯苓入药，既可以入汤剂、膏剂、丸剂、散剂，也可以煮稀饭、做糕点食用。

（2）茯苓食疗方

①北京市面上最常见的茯苓产品有茯苓粉、茯苓膏、茯苓饼等。以茯苓饼为例，它是一种具有滋补性的传统名点，以茯苓霜和精白面粉做成薄饼，中间夹有用蜂蜜、砂糖熬熔拌匀的蜜饯松果碎仁，其形如满月，薄如纸，白如雪，珍美甘 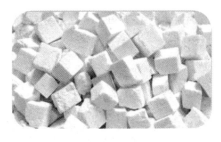 香，风味独特。茯苓饼含有人体所需的多种蛋白质和维生素，营养丰富，口味鲜美，具有滋养肝肾，补气润肠之功效，长期食用，可养颜护肤、增强体力、提高免疫、延年益寿。

②八珍糕：茯苓配山药、扁豆、莲子、芡实，再加薏苡仁、藕粉、白糖各适量，共为细末，拌匀蒸熟，即成食疗名点"八珍糕"。此药方经清代宫廷御医改良成食疗糕点，用于治疗一代妖后慈禧的肝郁脾虚、食少便溏、嗳气反酸之症，因其味美可口，疗效甚佳而备受慈禧青睐。平日里有病无病都经常食之，作为防病保健、益寿延年之上品。亲爱的读者，你想品尝一下这种昔日只能被清宫最高统治者受用的八珍糕吗？不妨试制，一饱口福。

③其他茯苓食品：到中药店买回茯苓粉，按照 2：5 的比例加面粉，加水混匀一起蒸食；或者将茯苓粉同山药、芡实粉、莲子粉、松仁一起和面，蒸食或做成烙饼吃，久服对糖尿病患者有一定疗效。

④茯苓茶：茯苓 5 克，桂枝、白术、甘草、花茶各 3 克。诸药洗净、晾干、碾为粗末，然后与花茶一起放入茶杯，加滚开水冲泡，加盖闷 5～8 分钟后饮用。健脾运湿、温化痰饮，适用于痰饮内停所致的胸胁胀满、眩晕、心悸等。

⑤四君子茶：茯苓、白术各 9 克，人参 6 克，炙甘草 3 克。4 味中药洗净、晾干后共研为粗末，放入茶杯，用沸水冲泡，加盖闷 15～20 分钟饮用。健运脾胃、强身健体，适用于年老体弱、脾胃气虚、消化力差、饮食减少、腹胀肠鸣、大便溏薄以及大病初愈、身体消瘦、语声低微、全身倦怠乏力、面色㿠白者。

⑥此外，茯苓还可以做汤、泡酒，在 500 毫升的酒中，放 100 克茯苓，浸泡十天半月以后每天喝 5～10 毫升，具有健脾和胃、宁心安神、益寿延年的功效。

⑦将茯苓与牛奶搭配食用，可以增强彼此的食疗功效，牛奶可使茯苓的作用"发挥到极致"，茯苓也能促进牛奶中蛋白质等营养元素的吸收，两者"相辅相成"。白茯苓可健脾。对久病瘦弱、食欲不振或兼有体倦乏力、腹泻的气虚脾弱者来说，有扶脾益气的作用，与牛奶同食，更具养心、安神的食疗功效。

4. 注意事项　有脘腹满闷、舌苔厚腻或舌红而口干烦渴等湿困脾胃者，不宜服用。

（四）药里的甘草似"国老"

中药甘草，众人皆知。甘者甜也，一看这药名，便知此药甜而不苦。中国有这样一句歇后语："汤药里的甘草——少不了。"意在说明甘草在中医方药学中的普遍应用和重要地位。故而，甘草又有"国老"之美誉。

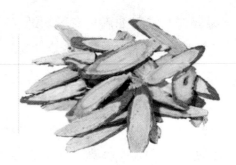

传说从前在一个偏远的山村有位草药郎中，一天，郎中出诊外出未归，家里又来了很多求医的人。郎中妻子一看这么多人坐在家里等她丈夫回来治病，而丈夫一时又不回来。她暗自琢磨，丈夫替人看病，不就是那些一把一把的草药嘛，我何不替他们包点草药让他们早点回家呢？她忽然想起灶前烧火的地方有一大堆草棍子，拿起一根咬上一口。觉得还有点甜，就把这些小棍子切成小片，用小纸一包一包包好，又一一发给那些来看病的人，说："这是我们家先生留下的药，你们拿回去用它煎水喝，喝完了病就会好的。"那些早就等得着急了的病人们一听都很高兴，每人拿了一包药告辞致谢而去。

过了几天，好几个人拎了礼物来答谢草药郎中，说吃了他留下的药，病就好了。草药郎中愣住了，他妻子心中有数，悄悄地把他拉到一边，如此这般地小声对他说了一番话，他才恍然大悟。他问妻子给的是什么药，他妻子拿来一根烧火的干草棍子说："我给他们的就是这种干草。"草药郎中问那几个人原来得了什么病？他们回答说，有的脾胃虚弱，有的咳嗽多痰，有的咽喉疼痛，有的中毒肿胀，现在，他们吃了"干草"之后，病都全部好了。后来草药郎中就把干草改名为"甘草"了。

1. 性味、归经及功能作用

甘草，性平、味甘，归心（经）、肺（经）、脾（经）、胃（经）。有润肺止咳、补脾益气、改善心血管功能、清热解毒、抗菌消炎、缓急止痛、调和诸药的作用，主治咳嗽痰少、脾胃虚弱、气短乏力、心悸怔忡、脘腹急痛、热毒疮疡、药食中毒、四肢挛痛等病症。

现代药理研究表明，甘草有镇静安神、提高身体免疫力、抗病原微生物、抗溃疡、抗肿瘤、延缓衰老及增强机体耐缺氧和应激能力。

2. 临床应用

（1）用于脾胃虚弱、气血两亏的气短乏力、食少便溏。甘草有健运脾胃、补益中气的作用，特别是用蜜炙过的甘草，补力更强。常与人参、黄芪、茯苓、白术同用，能"助参芪成气虚之功"。若用生甘草 2～3 克，开水冲泡代茶饮用 1～2 周，可用于治疗婴幼儿便秘。

（2）甘草入心而益气，对心气不足、心悸、脉结代（心律不齐）、低血压、心动过缓等心血管系统病症有肯定的疗效。能补益心气、养血复脉，多与人参、熟地黄、阿胶、桂枝等品同用。

（3）甘草有润肺、化痰、止咳、平喘的功效，无论寒热虚实及有痰无痰均可配用。在止咳平喘的中药方剂中加上一味甘草，能使咳嗽或喘息趋于和缓。用于风寒袭肺的咳嗽，常与麻黄、杏仁同用，如"三拗汤"；用于风热袭肺的咳嗽，与桑叶、菊花等同用，如"桑菊饮"；用于肺热喘咳，与石膏、麻黄同用，如"麻杏甘石汤"；用于寒饮喘咳，与细辛、五味子等同用。常用的止咳复方甘草片和复方甘草合剂，就是从甘草中提取的有效成分。

（4）甘草味甘，有缓急止痛作用，常与白芍同用（芍药甘草汤），并以芍药甘草汤为基础，随症配伍用于血虚、血瘀、寒凝等多种原因所致的脾虚肝旺脘腹挛急疼痛，以及阴血不足之四肢挛急疼痛。配芍药、饴糖，促进胃、十二指肠溃疡病愈合，共奏温中散寒、缓急止痛之功，也取"甘以缓之"之意。

（5）甘草药性缓和，入十二经脉，既能调和诸药，减轻其他药物的烈性（通过解毒，可降低方中某些药如附子、大黄的毒烈之性）；与大黄、芒硝同用，能缓和大黄、芒硝的泻下作用，使泻而不峻；通过缓急止痛，可缓解方中某些药如大黄刺激胃肠引起的腹痛；与黄连、附子、干姜等寒药、热药同用，又能起到协调作用，缓和这些药物的寒性、热性。其甜味浓郁，可矫正方中药物的滋味；与党参、熟地黄等补虚药同用，能使作用巩固而持久。

（6）甘草生用性凉，既可清热，又善解毒。生甘草煎汤内服或捣烂外敷，能清热解毒、化瘀散结、消肿止痛，用于疮疡肿毒、乳痈初起、咽喉肿痛、前阴生疮等。

轻度烫伤、烧伤，也可以用甘草浓煎熬膏涂敷治疗。与金银花、连翘、紫花地丁等清热解毒药同用，疗效更佳。用于热毒咽痛，常与玄参、桔梗、板蓝根、牛蒡子等清热解毒利咽之品同用。

甘草 120 克，煎水冲服滑石粉 15 克，每日数次，可救治各种农药中毒；甘草、杏仁（去皮、尖）各 10 克，煎服 3 ～ 5 天，还可治疗铅中毒。

对于药物或食物中毒的患者，在积极送医院抢救的同时，可用本品辅助解毒救急。据方书所载：古时有一药店老板因几十年抓药，无形中中了"百药之毒"，被一位名医用大剂量甘草（250 ～ 500 克）煎服治愈。本品与绿豆同煎名为"甘草绿豆汤"，是缓解多种食物、药物中毒的著名方剂。

（7）甘草梢生用煎汤内服还能治疗淋病、湿热下注之阴中涩痛。

（8）甘草还能引药归经将其他药物的治疗作用引入相应经络、脏腑，使药力直达病所，提高治疗效果。

3. 服用方法

（1）甘草生用性微寒，可清热解毒；蜜炙药性微温，并可增强补益心脾之气和润肺止咳作用。

（2）久服较大剂量的甘草，可导致水钠潴留，易于引起心率加快、血压升高、水肿等，对高血压、心动过速、肾病水肿患者不利，使用时应当注意每次用量以 6 克左右为宜，不宜超过 10 克。

4. 注意事项

（1）本品味甘，能助湿壅气，令人胸腹满闷，故水肿、肥胖、湿盛而胸腹胀满及呕吐者忌服。

（2）古代药物文献记载：甘草反大戟、芫花、甘遂、海藻等药物，也就是说甘草不适合与这些药物同用。

（五）养心润肺、补脾润肠的蜂蜜

蜂蜜是地球上唯一不会腐败变质的液态碱性食物，其食用和作为药用在我国已经有数千年的历史。蜂蜜最早的文字记载出现在 4000 多年前我国殷商甲骨文中，春秋时代的《黄帝内经》中就有了用蜂毒、蜂针治病的记载，《神农本草经》

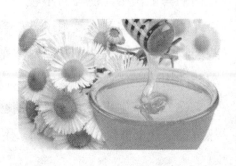

中称蜂蜜是药中之上品。

1. 性味、归经及功能作用

蜂蜜，性平、味甘，入肺（经）、脾（经）、大肠（经）。含有大量葡萄糖、果糖、多种消化酶和氨基酸、B 族维生素，以及钙、磷、铁、铜、锰、钾等矿物质及微量元素。有养心安神、润肺止咳、健脾益胃、润肠通便、抗菌消炎、护肤美容、强身健体、益寿延年等功能作用，其中尤以蜂乳（蜂王浆）的营养价值和防病保健作用最强。婴幼儿常吃蜂乳，可助生长发育、强壮体质；中老年人常吃蜂乳能保护心血管、保肝护肾、提高免疫、延缓衰老、益寿延年。

明代医药学家李时珍在《本草纲目》中对蜂蜜的功能作用作了比较全面的诠释，认为蜂蜜入药，其功有五：补中、清热、润燥、解毒、止痛。熟则性温，故能补中；生则性凉，故能清热；柔而濡泽，故能润燥；甘而和平，故能解毒；缓可以去急，故能止心腹肌肉创伤之痛；和可以致中，故能调和百药（中药丸剂均用蜂蜜调拌即为例证），而与甘草同功。

2. 临床应用

1995 年 1 月 17 日，加拿大《世界新闻周刊》杂志根据西方科学家们研究成果，蜂蜜和生姜或者肉桂合用可治愈大多数疾病，几乎是对所有疾病都有一定疗效的药物，且没有任何不良反应。

蜂蜜临床多用于治疗各种感冒、肺燥咳嗽、咽干喉痒、声音嘶哑、肺炎、肺结核、胃及十二指肠溃疡、便秘，高血压眩晕、神经衰弱、失眠、口腔炎等病症。还有养颜美容、降脂减肥作用，同时还能养生治未病，调理亚健康、增强免疫力，补虚抗疲劳，促进病愈后的康复、强身健体、益寿延年。

（1）感冒

①风寒感冒：蜂蜜、姜汁按 1 ：1 的比例配制，加温开水少许，趁热饮用；蜂蜜 50 克，鲜姜片 30 克，将鲜姜切片后水煎取汁，稍冷后加入蜂蜜调匀，趁热慢服；蜂蜜 60 毫升，米酒 30 毫升，生姜（切细、炒黑）6 克，大葱 1 根，将米酒、生姜、大葱水煎取汁，调蜂蜜服用。

②普通感冒或流行性感冒：蜂蜜 100 毫升，柠檬（榨汁，溶解在 800 毫升开水中）1 个，混合，供 1 天饮服；蜂蜜 60 毫升，红茶少许，红茶浓泡，冲蜂蜜饮用；蜂蜜 15 克，蜂胶水溶液（蜂产品公司有售）5～10 滴，杭白菊 1 克，菊花用开水 1 杯冲泡，待水温降至 40℃左右时兑入蜂蜜和蜂胶水，混合后代茶饮；蜂蜜 15 克，

牛奶（煮沸，待温度降至40℃左右时加入蜂蜜）1杯，混合饮服，每日2次。

③流行性感冒：西班牙医药学家研究证实，蜂蜜含有一种天然成分，能杀灭流感病毒、细菌，防治流感。普通感冒甚至重感冒、流感，都可以每天服1勺蜂蜜加1/4勺肉桂粉，连服3天；蜂蜜、大蒜（剥皮、磨碎）各等量，混匀，每次用温开水冲服1勺，日服2次；蜂蜜、钩藤各15克，绿茶1克，钩藤加水500毫升，煮沸3分钟，取汁，加入蜂蜜和绿茶，每日分3次温服。

（2）咳嗽

①感冒咳嗽：每天服1勺蜂蜜加1/4勺肉桂粉，连服3天。

②风寒咳嗽：蜂蜜60毫升，梨子（去核，蜂蜜置于梨中）1个，蒸熟，睡前顿服；蜂蜜12毫升，生姜汁6毫升，橘子（放炭火中烧黑，捣烂）1个，同放入杯中倒入温开水拌匀，1次服下；蜂蜜30毫升，生姜、桃仁、杏仁各12克，一起放入碗内隔水蒸熟后内服，每日1次，连服4～5日。

③普通咳嗽：生姜（榨汁）1200克，蜂蜜600克，混合，用文火熬后制成蜜丸，每次开水进服1丸，每日2次；蜂蜜12克，生姜6克，橘子1个。将橘子放炭火中烧黑，捣烂与蜂蜜、生姜汁同装入大杯中，倒入温开水，放凉后1次服下；蜂蜜120毫升，生姜汁半杯，梨汁、萝卜汁、苹果汁各1杯。混匀，装入瓦罐内煮沸，每次取1汤匙，加蜂蜜1汤匙，温开水冲服。

④肺热燥咳、咽干喉痒：蜂蜜20毫升，每天早晚取1勺含化或温开水化服；蜂蜜、姜汁、梨汁各2小勺（也可以加少许萝卜汁、苹果汁），混匀服用；蜂蜜250毫升，鲜生姜汁60克，鲜葡萄汁1杯，绿茶6克，先将绿茶用沸水冲泡成浓茶水，再加入蜂蜜、姜汁、葡萄汁，调匀，每日服1剂。久咳无痰者，可用玉竹、百合各15克，款冬花10克，煎水取汁，调入蜂蜜2勺饮用；蜂蜜20毫升，柿霜6克，生姜4片，混匀，加水蒸20分钟，1次食用，每日1～2次。

⑤老年咳嗽：蜂蜜180毫升，姜汁大半碗，杏仁50粒，猪肺1个，将蜂蜜、姜汁、杏仁放入猪肺内，炖熟，去杏仁，分次饮汤吃猪肺；蜂蜜、生姜各600克，将生姜捣烂取汁，同蜂蜜搅匀，每晚睡前服用；蜂蜜、茶树根各120克，生姜60克，将生姜、茶树根水煎取汁，加入蜂蜜调匀，代茶饮；蜂蜜100毫升，杏仁（炒热、研末）35克，生姜（切碎）10克，一同混入蜂蜜中搅匀，每次服10克，每日3次；久咳不愈者用蜂蜜50毫升，生姜（绞汁）25克，贝母粉10克，白糖40克，和匀，调服，每日早、晚各1次。

⑥久咳不愈：蜂蜜 50 克，白糖 30 克，贝母（研末）、生姜汁各 10 克，贝母与白糖和匀，加蜂蜜、姜汁调服，每日 2 次。

⑦小儿百日咳：蜂蜜 160 毫升，生姜（洗净、捣成泥）25 克，川贝母粉 20 克，一同倒入茶杯中搅匀，放入锅中隔水蒸 1 小时取出备用，每次用乳汁少许调服 10 克，每日 3 次。

（3）哮喘

①支气管哮喘：蜂蜜 180 克，香油 150 克，鲜姜片 120 克，大西瓜 1 个，红枣（去核）10 枚。将西瓜头切开，把瓜瓤掏出一大半，留一小半，放入蜂蜜、香油、鲜姜、大枣，将瓜盖好，放入锅内并固定住，加水（至西瓜的 1/3 处），炖煮 1.5 小时，趁热喝掉西瓜里的汁，稍后再吃姜片，然后睡觉（服食期间忌烟酒和辛酸的食物）。

②肾虚哮喘：蜂蜜、生姜、冰糖各 120 克，黑芝麻（炒后置冷）250 克，生姜捣汁，与芝麻混匀，再炒再置冷，加入蜂蜜和冰糖，每次服 1 汤匙，早、晚各 1 次。

③肺肾两虚哮喘：蜂蜜 150 毫升，姜汁 15 毫升，麻油少许，大南瓜（切开顶盖，去瓤）1 个，将蜂蜜、姜汁、麻油放入南瓜中，盖好顶盖，隔水炖 2 小时服用。

（4）肺结核者，蜂蜜 30 毫升，鸡蛋 1 个，加水煮蛋，稍凉后服食，早晚各 1 次；蜂蜜、猪板油（炼油）各 60 毫升，混合煮沸，每次以开水冲服 15 毫升，早晚各 1 次。

（5）高血压、眩晕者，蜂蜜 10 毫升，每天早、晚空腹时用温开水化开冲服，长期服用。

（6）患有心脏病者，把蜂蜜和肉桂制成膏剂，敷在胸部两乳头连线中点的膻中穴（女性平第 4 肋间隙）；同时，早餐经常用它作果酱、果冻吃。会降低动脉中的胆固醇，避免心绞痛的发作。在美国和加拿大各地的养老院里，这种治疗都非常成功。并发现：随着人们年龄的不断增长，血管会逐渐地失去弹性，甚至堵塞。经常服用蜂蜜、肉桂，可以较好地得到控制。

（7）冠心病者，蜂蜜、丹参、何首乌各 15 克，先将丹参、何首乌水煎取汁，兑入蜂蜜，每日早、晚分服。

（8）高脂血症者，蜂蜜、肉桂粉各 2 勺，温开水冲服，每日 3 次。

（9）蜂蜜中含有较多的铁和叶酸，处于生长期的儿童常吃蜂蜜，可以防治贫血。

（10）失眠、健忘者，蜂蜜 30 毫升，炒枣仁末 15 克，分 2 次冲服；蜂蜜 30 毫升，茯神、五味子、柏子仁各 10 克。先将茯神、五味子、柏子仁煎水取汁，兑入蜂蜜口服，每日早、晚分 2 次服。

（11）胃寒疼痛时，蜂蜜、肉桂粉各适量，温开水调服。久服还能根除胃溃疡。

（12）日本和印度科学家的研究表明，蜂蜜同肉桂粉一起服用，可以缓解胃气上逆引起的嗳气和呃逆。

（13）用于脾胃虚弱、小儿厌食。蜂蜜 300 毫升，党参、山药、生姜各 250 克。党参、山药研末，生姜捣碎取汁，同蜂蜜一起搅匀慢慢煎煮成膏。每次用热粥送服 1 汤匙，每日 3 次。

（14）消化不良者，饭前服用 2 汤匙蜂蜜，撒上少许肉桂粉，能中和胃酸，消化最难消化的食物。

（15）用于秋燥夹寒伤及脾胃的消化不良、食欲不振、便秘。蜂蜜 20 毫升，清茶、红糖各 6 克。将清茶用 250 毫升沸水冲泡，加盖闷 10 分钟，然后兑入蜂蜜、红糖，调匀代茶饮用。

（16）胃炎、胃溃疡，蜂蜜 6 毫升，每天清晨以温开水冲服；蜂蜜 60 毫升，每日清晨 1 次蒸服，连服 2 ～ 3 周；蜂蜜适量，丹参 15 克，木香、炙甘草各 6 克，煎水冲服蜂蜜。

（17）习惯性便秘，蜂蜜 60 毫升，麻油 30 毫升，每日早、晚加淡盐开水冲服；蜂蜜 30 毫升，黑芝麻（捣烂）15 克，每日早、晚用热牛奶冲服；蜂蜜 30 毫升，精盐 3 克，加凉开水调匀，每天早晚各服 1 次，尤其适宜于老年人、体弱者、病后便秘患者；蜂蜜 5 克，花茶 1 撮（用 250 毫升沸水冲泡，加盖闷 5 分钟，调入蜂蜜），于晚饭后饮用，适用于肾气不足、阴液亏虚之寒性便秘等症。

（18）痢疾。蜂蜜 30 毫升，马齿苋 60 克，绿茶 5 克。马齿苋、绿茶煎水取汁，兑入蜂蜜口服，每日 2 次；恢复期可用蜂蜜适量，山楂 15 克，黄连、木香各 6 克，水煎取汁，兑入蜂蜜，搅匀后顿服，1 日 2 次。

（19）膀胱炎，1 勺蜂蜜，2 匙肉桂粉，温开水冲服。

（20）用于糖尿病。现代营养学表明，蜂蜜尽管是甜的，但只要用量适当，对患者也有益无害。

（21）用于风湿病。风湿病患者可以每天早、晚空腹各服食 1 次，每次用 2 汤匙蜂蜜和 1 小茶匙肉桂粉混合调匀。经常服用，即使是慢性风湿病也能治愈。有效病例 1 周内疼痛缓解，1 个月后行动恢复正常。

（22）用于痛经。蜂蜜含有丰富的镁，对大脑中枢神经有镇静作用，能调节和消除紧张心理，减轻经前神经压力，消除痛经之苦。每晚睡前喝 1 杯热牛奶加 1 勺蜂蜜，对于神经紧张性痛经及月经过多大有裨益。牛奶含钾多，也能缓和情绪、抑制疼痛，并能防止感染及减少经期失血量。

（23）孕妇尿闭，蜂蜜、冬瓜汁各 1 小杯，混合后用温开水调服。

（24）皮肤感染者，敷以等量的蜂蜜和肉桂粉，干后即换。

（25）疮疡，蜂蜜、生葱各适量，混合捣烂，敷贴患处，2 日 1 次；蜂蜜、侧柏叶各 15 克，混合捣烂，敷贴患处，每 2 日 1 次。

（26）烫伤，轻者取蜂蜜 10 毫升，冰片（研末）3 克，混合拌匀涂患处，每日 4～6次；蜂蜜 30 毫升，豆油 300 毫升，煮沸熬成膏，每日 2 次涂患处；重者取蜂蜜 30毫升，童子尿 150 毫升，用开水冲化，凉后服用。

（27）冻疮，蜂蜜 80 毫升，猪油 20 克，混合成软膏，涂抹患处，1 日 2 次。

（28）蝎子刺伤，蜂蜜涂于伤处，用纱布包扎，每日更换 2～3 次。

（29）误服水蛭（蚂蟥），蜂蜜 250 毫升，开水冲服，每日 2 次，连服 5 天。

（30）失聪，每天早晚坚持服用等量的蜂蜜和肉桂粉，能部分复聪。

（31）鼻窦炎，每天服 1 勺蜂蜜加 1/4 勺肉桂粉，清理鼻窦，防治鼻炎。连服 3 天。

（32）口腔炎，蜂蜜 30 毫升，硼砂、煅石膏各 3 克，甘草末 2 克，混合调匀，用棉球涂疮面，每日 2～3 次。癌症放疗、化疗引起的口腔黏膜炎、溃疡，可用蜂蜜 20 毫升，加维生素 C 粉末 0.1 克，口含，每日 2～4 次。

（33）声音嘶哑者，蜂蜜 30 毫升，冰片（研末）0.5 克，温开水冲服，每日 1～2 次。

（34）可减低中药乌头毒，用蜂蜜炙中药乌头，可使其毒性大减，便于患者内服。

（35）根据日本和澳大利亚科学家的临床研究，晚期胃癌和骨癌患者每天坚持服用蜂蜜和肉桂粉各 1 汤匙，每日 3 次，坚持服用 1 个月以上，疗效显著，甚至还有治愈的病例。

（36）蜂蜜含有丰富的维生素，每天坚持服用蜂蜜（或加少许肉桂粉），能加强白细胞抵抗细菌和病毒的能力，从而增强人的免疫系统，提高对疾病的抗御能力，保护机体不受细菌和病毒的侵害，防治各种疾病。

（37）蜂蜜中含的糖对人的体能是有益无害的，服用等量的蜂蜜和肉桂粉，能使老年人更精神、身体更具柔韧性，不易疲劳。每天下午三四点钟以后，当精气神开始减退时，立即喝一杯加了蜂蜜肉桂粉的温水，就能保证精力旺盛。南美人早上第一件事就是用一杯溶有蜂蜜和肉桂粉的热水漱口，一整天都呼吸清新、精神振作。

（38）蜂蜜既是一种天然的营养剂，吃蜂蜜后由于血糖值上升，空腹感、饥饿感就会消失，减少食量，有利于减肥。蜂蜜中也包含有可以燃烧人体能量的良质糖分、维生素以及矿物质等。在一日三餐中只要加入一点蜂蜜，就可以避免脂肪在人体中大量堆积，还有助于把体内积聚下的废物排出体外，让全身的新陈代谢功能得到改善，使得那些由于不能很好地消耗而在体内积聚下来的多余脂肪作为能量而得到燃烧。每天早饭前半小时、晚上睡觉前喝 1 杯等量蜂蜜和肉桂粉调制的温开水，就能起到比较好的减肥效果。如果能将蜂蜜和由大米、高粱、黄豆加工而成的白醋按 1：4 的比例混合服用（早餐前 20 分钟空腹喝、中餐和晚餐后立刻喝），则减肥效果更好。

（39）有美容养颜润肤之功。蜂蜜对皮肤有滋润作用，尤其是冬季气候干燥时，多吃蜂蜜能防止皮肤皲裂。如能长期内服和外涂，既养颜美容、使青春常驻，又强身健体、益寿延年。所以，国内外很多高级化妆品都含有蜂蜜提炼物。

①蜂蜜适量，加 2 倍水稀释后每天涂敷面部，然后用手轻轻按摩，可使皮肤光洁细嫩，减少皱纹，保持自然红润。

②蜂蜜、酸奶以 1：1 的比例混合调匀，涂在脸上，15 分钟后用清水洗去即可，有收敛毛孔作用。

③蜂蜜 2～3 勺，红酒 1 小杯，调至浓稠状，均匀地敷在脸上，待八成干后用温水洗干净。酒精过敏者慎用。

④蜂蜜、鲜黄瓜汁、奶粉各适量，风油精数滴，调匀后涂面，20～30 分钟后洗净，具有润肤、增白、除皱作用。

⑤蜂蜜、甘油各 1 勺，加 2 勺水，充分混合即成。使用时轻轻涂于脸部和颈部，20～25 分钟后将面膜去掉。每周 1～2 次，30～45 天为 1 个疗程。

⑥蜂蜜、橄榄油各适量，在面部轻轻按摩，蜂蜜便能渗入皮肤内，由于蜂蜜的滋养，不知不觉间皮肤就会由粗糙变得细嫩，而且还充满光泽。

⑦蜂蜜、番茄汁、面粉各适量，混合调匀成膏状，涂于面部，20～30 分钟后洗净。润肤、嫩肤、美白，长期使用能祛斑、除皱、治疗痤疮。

⑧蜂蜜 1 小匙，柠檬半个，生鸡蛋 1 个，面粉适量，混合后搅拌成糊状，晚上睡前清洁面部后敷在脸部，约 30 分钟后（也可以次晨）用温水洗净。坚持使用能供给皮肤充分的营养，并保持肌肤的弹性。

⑨蜂蜜 200 毫升，蛋清 4 个，搅拌均匀后放瓶中密封备用（夏季须放冰箱内保存）。用时倒少许在手心，均匀涂于面部，保留半小时，然后清水洗净，早晚各 1 次。

能增加营养，养颜美白，持续 1 个月后，能紧缩面部皮肤，消除皱纹，使皮肤光滑、细嫩、白皙。

⑩蜂蜜 1 勺，牛奶半杯，混合，洗完头后取混合液在头上按摩，15 分钟后洗净，头发会变得光滑。

（40）延缓衰老,益寿延年:蜂蜜 4 勺,肉桂粉 1 勺,3 杯温开水,调匀,每天分 3 ~ 4 次喝完，除了可保持皮肤滋润、柔嫩外，还能中止由年龄增长引起的各种损害，延缓衰老，益寿延年。

3.服用方法

（1）蜂蜜服用的方法很多，既可以直接生吃，也可以用温开水化服，还可以同茶叶或药物一起浸泡当茶饮。但绝不可以用刚烧开的沸水冲服或将蜂蜜直接烧开，也不能置于微波炉加热，以免破坏以酵素为主的营养素。最好使用 60℃以下的温开水或凉开水稀释后食用，特别是在炎热的夏季，用冷开水冲蜂蜜饮食，能消暑解热，是很好的清凉保健饮料。

（2）如果蜂蜜长时间置于阴凉处,气温一旦偏低,蜂蜜就会形成结晶状。这时，可以将盛有蜂蜜的玻璃瓶盖子松开，放进温度比较高的开水中浸泡，让蜂蜜融化即可。

4.注意事项

（1）夏季各种鲜花盛开，蜜蜂也容易采集部分有毒的植物花粉酿蜜。故夏蜜须经过检验后方可食用，且最好不要生吃。

（2）蜂蜜不能在金属器皿中存放，以免增加蜂蜜中重金属的含量，也不宜在冰箱储存，低温会影响口感。

（3）蜂蜜不可以用开水冲服或高温蒸煮服食，因为高温会使蜂蜜特有的香味和补性受到破坏而丧失，营养物质被破坏，抑菌作用下降，蜂蜜中的酶失去活性，颜色变深，香味挥发，滋味改变，食之有不愉快的酸味。最好使用 60℃以下的温开水或凉开水稀释后服用。

（4）糖尿病患者不能大量服用蜂蜜，每 100 克蜂蜜碳水化合物中葡萄糖约为 35 克，果糖 40 克左右，蔗糖约 2 克，糊精约 1 克。葡萄糖和果糖均为单糖，进入肠道后无须消化可直接被吸收入血，使血糖升高，蔗糖和糊精略经水解后即可被吸收。因此，蜂蜜的升血糖作用特别明显，不适合糖尿病患者大量服用。

（5）1 岁以下的婴儿不适合吃蜂蜜：一些年轻的父母喜欢在宝宝饮用的牛奶中

添加蜂蜜。但是，国外的科学家发现，1岁以下的婴儿食用蜂蜜及花粉类制品，可能因肉毒杆菌污染，引起宝宝食物中毒。这是因为土壤和灰尘中往往含有一种"肉毒杆菌"的细菌，蜜蜂在采取花粉、酿蜜的过程中，有可能会把被污染的花粉和蜜带回蜂箱。肉毒素是在肉毒杆菌的繁殖过程中产生的，婴儿由于肠道微生物生态等平衡不够稳定，抗病能力差，致使食入的肉毒杆菌容易在肠道中繁殖，并产生毒素。微量的毒素就足以使婴儿中毒，一般先出现持续 1～3 周的便秘，而后出现弛缓性麻痹、婴儿哭泣声微弱、吮乳无力、呼吸困难。成人抵抗力强，可抑制肉毒杆菌的繁殖，不会引起中毒现象。

（6）不宜与豆腐同食。豆腐性寒，味甘、咸，能清热散血，与蜂蜜同食易导致腹泻。同时蜂蜜中的多种酶类，豆腐中的多种矿物质、植物蛋白、有机酸等，二者同食不利于人体的生化反应。

（7）不宜与韭菜同食。韭菜含维生素C丰富，容易被蜂蜜中的矿物质铜、铁等离子氧化而失去作用。另外，蜂蜜可通便，韭菜富含纤维素而导泻，容易引起腹泻。

（8）此外，根据古代文献记载，蜂蜜也不可与小米、葱、苦菜、李子、腌鱼同食，可供参考。

（六）养胃山珍猴头菇

猴头菇，又名"猴头""猴头蘑""猴头菌"，因其体圆而厚，表面有一层茸毛刺，新鲜时呈白色，干品呈褐色或金黄色，外形酷似猴头而得名。还因为也有点像刺猬，又叫"刺猬菌"。

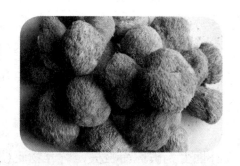

猴头菇是中国传统的名贵菜肴，在封建社会，只有皇室和达官贵人方能享用。现代，由于人工栽培获得成功，才得以普惠于人民，成为一种大众化美味食用菌。菌肉鲜嫩，香醇可口，鲜美无比。

1. 性味、归经及功能作用 猴头菇，性平、味甘，入脾（经）、胃（经）。含有糖、蛋白质、微量脂肪、多种维生素、不饱和脂肪酸、十几种氨基酸、膳食纤维，以及磷、钾、钠、钙、镁、铁、硒、锌、铜、锰等微量元素，是一种高蛋白、低脂肪、富含维生素和矿物质的一种优良食品。具有健运脾胃、护养胃肠、降血脂和血糖、养心安神、健脑益智、补肾强精、增强免疫、防癌抗癌、延缓衰老的功效，主要用于脾胃虚弱、消化不良、食少便溏、慢性胃炎、胃和十二指肠溃疡、高血脂、糖尿病、神经衰弱、失眠、体虚乏力、轻度脑萎缩及老年痴呆、性功能低下、消化道肿瘤（食管癌、胃癌、肠癌）等。特别适合年老体虚、胃肠虚弱、消化道肿瘤患者食用。

2.临床应用

（1）用于脾胃虚弱、消化不良、食少便溏、慢性胃炎、胃和十二指肠溃疡等系列消化系统病症。自古以来，猴头菇就被推崇为"养胃山珍"，猴头菇中含有丰富的多糖体和多种氨基酸，能健脾胃、增食欲、助消化、护胃肠，对胃炎、胃及十二指肠溃疡、食道癌、胃癌、肠癌等消化道疾病疗效明显（抑制胃蛋白酶活性而促进溃疡愈合），而且具有独特的消化系统调理、保护和修复功能。可用猴头菌（水浸软、切薄片）100 克，水煎取汁，黄酒兑服，每日 2 次。

现代研究表明，猴头菇对胃病反复发作乃至恶性变的元凶——幽门螺旋杆菌（HP）有较好的抑制作用，体现了良好的"治养功效"。

（2）有降低血脂之功。猴头菇富含不饱和脂肪酸和食物纤维，能调节血脂，降低血胆固醇和甘油三酯含量，防止动脉粥样硬化，对防治心脏病、脑溢血和肥胖症都有效，是三高患者和心血管疾病患者的理想食品。

（3）有降血糖之功。猴头菇含糖量不高，反而有较多的膳食纤维，有降低血糖的效应，适合糖尿病患者经常食用。可用猴头菇与玉米熬粥经常服食，具有健脾和中、生津止渴的功效。

（4）用于神经衰弱、身体虚弱。猴头菇有很好的养心安神作用，对神经衰弱、失眠有特效。可用猴头菌（干品）250 克，切片与鸡共煮食用，每日 1 次。

（5）有健脑益智之功。常吃猴头菇可以促进脑神经细胞的生长和再生，对预防和治疗老年痴呆症有良好效果。

（6）可增强免疫，猴头菇对增强人体免疫力的效应非常突出，经常食用可提高人体对流感、禽流感等疾患的抵抗力。

（7）可防癌抗癌，猴头菇所含的多糖体、多肽类及脂肪物质，能抑制黄曲霉素对肝细胞的损害，从而预防和治疗消化道癌症和其他恶性肿瘤。猴头菇与海带一起搭配着吃，还可辅助治疗淋巴癌和阴虚火旺证。

（8）可延缓衰老，经常吃猴头菇，可以增强体质，有效减缓器官衰老，有利于延缓衰老，可视为益寿延年的新型营养保健食品。

（9）用于产后体虚、产后乳少。猴头菇与虾，含钙丰富，是哺乳妈妈催乳的理想食品，还可辅助治疗产后体虚。

（10）猴头菇与鸡肉搭配，利五脏、安心神、助消化，适用于神经衰弱、消化不良及病后体虚的人群常吃。

3. 服用方法

（1）猴头菇可以水煎服，煨汤煮食或熬粥服食。但要经过洗涤、泡发、漂洗和烹制4个阶段，直至软烂如豆腐时营养成分才完全析出。

（2）先将猴头菇洗净，除去根蒂（苦味的根源之一）。

（3）将猴头菇放在60℃以内的温热水中浸泡3～5小时（干猴头菇要用水泡发，用淘米水更好，不宜用醋泡发），泡发至没有白色硬芯即用手捏猴头菇无硬疙瘩即可。如果泡发不充分，烹调的时候由于蛋白质变性很难将猴头菇煮软。

（4）将泡发的猴头菇捞出，用手挤出猴头菇的黄水，然后，再放一盆清水漂洗一刻钟左右，再挤出黄水，如此反复2～3次（可以用手指轻轻蘸一点猴头菇表面的水放在舌尖，感觉不出苦涩即可）。

（5）将蒸笼烧开，放入猴头菇，先大火蒸10分钟，再小火蒸1.5小时（如果不蒸，也可先放入沸水加盖煮10分钟，再用小火慢慢焖煮1.5小时），直至猴头菇软烂为止。此环节的关键，水一定要烧开才放猴头菇，这样才能利用高温迅速锁住猴头菇的营养成分和味道，用水煮的方式汤汁不要丢掉，弃之可惜。烹饪猴头菇可以根据自己的喜好搭配食材，猴头菇切片后可以清炒，也可以炖汤。比较常见的有猴头菇烧海带、烧鸡肉、烧虾仁，猴头菇炖瘦肉、炖鸡汤、骨头汤，猴头菇煮玉米粥等。

4. 注意事项

（1）对菌类食品过敏者慎用。

（2）霉烂变质的猴头菇不可食用，以防中毒。

（3）猴头菇的储存方法，可以用干净袋子封好放冰箱冷藏，或者用线穿成串，挂在阴凉干燥避光通风处（立夏后要经常检查，容易生虫和菌蛾）。如果放在冰箱冷藏，则要保持经常通风。

（七）清热化湿薏仁米

薏苡仁为禾本科一年生草本植物薏苡的成熟干燥种仁，秋季果实成熟时采集、晒干、除去外壳及黄褐色种皮、杂质即成。以粒大饱满、色白者为佳。简称"苡仁""苡米",又名"草珠""六谷子""菩提子""嘉禾明珠"。《神农本草经》记载:"其根下三虫,除阳明湿热所生之虫,一名'解蠡'(蠡,虫蛀木头之义)。"过去主要产于南方,尤其是福建莆田为多,现代全国各地都有栽培。

薏苡仁还与一个"薏苡明珠"的成语有关:据《后汉书·马援列传》载:东汉时代,伏波将军马援奉汉光武帝刘秀之命,远征交趾(今中国两广及越南中北部),平定南疆叛乱。由于南方多潮湿,将士们水土不服,众多染上"脚气"(并非现在的脚气病"香港脚",而是一种"软脚病"),患者手足无力、疼痛,下肢干枯或潮湿、水肿。马援将军采用薏苡仁煎水服食治愈了这种病症。征战获胜后,马援还满载一车薏仁引种,但被人诬告说他搜刮"明珠文犀"。马援当众将薏苡仁倒入桂林漓江之中,以示清白。后人为了纪念清正廉明的马将军,将采集薏仁的山称为"伏波山",山中有"还珠洞",这就是漓江边上的"伏波胜境"。

1. 性味、归经及功能作用 薏苡仁,性微寒、偏凉,味甘、淡,入肺(经)、脾(经)、肾(经)。据检测,每100克薏苡仁含蛋白质7%、脂肪4%、维生素$B_1$33毫克,此外还有氨基酸等营养物质。薏苡仁上清心肺之热,中补脾胃之虚,下利胃肠之湿。有健脾止泻、利水渗湿、祛痹止痛、清热排脓及防癌抗癌的作用。主治脾胃虚弱、消化不良、泄泻、小便不利、肺痈、肠痈、胃癌、子宫癌,以及水肿、风湿痹痛、筋急拘挛、不可屈伸等病症。久服,轻身益气。

2. 临床应用

(1)用于肺脓肿。薏苡仁100克,捣碎后煮粥常服;薏苡仁、芦根各30克,冬瓜仁15克,桃仁10克,水煎服。每日2次。

(2)用于脾虚食少、消化不良。薏苡仁下气、利肠胃,令人能食。可用薏苡仁30克,粳米50克,煮粥常吃;薏苡仁50克,猪蹄2只,炖食;薏苡仁、山药按1:1的比例打粉熬粥服食;炒薏苡仁、山药各250克,共捣并煮至烂熟,将柿饼(切碎)适量拌匀,随意食用。

(3)用于夏季湿热腹泻。薏苡仁、山药各30克,白扁豆20克,共捣烂并煮至烂熟服食;薏苡仁10克,车前草15克(鲜品加倍),洗净,放入砂锅,加适量清水,先大火煮沸,再小火熬煮20分钟,去渣取汁代茶饮。

(4)用于阑尾炎。薏苡仁20克,牡丹皮、冬瓜子各15克,大黄、桃仁各10克,水煎服;薏苡仁、当归、麦冬、地榆各15克,金银花、玄参各30克,黄芩、甘草各9克,水煎服,每日3次。若肠痈脓已成者,取薏苡仁30克,败酱草15克,附子 9 克，水煎服，或共研细末，每日分 3 次冲服。

（5）用于糖尿病。《本草纲目》载，"消渴饮水，苡米粥食之"，中医消渴，即是糖尿病。

（6）泌尿系感染、石淋、小便不利、水肿：生薏苡仁 50 克，水煎服，每日 2 次；薏苡仁、粳米各 50 克，煮粥常吃；薏苡仁 10 克，车前草 15 克（鲜品加倍），洗净，放入砂锅，加适量清水，先大火煮沸，再小火熬煮 20 分钟，去渣取汁代茶饮。

（7）用于风湿性关节炎症、水肿、疼痛。薏苡仁喜水泽湿处，故可祛除水湿、利水消肿，治筋急拘挛，不可屈伸，风湿痹痛。可用薏苡仁、粳米各 50 克，煮粥常服；薏苡仁 30 克，麻黄、杏仁各 9 克，甘草 6 克，水煎服；薏苡仁 30 克，茯苓、竹叶各 20 克，连翘、滑石（另冲）各 15 克，白豆蔻、通草各 9 克，水煎服。

（8）薏苡仁有美艳肌肤、降脂减肥作用，在日本作为美容减肥食品，十分流行。薏苡仁利水渗湿、补肺健脾，能促进新陈代谢，起到改善肌肤干燥状况、使凹凸不平的粗糙肌肤变润泽平滑，美白肌肤。薏苡仁还含有丰富的水溶性纤维，可以消化脂肪的胆盐，使肠道对脂肪的吸收率变慢，进而降低血脂。而且薏苡仁粥特别好吸收，长期服用不仅能排毒美白，还有较好的消脂减肥作用。爱美女士不妨在平时的生活中可以适当多吃一些薏苡仁赤豆百合粥，长期坚持服用，不仅能够健脾益胃，还可以拥有白皙的皮肤、去斑、治痤疮和湿疹等，通过减肥使身材变得苗条。湿气重着，湿去则身轻，故曰"久服，轻身益气"。

（9）用于皮炎、湿疹。薏苡仁中加入绿豆煮粥，有清热解毒的功效，对于皮肤出现丘疹、水疱渗出液多的患者有效果；新鲜的茅根配入薏苡仁煮粥，有清热去火的效果，对于皮损发红、水疱，小便赤色的患者；瘙痒剧烈、红疹密集的患者，可以在薏苡仁绿豆粥中加入冬瓜有帮助；将绿豆、薏苡仁煎煮后，将海带切碎放入，再放入适量红糖调味服用，对于病程较慢、四肢乏力的患者有好处。

（10）用于扁平疣。薏苡仁 30 克，水煎服，每日 3 次；也可以将薏苡仁捣烂，和醋调匀，敷贴在患部，干后即换。

（11）用于疝气。据宋代张世南《游宦纪闻》记载，南宋大诗人辛弃疾将军从北方回朝，在建康为宦，得了疝气病。他用薏苡仁炒黄色，后煮烂研成膏，每次用黄酒调服 2 钱而渐愈。其友人程沙晚年也得此病，也是辛弃疾为其传授此方而治愈。

（12）用于胃癌、子宫癌。薏苡仁 60 克，菱角（野生尤佳、连壳切开）80 克，浓煎取汁，每日 2 次，常服。现代抗癌新药康莱特是浙江医学院李大鹏教授从薏苡仁中提取研制成功的，为 1995 年中医药科技十大成果之一。

3. 服用方法

（1）由于薏苡仁营养价值和保健价值较高，故有"世界禾本科植物之王"的美称。薏苡仁可以说是饮食疗法的主力军，清热除湿第一品食材。既可以煮粥、煨汤，也可以泡茶、泡酒，或可打成粉做面饼或糕点。最简单的是将炒过的薏苡仁当作茶泡来喝，或是将炒熟后的薏苡仁磨碎，每天用开水冲泡薏苡仁粉即可。

（2）入药品种有二：一为壳薄仁糯，一为壳硬而厚，两者作用相近。以煎剂为主，常用量为每次 30 ～ 50 克。

（3）薏苡仁食疗方

①薏苡仁粥：薏苡仁 15 克，粳米 50 克。二者洗净一同放入砂锅，加适量清水，大火煮沸，小火熬煮成粥。具有健脾祛湿的功效，适用于夏季保健，脾虚腹泻、水肿、关节疼痛。

②薏苡仁八宝粥：薏苡仁、白扁豆、莲子肉、核桃仁、龙眼肉各 10 克，糯米 100 克，红枣 5 枚。洗净，一同放入砂锅，加适量清水，先用大火煮沸，再改小火熬煮成粥，调入适量红糖即可。具有健脾开胃、益气养血的功效，适用于脾虚体质或脾胃虚弱、食纳不香、心烦失眠的人群食用。

③薏仁黄芪茶：薏苡仁 50 克，生黄芪 20 克，生姜 12 克，干红枣肉、海带各 10 克，红茶 5 克。将前 4 味洗净，一起放入砂锅加清水煮沸后转小火再煎煮 5 ～ 8 分钟，然后下入洗净切成丝状的海带煮出香味关火，盖上锅盖闷 15 分钟左右，取汁趁热冲泡红茶饮用。补血益气、健脾渗湿、暖胃滋肾，适用于脾胃虚寒、肾阴亏虚所致脘腹胀满、食欲不振、肠鸣腹泻、腰腿酸软及蝴蝶斑、雀斑等症。

④薏苡仁冬瓜猪肉汤：薏苡仁、白扁豆各 10 克，冬瓜（连皮）500 克，猪肉 400 克，陈皮、生姜片各 5 克。猪肉洗净、切块、焯去血水，薏苡仁、扁豆、陈皮洗净，冬瓜（连皮）洗净切块。一同放入砂锅，加适量清水，先大火煮沸，再小火熬煮一个半小时，调入精盐即成。具有健脾祛湿的作用，适用于夏季暑湿的保健及减肥。

⑤薏苡仁赤豆鲫鱼汤：薏苡仁、赤小豆各 30 克，陈皮 5 克，生姜 3 片，鲫鱼（400 ～ 500 克）1 条。鲫鱼去鳞及肠肚、洗净，入油锅煎熟；与薏苡仁、赤小豆、陈皮、生姜一同放入砂锅，加适量清水，先大火煮沸，再小火熬煮 1 ～ 1.5 小时，加入适量料酒，煮沸片刻后即可食用。有健脾、祛湿、消肿的功效，适用于脾虚水肿及下肢浮肿的人群食用。

⑥薏苡仁酒：薏苡仁 60 克，白酒 500 毫升。薏苡仁洗净、晾干、碾为粗末，装入细纱布袋内，扎紧口，同白酒一起放入干净的敞口瓷坛或玻璃瓶中，密封，置于阴凉避光处，每天摇匀 1 次，浸泡 7 天后每日饭前服用，每次 15 ~ 30 毫升，日服 2 次。清热化湿、利水通淋，适宜于下焦湿热型肾结石腰腹绞痛、尿频、尿痛、尿血等症。

⑦苡仁黑豆酒：薏苡仁 60 克，黑豆 250 克，白芷 30 克，加饭酒 1500 毫升。薏苡仁、白芷洗净、晾干；黑豆干锅上火炒至微焦后置凉；再将三味药一起碾为粗末，装入细纱布袋扎紧，同加饭酒一起装进干净的敞口瓷坛或玻璃瓶中密封，静置于阴凉避光处。每天摇匀 1 次，3 天后过滤取汁。剩下的药包，可再添加 1500 毫升加饭酒，浸泡 1 次。养血平肝、化湿除痹、利水消肿，适用于水湿内停、运化不利引发的水肿、小便不利、排尿困难、尿少等症。

4. 注意事项

（1）薏苡仁药性寒凉，平时怕冷的阳虚寒盛体质及月经期间和孕妇不宜服用。

（2）煮薏苡仁汤的时候，最好将薏苡仁提前浸泡 5 ~ 6 小时。

（八）谷芽：理想的消食导滞良药

谷芽，又名稻芽、稻蘖、粟芽、谷蘖、蘖米。为禾本科一年生草本植物粳稻的颖果胚芽干燥而成。

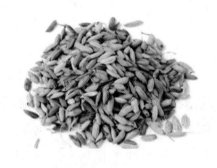

1. 性味、归经及功能作用　谷芽，性平、味甘，有粉性，入脾（经）、胃（经）。含有大量能帮助消化的淀粉酶、蛋白酶、维生素 A 和维生素 B 等多类营养物质。有健脾开胃、促进食欲、行气和中、消食化积的作用。与麦芽相比，药性缓和。《本经逢原》：谷芽，启脾进食、宽中消谷而能补中，不似麦芽之克削也。主要用于儿童脾虚胃弱、消化不良、不思饮食、食物积滞、脘腹胀满、泄泻及脚气浮肿等。

2. 临床应用　在临床上，谷芽多与麦芽、白术、砂仁、陈皮、鸡内金、炙甘草等药配伍，消食而不耗脾胃之气，补脾而无壅中之患，属理想的消食导滞良药。

（1）用于脾胃虚弱、消化不良、不思饮食。谷芽 20 克，加水煎煮 30 分钟，取汁，每日分 2 次温服；谷芽、麦芽各 15 克，加水煮沸后，小火再煮 15 分钟口服，或将谷芽、麦芽炒香，打磨成粉，每取适量放入杯中，开水冲化，加盖闷 10 分钟后饮服。

（2）用于消化不良、食积不化、脘腹胀满。谷芽、山楂各 15 克，淘净，一同放入砂锅中，加水煎煮 30 分钟，取汁，每日分 2 次温服；谷芽 60 克，木香 20 克，饭后水煎服，健脾消食、行气止痛；谷芽 50 克，陈皮、枳壳各 20 克，水煎服，每日 1 ～ 2 次，谷芽开胃，陈皮行气，枳壳散结，相配化滞、消食、开胃。

（3）用于小儿食积腹痛。谷芽 50 克，槟榔（炒）20 克，每日早晚分 2 次水煎服。

（4）用于脾虚胃弱、食少纳呆、腹胀、泄泻。谷芽、茯苓、神曲、焦山楂各 6 克，水煎代茶饮；谷芽、神曲、白扁豆各 30 克，茯苓、芡实、山楂肉各 20 克，炙甘草 6 克，每日分 2 次水煎服；谷芽 60 克，白术、砂仁各 20 克，甘草 6 克（即谷神丸），研细，以蜂蜜或米汤为丸，温开水送服，每日 1 ～ 2 次。

（5）用于小儿食积滞化、胀满、食积泄泻、厌食、消瘦。谷芽、麦芽（炒）各 20 克，水煎、取汁，加粳米 100 克，白糖 15 克，合而煮粥，每日早、晚分 2 次食用。

（6）用于小儿外感风寒、呕吐、发热。谷芽、苏梗各 15 克，茯苓 9 克，藿香 6 克，蝉蜕、防风各 4.5 克，薄荷（后下）3 克，黄连 2 克。水煎，每日分 2 次服。

（7）用于胸闷、腹胀。炒谷芽 12 克，陈皮、炒莱菔子各 9 克，水煎服。

（8）用于小儿消化不良、湿热泄泻或便秘。谷芽、麦芽、山楂各 60 克，瘦肉 500 克，生姜、精盐各适量。谷芽、麦芽、山楂冲水洗净；瘦肉洗净、切块，汆水捞起；煲里置清水煮沸，放入所有食料，武火煮沸，转小火煲 1.5 小时，即可食用。

3. 服用方法

（1）多入煎剂，也可以散剂、丸剂，每次用量 20 ～ 30 克。

（2）小儿厌食及消化不良，临床上非常多见。谷芽是日常生活主食，中药店均可买到。以其胚芽煎水，气味清淡宜人。用来作日常饮料，有很好的调节胃肠道的功能，何乐而不为之？

（3）谷芽食疗方

①谷芽适量，蒸露，代茶饮（《中国医学大辞典》"谷芽露"），用于病后脾胃虚弱患者，尤其适用于婴幼儿童。

②谷蘖（为末，入姜汁、盐少许，和作饼、焙干）200 克，再入砂仁、白术（麸炒）各 50 克，炙甘草 20 克，共为末，每日分 2 次米汤冲服。健脾益胃、增进食欲。

③谷芽粉 10 克，鲫鱼 250 克，料酒 6 毫升，葱丝、姜丝各 6 克，食盐、味精各 2 克，蒸至鱼肉熟透，佐餐食用。

④谷芽粉 15 克，萝卜 200 克，猪肉 100 克，酱油、料酒各 5 毫升，食盐、味

精各 2 克，葱段、姜片各 6 克，烧熟，佐餐食用。

⑤谷芽、麦芽、山药各 50 克，陈皮 10 克，红枣 6 枚（也可以加牛肚 1 个、八角 5 克、生姜 3 片）。各种食料充分浸泡后，加清水 3000～5000 毫升，武火煮沸后改文火煲约 30 分钟，加适量调料，待温后服食。适宜于脾胃虚弱、消化不良、不思饮食、腹胀、便溏等症。

⑥谷芽、麦芽各 30～50 克，鲜鸭肫（将鸭肫剖开、除去肫内脏物，保留鸭内金，即贴在鸭肫内壁的金黄色厚膜）1～2 个，洗净，将鸭肫、谷芽、麦芽一同放入瓦煲内，加 4 碗水，小火焖煮至一碗的量，至鸭肫熟透；加适量盐和味精调味，温后服食。健脾养胃、帮助消化，主治饮食积滞、消化不良、食欲不振，特别适用于脾胃虚弱、消化缓慢的老人和小孩食用。

4. 注意事项　脘腹胃肠道无积滞、胃下垂、脱肛者不宜。

（九）麦芽消食又退奶

麦芽为禾本科植物大麦的颖果发芽干燥而成，别称"大麦芽""（大）麦蘖""麸制麦芽"，处方有"大麦芽""炒麦芽""焦麦芽""生麦芽"之分。

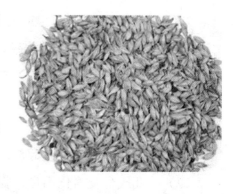

1. 性味、归经及功能作用　麦芽，性平、味甘、微咸，入脾（经）、胃（经）。富含麦芽糖、葡萄糖、淀粉酶、转化糖酶、蛋白质、蛋白分解酶、卵磷脂、B 族维生素等成分。具有消食化积、疏肝和胃、促进食欲、行气回乳、清热止呕等作用，其消食化积作用强于谷芽。适用于因肝脾不和引发的饮食积滞、消化不良、食积不消、食欲不振、恶心呕吐、腹满泄泻、乳汁郁积、乳房胀痛等症。

《本草汇言》高度评价麦芽的医疗作用："大麦芽和中消食之药也，补而能利，利而能补。如腹之胀满、膈之郁结，或饮食之不纳、中气不利，以此发生之物而开关格之气，则效非常比也。"

2. 临床应用

（1）重点用于消化淀粉类食物如米、面、薯、芋等；对婴幼儿乳积不化、吐乳、消化不良较为适宜。可单品（10～15 克）水煎代茶；小儿可取本品、鸡内金各 30 克，炒黄研末，拌白糖，以开水冲服（1 岁左右每服 2～3 克，随年龄略增）；或以麦芽 15 克煎汤，送服白术 6 克，枳实 3 克；也可配谷芽、炒山楂、神曲、茯苓、白术、陈皮、莱菔子等水煎服；如麦芽、莱菔子各 20 克，水煎服，对饱食后腹部胀满效果良好。

（2）麦芽治脾胃虚弱，运化无力，而致食积不消者，可与党参、白术、陈皮等同用，以增健脾消食之力。

（3）伤食呕吐、食后即吐、吐出不化宿食、嗳腐吞酸、脘腹胀满、舌苔白腻、脉滑者，炒麦芽、炒山楂各 10 克，红糖适量，水煎取汁，加入红糖服用；或者用开水约 250 毫升冲泡，加盖 20 分钟后代茶温饮。因食积中焦脾胃，使胃肠受纳和脾的运化功能失常，中焦气机受阻，胃气上逆，食随气上，故呕吐酸腐，甚至吐出不化宿食；因中焦气机不畅，故脘腹胀满；其治应以消食化滞为主，食消滞化则呕吐自愈。方中炒麦芽消食和中下气，山楂消积散瘀，麦芽偏于消面食之积，山楂善消肉食之积。

（4）肝气郁结、横逆犯胃的胃脘及两胁胀痛、消化不良者，生麦芽 30 克，青皮（或佛手、香橼）10 克，绿茶 6 克。麦芽、青皮洗净、晾干，一起碾为粗末，装入细纱布袋扎紧，放入砂锅，加 500 毫升清水大火烧开，然后转小火再煎煮 30 分钟，取汁冲泡绿茶饮用。疏肝解郁、和胃止痛。

（5）急慢性（黄疸）肝炎后遗症（肝区胀痛、食欲不振、胸闷不舒、腹部胀满，每因情志抑郁而加重）者，大麦芽、茵陈蒿各 750 克，橘皮 300 克，共研为末，每次取 60～80 克，置保温瓶中，加沸水适量，盖闷 15 分钟后代茶频饮。每日 1 剂，疏肝理气，消食退黄。

（6）产后腹中臌胀不矢气、坐卧不安者，麦蘗 1 合，为末，合黄酒冲服，可令通气。

（7）产后发热、乳汁不通、乳房胀满，抑或产后婴幼夭折，或因故提前断奶，乳房胀痛需要退乳者，麦芽须用 60～120 克。可将麦芽（去皮）80～120 克炒焦，水煎服，或炒香，研为细末，每日分服 3～4 次；麦芽 100 克（生、炒各半），同放入砂锅中，加清水适量，煎熬后泡闷 10 分钟，取汁代茶饮；大麦芽（洗净）100 克，加适量清水，大火煮沸后改用小火煮 30 分钟，取汁，每天早、晚分 2 次服；麦芽 60 克，茯苓 20 克，牛膝 9 克，水煎服；麦芽 60 克（生、熟各半），枳壳 15 克，甘草 6 克，水煎服；炒麦芽 60 克，炒神曲 15 克，青皮 6 克，水煎服。有疏肝理气、退乳消肿作用。

（8）用于小儿腹泻、痢疾，炒麦芽 30 克，茶叶（炒焦）8 克，用沸水冲泡，加盖闷 10 分钟，代茶温服。每日 1 剂，每剂可用沸水冲泡 2 ～ 3 次。

（9）肥胖、小便不利、水肿者，麦芽 100 克，赤小豆 60 克，大米适量，煮粥食，常服；麦芽、山楂各 30 克，荷叶 10 克，瘦肉（洗净、切块）120 克，盐适量，药材洗净后先浸泡一会儿，同瘦肉一起放入锅中煮熟，调味服食。

3. 服用方法

（1）以煎汤内服为主，或入丸、散；每次常规用量 20 ～ 30 克，大剂量可用 60 ～ 120 克。

（2）麦芽食疗方

①麦芽神曲砂仁汤：大麦芽、神曲各 20 克，砂仁（后下）6 克，加水适量煎煮，取汁，每日分 2 次服。

②三仙竹茹茶：炒麦芽、炒神曲、焦山楂、竹茹各 10 克，诸药洗净，一起放进砂锅中加 600 毫升清水，大火烧开后转小火再煎煮 30 分钟，然后离火过滤出药汁，趁热冲泡绿茶饮用；也可以将所有药物洗净、晾干、碾为粗末，放入暖水瓶，加沸水冲泡，放置 5 小时后过滤出药汁冲泡绿茶饮用。

4. 注意事项

（1）脾胃虚弱但无积滞者不宜服用。

（2）麦芽温中、下气、破癥结，孕妇不宜，以防堕胎之弊。

（3）鉴于麦芽有回乳作用，正值哺乳期的产妇不宜服用。

（4）痰火哮喘和阴虚火旺之证不宜服用。

（十）偏于消谷米食积的神曲

神曲系采用面粉或麦麸皮、杏仁、赤小豆、鲜辣蓼、鲜青蒿、鲜苍耳草等六种物质加工处理、混合发酵而成，故有"六曲""六神曲"之称。

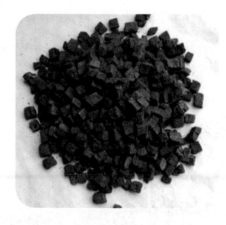

据说湖南长沙有一位民间医生名叫陈力新，曾经是个卖药的，也很钻研医道。一次偶然的机遇，使他成为制造神曲的名家。

陈先生家里养了一些鸡，每天都能收回很多鸡蛋。可是有一段时间，母鸡下的蛋经常不翼而飞，他的妻子还以为是他暗地里把鸡蛋送给了别人，经常与他争吵，闹得家庭不和睦。

为了揭开这个谜底，陈先生每天对母鸡生蛋的前前后后进行严密观察监视。原来，每当母鸡生蛋啼叫之后，即引来了一条大蛇把鸡蛋吞下，然后爬到树上去用力缠绕，一直把鸡蛋压碎后则溜之大吉。陈医生知道了内情便心生一计，巧妙地制服了大蛇。

一天，陈医生等母鸡下蛋之后，他迅速把鸡蛋拿走，再把一些与鸡蛋大小相似的鹅卵石放在鸡窝里。不久那条大蛇爬过来，一口把鹅卵石吞下去，然后又爬上树去用力缠绕。但经过反复几次缠绕猛压，也没有压碎吞下的"鸡蛋"，以至于肚皮胀得很大，吐之不出，哽之不下，急得大蛇团团转。后来，那条大蛇爬到草地上，挑吃了一种被当地人用来制作酒曲的"辣蓼"草之后就安然无事地跑掉了。

这可是个新奇的发现！陈医生如获至宝，马上把这种辣蓼草采回家用来治疗消化不良症，确实有很好的效果。于是他把这种草又定名为"化食草"，并加入到自己的神曲配方之中，并正式命名为陈力新神曲，并在医药市场上出售。由于疗效显著，不久就名声大振。

如果将六神曲水煎取汁，再加上枳壳、枳实、香附、白芍、青皮、防风、荆芥、薄荷、紫苏、柴胡、延胡索、槟榔、大黄、川椒、莪术、白扁豆、何首乌、高良姜等诸多药物研为细末后充分和匀、发酵，待外表长出黄色菌丝后晒干烘烤，储藏 4 个月之后再晒，刷去霉毛入药，则称之为"建神曲"。

1. 性味、归经及功能作用 神曲，性温，味甘、辛，入脾（经）、胃（经）。含有多量淀粉酶、酵母菌、乳酸菌、挥发油、蛋白质和复合维生素 B，可促使消化液的分泌，抑制肠内物质过多发酵，不致引起腹胀。故有增进食欲、维持正常消化机能的作用。其消食和胃、理气导滞、帮助消化作用，偏于消谷米食积。而建神曲性温、味苦，因含有祛风解表药，具有健脾消食、理气化湿、发汗解表、搜风止痛的功效。

2. 临床应用 本品甘温健脾、开胃，和中止泻；辛以行散消食。常配山楂、麦芽、木香等同用，治疗饮食积滞、脘腹胀满、食少纳呆、肠鸣腹泻。又因本品略能解表退热，故尤宜外感表证兼食滞者。

（1）消化不良者，六神曲 15 克，捣碎放入锅中，加入 200 毫升水煮至 100 毫升，去渣取汁，在药汁中加入适量水，放入粳米 100 克，煮粥食用。

（2）小儿厌食，炒六神曲、炒麦芽、焦山楂各 10 克，炒莱菔子、炒鸡内金各 5 克，共研成细末，加淀粉 1～3 克，用白开水调成稠糊状，睡觉前敷于患儿肚脐上，然后用绷带固定，次晨取下，每天更换 1 次。

（3）用于谷米食积、消化不良。神曲 15 克，炒广木香 1.5 克，共研细末，淡盐水冲服；神曲 20 克，莱菔子 15 克，核桃仁 2 个，共焙干为末，水煎加红糖服。

（4）用于食积不化、腹胀呕吐。焦神曲、木香、麦芽各 10 克，加水适量煎煮，取汁，每日 1～2 剂，分 3 次服。

（5）食积夹虫证。神曲、山楂、麦芽各 10 克，槟榔 3 克，水煎每日分 4 次服；神曲、麦芽各 10 克，川黄连、芜荑各 3 克，共为细末，每日分 4 次冲服。

（6）用于小儿流涎。六神曲 1 小块，生姜 2 片，糖适量。同放罐内，加水适量，煮沸，稍温后代茶。

（7）此外，凡丸剂中有金石、矿物、贝壳类药物者，为防止其药难以消化吸收，而采用神曲糊丸，也取其助消化之功力，如磁朱丸。

3. 服用方法　一般入煎剂服，消食宜炒焦用；每次用量 10～15 克。也可以加米煮粥食用；或者同其他消导药一起，研末拌匀，用醋或白开水调成糊状，敷贴肚脐或脚心，每日更换 1 次。

4. 注意事项

（1）神曲性温，凡外感风热、脾阴不足、胃火偏盛、阴虚火旺需要滋阴、清热者，不宜服用。

（2）胃酸过多以及胃溃疡患者用神曲后会有泛酸、嗳酸倾向，故不宜用。

（3）身体虚弱者，不宜大量久服，以免伤及正气。

（4）孕妇及产后哺乳期乳汁不足者慎用，不宜大量久服。

（十一）山楂：降脂减肥、软化血管助消化

山楂，又名"红果""赤枣""海红""山红果""山里红"，盛产于我国中原、江浙及西南一带。临近金秋十月，那漫山遍野、红彤彤的山楂果，装点着山乡的深秋美景，着实招人喜爱。令人望之生津，食之酸甜。"都说冰糖葫芦儿酸，酸里面它裹着甜，都说冰糖葫芦儿甜，可甜里面

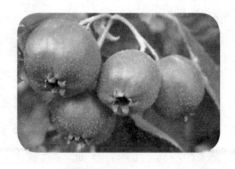

它透着酸……"这首家喻户晓的《冰糖葫芦》原料正是老少皆宜的食品——山楂。

1. 性味、归经及功能作用　山楂，性微温、味甘酸，入脾（经）、胃（经）、肝（经）。

含有山楂酸、苹果酸、柠檬酸、果糖、葡萄糖、蛋白质、脂肪油、果胶（酶）、淀粉（酶）、维生素 B 和维生素 C、胡萝卜素、膳食纤维、黄酮类化合物牡荆素，以及钾、钠、磷、铁、钙、镁、硒、锌等矿物质。具有生津止渴、增进食欲、调理肠道、消食化滞、降脂减肥、活血化瘀、通调血脉、扩张血管、降低血压、强心和抗心律不齐及杀虫解毒等多种医疗作用。主要用于治疗食积、消化不良、脘腹胀满、泄泻、痢疾、病毒性肝炎、坏血病、高血压、高血脂、冠心病、肥胖症、闭经、产后腹痛等病症。故李时珍在《本草纲目》里写道："山楂消食健脾、行气疏滞，凡食物不化、胸腹胀满，食后嚼二三枚绝佳，别有消肉积之功。"

相传，秦末农民起义头领西楚霸王项羽自幼就喜食山楂，以生津止渴、增进食欲、消除疲劳、振奋精神，将其视为宝果，随身携带，随时嚼食。

2.临床应用

（1）用于暑热烦渴。生山楂果（洗净、去核）不拘，随时嚼食；山楂 15 克，鲜荷叶 50 克，煎水代茶饮。

（2）用于消化不良、食欲不振。山楂酸甘化津，是帮助消化、增进食欲的良药，偏于消肉食积滞。可以用水煮山楂（洗净、去核），连汤带果肉同食；焦山楂 10 克，研末，加适量红糖，开水冲服，每日 3 次；也可加入复方中，如山楂（洗净、去核）、炒麦芽（洗净、晾干、碾为粗末）各 10 克，红茶 6 克，开水冲泡代茶饮；焦山楂、炒神曲各 15 克，炒麦芽 25 克，青皮 12 克，水煎服。

（3）用于小儿疳积（食积、虫积）、消化不良。想必很多人小时候都有吃山楂或山楂片、山楂丸消食的经历。现代研究：山楂中含的山楂酸、苹果酸能提高蛋白酶分解蛋白质的能力，因而消油腻、化肉积的效果特别显著。可以用山楂（洗净、去核）150 克，水煎，连汤汁带果肉服食；山楂炒炭 30 克，水煎服；生山楂、炒麦芽各 9 克，水煎服；山楂 20 克，橘皮 15 克，生姜 3 片，水煎两次分服；山楂 30～40 克，先煎取汁，合粳米 60 克，红糖 10 克，煮粥，空腹食之，每日 2 次；炒山楂（洗净、去核）50 克，木香 12 克，槟榔 6 克，共为细末，拌红酒调服，每次 10 克，每日 3 次；山楂（洗净、去核）、白术各 200 克，神曲 100 克，共为末，蒸熟为丸，如梧桐子大，每服 10 克，白开水送服。

（4）腹泻者，焦山楂（洗净、去核）15 克，研末，腹隐痛者加红砂糖用滚开水冲服；肛门微热者用白糖水冲服。每日 3 次；鲜山楂（洗净、去核）、淮山药各等分，加白糖适量调匀，蒸熟待冷压成饼，每服 20 克左右，每日 2 次。

（5）细菌性食物中毒、上吐下泻者，山楂60克，红糖125克，水煎顿服。

（6）痢疾初期取山楂（洗净、去核）100克，晒干研末，艾叶煎汤送服，每日3次；山楂（打碎、煎汤）50克，冲泡红糖、白糖各25克，上好茶叶8克，加盖浸焖5分钟代茶饮。久痢者，山楂（洗净、去核）不拘多少，炒研为末，每服5～10克（赤痢用蜜拌；白痢用白糖拌；赤白相兼者，蜜与砂糖各半，拌匀），白开水调和，空心服。

（7）病毒性肝炎，山楂（洗净、去核），研为细粉，每次取3～4克吞服。每日2次，10天为1个疗程。

（8）坏血病，山楂、黑豆、白糖各90克，加水浓煎后兑煮黄酒100毫升，每日2次分服。

（9）高血压，鲜山楂（洗净、打碎）10枚，加冰糖适量，水煎服，每日2次；山楂（洗净、打碎）、杭菊花各10克，决明子15克，稍煎当茶饮，每日1剂，适宜于体形较胖者。

（10）高脂血症、肥胖症，鲜山楂（打碎）10枚，红糖30克，水煎服（或制成糖浆），连服1个月；鲜山楂（打碎）10枚，荷叶（切碎）1大张，加冰糖适量，水煎服，每日2次；山楂（打碎）、杭菊花各10克，决明子15克，稍煎当茶饮，每日1剂；山楂（打碎）、银杏叶、绞股蓝各15克，开水冲泡代茶饮，连服2月；生山楂（打碎）、生薏苡仁各10克，荷叶（切细）1张，橘皮5克，煎水代茶饮；生山楂（打碎）、丹参、茵陈、何首乌、桑寄生、决明子各30克，水煎服；生山楂（打碎）、虎杖各30克，泽泻60克，三七3克，决明子15克，水煎服。

（11）冠心病，生山楂（洗净、去核）500克，煮至七成熟时倒去多余之水，加蜜250克，文火煎煮收膏，每次以开水冲服1匙，每日3～4次；山楂（打碎）20克，毛冬青50克，水煎服；生山楂片、草决明各15克，菊花3克，开水冲泡半小时后饮用，每日数次。

（12）绦虫病，鲜山楂100克（干品25克，小儿酌减），洗净去核，下午3时开始食用，晚10时吃完（晚饭禁食）；次晨用槟榔100克加水900毫升，煎水300毫升1次服完，卧床休息；当有大便感觉时，尽量再坚持一段时间再大便，即可排完全部绦虫。夏秋季节更为适宜。

（13）疝气坠痛，山楂（打碎）15克，茴香6克，煎汤服；或山楂（打碎）15～30克，水煎加红糖，每日分2～3次服。

（14）闭经，干山楂（捣烂）30克，气血不足者加红糖30克，气滞血瘀者加白糖 30 克，水煎服，每日 2 次；山楂（打碎）、鸡内金各 15 克，水煎服，早晚各半，至月经来潮为止；山楂（打碎）60 克、鸡内金、红花各 15 克，白糖 30 克，分 2 次煎服。

（15）产后血晕，干山楂（打碎）30 克，微炒，水煎服，连服 2～3 次。

（16）产后气滞血瘀腹部胀痛或腰部刺痛，山楂（打碎）30 克，水煎浓汁，去渣加红糖或黄酒、童便，每日 2 次服；山楂（打碎）30 克，香附 15 克，浓煎取汁顿服。

（17）子宫颈癌引起的月经失调、痛经，山楂内的黄酮类化合物牡荆素，是一种抗癌作用较强的药物，山楂提取物对癌细胞体内生长、增殖和浸润转移均有一定的抑制作用。可用山楂 50 克，红糖 30 克，红花 3 克，水煎取汁备用，青鱼 1 条，约重 1000 克，洗净、去内杂，用水将淀粉搅匀，抹在鱼的两边；将油（1000 毫升左右）放入锅中至七八成熟，置鱼于油锅中，炸至金黄色，捞出装盘备用；最后取麻油 50 毫升放入锅中烧熟，放药汁、少量醋及白糖、精盐、淀粉，勾成稀芡，稍稍搅匀，再加上少许葱姜末后出锅，浇在鱼上，佐餐食用。

（18）小儿瘾疹不出，山楂（打碎、去核、为末），每服 3～6 克，每日 1～2 次。

（19）小儿腹泻，鲜山楂（打碎、去核、为末）、淮山药等分，加白糖适量调匀，蒸熟待冷压成饼，每服 20 克左右，每日 2 次。

（20）冻疮，山楂（打碎、去核）适量，烤熟，捣烂涂患处，胶布固定。每日换 1 次。

（21）疖肿、湿疹、黄水疮，鲜山楂（去核捣烂）适量，涂于患处，纱布缠包固定。每 2 日换 1 次。

（22）风疹，山楂 30 克，麦芽、鲜竹叶各 15 克，甘草 3 克，水煎分 2 次服。

（23）声带息肉，焦山楂 25～30 克，水煎两次得汁 150 毫升，凉后分 2 次徐徐服完。连服 2 周为 1 个疗程（服药时期禁声）。

（24）鱼刺卡喉，山楂（去核、打碎）15 克，泡水当茶饮。

（25）醉酒（进食油腻、饮酒过多、脘腹胀满、嗳腐吞酸、恶心呕吐、头晕昏沉）者，山楂（打碎、去核）150 克，水煎服，食其果肉饮其汁；山楂（炒炭）30 克，水煎服；山楂 20 克，橘皮 15 克，生姜 3 片，水煎 1 次服。能帮食肉过多者消油腻，为喝酒过量者清神志。

3. 服用方法

（1）可以生吃，煮熟吃更不会伤胃。入药煎剂、膏剂、丸剂、散剂均可。

（2）现在，人们将其制成美味保健食品山楂糕，细腻、酸甜、可口，一看就让人垂涎欲滴，食欲倍增。

（3）山楂食疗方

①山楂绿茶：干山楂片（洗净）30克，绿茶5克，用300毫升沸水冲泡，略闷片刻代茶饮（怕酸者可加适量蜂蜜调味）。开胃消食、化滞消积、活血散瘀、化痰行气，适用于水湿停滞、痰湿困脾引发的消化不良、食欲不振、腹胀、腹痛、腹泻等症。

②山楂麦芽红茶：山楂、炒麦芽各10克，红茶6克。山楂（去核）和麦芽均洗净、晾干、碾为粗末，同红茶一起放入茶杯，用300毫升沸水冲泡，加盖闷5分钟代茶饮。健脾化食、消积导滞。适用于脾胃虚弱的消化不良、食欲不振等症。

③山楂蜜饯：山楂（去核、捣烂）500克，加水煎至七成熟，加入蜂蜜250克，小火煎至熟透，冷却后装瓶备用。有开胃、消食、止泻、活血化瘀作用，饭前食用可增进食欲；饭后食用可治肉食不消；大量食用可治泻痢以及冠心病、心区不适等症。

④山楂肉丁：山楂100克，瘦猪（或牛）肉（切片）1000克，菜油250克，香菇、姜、葱、胡椒、料酒、味精、白糖各适量。先将肉片油爆过，再将山楂及调料等卤透烧干，佐餐食用，既开胃又抗癌。

⑤山楂肉片：山楂（洗净、去核、切片）50克，瘦猪肉（煮至六成熟，捞出切片）1000克，生姜、花椒、葱、料酒、豆油各适量。猪肉与调料拌匀，腌1小时后投入油锅，炸至微黄色捞起；生山楂炸后，与猪肉同炒，加麻油、味精、白糖调味，佐餐食用。有滋阴润燥、消积化食作用，适用于脾虚积滞、高血压、高血脂等症。

⑥山楂白酒：干山楂片适量，浸泡于60度白酒内，7天后酌量饮用。适用于劳累过度、身痛疲倦、妇女痛经等症。

⑦山楂甜酒：鲜山楂（洗净，打碎去核，捣成果肉泥）1000克，放入清洁的瓷坛或大口玻璃瓶中，倒入绵白糖500克，拌匀，然后加盖密封，置于避光恒温25～32℃的地方发酵。发酵期间要经常搅拌，发酵时间的长短视温度而定，温度越低，发酵时间越长。1～2个月后即可取汁饮服，每次20～30毫升，每日2次。可补益气血、健脾消食，适用于气血两虚、脾失健运的食欲不振、神疲乏力等症。

4. 注意事项

（1）但凡脾胃虚弱而无积滞、气虚便溏者不宜多吃，否则令人胃中嘈杂易饥。

（2）山楂含有大量的有机酸，空腹及消化性溃疡、胃酸过多者不宜食用，否则会使胃酸猛增，对胃黏膜造成不良刺激，使胃胀满、嗳气、吐酸水。

（3）山楂有破血散瘀的作用，孕妇慎用。多吃能刺激子宫收缩，导致流产。

（4）过多食用本品，有损齿之弊，故牙病者不宜食用。

（5）山楂不宜与酸性食物和海鲜同吃。海鲜是高钙、高蛋白食品，山楂含有鞣酸，鞣酸遇到海鲜中的钙质和蛋白质会凝固沉淀，形成不容易消化的物质，影响消化，还会出现呕吐、腹胀、腹痛、腹泻等。

（6）山楂不宜与黄瓜、南瓜、胡萝卜等含有维生素 C 分解酶的食物同吃，分解酶可使山楂中维生素 C 大量破坏。这样吃就不合理、不科学了，既减少了这些食物本身的营养价值，又降低了这些食物的药理作用。

（十二）弱于齿而强于胃的鸡内金

鸡内金，也就是鸡胃内砂囊的一层内膜黄皮，以色金黄、皮厚、无杂质者为佳。膜剥下后，晒干，磨粉入药。

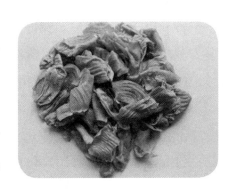

1. 性味、归经及功能作用　鸡内金，性平、微寒，味甘，无毒，入脾（经）、胃（经）、小肠（经）、膀胱（经）。含有胃激素和较多种类的氨基酸，如胱氨酸、精氨酸、色氨酸，以及蛋白质、胃蛋白酶、淀粉酶、多种维生素、微量元素等。大凡家禽之中，弱于齿者必强于胃，所以，鸡内金能促使胃液分泌而助胃肠消化、加快胃肠道的排空速率等作用。具有健胃消食、消癥化石、化积排石、缩尿涩精、敛疮生肌等功效，主要用于治疗消化不良、饮食积滞、脘腹痞满、呕吐反胃、泄泻下痢、小儿疳积、胆结石、糖尿病、小便频数、遗尿、遗精、泌尿系结石及癥瘕经闭、喉痹乳蛾、口疮、牙疳等。

2. 临床应用　鸡内金广泛用于治疗米面、薯芋、肉食等各种食滞证导致的消化不良、食欲不振等。病情较轻者，单用研末服即有效果。

（1）用于小儿厌食、消化不良，鸡内金 5 克，白术 20 克，干姜、大枣肉各适量，混合捣烂成饼，随意服食；鸡内金 6 克，山药 50 克，炒白术、炒山楂（去核）各 30 克，炒米、白糖各适量，共研细末，拌匀而服食，每日早晚各服 1 次。1 岁以内每次 2 克，1 岁以上每次 3 ～ 5 克。

（2）用于小儿食积腹满、噤口痢疾。鸡内金（在瓦片上焙枯，研为细末）20 ～ 30 克，每次取 1 ～ 2 克，以乳汁送服，也可拌入牛肉、猪肝等菜肴中同食；

鸡内金（焙枯，研为细末）20 个，车前子（炒，研为细末）200 克，每服 1 ～ 2 克；鸡内金 5 克，山楂、神曲、谷芽、麦芽各 10 克，共炒后水煎服。

（3）用于小儿积食、腹部胀满、大便干燥。可将晒干的鸡内金炒后捣碎，加点山楂一起熬水喝，或将鸡内金、山药一起研成细末，与粳米共煮粥食用。

（4）治疗小儿疳积（尤其是虫积），鸡内金可与白术、山药、槟榔、使君子等同用。

（5）用于脾胃寒湿、饮食减少、慢性泄泻、完谷不化。鸡内金适量（榨细、焙干）、干姜（榨细）各 100 克，白术（榨细、焙干）200 克，熟枣肉 300 克，共捣如泥，做成小饼，木炭火上炙干。空腹时当点心吃，细嚼咽之。

（6）鸡内金配用谷芽、麦芽、神曲、山楂、青皮等，还可以治疗慢性胃炎及萎缩性胃炎、反胃吐食等。

（7）用于小儿遗尿。鸡内金连同鸡肠适量，洗净、焙干为末，每服 3 ～ 6 克；复方多与益智仁、桑螵蛸、覆盆子等同用。

（8）用于成年男性肾虚遗精。可用鸡内金与莲肉、芡实、菟丝子等组合复方同用。

（9）用于肝、胆或泌尿系结石。本品生用配金钱草入汤剂，可消积化石。

3. 服用方法

（1）本品消食宜炒用，化食应生用。

（2）鸡内金可入煎剂、丸剂，也可研末入散剂，效果更好；煎服易导致所含的胃激素等成分受热被破坏而失效。

（3）煎剂每次用量 5 ～ 10 克，散剂每次 1.5 ～ 3 克，外用适量，研末调敷或生贴。

（4）鸭肫内膜功效与之类似，可取而代之。

4. 注意事项

（1）脾虚无积者慎服。

（2）因鸡内金含有酶类成分，遇到含有鞣酸成分的中药能使酶失去消食的功效，故鸡内金不适合与大黄、地榆、虎杖、狗脊、扁蓄、儿茶、四季青、五倍子、石榴皮、仙鹤草、侧柏叶等含鞣酸的中药配伍使用。

（3）冲服鸡内金时，也不要同时食用富含鞣酸的苹果、柿子、茶叶、咖啡等，机制同上。

十、滋养肝肾类

不苦口的良药

（一）涩肠缩泉、固精止带的金樱子

金樱子为蔷薇科植物金樱子的果实，又名"刺果""刺梨子""糖刺果""山石榴""灯笼果""金壶瓶""藤勾子""（蜂）糖罐"等。生长在荒山野岭多石的地方，外表生有密集毛刺，内有一些淡黄色坚硬的小子。

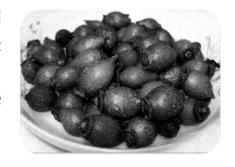

1. 性味、归经及功能作用 金樱子，性平，味甘、酸、微涩，归肾（经）、膀胱（经）、大肠（经）。含有丰富的果糖、蔗糖，苹果酸、柠檬酸、淀粉、维生素 C 等营养物质。具有健脾益肾、涩肠止泄、缩泉固精止带等作用，主要用于久泄、痢疾、尿频、遗尿、遗精、滑精、带下、崩漏、脱肛、子宫脱垂等病症。

2. 临床应用

（1）久泄、下痢、脱肛，金樱子（去外刺、内子）50 克，鸡蛋 1 个，煮熟，吃蛋喝汤；金樱子 50 克（去外刺和内子），党参 15 克，水煎服。

（2）慢性痢疾、肠结核，金樱子、金樱花、罂粟壳各 60 克，醋炒，共研细末，蜜丸如梧子大，每服 6 克。每日 3 次。

（3）小便频数、遗尿或小便不禁，金樱子（去外刺、内子）30 克，猪小肚（洗净、切块）1 具，炖服，每日 1 次。

（4）虚劳弱精，金樱子、芡实、淮山药各 60 克，菟丝子 30 克，生韭菜子、生苍术各 120 克。共为细末，每次用温开水冲服 5 克，每日 2 次。

（5）子宫脱垂，金樱果（去外刺和内子）50 克，水煎服。

（6）用于男子尿频、夜尿多、滑精，女子带下。金樱子（去毛刺和核）50克，水煎服，或同猪膀胱加冰糖炖服。

（7）用于久泄、遗尿、遗精、带下、子宫脱垂。金樱子（去外刺、内子）、芡实（研细末）各等分。先将金樱子熬膏，再加芡实粉相和为丸。每次饭前用温酒或淡盐水送服9克，每日2次。

（8）贫血，干金樱子（去刺，捶碎去子）、缩砂仁按照2∶1的比例蜜炙为丸，如梧桐子大，每天空腹时用黄酒或盐汤送服50丸。

3.服用方法

（1）金樱子可以泡茶、泡酒、煮粥、同鱼肉煮汤，作为药用可入煎剂、膏剂、丸剂、散剂，每次用量15～20克。无论是生吃还是药用，都要去掉外面的刺和内面的子。

（2）金樱子食疗方

①金樱子粥：金樱子（去外刺、内子、洗净、捣碎、浸泡1天后捞出沥干）30克，糯米（淘洗干净，浸泡1天后捞出沥干）100克。先将金樱子煮约20分钟，过滤取汁，再放入糯米用旺火煮开，然后改用小火继续煮至粥将成（可以根据口味加蜂蜜少许），每早晚温热服食。补益脾肾、涩肠止泻、固精缩尿，适用于脾肾虚弱的慢性病症。感冒期间或发热时不宜食用。

②金樱子茯苓粥：金樱子、茯苓粉各30克，五味子10克，粳米100克，白糖适量。先将金樱子、五味子共煮，取浓汁200毫升，茯苓粉加粳米煮粥，粥成后加药汁，拌匀煮开，再加白糖温服。健脾补肾，适用于脾肾虚弱的慢性腹泻、小便频数、遗尿、滑精等病症。

③金樱子膏：经霜鲜金樱子（去外刺、内子，捣碎）5000克，浓煎取汁后熬成膏状，每次用温开水或温酒调服15毫升，每日2次。滋养肝肾，用于久泄、尿频、遗尿、遗精、早泄、带下、脱肛、子宫脱垂等。

④金樱子茶：金樱子（去毛刺、捣碎）300克，每次取20～30克（纱布包），开水冲泡代茶。涩肠止泄、固精缩尿，适用于遗精、早泄、体虚白带多，伴有眩晕、耳鸣、口干、五心烦热、腰酸膝软、舌红苔黄者。

⑤金樱子鲫鱼瘦肉汤：干金樱子（去外刺、内子，浸泡）80克，鲫鱼（宰杀、洗净）500克，猪肉（洗净、切块）200克，红枣6～8枚（浸泡），油、盐适量。油锅烧热后放入鲫鱼用小火煎两面，去除多余的油，加开水煮开，放入猪肉再煲2小时，关火加盐调味服食。健脾益肾、涩肠止泄、固精缩尿，适用于脾肾气虚、下

元不固、膀胱失约导致的久泄、久痢、遗精、滑精、尿频、遗尿、带下。

⑥金樱子黑豆米酒：金樱子、黑豆各 60 克，米酒 120 克，鸡蛋 2 个。将金樱子、黑豆、鸡蛋置砂锅中，加水适量，用文火煮至鸡蛋熟后，取出鸡蛋去壳，再加入煮10 ～ 20 分钟即可拌米酒服食，每天 3 次。养血温经，适用于小腹绵绵作痛、大便稀溏、小便清长、腰酸无力、舌质淡而苔薄白者。

⑦金樱子杜仲酒：金樱子 1000 克，45 度白酒 2000 毫升，杜仲 500 克（可根据口感加入适量冰糖）。一起放进广口瓷坛或玻璃瓶中，置于阴凉干燥处密封浸泡1 个月后开始服用。益气补肾，用于久泄、尿频、遗尿、遗精、早泄、带下、脱肛、子宫脱垂等。临床也常与党参、黄芪、升麻等益气固脱之品配伍同用。

4.注意事项

（1）金樱子偏补，故有实火、邪热和中寒有痞块者忌服。

（2）泄泻由于火热暴注者不宜；小便不禁、精气滑脱因于阴虚火炽者不宜；带下色黄、有气味者忌用。

（二）覆盆子：缩泉固精的金玉之品

覆盆子，又名"悬钩子""覆盆莓""野莓""牛奶母"，系蔷薇科灌木悬钩子的果实。因其是由多个球形小果聚合而成的覆合果，且呈圆盆状，故名。其外形如同草莓、桑椹，颜色有红色、金色、黄绿色和黑色数种，密生灰白色柔毛。通常生于山区、半山区的荒山坡上的灌木丛、乱石堆、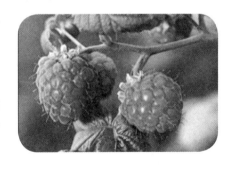小溪旁，在油桐、油茶林下生长茂盛，尤以湖南省炎陵县山区最多。入药以体大、饱满、黄绿色者为佳。

1.性味、归经及功能作用　很多人只知道覆盆子色泽鲜艳、美观好吃，其色味甚至超过桑椹，但却不知道它的药用食疗价值。覆盆子性平、偏温，味甘、酸，入肝（经）、肾（经），富含糖类、不饱和脂肪酸、胡萝卜素、花青素、烯酮素、少量维生素 C 等。有补益肝肾、缩泉固精、补肾壮阳、滋阴润燥的作用，主要用于肝肾亏虚导致的两目干涩、视物昏花、遗尿或小便频数、遗精、滑精、阳痿、早泄、男子不育，女子带下、不孕等病症。《本草备要》称其"益肾脏而固精，补肝虚而明目。"明代《本草图解》更是盛赞其"起阳治痿，固精摄尿，强肾无燥热之偏，固精无凝涩之害，金玉之品也"。

2. 临床应用

（1）用于上焦虚寒、下焦肾虚咳喘。覆盆子适量，绞汁水煎加少许蜂蜜饮服，或熬粥服食。

（2）用于肾虚、须发早白、脱发。覆盆子干（洗净）、女贞子（洗净）、菟丝子（洗净）各10克，核桃仁（捣碎）20克，猪瘦肉（洗净、切块）500克，姜、盐各少许。煲肉汤常服。

（3）用于肝肾亏损、精血不足、视物昏花。可单用久服，也可与其他养肝明目药物配用。覆盆子、密蒙花各12克，白芍、白菊花、熟地黄、桑椹、枸杞子等各20克，水煎服。能保护和提高视力，对老年性眼病（如黄斑变性等病症）有显著作用。

（4）用于遗尿或小便频数。覆盆子、山茱萸、菟丝子、益智仁、桑螵蛸各9～15克，水煎服。每日1次。

（5）可补肾填精，治疗精少、遗精、滑泄。覆盆子、芡实、莲须各12克，龙骨、牡蛎、沙苑子、蒺藜子各30克，水煎服，每日2次。明代《摄生众妙方》中记载：覆盆子"添精补髓，疏利肾气，不问下焦虚实寒热，服之自能平秘。"方用覆盆子（酒洗）200克，枸杞子、菟丝子（酒蒸，捣烂）各400克，五味子（研碎）、车前子各100克。上药混合、焙干，共为细末，炼蜜为丸如梧桐子大。每天早上空腹用温开水或盐水（冬天用温酒）送服90丸，晚上临睡前再服50丸。

（6）用于男子阳痿、不育，女子不孕。覆盆子配莲子、枸杞子、五味子、菟丝子各适量，水煎常服。

（7）用于带下。覆盆子15克，菟丝子20克，韭菜子24克，共研细末，每服9克，每日3次。

（8）用于性功能障碍、性冷淡。美国的研究资料表明，覆盆子中所含的活性成分能提高性神经的兴奋性，对于防治男性勃起功能障碍、性欲淡漠等均有显著作用，覆盆子油属于不饱和脂肪酸，可促进前列腺分泌激素。用于小便频数、遗尿、遗精、滑精、阳痿、早泄，可单用研末服用，也可与芡实、龙骨、牡蛎、山茱萸、沙苑子等补肾涩精药配伍；可取覆盆子200克，酒浸1周后焙干、研末，每天早晚用黄酒送服10克；覆盆子10克，干草莓10～20克（鲜加倍品），芡实12克，韭菜子（炒）5克，水煎后加白糖少许，每日分2～3次服。

（9）覆盆子中所含的花青素抗氧化剂，能有效地防止自由基对大脑的损伤，改善大脑的血液及氧气供应，从而达到健脑益智的作用。

（10）可防治癌症，覆盆子中的花色素苷，具有清除自由基、防癌治癌功效。

（11）根据古代中药文献《名医别录》记载，覆盆子还有减肥轻身作用。

3. 服用方法 入药以膏剂、丸剂为主。生吃最好是用盐水泡 15 分钟，洗涮干净后食用。除了生吃以外，还可以绞汁、煮粥，或加进饼干、蛋糕、雪糕等点心中。

4. 注意事项 肾阴虚火旺、阳强、小便不利短涩者不宜服用。

（三）补肾乌发墨旱莲

墨旱莲又称"金陵草""墨斗草"（折断其茎，汁为黑色。其实墨旱莲有两种，另一种折断其茎，汁为绿色，不过，药用黑汁为佳）。

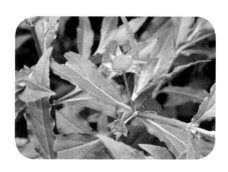

1. 性味、归经及功能作用 墨旱莲，性寒，味甘、酸，入肝（经）、肾（经）。有补益肝肾、乌须黑发的治疗作用，主治肝肾阴虚之头晕目眩、失眠多梦、遗精、咳血、吐血、尿血、便血、崩漏下血和须发早白等病症。

2. 临床应用

（1）阴虚咳血、吐血，墨旱莲 60 克，白茅根 50 克，猪瘦肉 100 克，炖食。

（2）失血性贫血，鲜墨旱莲 50 克（干品 30 克），红枣 10 枚，水煎服。

（3）胃及十二指肠溃疡，鲜墨旱莲 50 克（干品 30 克），红枣 10 枚，水煎服，每日 2 次。

（4）便血，墨旱莲 20 克，水煎，加黄酒少许，每日分 2 次服；干墨旱莲（焙枯为末）60 克，每取 6 克拌入稀饭中食；墨旱莲 30 克，生地黄、蒲黄各 9 克，水煎服。

（5）尿血、尿闭，墨旱莲、芭蕉根各 20 ～ 30 克，水煎服，每日 3 次；鲜墨旱莲、鲜车前草各 30 克，捣烂取汁，加白糖温服；车前草、墨旱莲、地骨皮各 10 克，水煎服。

（6）头晕目眩、失眠多梦、遗精，墨旱莲、女贞子各 12 克，水煎服；或加大剂量，炼蜜为丸，每服 9 克，每日 2 ～ 3 次。

（7）血崩晕厥，墨旱莲 20 克，煮鸡蛋 1 ～ 2 个，吃蛋喝汤。

（8）须发早白、头晕目眩、两目干涩、腰膝酸软者，墨旱莲、女贞子、桑椹子（均为鲜品）各30克，捣烂取汁，加姜汁、蜂蜜少许，每日2次，常服。本方还可以再加何首乌水煎服，或冲泡代茶饮，滋补肝肾，坚持服用，疗效更好。

3.服用方法

（1）入药宜煎剂、丸剂，常用量20～30克（鲜品加倍）。也可以捣烂取汁服，或配合其他补肝肾药物泡酒服用。

（2）旱莲女贞酒：墨旱莲、女贞子各60克，熟地黄、桑椹各30克，米酒3000毫升。诸药洗净、晾干、碾为粗末，装入细纱布袋扎紧，同米酒一起装进干净的敞口瓷坛或玻璃瓶中密封浸泡，静置于阴凉避光处，隔天摇匀1次，15天后过滤取汁，可供饮服（每日早、晚温服15毫升）。滋阴养血、补肾填精，适用于肝肾不足导致的头晕失眠、须发早白、腰膝酸软等症。

4.注意事项　本品性寒，故脾胃虚寒、大便稀溏者忌用。

（四）山茱萸：补益肝肾、止汗固精

山茱萸为山茱萸科落叶小乔木山茱萸的果实，因必须去核入药，故又称"山萸肉""枣皮"。以肉肥、油润、色紫红、味酸涩者为佳。

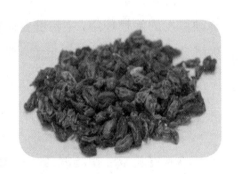

1.性味、归经及功能作用　山茱萸，性微温，味酸、涩，入肝（经）、肾（经）。具有补益肝肾、止汗固精的医疗作用，主治肝肾亏虚引起的头晕目眩、腰膝酸软、小便频数、遗精阳痿、月经过多及汗出过多等病症。

2.临床应用

（1）用于头晕目眩、腰膝酸软、小便频数、遗精阳痿。补肝肾之阳以山茱萸、当归各15克，菟丝子12克，补骨脂10克，水煎服；滋肝肾之阴以山茱萸、山药各15克，熟地黄30克，茯苓、牡丹皮、泽泻各10克（即六味地黄汤），水煎服。

（2）用于肾阴不足、虚火上炎、口燥盗汗、腰酸腿酸。山萸肉10克，熟地黄30克，山药12克，枸杞子6克，炙甘草3克，水煎服。

（3）用于月经过多、漏下不止。山茱萸、当归各15克，白芍、升麻、益母草各20克，熟地30克，水煎服，另加阿胶（烊化）1小块。每日2次。

（4）用于自汗（白天爱出汗，且与气候、活动无关，多由阳虚所致）。山茱萸30～60克，水煎服，单用即效；配黄芪、党参、五味子等补气收涩药，效果更佳。

（5）产后虚汗以本品加当归、山药、白芍水煎服。

（6）对于汗出过多、有虚脱倾向、厥逆休克者，则需用山茱萸、人参各15克，附子12克，龙骨20克，牡蛎30克，水煎服，也有良好效果。

（7）盗汗（入睡后出汗，多由阴虚所致），配养阴补血药如当归、熟地黄、牡丹皮、白芍等。

3. 服用方法

（1）山茱萸入药以汤剂为主，有时也能入膏剂、丸剂和酒剂，常用量20克左右。救治虚脱时，可多达60～120克。

（2）目前已经被国家卫健委列为既是食品又是中药材的药食同源、药食两用产品。但必须去核，方可食用。

（3）山萸防风酒：山茱萸（打碎）100克，防风30克，山药、白术、五味子、丹参各25克，生姜（屑）20克，人参7克，白酒1500毫升。诸药洗净、晾干、碾为粗末，装入细纱布袋中扎紧，同白酒一起放入干净的敞口瓷坛或玻璃瓶中，密封置于阴凉避光处。第1周每天摇匀1次，第2周开始每周摇匀1次，2周后即可饮用。每日早、晚空腹温服20～30毫升，期间忌食桃、李和麻雀肉。饮完可再添1500毫升白酒继续浸泡1次。可健脾胃、益肾精、活血祛风，适用于脾胃虚弱导致的食欲不振、消化不良、食积不化，肾精不足之头晕目眩、腰膝酸软、小便频数，风湿血瘀肌肉或关节疼痛等。

4. 注意事项
本品温补收涩，故凡湿热、火盛、小便不利者忌服。

（五）擅长收涩止泄、缩泉固精的芡实

芡实，又名"芡子"，是一种生长于湖泊池塘浅水之中的睡莲科一年生水生草本植物芡实的成熟种仁，是我国南方地区的传统食物"水八仙"之一（见"莲藕"中）。由于茎上的花形似鸡冠，外壳又颇似鸡头，故别名"鸡头""雁头""鸿头""鸡头米""鸡头果"。

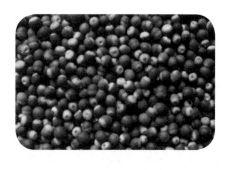

我国的芡实有南芡、北芡之分：南芡主要产于湖南、广东、皖南以及苏南一带地区；北芡主产于山东、皖北及苏北一带，质地略次于南芡。

1. 性味、归经及功能作用
芡实，性平，味甘、涩，归心（经）、脾（经）、肾（经）。

含大量淀粉、糖、不饱和脂肪酸、少量脂肪及蛋白质，此外还有多种维生素、胡萝卜素、粗纤维，以及钾、钠、磷、钙、镁、铁等。具有补益气血、健脾止泻、益肾固精、延缓衰老等作用，主要用于治疗脾虚泄泻、久痢、糖尿病、肾虚遗尿、遗精滑泄、黄白带下等。其对脾肾方面的作用很多都与山药、莲子类似，但收涩作用却更胜一筹。

2. 临床应用

（1）消化不良、自汗者，经常吃芡实粥，或煮芡实红糖水喝。

（2）用于慢性肠炎、五更泄、久痢。芡实、莲子（均炒黄）各 500 克，研为细末，加藕粉 250 克，拌匀，每取 30 克，加适量白糖调匀，煮成糊状，每日 3 次，连服 10 天；芡实、莲子、淮山药、白扁豆各等分，共研细末，每次 30 ～ 60 克，加白糖适量蒸熟，作点心吃。

（3）用于神经痛、头痛、关节痛、腰腿痛。经常用芡实与瘦肉炖食。

（4）用于小便过多、遗尿或尿失禁。芡实（炒黄）、米酒各 30 克，水煎，每晚睡前服；芡实 15 克，金樱子 12 克，菟丝子、车前子各 10 克，水煎服。

（5）用于糖尿病。芡实 200 克，活鸭（宰杀、洗净）1 只，将芡实纳入鸭腹中，文火炖至鸭烂，加食盐调味食之，常服。

（6）用于遗精、滑泄。芡实（炒至发黄，研成粉）50 克，牡蛎 30 克，煎汤送服芡实粉，每日早、晚各 1 次。

（7）用于黄白带下。白带以芡实（炒黄）30 克，海螵蛸 12 克，白果 6 克，水煎服。每日 1 次；黄带以芡实、山药各 30 克，黄柏、车前子各 12 克，水煎服。

（8）胞衣不下者，芡实、荷叶各 15 克，水煎服。

（9）可养颜润肤、延缓衰老。芡实在我国自古就是能永葆青春活力、防止未老先衰的食品，被誉为"水中人参"。可以用芡实、牛肉各适量，煨汤服食；芡实 60 克，花生 30 克，红枣 10 克，红糖适量，煮汤饮服。宋代大文学家苏东坡到老年仍然面色红润、身体健壮、行动矫健、才思敏捷，主要就是得益于他数十年如一日地坚持天天煮食芡实。

3. 服用方法

（1）芡实常常炒黄研成细粉，入药、熬粥或做成点心使用，也经常与薏苡仁、红豆煮粥服食，也能同肉类炖汤。

（2）除了代替粮食食用之外，还可酿酒，嫩叶柄和花柄剥去外皮可当菜吃，根、茎、叶、果均可入药。

（3）作为药用，芡实分生用和炒用两种：生芡实以补肾为主，而炒芡实以健脾开胃为主。可以入丸剂、膏剂，入煎剂则常与人参、茯苓、白术、山药配伍。

4. 注意事项　芡实为滋补、敛涩之品，不大容易消化，多食易致气滞，无论生食还是熟食，一次切忌食之过多，否则难以消化。平时有腹胀、消化不良及二便不利者不宜食用。

十一、延年益寿类

（一）花生：长生果

花生，又名"落花生""落地生""长生果"，是国人十分喜爱的营养丰富、滋补身体、益寿延年的保健佳品。

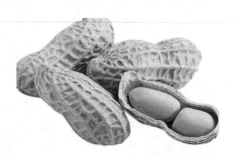

1. 性味、归经及功能作用　花生，性平、味甘，归肺（经）、脾（经）、胃（经）。含脂肪、糖、蛋白质、淀粉、多种维生素膳食纤维、多种氨基酸、卵磷脂、不饱和脂肪酸，以及钾、钠、钙、镁、磷、铁、硒、锰等20多种微量元素。具有润肺止咳、健脾和胃、控制食欲、降低血液黏度、减肥、补血、催乳等作用，主要用于咳嗽、食欲不振、胃痛、便秘、小儿消化不良、高血压、失眠、白带、鼻窦炎、血小板减少及各种出血症等。

2. 临床应用

（1）咳嗽痰多而喘，生花生仁（捣碎）1把，放入牛奶中煮沸，然后趁热服用，每日2～3次；花生仁、大枣、蜂蜜各30克，水煮极烂服食，每日2次或代茶饮；花生、红枣各50克，糯米100克，加水煮花生红枣粥，连吃10～15天。

（2）肺燥干咳无痰或少痰咯血，花生米、白果、百合、北沙参各25克，水煎取汁，加冰糖或蜂蜜适量，每日1剂；花生连衣100克，黑木耳30克，猪肺1只，炖汤服食，每周1剂。

（3）百日咳、咽红或舌有瘀点，花生米、冰糖各适量，分别研碎，先熬冰糖，后加入花生，待黏稠时盛起，切块食用；花生仁、西瓜子（捣碎）各15克，红花1.5克，冰糖30克，水煎当茶饮，并吃花生仁。

（4）哮喘，花生仁、冰糖、霜桑叶各15克，合煮至花生烂透，去桑叶而食之。每日2次。

（5）老年性慢性支气管炎，花生米500克，白糖150克，蜂蜜适量，加工制成糖腌花生泥，每天服食。

（6）慢性支气管炎伴肺气肿，花生仁、胡桃仁各200克，果仁、甜杏仁各100克，和匀捣碎，取20克煮鸡蛋加冰糖，经常服食。

（7）食欲不振，花生米30克，焦山楂15克，混合炒香，随意食用。

（8）胃痛、胃酸过多、胃及十二指肠溃疡，每日早晨漱口后，食花生油2～4汤勺，连服1周；花生仁2把，加鸡蛋1～2个或猪肚1个炖食；花生米适量，酒炒至半生半熟，每天早上空腹吃20～30克，连续1周。

（9）便秘，花生米富含高油脂，常吃生花生，有润肠通便的作用，在一定程度上能预防便秘，但是不能吃得太多，吃得太多可致腹泻。

（10）可控制食欲、减肥。花生是"高饱腹感"食物，能让你感觉饱的时间很长。所以，经常以花生当零食的人饭吃得比较少。如果在早餐时吃花生或花生酱，就能减少这一天的进食量。

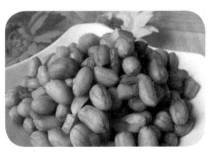

（11）失眠、多梦，花生壳30克，红枣10粒，小麦15克，水煎睡前服（忌浓茶、咖啡、海鲜），连服1周，疗效显著。

（12）高血压者，平日可用花生油炒菜，花生仁适量，用醋浸泡1周后，每晚睡前嚼7～8粒。

（13）用于高血脂、高胆固醇血症。花生含有不饱和脂肪酸，花生壳含有降脂苷类，故有降血脂作用。平日可用花生油炒菜，花生仁适量，用醋浸泡1周后，每晚睡前嚼7～8粒；花生壳120克，水煎服或炒枯、研成细粉，每次温开水冲服6克，每日2次。若无不良反应，可常服。

花生中的脂肪酸和一种"白藜芦醇"的化合物，能降低胆固醇和血液中的低密度脂蛋白（坏胆固醇）含量，降低血黏度，预防动脉硬化。减少患心脏病的概率，让心脏更加健康。有观察表明，经常吃去皮花生米，患冠心病的风险能降低35%左右。法国人爱吃花生之类的坚果仁，尽管他们的饮食中含有较多的脂肪和胆固醇，然而，心脏病患者却少得出奇。

（14）可稳定血糖，花生能减缓胃肠对糖分的吸收，如果早上吃点花生，那么一天的血糖都不会过高。有研究发现，如果人们把饮食中的一份红肉换成花生，患糖尿病的风险会降低 20% 左右。

（15）血小板减少性紫癜、再生障碍性贫血、血友病、类血友病、先天遗传性毛细血管扩张出血症、血小板无力出血症、贫血，花生米（带红皮）120～180 克，1 日内吃完；花生衣（红皮、红衣）60 克，水煎（花生止血有效成分溶解于水，故花生水煎剂有效），每日分 3 次服；花生仁适量，加红枣 10 枚，鸡蛋 2 个或猪肚炖食，常服，可提升血小板的凝血时间。

（16）可健脑益智，花生仁内含人体不能合成的 8 种必需的氨基酸，而且比例恰当，经常吃一些花生米可增强记忆力、健脑益智、益寿延年。

（17）慢性肾炎，花生（连衣）、大枣各 60 克，水煮后食花生和枣，汤代茶饮，连服月余，能控制蛋白尿；伴有水肿者，以花生、红糖各等份，煮水代茶，频服；花生米 120 克、蚕豆 250 克，放入砂锅内，加 3 碗水，微火煮，水现棕红色、浑浊即可加红糖服用。

（18）腹水，花生仁、赤小豆各 120 克，水煎服。每日 2 次，连服 1 周。

（19）营养不良性水肿，花生仁 60 克，鲫鱼 1 条，清蒸至烂，加酒少许服之，隔日 1 次。

（20）腿脚无力、肌肉萎缩、皮肤干燥者，花生仁 90 克，赤小豆、大枣各 60 克，大蒜 30 克，水煎，每日分 2 次服。

（21）白带，花生 120 克，冰片 0.2 克，共捣如泥，每日早晚空腹时白开水送下。

（22）产后乳少、奶水不畅者，花生 60～90 克，黄豆 60 克，猪蹄 1～2 只，共炖服，连食 1 周；花生适量，捣烂，煮大米粥，连服数日。

（23）可防治皮肤病，花生中富含的维生素 B_2，正是我国居民平日膳食中较为缺乏的维生素之一。因此有意多吃些花生，不仅能补充日常膳食中维生素 B_2 的不足，而且有助于防治唇裂、眼睛发红发痒、脂溢性皮炎等多种疾病。

（24）除黑痣，花生米适量，烧焦、捣碎，用酒精调制，每晚睡前涂抹黑痣上，包扎，第二天晨洗掉，连用半个月，可除。

（25）鼻窦炎，花生 7 粒，放铁罐内，上面糊纸，中间开小孔，置火炉上，候烟从孔冒出，烟熏鼻孔，烟尽为止。每日 1 次，连续 30 日。

（26）声哑、失音，花生米、百合各 30 克，水煎服，连服数日。

（27）牙龈出血，花生红衣 5 克，藕节 30 克，水煎取汁，含漱，每日 2 次，连用 3 天。

（28）花生有一定抗癌作用，能减少结肠癌风险。有观察表明，每周至少吃 2 次花生的女性患结肠癌的风险降低 50% 以上，男性能降低近 30%。

3. 服用方法 花生营养丰富，生吃、熟吃均能滋补身体、益寿延年。吃法也很丰富多彩，如花生糖、花生酱、花生油、炒花生、水煮花生、炸花生米、盐焗花生米、奶油花生米、五香花生米、花生奶茶、花生煲汤及各种花生糕点，应有尽有。

4. 注意事项

（1）生花生有轻泻作用，体虚、寒湿、肠滑便泄者不宜。

（2）霉变的花生含有特强致癌物质黄曲霉素，切忌食用。

（3）花生仁经炖煮后，其营养最容易被人体吸收。身体虚弱或胃溃疡患者及消化功能差的小儿，最好将花生仁炖熟后打磨成浆汁，食用时可加少量的糖调味。

（二）核桃：健脑益智又延寿

核桃，又名"合桃""胡桃"。外形似脑，不仅味美，而且营养价值很高，被誉为"万岁子""益寿果""养生宝"，为老少皆宜的营养佳品。

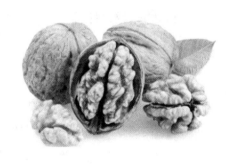

1. 性味、归经及功能作用 核桃，性温，味甘、微涩，归肺（经）、胃（经）、肝（经）、肾（经）、大肠（经）。含脂肪油、蛋白质、糖类、亚油酸（90%为不饱和脂肪酸）、多种维生素膳食纤维、胡萝卜素，以及钾、钠、钙、磷、铁、硒、锌、镁、锰、铜、铬、脑磷脂等营养物质。具有润肺化痰、止咳平喘、调理肠道、补益肝肾、缩泉固精、强壮腰膝、健脑增智、美容养颜、益寿延年等诸多医疗及食疗作用。主要用于肺肾气虚咳喘、头晕、耳鸣、神经衰弱、失眠、记忆力低下、便秘、遗尿、遗精、阳痿、腰痛等病症。

美国饮食协会建议人们每周最好能吃 3 ～ 4 次核桃，每次 2 ～ 3 个，尤其中老年人和绝经期妇女，因为核桃中所含的亚油酸、精氨酸、抗氧化物质等对保护心血管，预防冠心病、中风、老年痴呆等颇有裨益。

2. 临床应用

（1）肺寒、肾虚咳喘，核桃（去壳取仁）2 个，生姜 3 片，每晚睡前共食。祛寒止咳、纳气平喘。

（2）百日咳，每天早、晚各吃核桃2～3个；或加冰糖30克，梨1个，共捣烂后煮食，连续吃半个月以上；核桃仁、荸荠（洗净、去皮）各3～4个，一口核桃、一口荸荠同吃，每日早、晚各1次。

（3）肺虚久咳、老年咳喘、产后虚喘，核桃1～2个，生姜1～2片，一起细细嚼吃，每日早、晚各1次；核桃、人参各6克，水煎服，每日2次；核桃30克、党参、枸杞子、五味子各15克，生姜10克，水煎服，每日早晚各1次；核桃肉（捣烂）、蜂蜜各1000克，和匀，每次用温开水送食1匙，每日2次；核桃仁（切碎）、南杏仁各250克，蜂蜜500克，先将杏仁水煎1小时，放入核桃，再煎至汁稠，加入蜂蜜，拌匀煮沸后食用；核桃250克，生姜、杏仁各15克，沙参60克，研成粗末，调蜂蜜成膏，每晚临睡前食1匙；核桃（捣碎）5个，生姜（去皮、捣碎）、生芝麻（捣碎）各25克，红糖适量，放入碗内，拌匀，每次用白开水冲服1汤勺，每日早、晚各1次；核桃仁、黑芝麻各120克，白酒2000毫升，放入瓷坛或敞口玻璃瓶中浸泡半月，密封置于阴凉处，每次饮服15～20毫升，每日2次。

（4）肺结核，核桃仁、柿饼各90克，蒸熟，每日分3次吃完，连续食用；核桃、芝麻各500克，鱼腥草200克，共捣烂如泥，加蜂蜜适量调匀为丸，一日三餐饭后各服食9克。

（5）胃痛，未成熟的核桃绿皮60克，浸入300毫升白酒中密封7～10日，每次饮3～5毫升，同时可外用搽胃脘部。每日1～2次。

（6）虚寒性恶心反酸，核桃肉3～5个，捣碎，姜汤送服；胎气上逆引起的嗳气不舒，核桃（连壳、打破）10个，煎汤服。

（7）呕吐，核桃2～3个，烧炭存性，研细末，胃寒者用姜汤送服；胃热者用黄芩12克煎水送服；肝气郁引起者用黄酒送服。

（8）呃逆者，连吃核桃3～5个和生姜3～5片；分心木（即"核桃隔"，核桃仁之间状如蝴蝶的木质薄片）15克，生姜6克，开水冲泡，代茶频饮。

（9）用于慢性习惯性便秘。核桃仁含油脂较多，能润肠通便，尤其适用于年老体弱者。核桃4～5个，每晚临睡前拌少许蜜糖服食；或另加黑芝麻30克，共捣烂，每晚睡前以温开水冲服；核桃肉250克，用水磨成浆汁，加白糖、奶油各100克，搅匀，煮沸后冷却，放入冰箱内冻结，食用时用刀划成小块，撒上鲜（或腌）桂花20克同吃；核桃仁（捣碎）、白砂糖各10克，绿茶6克，绿茶用300毫升沸水冲泡，加盖闷3分钟后，投入核桃、白糖，调匀后代茶饮用；核桃仁150克，干山楂各50克，白砂糖 100 克，蜂蜜、绿茶各 15 克。将核桃仁和山楂用清水浸泡至软化，然后打磨成浆，加清水搅匀，过滤取汁，煮沸后转小火加绿茶再煮 3 分钟，加入适量白糖、蜂蜜调味饮用（也可用把核桃、山楂浆汁直接兑入 1000 毫升开水和白砂糖，搅匀饮服）。

（10）腹泻，核桃仁 5～7 个，红糖适量，同炒成炭，水煎服，每日 2 次；核桃壳（烧存性、研细）适量，每次温开水送服 3 克，每日 2 次。

（11）痢疾，核桃、枳壳各 25 克，皂角 4 克，共置新瓦上焙干、研末，每次用茶叶水送服 6 克，每日 3 次；久痢用核桃壳适量，打碎，水煎频服。

（12）胆结石，核桃肉、冰糖、麻油各 500 克，同蒸熟，7～10 天内食完。

（13）头晕痛，核桃仁 15 克，煎水加白糖调服，每日 2 次；核桃、制何首乌各 15 克，天麻 6 克，鸡头 4 个（或鱼头 1 个、猪脑半个），同煮汤服食。

（14）身体虚弱者，核桃、红枣、黑芝麻、阿胶、冰糖各适量，同煮，文火熬至膏状食用。有活血化瘀、补血补气的功效。

（15）神经衰弱、失眠者，每天早、晚空腹各生吃核桃 2 个；核桃、桑叶、黑芝麻各 30 克，捣泥为丸，每服 9 克，每日 2 次；分心木（核桃隔）15 克，生姜 6 克，开水冲泡，代茶频饮。

（16）可健脑益智、增强记忆。李时珍在《本草纲目》中说核桃能"补肾通脑，有益智慧"。核桃外形很像人脑，坚持每天吃 2～3 个核桃，能补肾健脑、营养大脑、消除大脑疲劳、增强记忆。少年儿童吃了可促进大脑发育、健脑益智；中老年人适当多吃能防治神经衰弱、失眠、健忘，延缓记忆力衰退，防止老年痴呆症。若将核桃仁与黑芝麻、冰糖共捣成泥，存放于玻璃瓶中，每次取 2 勺，开水冲饮，那浮起的一层白色液体，便是补脑力很强的"益智果奶"。

（17）可降低胆固醇、预防心脏病。核桃的不饱和脂肪酸含量极高，接近 90%，能减少肠道对胆固醇的吸收，有降低和排泄胆固醇的作用。其最大的食疗作用是改善以三高、肥胖、心脑血管病为主要症候群的代谢综合征，降低血压和"坏"胆固醇（低密度脂蛋白），对动脉硬化、高血压和冠心病患者有益。每天吃 3 个核桃（约 30 克），可使胆固醇指数下降 5% 左右，心脏病的发生率下降 10% 左右。

（18）小便频数，核桃（煨熟）适量，每晚睡前吃，温酒送下。

（19）泌尿系感染，核桃、全蝎各 3 个，焙干共研细末，黄酒冲服。每日 1～2 次。

（20）尿路结石，核桃粉、冰糖各 120 克，香油 50 克，共熬 15 分钟，待凉后内服，每日 2 次；核桃 200 克，用食油炸酥，加糖适量，混合研磨，使成乳剂或膏状，于 1 ～ 2 日内分次服完；核桃、薏苡仁、赤小豆各 60 克，炖熟加冰糖调服，每日 2 次。

（21）肾炎水肿，核桃仁 9 克，蛇蜕 1 条，共焙干研为末，加黄酒冲服，每日 2 次。

（22）肾虚腰痛者，核桃（捣碎）60 克，拌以热酒、红糖调服，每日 1 次；核桃肉 250 克，用水磨成浆汁，加白糖、奶油各 100 克，搅匀，煮沸后冷却，放入冰箱内冻结，食用时用刀划成小块，撒上鲜（或腌）桂花 20 克食用；核桃仁、黑芝麻各 120 克，白酒 2000 毫升，放入瓷坛或敞口玻璃瓶中浸泡半月，密封置于阴凉处，每次饮服 15 ～ 20 毫升，每日 2 次。

（23）慢性腰肌劳损者，核桃仁 9 克，加水炖熟，加黄酒 100 克温服，每日 2 次。

（24）肾虚腰痛、腰膝酸软、遗精、阳痿、月经不调者，核桃 5 ～ 7 个，置火中煨熟，每晚睡前嚼食；核桃、芡实、薏苡仁各 15 克，水煎服；核桃 3 个，五味子 7 粒，加蜂蜜适量，睡前嚼服；核桃 30 克，猪肾（切片）100 克，加油炒熟，每晚睡前食用一剂，连服 3 ～ 5 日。

（25）肾阳虚小便频数或失禁、遗精、阳痿、腰膝酸软者，每日吃生核桃 60 克，连服月余；核桃 50 克，用香油炸黄后加韭菜翻炒，调盐佐餐常食；核桃 600 克（捣烂如泥），补骨脂（酒蒸、晒干、研末）、蜂蜜各 300 克，先将蜂蜜溶化煮开，加入核桃、补骨脂，和匀装瓶，每服 10 克，每日 2 次；核桃 3 个，五味子 7 粒，蜂蜜适量，猪肾、羊肾（切片）各 1 具，共装入柚子壳中，火煨熟，吃核桃和肉，分 2 ～ 3 次服，隔日 1 次；核桃仁 30 克，杜仲、补骨脂各 15 克，小茴香 5 克，白酒 700 毫升。诸药洗净、晾干、碾为粗末，装入细纱布袋中，同白酒一起放入干净的敞口瓷坛或玻璃瓶中密封，置于阴凉避光处。第 1 周每天摇匀 1 次，第 2 周起每周摇匀 1 次，1 个月后开封饮用，每次早、晚空腹温服 20 毫升。

（26）另外，吃核桃不要丢弃分心木（核桃隔），它有比较强的补脾益肾、温通气血、固泉涩精、补脑安神作用，可用于神经衰弱、长期失眠、记忆力下降、尿频、尿急、夜尿多、血尿、遗精、阳痿、早泄、月经不调、白带过多、功能性子宫出血、腰膝酸软、怕冷、四肢不温、手脚冰凉等一系列病症。可用分心木 3 克，开水冲泡代茶或早、晚（临睡前 1 小时）各喝 1 杯；也可以用粉碎机将分心木打成细末，温开水冲服，常有特效。

（27）白带，核桃适量，水煎服或捣汁冲服，每日 2 次。

（28）乳腺炎、乳汁不通，核桃肉 5 个，捣烂，用黄酒冲服，每日 2 次，连服 2 ～ 3

天；核桃仁 3 个，山蘑菇 9 克，共为细末，以黄酒送服，每日 2 次。

（29）跌打外伤，未成熟的青核桃皮适量，捣烂，外敷伤处，每日 1 次。

（30）疮疖痛肿，核桃仁适量，捣烂，涂患处。每日换药 2 次。

（31）顽癣，核桃仁去油后用纱布包裹，用力擦患处；核桃青皮捣烂涂擦患处，以疼痛为度（用药期间患处会起水疱，待水疱消后，顽癣即愈）。

（32）破伤风抽筋，核桃仁 30 克，全蝎 3 克，共研细末，以黄酒冲服，每日 1 剂（小儿用量酌减），连服 2～3 日，汗出即可获效。

（33）腋臭，先洗净局部，再取核桃油适量涂患处，紧接着按摩片刻。每日早、晚各 1 次。

（34）乳疮，核桃仁 3 个，山茨菇 3 克，共研细末，黄酒送下。每日 2 次。

（35）疥癣，陈而走油的核桃适量，研细，以纱布包裹，擦患处，每日 2～3 次；未成熟的核桃绿皮，纱布包紧，用力拭擦患处，每日 2～3 次，连擦 20 日左右。

（36）破伤风，核桃 2 个，全蝎 1 个，共研细末，黄酒送服。见汗即效。

（37）我国医药学古籍《天宝本草》中记载，"食之令人肥健、润肌、黑须发。"核桃的油脂含量高，能养颜美容、润肤嫩肤。我国著名的京剧表演艺术家男旦梅兰芳生前每天都吃核桃粥，因而面色红润，皮肤光泽细嫩；对于形体过于消瘦、皮肤粗糙和须发早白者，可取核桃仁、黑芝麻各 30 克，混合捣碎，以何首乌 30 克煎水送服，每日 1～2 次，连服 1～2 个月即可显效。

（38）肾虚脱发，核桃、黑芝麻各 15 克，红糖 2 匙，麻油（炼热）30 毫升。核桃、芝麻、红糖一同放入麻油中，略加炒拌，每天早晚各服一半；核桃 2 个，榧子 3 个，侧柏叶 30 克，共捣烂，在雪水中浸泡 2 日后用梳子沾雪水梳头，能使头发光泽，永不脱落。

（39）核桃中富含植物蛋白，经常吃能促进指甲的生长，使指甲坚固不易开裂。

（40）中耳炎，核桃油适量，冰片少许，混合滴耳，每次 2～3 滴，每日 2～3 次。

（41）提高免疫、抗癌、延缓衰老、益寿延年。核桃的抗氧化能力远远胜于大部分蔬菜、水果和橄榄油，所含的抗氧化物质仅次于排列第一位的黑莓。故有明显的提高免疫、抗癌、延缓衰老、益寿延年作用。

（42）核桃粥：核桃肉 10～15 个，大米 100 克，同煮粥，加白糖适量调味食用。补益肺肾、利尿通淋、润肠通便，适用于肺虚咳喘、肾亏腰痛、腿软无力、慢性便秘、小便淋漓不爽、尿路结石、病后虚弱等症。

（43）核桃五味蜂蜜膏：核桃肉 5 ～ 8 个，五味子 3 克，蜂蜜适量，共研膏状食用。有补肾固精作用，用于神经衰弱、失眠、盗汗、肾虚耳鸣、遗精等症。

（44）核桃黄酒汤：核桃仁 5 个，白糖 50 克，黄酒 50 毫升。将核桃仁、白糖同捣为泥膏状，加黄酒，用小火煎煮 10 分钟食用，每日 2 次。用于慢性咳喘、神经衰弱、头痛、失眠、健忘、腰痛、习惯性便秘等症。

（45）核桃芝麻酒：核桃仁、黑芝麻各 25 克，白酒 500 毫升。将核桃、芝麻洗净、晾干、碾为粗末，装入细纱布袋扎紧，同白酒一起装进干净的敞口瓷坛或玻璃瓶中密封，静置于阴凉避光处。每天摇匀 1 次，2 周后开封饮用（每日早、晚饮用15 ～ 20 毫升）。润肺止咳、补肾固精、润肠通便，适用于肝肾不足导致的须发早白、眩晕、健忘、腰膝酸软等症。

（46）核桃枣蜜美容酒：核桃仁、干红枣肉、蜂蜜各 120 克，酥油 60 克，杏仁 30 克，白酒 1500 毫升。核桃仁、杏仁用热水浸泡 30 分钟，核桃仁去皮，杏仁去皮、去尖，再用清水煮透捞出，同红枣一起碾为粗末；蜂蜜、酥油加热，待酥油完全融化后倒入白酒中搅匀，并放入核桃、杏仁、红枣末，密封静置于阴凉避光处浸泡 14 天，期间每天摇匀 1 次，2 周后过滤取汁饮用（每日早、晚温服 15 ～ 30 毫升）。补肝肾、养精血、润肌肤，适用于肝肾亏虚、气血不足的须发早白、面色不华、气短懒言、四肢乏力等症。

（47）核桃蒸蚕蛹：核桃肉 150 克，蚕蛹（略炒）60 克，同蒸熟食。补气养血、益肺润肠、固肾涩精、敛气定喘、滋养强壮，适用于肺结核、体弱消瘦、中气不足、内脏下垂、阳痿、滑精遗精、腰膝酸软、老人夜多小便、小儿消化不良等症。

（48）慢性咽炎、声音嘶哑者，核桃 30 克，1 次缓慢嚼吞，每日 3 次。

3. 服用方法

（1）核桃既可以生吃，也可以炒熟而食（若加奶油炒，则味道更鲜美，且容易剥壳），还可以加工制成各种糕点、糖果、饮料等。入药散剂、膏剂、丸剂、煎剂均可。

（2）有人吃核桃喜欢将核桃仁表面的黄褐色薄皮剥掉，这样会损失一部分营养。所以，不要剥掉这层皮。

4. 注意事项

（1）核桃性温，热性体质和容易上火的人不宜；风热感冒、痰火咳喘、湿热泻痢者忌食。

（2）因核桃系滑利之品，故凡痰湿过盛、脾虚泄泻之人不可食用。正常人一次也不宜吃得过多，否则会影响消化。

（3）吃核桃不宜同时喝白酒，否则容易导致血热上冲，轻者燥咳，重者鼻出血、牙龈出血。

（三）板栗：肾之果

在我国的城乡各地，一到冬天大街上就可以见到糖炒板栗的摊位和店铺，热乎乎的糖炒栗子就成了既解馋又驱寒的美味食品。据说，大清乾隆皇帝有一次吃过糖炒栗子后龙颜大悦，写下了《食栗》诗，描绘隆冬季节人们围炉食栗的情趣："小熟大者生，大熟小者焦，大小得均熟，所待火候调"。

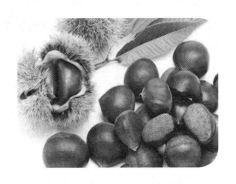

板栗，又名"（毛）栗子""栗果"，因为板栗对肾虚证有良好的补益作用，故又称为"肾之果"。板栗生得圆鼓鼓、黄灿灿的，吃起来甜脆可口；熟的香甜醇厚、细腻绵软，一咬，满嘴香气，很粉，也很有劲道，素有"干果之王"的美誉。它可以取代粮食，与大枣、柿子并称为"铁杆庄稼""木本粮食""树上饭"。

1. 性味、归经及功能作用　板栗，性温、味甘，归脾（经）、胃（经）、肠（经）、肾（经）。含蛋白质、脂肪、糖类、淀粉、维生素 B、维生素 C、维生素 E、胡萝卜素、膳食纤维，以及钙、磷、铁、钠、锌、锰等营养素。具有健脾和胃、滋补肝肾、强壮腰膝、养颜美容、延缓衰老等作用。主要用于慢性支气管炎、脾胃虚寒腹泻、呕吐、便血、肝肾亏虚、小便频数、腰膝酸软、腿脚乏力、跌打损伤、鼻出血、口舌生疮、肾虚牙痛等病症。此外，板栗壳和树皮有收敛作用；树叶外用治皮肤炎症；花可治瘰疬与腹泻；根能治疝气。

2. 临床应用

（1）慢性支气管炎，板栗 250 克，猪瘦肉 500 克，煮食，加食盐和味精调味，2 日内吃完。

（2）脾胃虚寒腹泻，板栗 50 ～ 100 克，炒或煮熟食，每日 2 次；板栗 20 ～ 30 克，大米（或糯米）100 克，同煮粥，加白糖或油、盐调味食用；板栗 30 克，茯苓 12 克，大枣 10 个，大米 60 克，同煮粥，用白糖调味食用。

（3）小儿腹泻，板栗适量，研成粉，煮粥，加白糖调食；板栗 15 克，柿饼半个，同煮烂，磨成糊状食用。

（4）呕吐、便血者，板栗内壳烧存性，每次 3 克，开水送服。每日 2 次。

（5）肝肾亏虚、腰膝酸软、腿脚乏力者，每日早晚各吃生栗子两三枚，细嚼慢咽，久之可愈腰痛，增脚力。宋代大文豪苏东坡的弟弟苏辙晚年得了腰腿痛的毛病，一直治不好。后来，一位山翁授他一秘方（此人也曾患过同苏辙一样的病，无意中在板栗树下摘食了一些栗子，很快就觉得腿脚轻松了许多，再以后走路就健步如飞了）：每天早晚慢慢嚼食新鲜的栗子 3 ～ 5 个，直到满口白浆才缓缓吞下，连服半月。苏辙食后果然灵验，有感而发写下："老去自添腰脚病，与翁服栗旧传方，来客为说晨兴晚，三咽徐收白玉浆"。的诗句，道出了吃栗子治疗腰腿痛的食疗功效。按现在的说法，苏东坡的诗句也应该算是为糖炒栗子"形象代言"了吧！

板栗治疗腰腿痛，也可以每天早晨用鲜栗 10 颗，捣碎煎汤喝；或者板栗 20 ～ 30 克，大米（或糯米）100 克，同煮粥，加白糖或油、盐调味食用；板栗 100 克（粉碎），桂圆 20 克，大米适量，慢火熬粥服食。

（6）小便频数，板栗 4 枚，每日早、晚各生吃 1 次。

（7）跌打损伤、异物（如木刺、竹刺、金属、弹片等）入肉、筋骨肿痛，可用生栗子适量，嚼烂或捣烂如泥，加饴糖少许，调匀后外敷患处，每日 1 ～ 2 次。有止痛止血、吸出脓毒和异物的作用。

（8）丹毒红肿，板栗壳，水煎洗患处。每日 1 ～ 2 次。

（9）鼻出血，板栗壳 150 克，烧成炭，研为细末，每取 3 ～ 6 克，加粥中服食。每日 2 ～ 3 次。

（10）口舌生疮者，陈板栗适量，烧炭研末，每次 3 克，加冰片 0.3 克，共研末调匀，用开水冲服。每日 1 ～ 2 次。

（11）用于肾虚牙痛。南宋大诗人陆游，对板栗也情有独钟，晚年齿根浮动，就食栗子，既治疗牙齿松动，也可作为夜宵充饥。他在《老学庵笔记》中写道："齿根浮动叹吾衰，山栗炝燔疗夜饥。"

（12）可养颜美容、延缓衰老。板栗粉 200 克，面粉 500 克，冰糖适量，加水混合，做成面饼或窝窝头，常年随意食用；板栗 500 克，猪蹄（洗净，去皮和趾甲，用刀划口）1000 克，共置砂锅中加水炖煮全七成熟时加黄酒、酱油、糖、姜汁适量，再煮至烂，3 天左右吃完，每周 1 剂。据清宫史料所记，这就是清朝慈禧太后为了养生保健、美容养颜、益寿延年，经常吃的栗子御膳方。

3. 服用方法

（1）板栗的吃法很多，既可生吃、煮食、炒食（糖炒栗子糯、酥、香、甜，味美可口），又可加工成各种食品，还可以配菜烧煮，如板栗烧鸡块、板栗焖羊肉、栗子煨山药、栗子炖猪蹄等都是驰名的美味佳肴。把板栗碾细，同红枣、茯苓、糯米一起煮粥，清香味鲜，同时也是上等的补肾益气药膳。此外，还可用板栗同糯米合起来酿甜酒，醇香扑鼻，解乏提神，喝过之后让人觉得浑身舒畅。

（2）为使板栗内衣与果肉容易剥离，可先将板栗煮熟，捞起后立即放入冷水中浸泡3～5分钟，使之冷却（或者放入冰箱内冷冻2小时），这样就很容易剥去栗衣，使果肉完整，且味道不变。或者用剪刀将生板栗外壳剪开，放在微波炉中高温加热30秒（外壳不剪开可能会引起微波炉故障），壳内薄皮与果肉即会自动脱离。

4. 注意事项

（1）各种血证，如吐血、便血等，宜生吃栗子。

（2）脾胃虚寒者，不宜生吃栗子，应该煨食或炒食，也可以同大枣、茯苓、大米一起煮粥。

（3）板栗含糖量较多，糖尿病患者不宜食用。

（4）新鲜栗子很容易发霉变质，发霉的栗子吃了会中毒。

（5）板栗以晒干或风干吃最好（生板栗在阳光下暴晒一天，栗子壳即会开裂），生吃比较难以消化，熟者容易滞气，所以，一次不宜多食。最好在两餐饭之间当零食吃，或加在饭菜里吃，而不要饭后大量吃，以免摄入过多的热量而增肥。无论是生食、炒食，还是煨食、煮食，都要细细咀嚼，可以更好地起到补益效果。胃肠病患者、脾湿偏盛者、产妇及儿童（尤其是腹泻或便秘者）不宜，以免导致气滞食阻、消化不良、胸腹胀满、食欲下降。

（6）文献记载：板栗不宜与杏仁同吃，容易引起胃痛，可供参考。

（四）松子：长寿之果

记得在电视连续剧《霍元甲》里，有一个功夫了得、嫉恶如仇、令人可敬、满头白发的独臂老人。好多次，每当霍元甲处境危险的时候，都是来无影去无踪的他暗中出手相助，使得霍元甲能摆脱险境。这位独臂老人，没有家眷亲人，一

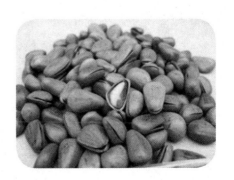

直是孤身一人生活在大山的原始森林里面，平时主要靠吃有养生保健、延年益寿作用的松树果里面的松仁为生。所以能童颜鹤发，气宇不凡，飞檐走壁，身轻如燕。

1. 性味、归经及功能作用　松子，性温、味甘，归脾（经）、肺（经）、大肠（经）。松子的营养价值很高，主要含不饱和脂肪酸、挥发油、蛋白质、糖类、矿物质等。据现代营养学研究，每 100 克松子仁中，含脂肪 63.5 克、蛋白质 16.7 克、碳水化合物 9.8 克，以及磷 236 毫克、钙 78 毫克、铁 6.7 毫克。松仁的脂肪成分是不饱和脂肪酸、油酸和亚麻酸，具有止咳通便、扶正补虚、抗衰防老、降血脂、降血压、防止动脉硬化、防止因胆固醇增高而引起心脑血管病的作用。主要用于身体虚弱、老年体弱、头晕眼花、燥咳而喘、便秘、高血压、动脉硬化、心脑血管病、腰痛、关节疼痛等病症。

2. 临床应用

（1）用于身体虚弱、头晕眼花。松子、黑芝麻、枸杞子、杭菊花各 9 克，水煎服。每日 1 剂。

（2）咳嗽，松子 30 克，胡桃仁 60 克，研碎，和熟蜜 15 克收膏，每饭后开水冲服 6 克。适宜于咳喘少痰、夜咳偏甚者。

（3）小儿咳喘，松子 15 个，炒百部、麻黄各 2 克，诸药研捣，杏仁（去皮尖，以水略煮 4～5 沸）20 个，以杏仁水化白糖适量，混匀为丸，每饭后服 3 克，每日 2～3 次。适宜于咳吐白痰及微喘者。

（4）阴虚便秘、老年或产后等肠燥虚秘，可单用松子常服；或松子与粳米煮粥食；松子仁、柏子仁、火麻仁各 15 克，微炒研细，用包布裹，水煎 20 分钟取汁，加白糖适量，每晚睡前顿服；松子、柏子仁、火麻仁各等分，共同研为细末，以蜜为丸如桐子大，每饭前服 6 克。

（5）关节疼痛，松子 10～15 克，当归、桂枝、羌活各 6 克，加黄酒和水等量合煎，每日分 2 次服，至痛止。

（6）乳头皲裂，松子适量，焙干研末，香油调涂患处。每日 1 次。

（7）松子油对（过敏性）皮炎、粉刺、脚气、灼伤等有着显著的治疗效果。

（8）常食松子，可以强身健体，对小儿生长发育迟缓还有补益肝肾、强身健体作用。

（9）常吃松子可以降血脂、软化血管、延缓衰老、延年益寿。因为松子含有丰富的抗氧化剂，有利于保护细胞免受自由基的伤害，并能清除自由基对皮肤的损害。

（10）松子油可以降低肠道对脂肪的吸收，所以，食用松子油可以起到自然减肥的作用。有减肥欲望的人士可以在早餐前空腹服用 10～15 毫升松子油。

（11）松子中的维生素 A 和维生素 E 及不饱和脂肪酸都有保护皮肤水分、维护皮肤滋润和柔软丰满、防止紫外线对皮肤的伤害，皮肤老化的作用。

3. 服用方法

（1）松子油虽然可以直接食用，但毕竟多少有些松脂味道，影响口感。可以按照 1∶10 的比例，勾兑到豆油、花生油和菜籽油中。

（2）高温烹调容易破坏松子油的营养，建议冷食。比如凉拌菜或直接加入已经煮好的菜肴和汤羹中。当然，也可以生吃，如用面包或糕点蘸而食。

4. 注意事项

（1）本品滑肠，大便溏薄者不宜食用。

（2）痰湿体质和肾亏遗精、早泄者不宜食用。

（五）延年益寿的枸杞子（附：枸杞叶、地骨皮）

枸杞子为茄科多年生灌木枸杞的成熟果实，又名"红宝""红耳坠""明目子""却老子""不老果""仙人杖"。以宁夏、甘肃、青海等地所产粒大、色红、肉肥、籽少者为佳品。

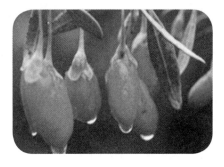

1. 性味、归经及功能作用 枸杞子，性平、偏凉，味甘、微苦，入心（经）、肺（经）、脾（经）、肝（经）、肾（经）。有滋养肝肾、育阴潜阳、除烦止渴、补益气血、聪耳明目、养颜美容、延缓衰老、益寿延年之功效。《药性论》："能补益诸不足，益颜色、变白、明目安神……"

中国医学科学院研究表明，枸杞含有多种维生素，其中 β 胡萝卜素几乎是所有食品中含量最高的，还含有以甜菜碱为主的 5 种生物碱、数十种甾醇类化合物、16 种微量元素、3 种脂肪酸、16 种氨基酸、大量的水溶性多糖等。枸杞能提高人体免疫力，在抗肿瘤治疗中能减轻环磷酰胺的不良反应，促进造血功能恢复，升高周围血的白细胞数，对机体产生保护作用。此外，枸杞能抑制脂肪在肝细胞内沉积，防止脂肪肝，促进肝细胞新生，也能抑制单胺氧化酶的活性。

据英国科学家研究，天然的 β 胡萝卜素能抗老、抗癌及预防日照皮肤损伤。自由基是人体代谢产生的惰性因子，是机体老化及癌变的活性剂。而 β 胡萝卜素能消灭清除自由基的恶性作用，因而是延缓衰老的一种较为理想的饮食因素。饮食中如含有大量的胡萝卜素，则某些癌症发病率可大为降低，尤其是口腔、肺、前列腺、皮肤和肝癌等。同时 β 胡萝卜素还可增强人体免疫系统功能。

2. 临床应用 《本草汇言》对枸杞子补肾益精的功能推崇备至，书中记载服用枸杞子后"气可充，血可补，阳可生，阴可长，火可降，风湿可去，有十全之妙用。"

（1）枸杞子最主要的功能是滋补肝肾，增强性功能和生殖能力。对于肝肾不足、虚劳精亏所致的头晕目眩、腰膝酸软、遗精、阳痿、早泄、月经不调、男女性功能低下者，常服枸杞有补虚养精之效。可用枸杞子 20 克，黄精 15 克，水煎服；或枸杞子 30 克，羊肾 1 对，加水及调料熬炖，喝汤吃肾；枸杞子、杜仲、芡实、菟丝子各 20 克，补骨脂 15 克，五味子、韭菜籽、莲子须各 10 克，水煎服；善饮酒者，可将枸杞子 50～100 克泡于 500 毫升上好白酒中，1 周后开始饮服，1 次 10 毫升，每日 2～3 次；男性不育症可取枸杞子 15 克，用清水洗净，于每晚嚼细咽下，2 个月为 1 个疗程，服药期间适当减少房事。男子的精和女子的血是性及生殖的基础，精血得以补益而强盛，性能力及性功能障碍自然能得到治愈。正因为枸杞子具有很强的益肾填精、兴奋性功能的作用，古语才有"离家千里，不食枸杞"之说。

现代研究证实，每日服用枸杞子（干嚼、泡茶或水煎服）50 克，连续服用 10 天，可使男性血中睾酮含量显著升高，能促进女性排卵，增强性功能，提高生殖能力，对各种不孕、不育均有良效。

（2）有滋阴潜阳之功，对于阴虚火旺、肝阳上亢之高血压、头晕、目眩之症，可用枸杞子 20 克，桑叶、菊花、决明子各 15 克，水煎服。每日 2 次，常服。

年纪大了，人往往出现阴虚症状（缺少津液），其中以肝肾阴虚多见，比如头胀、眩晕、耳鸣、视物昏花、口干咽燥、五心烦热（两手心、两脚心、心胸部）、盗汗或失眠、腰膝酸痛、便秘、舌红少津、脉搏细而偏快或细小无力，可见于贫血、月经不调、更年期综合征。枸杞子润而滋补，兼能退热，为益阴除热的上品，上述这些症状都适合服用枸杞子。

近代中西医名家张锡纯（1860—1933 年）以亲身体会强调枸杞子确有滋阴清热的功效。他在 50 岁的时候，因心中燥热，无法安睡，无论冬天、夏天，每晚睡觉时都在床头放一壶凉开水，夜间醒来感觉心中燥热，就喝几口凉水，直到天亮壶中剩下的水就不多了。后来每晚临睡前嚼服一把枸杞子，夜间口渴症明显减轻，喝水就少多了。而且早上起来感觉心中格外舒畅，精神格外充足。亲身的体验，使他在晚年竭力倡导人们干嚼枸杞子清心安神、祛病延年。

（3）有补益气血之功。中医学认为，心主血脉，肺气推动心血运行，脾统血，肝藏血，肾主骨生髓，枸杞子的归经入这些脏腑经脉，均与造血功能关系密切。现代中医临床已经将枸杞子作为治疗各种血液病的药物，在缺铁性贫血、白细胞减少症、粒细胞缺乏症、再生障碍性贫血、特发性血小板减少性紫癜、白血病等疾病的治疗中，枸杞子均作为主药，或在复方制剂中与其他补血药物配伍使用。

凡病后虚乏、年老体弱、气血不足者，可用枸杞子、黄芪各 30 克，当归、黄精各 15 克，水煎服；枸杞子、熟地黄、五味子各 5～10 克，水煎服或以开水冲泡代茶饮；也可取枸杞子 30 克，黄精、熟地黄各 15 克，大米 100 克，煮粥常吃。

（4）有聪耳明目之功。中医学认为，五脏开窍于五官，枸杞子既然入归五脏五经，那也就与五官相通，尤其与肝肾所开窍的眼、耳关系最为密切。凡头晕目眩、近视、夜盲、视物昏花、耳鸣、耳聋等症均可单用本品治疗或与其他滋养肝肾之药合用。如中医治疗耳目疾病的杞菊地黄丸，就是以枸杞为主药的。南宋大诗人陆游晚年视物昏花，乌发著书写诗，就是靠每天服食枸杞羹。

浙江省唯一的国家级中药师、浙江省中医院中药房老主任徐锡山老先生全家人都常年吃枸杞子，买枸杞都是成箱成箱地买，他自己每天都生嚼枸杞子 30 克，如今 80 多岁了，耳不聋、眼不花、腰不弯、牙不差，看书、读报不需要戴老花镜。还兼任浙江省中医院、杭州回春堂等中药房的药材质量顾问，单位一有事，不管是炎夏寒冬，自行车一骑，随叫随到，平时连个感冒都没有。他称枸杞子为"老百姓的冬虫夏草"。

人的记忆力与精血有关，精血旺则记忆灵，精血衰则记忆差。肾精肝血不足，不能上充于脑，是记忆力减退的主要原因。枸杞子有良好的滋补肝肾精血的作用，精血旺盛了，大脑的思维活动有这个物质基础，所以能健脑益智，保持大脑的思维和记忆能力。

（5）经常嚼食枸杞子，以枸杞泡水代茶，枸杞泡酒饮服，或将枸杞加入稀饭和各种菜肴之中食用，可养心神、增智力、强筋骨、润肌肤、防衰老，起到益寿延年的保健作用。据统计，从汉朝到清朝的 32 部代表性医学著作中，记载枸杞子有延年益寿作用的处方共 384 个，其中补肾方占 60.7%，单味中药使用较多的药物中就有枸杞子。

宋代王怀隐《太平圣惠方·卷九十四》的"神仙服枸杞法"中记载了一个有趣的"打老儿丸"的故事：一人往西河为使，路逢一年十五六岁的女子，打一八九十岁的老人。使者深怪之，问其女子曰，"此老人是何人？"女子曰，"我曾孙"。"打之何故？""此有良药不肯服用，致使年老，不能行走，所以惩罚"。说的是京城一位官员赴宁夏银川，路遇一年轻女子打一位八九十岁的老翁，心中愤愤不平，便上前质问女子为何殴打老者？该女答曰：自己已经372岁了，老者系其曾孙，只因不遵祖传的养生之道，不肯服用祖传的良药，故年尚不及百岁已老态龙钟。这女子所说良药就是枸杞的子、花、嫩叶、根做成的药丸。官员感到很惊奇，问她为啥300多岁还青春年少？她回答说：每日吃枸杞，"春'天精'，夏枸杞，秋地骨（皮），冬仙人杖（西王母杖）。腊月（或11月至次年1月）食根，3月（或2月、3月）食茎，5月（或4月至6月）食叶，7月（或7月、8月）食花，9月、10月食子。四时采服之，令人与天地齐寿。二百日后，身体光泽、皮肤如酥。三百日后，徐行及马，老者复少，久服延年。"也就是说，春天吃枸杞苗，夏天吃枸杞茎，秋天吃枸杞果，冬天吃枸杞根皮，还有家传良药"枸杞丸"。所以，虽年已三百七十有二，仍红颜秀发，貌如少女，还能翻山越岭，平时走路更是健步如飞，不觉劳累。而这个曾孙就是不愿意吃家传的枸杞丸，因而身体虚弱，未老先衰，时常遭打。听得官员目瞪口呆，遂称"枸杞丸"为"打老儿丸"。

故事毕竟只是传说，不过借此说明枸杞有延缓衰老、益寿延年的良效。但明朝嘉靖皇帝常服的"七宝美髯丹"和清朝慈禧太后常食的益寿膏、长春益寿丹中，枸杞作为主药确实不假。

而兵部尚书刘松石集《保寿堂经验方》中记载的"地仙丹"一方，就是根据女子四季服食枸杞的方法，即用春天的枸杞叶4份，夏天的枸杞花1份，秋天的枸杞子5份，冬天的枸杞根皮10份，分别阴干后，用黄酒浸一夜，取出沥干，加工成细末，再加工成药丸。每次1丸，每日2次。附方还介绍了一个姓张的赤脚大仙，从一位老人那里得到这张秘方，服用后寿达百余岁，走路健步如飞，白头发也变黑了，脱落的牙齿也重新长出来了，而且性功能强盛。

《本草纲目》中也有记载：润州（今镇江）丹元寺有一棵枸杞树，树旁有一口水井，人称"枸杞井……饮其水，甚益人也。"山东蓬莱南丘村也多枸杞，高的有数米，根盘错结，根深坚固，紧挨枸杞树也有饮水井，村里的人常年都饮此井水，故多长寿。

清末民初的中药商李清云（1677—1933 年，享年 256 岁；一说其出生年为 1736 年，享年 197 岁），又名李青云、李庆远、陈远昌，籍贯不详，传说是上海附近的人，又说原籍云南省。他天天喝枸杞水，活到 256 岁，成为世界上最著名的长寿老人，历经康熙、雍正、乾隆、嘉庆、道光、咸丰、同治、光绪、宣统九代至民国，寿享 256 年。一生娶过 24 个妻子，180 个后人。在他 100 岁时（1777 年）曾因在中医药方面的杰出成就获清朝政府的特别奖励，朝廷还为他举行过 150 岁和 200 岁的寿庆活动。在他 200 岁时，仍常去大学讲学。这期间他曾接受过许多西方学者的来访。民国二十年（1931 年）《万州日报》曾载"开县 273 岁老人李青云"，轰动一时。1986 年《气功》杂志第六期又刊载开县籍人刘成勋所写《忆 256 岁长寿老人李庆远》（即李青云）的文章。

　　大约在清嘉庆二十五年（1820 年）前，李青云单身一人来到四川开县陈家场。当时他秃头无发，身材魁梧，体态肥胖，但肌肉结实，皮肤光滑无皱纹，看上去 50 有余的年纪，但自称已经 150 多岁（一说 90 多岁到开县定居的）。在一百年前来过开县，能讲出陈家场附近百年前的人名和情况。会武功，以卖草药为生，还擅长眼科和骨伤科，常年游乡治病，对富有人家收取高额药费供养全家生活。先借住于陈家乡石龙村（现龙凤村），后移往开县（现兼善乡平和村），并娶妻向氏，定居于此。

　　民国十六年（1927 年），李清云应四川军阀杨森的邀请去万县传授养身之道。杨森对李敬若上宾，为李特制全身新衣，请照相馆照相放大陈列在橱窗里，标明"开县 250 岁老人李青云肖像，民国十六年春三月摄于万州"。一时之间省内各报竞相作为奇闻报道，轰动全省。民国二十年（1931 年）《万州日报》九月十五日又载："开县 273 岁老人李青云，已于前晚由陈家场到万县，住李家花园。老人系应王师长之邀到万县的，李于此次去万县返家后两年（1933 年，癸酉）病逝，葬于开县长沙镇义学村李家湾。"

　　1933 年 5 月 15 日，美国《时代杂志》（TIME）一篇名为《龟雀狗》（Tortoise-Pigeon-Dog）的文章报道了李青云的故事和历史，李青云留给后人长寿的秘诀："保持一种平静的心态，坐如龟，行如雀，睡如狗"。据《纽约时报》称述：在 1930 年时成都大学的教授胡忠谦发现了他的"出生证明"，他应该出生于 1677 年，当时的清政府在 1827 年还为他举行了 150 岁的寿礼庆典。根据《时代》杂志的描述，他的右手还有着 6 英寸长的指甲。

李青云在开县生活的时间约 110 多年，传奇性故事颇多。如传说他本来是太平天国石达开手下的将领陈远昌，随石达开来到四川。石达开在大渡河全军覆没后，陈远昌就改名"李青云"，乔装草药医生逃到开县陈家场一带避难，他能讲很多太平天国的战斗故事（注：石达开在大渡河被俘是 1863 年，而李早 40 多年来到开县）。又说他会水火二遁，也能遁来钱物。李闲时常到高桥附近穿心店约人打牌，他每次都会输一百二十文左右，让牌友赢够当天饭钱。李为人厚道，从不发脾气，故邻人多愿意与之相处，均尊称他为李二老师（因曾有一个自称是他哥哥的老人从上海来陈家场探望过他）。

李清云平时寡言少语，从不谈及无关的话题。别人问及年龄，仅答两百多岁。究竟生于何朝、何年、何地？均无人知晓。他的生活习惯也异于常人，不饮酒、不喝茶、不抽烟，吃饭定时定量，早睡早起；闲时闭目静坐，两手置于膝上，昂首挺胸，几个小时一动也不动。左手蓄长指甲，常用小竹管套在手指上保护指甲，长至 6 寸左右即剪下置于木匣内保存（李死后的遗物就有一个装满了指甲壳的小匣子）。

1928 年著作了《长生不老诀》一书。他在书中并未提及年龄，但是总结自己健康长寿的原因主要有四：一是长期素食；二是注重一个"静"字，内心保持平静、开朗；三是常年将枸杞煮水当茶饮；四是气功健身，用"刚柔相济，阴阳调和"的方法锻炼身体。

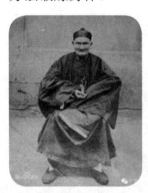 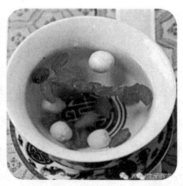

英国、法国的医学专家得到这一消息后，便对枸杞进行了深入研究，发现枸杞中含有一种还不知名的维生素，便称之为"维生素 X"，也称为"驻颜维生素"。经动物实验证实，枸杞具有抑制脂肪在纤维内蓄积、促进肝细胞的新生、降低血糖及胆固醇等作用。枸杞的返老还童作用表现为：对脑细胞和内分泌腺有激活和新生作用，增强荷尔蒙的分泌，清除血中积存的毒素，从而可维持体内各组织器官的正常功能。

（6）萎缩性胃炎，枸杞子烘干，研成粉末，每天早、晚用温开水冲服 2 勺，连服 2 个月。

（7）肝功能损害、化疗药物引起肝损伤、转氨酶升高，可以用枸杞子、五味子各 20 克炖鲫鱼汤。

（8）可健脑益智，枸杞 250 克，羊脑 1 个，加食盐、葱、姜、料酒隔水蒸熟，加味精少许调味，佐餐食用。

（9）血虚失眠，枸杞 10 克，龙眼肉 15 克，红枣 4 枚，粳米 100 克，熬粥常食。

（10）高血压，每日用枸杞子 15 克，煎汤代茶，常服有效。

（11）高脂血症，枸杞子、山楂、何首乌、草决明各 15 克，丹参 20 克，水煎服，每日 2 次，连服 1 个月。

（12）单纯性肥胖病，枸杞子（洗净）30 克，用开水冲泡当茶饮服，每天早、晚各 1 次，连服数月。

（13）用于糖尿病。枸杞子滋阴润肺、生津止渴作用明显，明代医家张景岳则称枸杞子能"尤止消渴（糖尿病）"。可以将枸杞子适量，蒸熟，每天早、晚各嚼服 10 克，或枸杞子 15 克，煎水代茶常服，对轻型糖尿病有一定的疗效；枸杞子与兔肉炖食（加食盐调味），治疗糖尿病和肝炎，也是现代枸杞药膳食疗之新用。

（14）妊娠呕吐，枸杞子、黄芩各 50 克，开水冲泡，代茶频饮，反复用开水冲饮。

（15）白发、脱发，枸杞 100 克，核桃仁 10 个，小黑豆 100 克，加水适量熬至豆烂即成。放凉后置于冰箱内，每日早、晚加热后各服 15～30 克。

（16）迎风流泪、视物昏花、夜盲，枸杞子 6 克，白菊花 6 克，开水泡茶，常饮；枸杞子 250 克，黄酒适量，浸于坛中，密封 1～2 个月后，每日食后适量饮，每日 2 次。

（17）晚期肺癌、体质虚弱，枸杞子、枇杷（切碎）、黑芝麻（洗净）、桃仁（切碎）各 50 克，蜂蜜适量。前四物用水浸泡后放入锅中，先大火烧沸，再小火熬煮 20 分钟，取煎汁 1 次；加水再煮，共取药汁 3 次，混合，用小火浓缩成膏，稍冷后加 1 倍量的蜂蜜，完全冷却后装瓶，每天早、晚服用。补益肺肾、养阴润燥、止咳平喘。

3. 服用方法

（1）枸杞子一年四季皆可服用，且服用方法很多、很随意，既可直接嚼食，也能入煎剂、膏剂、丸剂、散剂和制成口服液内服，也可以泡茶（夏季宜泡茶）、泡酒、煨汤、作菜肴、煮稀饭食用（冬季宜煮粥）。常规量每次 15～30 克为宜。

春天，万物复苏，人体阳气也需要升发。春季最宜吃枸杞苗，也可以单独服用枸杞，也可与味甘、微温之品如黄芪、西洋参等同时服用，助人阳气生发。

夏天，人们总是渴望一壶甘凉的茶水消除暑热，枸杞子如果能配以菊花、金银花、茉莉花、薄荷、绿茶等，饮用后会感觉既解渴，又心旷神怡。尤其是枸杞花与菊花配伍，可以滋阴降火、养肝明目。

秋天，空气干燥，人们总感觉到口干唇裂，皮肤起屑。这个季节最宜吃枸杞果，还需要配滋润食品，比如银耳、百合、玉竹、川贝母、麦冬、梨子等，效果更好。当然，也可以配用一些酸性的食品，如山楂、五味子等，以达"酸甘化阴"之效。

冬天，天寒地冻，人们将自己裹进厚厚的棉衣中以助自身阳气抵御寒冷。枸杞子能够平补阳气，天天服用，特别是配伍当归、生姜、羊肉、肉苁蓉、巴戟天、金匮肾气丸等一起用，有助于人体阳气生长，抵抗自然界阴寒之气。

（2）枸杞子食疗方

①枸杞粥：优质枸杞50克，粳米100克，煮粥，每天早餐食用。

②枸杞蛋：枸杞30克，鸡蛋2个，水煮至蛋熟，去壳，放汤内再煮，煮好后吃蛋喝汤，连吃3～5天。

③杞菊滋阴茶：枸杞、杭菊各10克（洗净），绿茶5克，冰糖适量，一起放入茶杯，加300毫升滚开水冲泡，加冰糖后盖闷5分钟后饮用。平肝滋阴、润肺解毒，适用于肝阴亏虚、肺阴不足引起的眼睛干涩疼痛、视物模糊等症。

④枸杞茉莉花茶：枸杞子（洗净）15克，茉莉花茶3克，同茉莉花茶一起放进茶杯，用沸水冲泡后加盖闷5～8分钟后趁热饮用，喜甜味者，可加适量蜂蜜调味。滋阴润肺、养肝明目，适用于肝肾不足导致的头晕耳鸣、潮热盗汗、腰膝酸软、性欲减退。

⑤枸杞延寿羹：枸杞子、龙眼肉各20克，菠萝肉200克，葡萄干50克，上4味一起放碗中加适量水入蒸笼蒸20分钟，稍冷后加入蜂蜜20克左右服食。补气养血、充实正气、益寿延年。

⑥枸杞酒：枸杞（洗净、晾干）200克，白酒300克。将枸杞子放入细口瓶内，加入白酒，密封瓶口，每日振摇酒瓶1次，浸泡15天后饮用。每日临睡前饮用20毫升，整瓶饮完后再加入300克白酒，如上法再浸泡1次。

⑦枸杞延寿酒：枸杞子350克，熟地黄100克，人参20克，冰糖400克，白酒4000毫升。诸药洗净、晾干、碾为粗末，装入细纱布袋中扎紧；砂锅内加入适量清水，大火烧开后转小火并投入冰糖，待冰糖溶化汁液呈黄色时，趁热用纱布过滤取汁；将药袋、冰糖汁和白酒一起装进干净的敞口瓷坛或玻璃瓶中密封，静置于阴凉避光处。第1周每天摇匀1次，第2周开始每周摇匀1次，4周后开封澄出酒液饮用（每晚睡前温服20毫升）。整瓶喝完后，如果枸杞、人参的颜色尚未变淡，可加4000毫升酒液再浸泡1次。大补元气、安神固脱、养肝明目，适用于肝肾亏

虚导致的须发早白、失眠健忘、腰膝酸软、四肢乏力等症。

4.注意事项

（1）枸杞性质比较温和，食用稍多无碍，但若毫无节制，进食过多也会上火。

（2）有酒味的枸杞已经变质，不可食用。

附1：枸杞叶

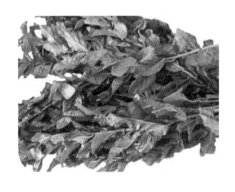

枸杞叶又叫"枸杞苗""枸杞尖""枸杞头""枸杞菜""甜菜芽""地仙苗""天精草"。性凉，味甘、苦，入脾（经）、肝（经）、肾（经）。《宁夏枸杞研究》刊物指出，宁夏枸杞叶胡萝卜素的含量是新鲜胡萝卜的2倍；维生素E的含量相当于植物油的2倍，是枸杞干果的4倍；此外还含有丰富的氨基酸、B族维生素（烟酸、硫胺素、核黄素等）、抗坏血酸（维生素C）、粗蛋白、甜菜碱、黄酮类物质，以及钙、铁、锌、硒等。具有补虚益精、生津止渴、清肝明目等功效，重点有降血压、明目、治失眠、润肠通便四大功用，兼有降血脂、降血糖、预防脂肪肝、增强人体免疫功能等。

（1）在丰富的氨基酸种类总量中，人体能从枸杞叶中直接吸收的游离氨基酸占50%以上，并含有3%的糖。经检测18种氨基酸及钙、铁、锌、硒、粗蛋白的含量是枸杞果的20～30倍。

（2）枸杞叶被誉为"植物牛奶"，有很好的滋补强身作用。

（3）枸杞叶含有丰富的钙，枸杞叶茶有非常明显的降血压和降血脂作用。

（4）枸杞叶中铁的含量非常高，仅次于发菜、蘑菇、紫菜，是补血的有效成分。丰富的铁和锌含量都具有提高人体免疫功能，增强人体抗病能力的作用。

（5）枸杞叶中还含有丰富的维生素A、维生素E和胡萝卜素，有明目和防癌抗癌作用。

（6）枸杞叶茶中含有丰富的枸杞叶蛋白，有胰岛素样抗脂解作用，能降低血糖，有"植物胰岛素"的美誉。

（7）可清热解毒、通肠润便、美容养颜。枸杞叶茶属凉性，长期饮用能清除体内热毒，特别是面部的毒素，既治便秘，又养颜美容。

（8）生煸枸杞叶：鲜枸杞叶（择洗干净）250克，香菇、冬笋（泡发、洗净、切丝）

各 50 克，白砂糖 6 克，盐 3 克，味精 1 克，猪油（炼）75 克。炒锅烧热，放入猪油，待油温升至七成热时把香菇、笋丝放入锅内略炒，随即将枸杞叶倒入、煸炒，加入食盐、味精、白砂糖略翻几下即成。适用于血虚心悸、心热烦躁、神经衰弱、失眠、肺热咳嗽、黄痰、火毒疖肿、化脓性感染等。

（9）枸杞叶粥：鲜枸杞叶（择洗干净）90 克，糯米 100 克，白砂糖 3 克。一起煮粥服食。滋养肝肾、补血强精、聪耳明目、增强性功能（糖尿病患者可去掉白糖）。

（10）枸杞豆腐汤：枸杞叶 100 克，枸杞子 10 克，地骨皮 5 克，豆腐（洗净、切块）300 克，盐 3 克，香油 2 克，味精、胡椒粉各 1 克。枸杞三物均洗净，子和根先用清水熬煮 20 分钟，投入豆腐，约煮 3 分钟再放进枸杞叶，滚开后加香油、盐、胡椒、味精即可。滋补肝肾、益精明目、润肺养肝，适宜于治疗肝肾亏虚之尿频、遗精、阳痿、虚劳、腰膝酸软等症。

（11）枸杞头炒竹笋：枸杞叶（择洗干净、沥干）500 克，竹笋（择洗干净、煮熟、切丝）50 克，植物油 20 克，姜、料酒各 5 克，盐、白糖各 3 克，味精 2 克。炒锅加油烧热，至八成时放入枸杞头、笋丝一起煸炒，加盐、料酒、白糖、味精，烧沸起锅即可。清肝明目、润肤养颜、益寿延年。

（12）枸杞叶炒鸡蛋：枸杞叶（洗净）200 克，鸡蛋（去壳搅拌）3 个，花生油 15 克，盐 2 克。用花生油将枸杞叶与鸡蛋同炒熟，加食盐少许调味服食。补虚益肾，适用于妇女体虚、白带过多之症。

（13）枸杞叶炒猪心：枸杞叶（洗净、沥干）150 克，猪心（洗净、切片）400 克，植物油 25 克，盐 4 克。起油锅炒猪心，至将熟时放入枸杞叶同炒，加盐调味，翻炒几下即可佐餐食用。养心安神、清热除烦。

（14）枸杞叶羊肾粥：鲜枸杞叶（择洗干净、切碎）500 克，羊腰子（去筋膜、臊腺，洗净、切碎）100 克，粳米（淘洗干净）250 克。一同加水 2500 毫升，先用旺火烧开，再转用文火熬煮成稀粥，调味食用。补肾、养精、明目，适用于肾虚头晕、视物昏花、耳鸣、耳聋、遗精、阳痿、夜多小便、腰膝酸软、脚跟疼痛等症。

（15）枸杞鸡蛋蚌肉汤：枸杞叶（梗叶分开、洗净）500 克，鸡蛋（打成蛋浆）3 个，河蚌肉（用水浸透、洗净）80 克，盐 4 克，姜 3 克，生姜 2 片。先将枸杞梗、蚌肉、生姜片放入瓦煲内，加水煲至水滚，用中火煲 1 小时，取出枸杞梗，再放入枸杞叶煲 30 分钟，最后倒入蛋浆，撒点细盐调味即可。养阴生津、益眼明目，适宜于身体燥热、视物不清、小便不畅等。

（16）枸杞叶既可用鲜品炒食、凉拌，也可用干品煮食、煎汤内服（干品用量减半），能生津止渴、清热解毒；同羊肉一起做羹、煮粥服食祛风、明目；视力减退或夜盲，以枸杞叶、猪肝各 60 克煮汤，加油、盐调味服食。同时也能外用，如眼生风障赤翳昏痛，可用鲜品煎水洗眼或捣汁滴眼。

《药性论》记载：枸杞叶与乳制品相克，可作参考。

附 2：枸杞根（地骨皮）

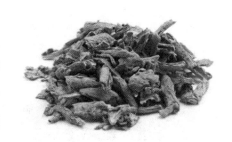

枸杞根，中药名为"地骨皮"，以根入地较深、皮厚、药力可以至骨得名。性寒，味甘、淡，入肺（经）、肝（经）、肾（经）。有清降肺火及肝肾虚热，凉血补气退骨蒸潮热的医疗作用，主治肺热咳喘、骨蒸潮热、高血压、眩晕、吐血、尿血、便血及咽喉疼痛等病症。地骨皮以清虚热（有汗）为主，外感发热（无汗）者忌用。

（1）肺热咳喘，地骨皮、桑白皮各 15 克，甘草 6 克，粳米 50 克，水煎服，每日 2 次；或诸药研末，每次冲服 10 克；肺热盛者，酌加黄芩、知母、芦根、薏苡仁等增清肺热之效；热咳兼有气虚者，酌加人参（或党参、黄芪）、黄芩、知母等清肺益气；燥热咳嗽者，酌加贝母、瓜蒌皮等润肺止咳；痰盛而喘者，酌加茯苓、陈皮、半夏等燥湿化痰；肺脓肿初期尚未成脓者，酌加当归、贝母、紫菀、桔梗、瓜蒌仁等清肺除痰。

（2）骨蒸潮热（有汗），地骨皮 12 克，麦冬 20 克，小麦 30 克，水煎服；地骨皮、知母各 12 克，党参 20 克，五味子 6 克，赤茯苓 15 克，水煎服；地骨皮、桑白皮各 12 克，青蒿、银柴胡各 9 克，鳖甲 24 克，甘草 6 克，胡黄连、女贞子各 12 克，水煎服；地骨皮（洗净、切碎）60 克，粳米 100 克，煮粥常服。

（3）高血压、眩晕，地骨皮 30 克，水煎服；或另加生地黄、麦冬各 9 克，水煎服；每日 2 次。

（4）吐血、尿血，鲜地骨皮 30 ～ 60 克，水、酒各半煎服或捣烂取汁加白酒少许口服。

（5）便血，鲜地骨皮 60 克，浓煎取汁，加酒少许，饭前温服。

（6）眼结膜炎，地骨皮、桑白皮各 9 克，甘草 3 克，水煎服。

（7）咽喉干痛，地骨皮 30 克，牛蒡子 9 克，水煎服。

（六）黑木耳：益寿延年的食用"冠菌"

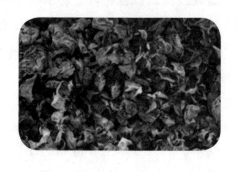

黑木耳系腐生于阴湿、腐朽的枯木树干上的一种腐生菌类，又称"松耳""云耳""木蛾""树鸡"等，以腐生于古槐、桑木上的为最好。亦素亦荤，可素可荤，营养丰富，味道鲜美，是中餐菜肴中被人知道且食用最早的著名山珍，被誉为"素中之荤""黑色瑰宝"。

1. 性味、归经及功能作用 黑木耳，性平、味甘，归肺（经）、肝（经）、胃（经）、大肠（经）。富含多糖胶体、蛋白质（高于牛奶，相当于肉类，且易于吸收）、维生素 A、B 族维生素、胡萝卜素、多种氨基酸、纤维素，以及铁、钙、磷等矿物质等，黑木耳还含有维生素 K，能维持体内凝血因子的正常水平，防治诸多出血性疾病。具有补益气血、理肠导滞、降脂减肥、排毒养颜、凉血止血、调经、抗癌等作用，多用于病后体虚、心慌气短、高血压、动脉硬化及多种出血性病症、妇科病等，是久病体弱、贫血、高血压、冠心病、高血脂、肥胖者、肢体麻木、癌症患者的理想食疗佳品和康复保健食品。

2. 临床应用

（1）阴虚肺燥、干咳无痰、咽干喉燥者，黑木耳 10 克，鸭蛋 1 个，冰糖少许，加水适量搅拌后，隔水蒸熟食用，每日 2 次。

（2）病后体虚者，黑木耳、大枣各 30 克，水煎服。

（3）有理肠导滞、排毒之功。黑木耳中的胶质能吸附、溶解、消化并排泄无意中吃下的难以消化的头发、谷壳、木渣、沙子、金属屑等杂质和异物。加之黑木耳富含膳食纤维，有利于肠道蠕动和排便，能起到清胃涤肠的作用，是从事理发、锯木、修理、护路、开矿及纺织工等与粉尘接触较多的作业人员的重要保健食品。

（4）可防治冠心病，研究表明，黑木耳中有一种抗凝血作用的物质，有防治冠心病的效果。美国明尼苏达医科大学的哈默斯米特教授在《新英国药物杂志》上报道说：他在做人体血液实验时，偶然发现一份血液没有正常情况下的黏稠和凝结，于是就找到了这份血液的主人，了解到那个人在被抽血检查之前在纽约的一家四川餐馆吃了一盘木耳烧豆腐。哈默斯米特又测试了 4 个进食这种木耳豆腐的人，8 个小时后抽血检查，发现他们的血液同样凝结得很慢。而另外 4 个没有吃木耳豆腐的人，血液的凝结却一如常态。因此他在论文中写道：中国烹饪的黑木耳能影响血液的凝结，木耳有这样一种特性，将对冠状动脉粥样硬化起缓和作用。

（5）化解结石，对胆结石、肾结石等内源性异物也有比较显著的化解功能。

（6）可降脂减肥、养颜美容。黑木耳中含有类核酸物质，可以降低血液中的胆固醇和甘油三酯的含量，使血不黏稠，并阻止血液中的胆固醇在血管壁内沉积，对高血脂、动脉硬化、肥胖病患者很有好处。既能降脂减肥、塑造健美形体；又能养颜美容，令人肌肤润泽、容光焕发。可用黑木耳 10 ～ 20 克，先以清水泡透，而后加冰糖适量清蒸 1 ～ 2 小时，每晚睡前服用；或黑木耳（温水浸泡）适量，香葱、蒜头、食盐各少许，葱、蒜先放在油锅里翻炒，再加进黑木耳炒熟，加盐佐餐食用，每周吃 3 次以上，连服 3 个月。

（7）形体瘦弱、面生黑斑者，黑木耳（洗净）30 克，红枣（去核）20 枚，加水煮半小时左右，每天早、晚餐后各 1 次，坚持服食。

（8）缺铁性贫血者，黑木耳含铁量极高（每 100 克干木耳含铁元素 185 毫克，是肉类的 100 倍），是缺铁性贫血患者的最理想食品。可用黑木耳 30 克，红枣 30 枚，煮熟服食（兼血瘀者可加入少量红糖），每日 1 次。

（9）痢疾下血，黑木耳 50 克，水煎至熟，加盐、醋少许，每日分 2 次服完；黑木耳 15 克，红糖 50 克，水煎服，每日 2 次，连服 1 周。

（10）痔疮下血，黑木耳 30 克，白糖适量，水煎分 2 次服；黑木耳 10 克，柿饼 30 克，水煎服；黑木耳 15 克，黄花菜 30 克，水煎取汁，冲服血余炭（头发灰）6 克，每日 2 次。

（11）尿血，黑木耳 30 克，黄花菜 100 克，浓煎，每日分 2 次服完。

（12）月经过多，黑木耳适量，烘干研细，加红糖少许，以开水冲服。每日 2 次。

（13）闭经，黑木耳 50 克，红枣 10 枚，老母鸡 1 只，将黑木耳、红枣放入老母鸡腹中，加适量水，隔水炖至肉烂后吃。

（14）痛经，黑木耳 15 克，橘核 50 克，加水大半碗及白酒少许，隔水炖沸后吃木耳饮汤，经期前后连服数日。

（15）功能性子宫出血，黑木耳 60 克，加水煮烂，再加红糖 50 克，每日分 2 次食服；黑木耳 100 克，红枣 50 克，水煎加冰糖 200 克，文火炖服，日服 2 次；黑木耳（炒枯，研为细末）250 克，血余炭（头发烧黑）30 克，混合拌匀，每取

10 克以上好白酒少许调服，令微汗出，每日 1 ～ 2 次。

（16）产后血虚，黑木耳 12 克，桂圆 60 克，桃核 10 克，大枣 10 枚，共捣烂如泥，加蜂蜜 200 克，制成药丸，每晚以黄酒送服 9 克。

（17）产后恶露不尽，黑木耳 10 克，益母草 50 克，田七（打碎）3 克，水煎加白糖调服，连服 2 ～ 3 次。

（18）迎风流泪者，黑木耳、木贼各 50 克，烧存性，研为细末，拌匀，每取 10 克以米泔水煎服，每日 2 次。

（19）眼底出血者，黑木耳（泡发）10 克，冰糖适量，加水蒸熟后于睡前服用，每日 1 次，直至眼底出血消失。

（20）牙痛，黑木耳、荆芥各等份，水煎取汁，频频含漱，痛止为度。

（21）诸疮溃烂，黑木耳（焙干研末）适量，白砂糖 30 克，和匀，热开水调成糊状，包敷患处，每 2 ～ 3 天（或患处自觉干燥时）更换 1 次。

（22）黑木耳还含有抗肿瘤活性物质，能增强机体免疫力，防癌抗癌，尤其是阴道癌、子宫颈癌，可用黑木耳（泡发、切片）10 ～ 15 克，水煎常服；或加入当归、熟地黄、川芎、白芍、黄芪、甘草、陈皮、龙眼肉各 5 ～ 10 克，水煎常服。

3. 服用方法 黑木耳不能生吃，可以泡发、洗净后炒食；或用开水烫过之后凉拌；最好是配合其他蔬菜或肉类炒食、煨汤。

4. 注意事项

（1）新鲜木耳不能吃，因其含有一种光敏物质"卟啉"，人吃了鲜木耳后，经太阳的照射会引发日光性皮炎，导致皮肤暴露部分红肿痒痛。

（2）干木耳是经过曝晒处理的，在曝晒过程中会分解大部分卟啉，食用前又要用水浸泡，其中剩余的毒素会溶于水，使水发的干木耳无毒。所以，干木耳吃之前一定要用清水浸泡，并需要多换几次水。但浸泡时间过久（如 3 ～ 5 天甚至 1 周以上）的黑木耳不宜食用。

（3）对木耳和其他类似真菌过敏者忌食。

（4）黑木耳不容易消化，并有一定的滑肠作用，故脾胃虚寒、消化不良、大便溏稀者不宜食用。

（5）木耳多腐生于朽木，得一阴之气，故肾寒精冷者不宜食。

（6）据文献记载：有蛇、虫爬过的木耳有毒；采来的木耳如颜色有变者有毒；夜间发光的木耳有毒；欲烂而不生虫的有毒；普通树上生的木耳，吃后使人烦闷、动风气、发旧疾；尤其是枫木上生的木耳，有大毒，如误食会使人狂笑不止。吃木耳中毒，可急取生冬瓜藤捣烂的汁灌服可解。

（七）冬虫夏草：价比黄金的"百药之王"

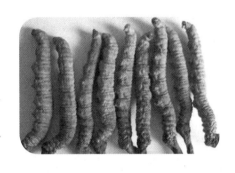

冬虫夏草又名"中华虫草"，简称"虫草"。是肉座菌科寄生昆虫幼虫的囊子菌带菌类子座的干燥虫体。因鳞翅类昆虫幼虫在冬季时蛰居地下，由该菌寄生其中，吸取养分，以至幼虫全体分布有菌丝，幼虫因此而死。到了夏季，此菌自幼虫头抽出子座，就是草。

冬虫夏草主要产于我国青海、西藏、新疆、甘肃等高寒地带和雪山草原，以及云、贵、川等人烟稀少、气候寒冷的高山之地。冬天地下是条虫，夏天地上是株草；一物竟能兼动、植，世间珍稀太奇妙，可谓神奇之极。

冬虫夏草奇在阴阳悉具，治能阴阳双补，是一种不可多得的温和滋补强壮剂，补药中的珍品。现代中药学将其与人参、鹿茸齐名，被誉为"三大珍贵滋补强壮剂"，甚至是价比黄金还贵的"仙草"和"百药之王"。

1842 年，英国真菌学者巴凯烈曾著书介绍冬虫夏草："汉书以此物为良药，功比人参，但不易觅，仅御医用之。"说明十九世纪冬虫夏草已经名扬海外。且古代与现代、东方与西方，对其价值的认识惊人的一致。

前些年，流行的一句广告语"冬虫夏草含着吃"一度被国家有关部门叫停，让天价的冬虫夏草跌下了神坛。原因是冬虫夏草在生长过程中，过多地吸收了地下的砷、铅、汞等重金属成分严重超标。其次，冬虫夏草的市场价格也高得离谱，过于夸张，其商业炒作之嫌已经远远大于药用养生保健价值。

1. 性味、归经及功能作用　冬虫夏草，性平偏温（冬虫性热、夏草性寒），味甘，入肺（经）、肾（经）。内含丰富的蛋白质、糖类、脂肪（80% 以上为不饱和脂肪酸）、B 族维生素（尤其是维生素 B_{12}）、18 种氨基酸、近 15 种微量元素。因得冬、夏二令之气而生，故上能滋阴润肺，下能温肾壮阳。适用于治疗肺气虚、肺肾两虚及肺结核等所致的咳嗽、气短、自汗、盗汗、咯血或痰中带血等，对肾虚遗尿、尿便失禁、遗精、阳痿、腰膝酸软及久病体虚等也有良好的疗效。

2.临床应用

（1）《本草纲目拾遗》：得阴阳之气全也，秘精益气，专补命门，治诸虚百损，老少病虚者皆宜食用。治噎证、蛊胀、病后虚损。

（2）据现代药理研究表明，本品对失眠、痛经及病后体虚均有明显的调治作用，还能降血脂、降胆固醇、抗脑血栓形成。多与人参、黄精、白术、甘草、核桃、蛤蚧、紫河车等药配伍煎服。单品也有效，但药力较缓，故需持续服用。

（3）冬虫夏草临床上主要用于治疗肺阴虚导致的咳喘、咯血、自汗、盗汗，肾阳不足之遗精、阳痿等病症。用于防治肺病、心脑血管病、肝病、肾病、糖尿病、过敏性疾病、癌症，提高免疫力、强壮补虚、促进病愈后的康复，养生治未病、调理亚健康、预防和减轻疾病等。

（4）可调节呼吸系统功能。冬虫夏草具有扩张气管、支气管的作用，能有效地止咳、平喘、化痰、防治肺气肿。

（5）可强化心脏功能。冬虫夏草能调节血压、提高心脏耐缺氧能力、降低心肌耗氧量、改善心肌缺血、调节心律失常。

（6）可调节造血功能。冬虫夏草能增强骨髓生成红细胞、白细胞和血小板的能力，对各种贫血及癌症放疗化疗过程中的白细胞减少有提升效果。

（7）可调节血脂。冬虫夏草可以降低血液中的偏高的胆固醇和甘油三酯，提高对人体有利的高密度脂蛋白，防止动脉粥样硬化和冠心病。

（8）可调节肝脏功能。冬虫夏草能通过调节免疫功能，增强肝脏的抗病毒能力，对防治病毒性肝炎发挥有利作用。同时，还能减轻有毒物质对肝脏的损伤，对抗肝纤维化的发生。

（9）可调节肾功能。冬虫夏草能减轻一些疾病和药物对肾脏的慢性损害，改善和提高肾功能，对慢性肾炎、肾功能衰竭都有疗效。

（10）可防癌抗癌、杀灭肿瘤。冬虫夏草所含的虫草素，是抗癌的主要成分。具有明显的抑制、杀伤肿瘤细胞的作用。

（11）有抗疲劳作用。疲劳是人体的一种非常常见的现象，可以分为非疾病性疲劳和疾病性疲劳两种类型。只要是非疾病性疲劳都可以通过休息、睡眠、娱乐和运动等来消除。而疾病性的疲劳就不行，只有靠药物治疗才能消除症状。然而，冬虫夏草既对疾病性疲劳起得到防治作用，同时对非疾病性的疲劳也能起到预防作用。人的身体在经过运动或劳累之后，肌肉组织内会堆积大量的乳酸和代谢产物。而冬虫夏草能调节人体内分泌，加速血液的流动，迅速清除乳酸和新陈代谢的产物，进一步促进体内的新陈代谢活动趋于正常，使各项血清酶的指标恢复正常，达到迅速恢复机体功能的效果。

（12）可增强免疫系统功能。免疫系统就是我们人体的正气，相当于一个国家的国防力量。对外抗击细菌、病毒等的侵扰、感染。对内清除自由基和老化、坏死的细胞组织，抵御肿瘤的滋生和蔓延。冬虫夏草对免疫系统的作用像是在调整音量，使其处于最佳状态。既能增加免疫细胞的数量，增加吞噬、杀伤细胞的数量，也能提高免疫细胞的质量，促进抗体产生。确能提高机体免疫功能，增强抗病能力。

平素体虚容易感冒、畏寒自汗或病后体虚者，可每天用虫草4支，炖汤后空腹服用；还可经常与鸡、鸭、牛、猪、羊肉等炖服，如用冬虫夏草5～10支，老鸭1只，宰杀、清洗干净，加少许黄酒，煮烂食用。

（13）其他功效，如冬虫夏草对中枢神经系统有镇静安神、抗惊厥、降温作用，还能增强男女性功能，治疗肾虚腰痛、梦遗滑精、阳痿、早泄、耳鸣健忘、神思恍惚：冬虫夏草适量，研为细末，每次空腹送服2克，早、晚各1次；也可用冬虫夏草5克，配杜仲、川续断等，做成散剂冲服；还可以用冬虫夏草、何首乌、人参、仙鹤草、山葡萄各5克，花茶3克。诸药置于杯中，加适量滚开水冲泡，加盖闷10分钟后饮用。益肺气、补脾肾、补气升阳、安神益智、生津止渴、止血解毒，适用于神经衰弱、失眠或多梦、男子梦遗、女子宫冷虚寒等症。

在现代社会，服用冬虫夏草已不仅仅是本身身体健康的保证，更重要的是由此带来的极致健康生活品质。

3. 服用方法　因为冬虫夏草十分昂贵，所以较少用作煎剂，主要是制成散剂、入膏方、泡药酒或药茶，也常同肉类炖汤服食，近年来又时兴做成含片含化。常用量为5～15克。

4. 注意事项　外感表证、风寒咳嗽者不宜服用。

十二、防癌抗癌类

（一）红薯：防癌抗癌的食疗佳品

红薯又名"红苕""甜薯""甘薯""番薯""白薯""山芋""地瓜"等。小的时候，寒冷的冬天手里常常捧着一个香喷喷的烤红薯，边解馋、边暖手的日子，记忆犹新，难以忘怀。后来生活条件好了，烤红薯一度被国人冷落，而随着人们饮食养生意识的不断增强，现在又可以在大街小巷看到卖烤红薯的摊贩了。

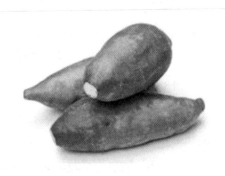

1. 性味、归经及功能作用 红薯，性平、味甘，归脾（经）、胃（经）、大肠（经）。红薯的营养价值极高，被称为营养最均衡的保健食品、抗癌佳品。含有糖、脂肪、蛋白质、多种维生素、膳食纤维、胡萝卜素（是胡萝卜本身的 3.5 倍），以及钙、磷、铁、钾、铜、硒等 10 余种微量元素。具有补脾益胃、调理肠道、利水消肿、清热解毒、消炎止痛以及提高免疫、防癌抗癌、抗老防衰等作用，主要用于防治伤风感冒、咳嗽、泄泻或便秘、黄疸肝炎、水肿、产后体虚或腹痛、乳腺炎、小儿疳积、疮疡、湿疹、毒虫伤等病症。

2. 临床应用

（1）感冒、肺热咳嗽，红心甜薯叶、冰糖各适量，水煎服，每日 2 次。

（2）腹痛，红薯藤、川木瓜各 60 克，加盐炒黄，水煎服。

（3）泄泻，甜薯煮熟食用，每日 1～2 次。适宜于饮酒过多而泄泻者。

（4）肠燥便秘，红薯数个，煮熟，去皮蘸蜂蜜吃；红薯叶 250 克，加少许油、盐炒熟，1 次吃完，每日 2 次；生红薯叶捣碎，调红糖，贴肚脐，每日换 2 次。

（5）黄疸型肝炎，甜薯适量煮食，每日 1 次，常吃。

（6）糖尿病，红薯叶、红薯藤各适量，每日水煎代茶饮用。

（7）心脑血管疾病，红薯中的钾、胡萝卜素、维生素 C 和维生素 B_6，均能维持心脏功能和正常血压，预防动脉硬化，有助于防治心脑血管疾病。

（8）遗精、白浊，白薯干粉适量，每天早、晚用沸水调服，适宜于面色萎黄、神疲乏力者。

（9）水肿，甜薯 500 克，生姜 3 片，将甜薯挖洞后放入生姜，烤熟，每日早、晚各吃一半。若 3～5 天肿势不减且小便少者不宜再用。

（10）产后虚弱，红薯粉适量，加白糖冲服或煮服，连服半月以上。

（11）产后腹痛，蒸熟的红薯去皮与黄酒适量同服，每日 2～3 次。

（12）乳腺炎，白甜薯适量，洗净、去皮，捣烂敷于患处，感局部发热即换，连用数天。

（13）疮疡痈肿，生甜薯适量，洗净、捣烂，敷于患处；生甜薯、鲜鱼腥草各等量，洗净、切碎，共捣烂敷于患处；每日 1～2 次，有清热解毒、消炎生肌之效。

（14）湿疹，鲜甜薯捣烂挤汁，即用纱布浸汁敷于患处，每日 1～2 次。

（15）蜈蚣咬伤，白心甜薯适量，洗净，捣烂敷于患处，每日 2～3 次。

（16）夜盲症，黄心甜薯适量，蒸熟后食用，每日 2～3 次；或油煎番薯 1000 克，分 2 次吃下，连续 7 天，可使症状消除。

（17）可健脾益气、强身健体。红薯嫩叶不拘多少，水煎代茶饮服。

（18）小儿疳积（消化不良），新鲜红薯叶 100 克，水煮服；或将红薯放在余火中烧透烤焦，研成细末，用开水冲服，每日 1 次。

（19）可强筋壮骨。红薯中所含的钙和镁，可以强筋壮骨，预防骨质疏松症。

（20）可增强免疫功能。红薯中含有大量黏液蛋白，能够防止肝脏和肾脏结缔组织萎缩，适当多吃红薯能提高人体的免疫防卫功能和抗病能力。

（21）可抗老防衰。红薯能抑制肌肤老化，保持肌肤弹性，减缓机体的衰老进程，防止雀斑和老人斑的过早出现，并在所有抗衰老食品中名列前茅。

（22）可防癌抗癌。红薯具有消除活性氧的作用，活性氧是诱发癌症的因素之一，经常吃红薯，有防癌抗癌作用，并在所有抗癌食品中名列前茅，尤其是防治乳腺癌和结肠癌。红薯 300 克，粟米 150 克。红薯清洗干净，上笼蒸熟，去皮，切成 3 厘米大小的块；粟米淘洗干净，放入锅内，加清水适量，先用旺火煮沸，再改用小火继续煮熬，待米将要煮烂时，加入红薯块，煮成"红薯粥"服食，可作为乳腺癌术后的保健食品。

3. 服用方法　红薯主要是食用地下的块根和地上的藤叶，块根可以生吃、蒸煮、熬粥，特别是烤红薯，那个香啊，很多人都经不起那个诱惑！它的藤叶也是既能清炒，也能煮粥，口感清香。

4. 注意事项

（1）红薯含有较多的氧化酶，进入消化道后能产生胃酸和二氧化碳，多吃会令人腹胀、反酸、屁多等。胃肠功能不佳、消化不良、溃疡病患者最好不吃。

（2）红薯切块后先放进凉水中浸泡半小时捞起沥干，等锅里的水烧开后再下锅煮，可减少食后反酸现象。

（3）外皮生了大块黑斑的红薯不能吃，有毒素，吃了会中毒。

（4）红薯以蒸煮吃为好，烤红薯多以煤炭为燃料，在烤制过程中，往往会产生致癌物质，因此，不宜常吃烤制红薯。

（二）花菜：抗老防衰、抗癌防癌佳蔬

花菜又称"菜花""花椰菜""椰菜花""甘蓝花""球花甘蓝"等，有白、绿两种，绿色的又叫"青花菜""西兰花"，是花菜中花青素含量最高的上品。

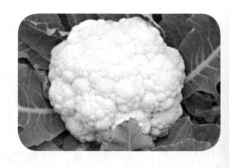

1. 性味、归经及功能作用　花菜，性平、偏凉，味甘；归肺（经）、胃（经）、肝（经）、脾（经）、肾（经）。白花菜和青花菜的营养成分和功能作用基本相同，含蛋白质、脂肪、多种维生素（尤以维生素C最为丰富，是蔬菜中含量最高的一种）、胡萝卜素（青花菜高于白花菜）、氨基酸、铁、磷等。有滋阴润肺、生津润喉、健脾养胃、滋补肝肾、强筋壮骨、健脑益智、抗氧化、防衰老、防治癌症等作用，适用于肺燥干咳、咽喉干痛、脾胃虚弱、小儿发育迟缓、肢体痿软、久病体虚、头晕、耳鸣、健忘，以及乳腺癌、胃癌、直肠癌等病症的防治。

2. 临床应用

（1）气虚咳嗽，花菜200克，百合100克，杏仁50克，冬虫夏草10克，鸡蛋2个。前4味煲汤，起锅前打入鸡蛋，加湿淀粉少量，烧开，酌加调料即可。适用于肺气

不足、肾不纳气引起的咳嗽气短、干咳少痰、腰酸腿软、消瘦乏力等症。

（2）脾肾两虚者，花菜（掰小块、洗净、开水焯过）200克，黑木耳（凉水泡开）100克，猪肾或羊肾（剖开、去筋膜，冷水泡半日）1对。猪肾或羊肾切丁，同黑木耳爆炒，酌加盐、姜、蒜末，炒至八分熟时加入花菜，炒熟即可。适用于脾肾虚弱引起的食欲不振、消化不良、头晕耳鸣、腰膝酸软，或放化疗引起的面色晦暗、乏力倦怠等。

（3）暑热烦渴、小便黄赤者，花菜60克，水煎代茶。适用于暑热之际烦热口渴、小便黄赤、大便秘结不畅通。

（4）可清热解毒。青花菜（洗净）250克，白木耳（泡开）50克，菊花少量，冰糖少许，文火煲约半小时，拣出菊花，放凉后食用。用于热邪伤阴引起的肝胆火旺、口苦咽干、头痛目赤、胃热口臭、不思饮食，或放疗引起的气阴两虚等。

（5）西兰花是含有类黄酮最多的食物之一，是最好的血管清理剂，能够阻止胆固醇氧化，增强血管弹性和韧性，使血管不容易破裂，防止血小板凝结，因而减少心脏病与中风的危险。

（6）用于血小板减少、维生素K缺乏症。有些人的皮肤一旦受到小小的碰撞就会青一块紫一块的，这是因为体内缺乏维生素K或血小板减少的缘故。这种病患者应该经常吃花菜。

（7）另外，吃花菜还能降低形成黑色素的酶，阻止皮肤色素斑的形成，对肌肤有良好的美白润肤效果。

（8）可提高机体免疫。花菜的维生素C含量极高，不但有利于人的生长发育，更重要的是能提高人体免疫功能，促进肝脏解毒，增强人的体质，增加抗病能力。

（9）有抗癌防癌之功。花菜中有一种叫"萝卜籽素"的提取酶，有提高致癌物解毒酶活性的作用，能抗氧化、抗肿瘤，预防癌症；西兰花对导致胃癌的幽门螺旋菌具有神奇的杀灭功效，长期食用还可以减少乳腺癌、胃癌、直肠癌的发病概率。调查研究表明：胃癌患者胃液中的维生素C的浓度显著低于正常人，体内血清硒的水平也明显下降，而花菜不但能补充一定量的硒和维生素C，同时也能供给丰富的胡萝卜素，起到阻止癌前病变细胞形成的作用，抑制肿瘤生长。据美国癌症协会的调查资料显示，在众多的蔬菜水果中，西兰花、大白菜的抗癌效果最好。尤其是对胰腺癌，被誉为"免死金牌"。

3. 服用方法

（1）处于生长发育期的儿童、生活在污染环境中肝脏易遭到毒害的人们应经常食用花菜，尤其是西兰花。

（2）西兰花、鲜虾仁，加入适量盐、鸡精、淀粉和沙拉油烹炒的西兰花虾球是一道非常好的食疗家常菜。

（3）西兰花同鸽蛋、虾仁、乌鸡、枸杞子等炖煮熬汤，能够起到营养互补、促进吸收的效果。

4. 注意事项

（1）花菜虽然营养丰富，但密集的菜花缝隙中常会有残留的农药，也容易生菜虫。所以，在吃之前要将菜花放在盐水里浸泡几分钟，既有助于去除残留农药，菜虫也会被浸泡出来。

（2）如果焯水后应放入凉开水内过凉，捞出沥净水再行烹调。

（3）做凉拌菜不宜加酱油，如果偏好酱油的口味，可以少加点生抽酱油。

（4）花菜不耐高温，烧煮和加盐时间过长，会破坏其防癌抗癌的营养成分，或使菜花变软影响口感，总体来讲西兰花的烹饪方法中蒸比煮要好。

（5）菜花具有滋阴的作用，水肿的人不宜食用。

（6）不建议菜花与黄瓜、牛奶、猪肝、牛肝、洋地黄等一起食用。

（三）芦笋：蔬菜之王、抗癌之星

芦笋，别名"石刁柏"，俗称"长命菜"，是世界公认十大名菜之一，在国际市场上享有"珍稀蔬菜""蔬菜之王""国宴佳肴""美容佳品""富硒食品""抗癌之星"等美誉，桂冠之多居蔬菜之首，是国际流行的高档保健蔬菜。在经济发达的西方国家，人们把食用芦笋作为礼待嘉宾的首选。芦笋味道鲜美芳香，柔软可口，是一种营养价值和药用价值极高的蔬菜。

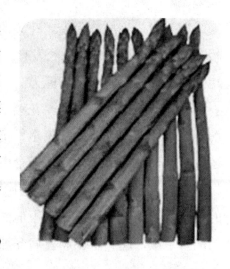

芦笋的药用价值最早在我国的《神农本草经》

中就有记载，书中把野生芦笋列为"上品之上"，仅次于人参。芦笋在国际上已经有了二千多年的人工栽培历史，十九世纪末引进我国，二十世纪七十年代后才开始大量种植。

1. 性味、归经及功能作用 芦笋，性寒、味甘，归肺（经）、肝（经）、肾（经）。含大量的水分，蛋白质，多种维生素，胡萝卜素，人体所需的多种氨基酸（且含量都很高），膳食纤维和微量元素，如钙、磷、钾、铁、硒、镁、钼、铬、锰、锌、铜等（质量和数量均高于一般蔬菜、水果）。芦笋中汇集了这么多对人体健康至关重要的营养物质，实在难得。是低糖、低脂肪、高维生素和高纤维素食品，因而也是最理想的绿色健康食品。一个人每天只要食用 200 克鲜芦笋，就可以满足维生素 A、维生素 B、硒、铁、锌的供应，其他各种营养素也能满足 50% 以上。

因栽培方式的不同，芦笋有白芦笋、青芦笋、紫芦笋三种，不同颜色的芦笋嫩茎营养物质的含量有较大的差异：总体上看基本上是青芦笋＞紫芦笋＞白芦笋，仅维生素 E 是青芦笋、白芦笋高于紫芦笋；芦丁和芦笋皂苷的含量紫芦笋最高、青芦笋次之，白芦笋最少；脂肪、粗纤维的含量白芦笋比紫芦笋、绿芦笋要高。由于青芦笋、紫芦笋的含糖量高于白芦笋，而粗纤维含量低于白芦笋，所以，青芦笋、紫芦笋也就比较好吃，口感也好。

芦笋具有润肺化痰、止咳平喘，增进食欲、帮助消化，清热解毒、凉血止血，调节机体代谢、降压降脂、利尿，提高免疫防卫能力，使细胞生长正常化、防止癌细胞扩散、防癌抗癌等诸多作用，可作为肺热咳嗽、消化不良、食欲不振、急性或慢性肝炎、脂肪肝（对脂肪浸润的肝脏有祛脂作用）、肝硬化、胆囊炎、胆结石、心悸、高血压、血管硬化、心脏病、高血脂、肥胖症、贫血、白细胞减少、肾炎、肾结石、膀胱炎、小便不利、排尿困难、糖尿病、疲劳综合征及肺癌、肾癌、膀胱癌、皮肤癌、淋巴腺癌、白血病等诸多病症的佐餐膳食。

2. 临床应用

（1）芦笋嫩茎中的天门冬氨酸，是一种抗疲劳、增强体力的营养补品。经常饮用、食用芦笋产品，能有效地提高人体免疫能力，增强各种疾病的抵抗能力。

（2）维生素 P 具有维持血管抵抗力、增强毛细血管弹性、降低通透性和脆性、扩张冠状动脉、

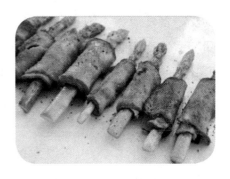

增加血流量的作用，从而可防治高血压、冠心病、脑血管意外。

（3）芦笋嫩茎中含有大量的其他蔬菜中没有的营养物质如芦丁、芦笋皂苷等，也是防治心脑血管疾病、预防和治疗癌症的有效物质，对人体保健有重大意义。

（4）芦笋对肾病有一定的防治效果，排毒利尿效果非常明显，无论是饮用芦笋茶、还是食用芦笋后，半个小时的时间内，就可以将血液和肾脏内的毒素排净，因而小便会变得格外浑浊、腥臭，与正常小便差别明显。而此后的小便，立刻变得清洁如水，无任何异味。

（5）近代研究证明，芦笋中含有十分丰富的抗氧化剂、免疫细胞激活剂及正常细胞的生长调节剂，所以能抗老防衰、抗癌防癌，被誉为皮肤癌的"免死金牌"。

3.服用方法

（1）芦笋可凉拌，能做汤，也可单独清炒或者同其他食物一起混炒。

（2）另外，将不能食用的芦笋的老根茎煮水喝，或者晾干后研磨成粉，也可以泡茶服用。

4.注意事项

（1）芦笋性寒，肺寒咳嗽、脾胃虚寒、脾肾阳虚、宫寒不孕者不宜食用。

（2）芦笋不宜生吃，做凉拌菜一定要先在开水中焯一下。

（3）不宜存放时间过久（1周以上），且应在低温、避光环境下保存，1周内食用。

（四）干果、粮食、药物三位一体的菱角

菱角，又名"菱实""水菱""水栗""腰菱""老菱"，是一年生草本水生植物菱的果实，是我国江南传统食物"水八仙"之一（见"莲藕"中）。

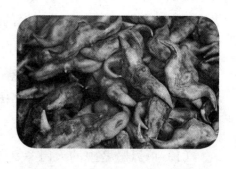

1.性味、归经及功能作用 菱角，性凉、味甘，归脾（经）、胃（经）。含有丰富的淀粉、葡萄糖、蛋白质、不饱和脂肪酸及多种维生素和微量元素，而脂肪含量较少。具有清热解毒、消暑止渴、健脾止泄、调理胃肠、通乳利尿、解酒抗癌的作用，主要用于厌食、消化不良、腹泻、痢疾、胃溃疡、便血、痔疮、月经过多、酒精中毒及多种癌症等。

2.临床应用

（1）消化不良、厌食，菱角50克，炒白术、大枣、山药各15克，焦山楂10克，

鸡内金 6 克，炙甘草 3 克，水煎分 2 ～ 3 次服，连服 7 日左右。

（2）泄泻，鲜菱角米 90 克，蜜枣（去核）2 个，加水少许磨成糊状，煮熟当饭吃，每日 3 次；菱角 30 ～ 60 克，于半熟时加入 100 克粳米煮成的粥中，加红糖少许再煮至全熟，每早空腹服。

（3）慢性泄泻、营养不良、年老体弱者，菱角粉 30 ～ 60 克，大米 100 克，煮粥，加适量红糖调味食用。

（4）痢疾，菱角（以红菱为佳）晒干研末，空腹服 10 克（赤痢用黄酒送服，白痢用米汤送服），每日 2 次。

（5）胃溃疡，菱角 30 克，山药、大枣各 15 克，白及 10 克，糯米 100 克，加水煮粥，调蜂蜜 20 克，每日分 2 次服。

（6）肝硬化、肝腹水，菱角肉或外壳不拘，煎水代茶，常饮。

（7）痔疮（疼痛伴出血），鲜菱角 90 克，捣烂后水煎服；菱角壳烧存性，研末，菜油调涂患处。

（8）便血（血色偏暗、里急后重者），菱角壳 60 克，地榆炭 15 克，乌梅 10 克，焦山楂、炙甘草各 6 克，水煎，每日分 2 次服。

（9）月经过多，鲜菱角 250 克，水煎 1 小时后滤取汁液，加红糖适量，每日分 2 次服。

（10）黄水疮，秋季皮肤会因为体内上火，天气干燥，导致身体水代谢缓慢，毒素堆积在皮肤上，出现皮肤干燥、痘痘、脓疮等。可用老菱角壳适量，烧存性研末，香油调涂之，每日 1 ～ 2 次；老菱角烧炭存性之后，研末和麻油调和，可以治疗面部的黄水疮及儿童脓疮。

（11）赘疣（扁平疣、多发性寻常疣），新鲜菱蒂（菱柄），搽擦患处，每日数次。

（12）酒精中毒，新鲜的菱角草茎适量，煎水顿服；鲜菱角（连壳捣碎）250 克，白糖 60 克，水煎过滤取汁，顿服。

（13）可辅助治疗食道癌、胃癌、乳腺癌及子宫癌。菱角肉和外壳对癌细胞的生长和繁殖有明显的抑制作用，特别对于消化系统癌症效果明显。菱角（野生尤佳，连壳切开）80 克，薏苡仁 60 克，浓煎取汁，每日 2 次，常服；生菱角肉 20 ～ 30 个，煮成褐色浓汤，分 2 ～ 3 次服（据日本报道，此方长期服用，屡有良效）；菱角粉 30 ～ 60 克，大米 100 克，煮粥，加适量红糖调味食用；菱角、诃子、薏苡仁、紫藤各 10 克，水煎服，每日 2 次。

（14）酗酒引起的口苦、烦渴、咽痛，可用菱角粉 10～50 克，白糖适量，水煎成糊状食用。

3. 服用方法

（1）新鲜的菱角不能生吃，只能煮熟以后吃。

（2）菱角皮脆肉粉，蒸煮后剥壳可当零食吃，也可熬粥食、蒸饭吃。但菱角的外壳比较坚硬，剥壳时需要小心！但是，要想抗癌、防癌效果好，最好连壳一同切开烹调。

（3）菱角食疗方

①菱角粉：用菱角研制而成的菱角粉是一种富含营养价值的食材，含有丰富的蛋白质、不饱和脂肪酸及多种维生素和微量元素，可以帮助人体吸收更多的营养成分，有助于人们的身体健康。

②菱粉粥：先用大米煮粥，半熟之际加入适量的菱角粉与红糖一起煮，早晚使用，具有很好的养生作用。

③菱粉羹：将菱角粉用水调开，然后另起一锅将大枣熬至熟烂，最后加入调开的菱粉糊，煮大约 10 分钟即可。

④做面点、糕点：菱角粉还可以用来做成面条、面皮，或加入糕点中，做成的食物也是很清香美味的。

⑤菱角粥：菱角加粳米粥可以健脾养胃，用菱角米和粳米一同煮粥，食用时加入适量的红糖，又可以暖胃。

⑥菱角糖水：将剥好壳的菱角和红薯一同煮水，待出锅时加入冰糖（菊花、冰糖更佳），红薯含有大量的膳食纤维，润肠通便，改善秋燥带来的便秘和皮肤干燥问题。补养脾胃、滋润肠道，同时秋季多食用可起到清肺降火的作用。

⑦菱角莲藕汤：将洗净的菱角和莲藕洗净、切块，和大骨汤同时煲汤，出锅之前加入红枣、枸杞。菱角、莲藕都具有降火的作用，多喝菱角、莲藕汤可以滋润肠道、促进消化，后加入的枸杞和红枣具有补肝、补血等作用，非常适合肝脏疾病患者食用。

⑧菱角烧肉：先将菱角洗净切开，五花肉焯水，然后和正常的烧菜程序一样。一般肝炎患者不适合多吃肉，但是菱角烧肉可以降火抗癌，适合肝炎患者在秋季少量食用。

4. 注意事项

（1）菱角性味寒凉，脾胃虚弱者尽量少吃。

（2）菱角属于水生植物，所以新鲜的菱角中外部也会有寄生虫和细菌存在，尤其是姜片虫，寄生在小肠中，容易导致腹泻、腹痛，严重会引发贫血和浮肿。另外现代很多地方水污染严重，购买时也应当注意选择。

（3）据文献记载，菱角不宜同猪肉、蜂蜜一起吃，一同食用，会发生腹胀和消化不良等现象，并导致肝脏损伤。可供参考。

（五）从中秋节吃芋头说起

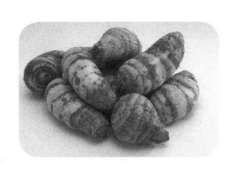

芋头又名"芋艿""毛芋""香芋""里芋"，有红、白两个品种，并有水芋头、旱芋头的区别。在我国，福建荔浦的芋头最为驰名，古代曾经是献给皇上的贡品。

中国人有中秋节吃芋头的习俗，传说在汉朝的时候，有一个皇帝被政变军队追杀，他和几个卫士被围困在一座山上，饿得头晕眼花，全身无力。后来追兵又在山脚下放火，想把他们烧死。忽然，天上乌云密布，很快就下起了倾盆大雨，结果把火给灭了。皇帝和卫士们都庆幸没有被烧死，还闻到一阵阵的香气。连忙四处查看，发现原来山上种了许多旱芋头，被大火一烧给烤熟了，发出阵阵香味。卫士们赶紧把它们挖出来，填饱肚子。吃饱后勇敢地保护着皇上，把追到山上来的敌人打得落花流水。皇帝终于又平安地回到皇宫去，这天正巧是农历八月十五日中秋节，皇帝为了纪念这个重要的日子，就定下每年的中秋节都要庆祝，还特别请天下百姓吃芋头。

1. 性味、归经及功能作用 芋头，性平，味甘、辛、涩，归胃（经）和肠经。富含蛋白质、B 族维生素、维生素 C、胡萝卜素、粗纤维及氟、钙、磷、铁、钾、镁、钠等多种营养成分。有健脾益胃、化食通便、解毒散结消痈肿、增强免疫抗肿瘤及洁牙健齿功效，可用于治疗脾胃虚弱、消化不良、不思饮食、便秘、龋齿、各种无名肿毒、疮疡痈疖、毒虫咬伤，以及部分癌症放疗、化疗、手术后康复等。

2. 临床应用

（1）用于脾胃虚弱、不思饮食、胃酸过多。芋头 50 克，大米 100 克，煮粥，加糖服食。每日 1 剂，连用 3 ～ 5 天为 1 个疗程（特别适合身体虚弱者食用）。

（2）用于便秘。芋头含有大量膳食纤维，经常食用对于便秘的人是很好的选择。

（3）用于痢疾便血日久。芋头 20 克，水煎服，白痢兑白糖，红痢兑红糖，每日 2 次。

（4）慢性肾炎，芋头（锻灰研末）1000克，红糖250克，和匀服食，每次50克，每日3次。

（5）筋骨痛，生芋头（捣烂）适量，合醋调匀涂患处，每日1～2次。

（6）跌打损伤、急性腰扭伤，芋头、生姜各等分，捣成泥状，加面粉适量调匀，贴敷患处，每日更换2次；生芋头（大的1个，小的2～3个）去皮，生吃，一般2次可愈（芋头生吃，味苦、涩嘴或有麻感，但是急性腰扭伤患者却食无异味）。

（7）疖子，鲜芋头捣烂，加食盐少许，再捣烂如泥，敷于患处，早、晚各1次。

（8）瘰疬（淋巴结核），大芋艿（切片、晒干、研细末）不拘多少，海蜇（陈久者、漂淡）、大荸荠各适量，海蜇、荸荠煎汤，拌芋头粉为丸，如梧桐子大，每次再以海蜇皮荸荠汤送服3～5克，每日2～3次。

（9）无名肿毒，生芋头（捣烂）适量，未溃破者用醋调匀涂患处，已溃破者用麻油调匀涂抹患处，每日1～2次。

（10）疣、鸡眼，鲜芋头切片，摩擦疣部，每日数次。

（11）牛皮癣，生芋500克，压破，酒渍半月，每日空腹饮1杯；或芋头、大蒜头等量，共捣烂敷患处，每日数次。

（12）毒蛇、蜈蚣咬伤，生芋头适量，捣烂后敷患处，干后即换。

（13）可增强免疫力，防治癌症。芋头丰富的营养价值，能增强人体的免疫功能，可作为防治癌瘤的常用药膳主食。对乳腺癌、甲状腺癌、淋巴癌及癌症放疗、化疗、手术后康复有辅助治疗功效。

（14）有洁齿的作用，可防蛀牙。芋头所含的矿物质中，氟的含量较高，故有洁齿防龋的作用。

3. 服用方法　芋头有小毒，不宜生吃，生吃麻嘴；只能煮熟吃，或者捣烂外用。

4. 注意事项

（1）胃肠湿热、过敏性体质及患有哮喘、荨麻疹、过敏性鼻炎者以及糖尿病患者应少食。

（2）文献记载，芋头不宜与香蕉同食，可供参考。

（六）魔芋：神奇的魔力食品

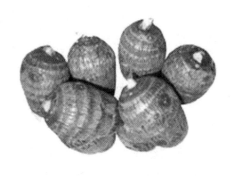

魔芋，别称"磨芋""麻芋""鬼芋""鬼头""南星""萌头""菏翡""虎掌""花秆莲""花梗莲"等。这些名字可能对很多人来说还很陌生，其实它在我国的种植历史也是很悠久的。魔芋是一种根茎植物，有水、旱两种，其地下块茎扁圆形，宛如大个的荸荠。

1. 性味、归经及功能作用　魔芋，性平、味辛，有小毒，归心（经）和肝（经）。其营养价值极高，主要成分是魔芋多糖（葡萄甘露聚糖）和大量的水分、蛋白质、碳水化合物、维生素 C、维生素 E、维生素 B、粗纤维，以及钾、钠、钙、镁、磷、铁、锰、锌、铜、硒、铬等矿物质及微量元素，尤其是白魔芋、花魔芋含量最高，但脂肪的含量却极低，具有低脂肪、低热量和高纤维素的特点。

魔芋食品不仅味道鲜美，口感宜人，而且有很好的养生保健作用，所以，近十几年来风靡全球，被人们誉为"神奇的健康食品""魔力食品"。

魔芋有较高的药用价值，我国古代药学典籍《本草纲目》《开宝本草》等记载：魔芋有凉血解毒、活血化瘀、消肿止痛、化痰散结、润肠通便等多种功能，主治咽喉肿痛、牙龈肿痛、咳嗽痰多、胃肠积滞、便秘腹痛、闭经、肿瘤、跌打损伤、疮疡痈肿、乳腺炎、颈淋巴结核、疝气、丹毒、烧伤、烫伤和毒蛇咬伤等病症。

2. 临床应用

（1）魔芋能强化胃肠道功能，开胃化食，保护胃黏膜，缩短食物在胃肠道的停留时间。一般情况下胃肠道经过消化吸收后剩余的食物残渣需要 24 ～ 28 小时才能从肠道中排空，而食用富含膳食纤维食物的情况下只需要 14 ～ 16 小时，这样就大大减少了有害物质在体内的停留时间，减少了对有害物质的吸收。

（2）魔芋还能抑制小肠对水分的吸收和使肠壁水分被吸收进肠道，软化大便而起到通便作用，"通而不泻"，患者易于接受；同时增加小肠酶的分泌，清除肠壁上沉积的垃圾，使体内有害毒素尽快排出体外。魔芋中大量的膳食纤维也能促进胃肠蠕动，润肠通便，防治便秘。随着食物的过于精化，便秘患者逐渐增加，预防便秘主要是饮食中增加膳食纤维的含量。魔芋是优良的膳食纤维，能促进胃肠蠕动，预防和减少便秘的发生，有"肠道清道夫"的美誉。

（3）可防治高血脂、高血压、动脉硬化、冠心病。魔芋含有对人体有益的果胶、生物碱、多种氨基酸和微量元素，对于现代"富贵病"也具有明显的疗效。进食魔芋后，丰富的可溶性纤维形成胶态，能控制和减慢、减弱肠道对脂肪的吸收，减少体内胆固醇的积累；加之魔芋本身就是低脂肪食物，所含的烟酸和维生素C、维生素E等能减少体内胆固醇的积累。魔芋还能改善红细胞的积聚性与变形性，防止血栓形成。这些功能作用对于防治高血脂、高血压、动脉硬化、冠心病、心脑血管病等都有着十分重要的意义。

现代药理研究表明，魔芋中含有能降低血清胆固醇和甘油三酯的成分，食后易被消化吸收。并能吸附胆固醇和胆汁酸，可有效地防治高血脂、高血压和心血管疾病。国外的一些营养学家曾做过这样的实验，将小白鼠分成两组，投喂等量高脂肪食物，一组不加魔芋，另一组加少量魔芋粉。结果：加喂魔芋粉的小白鼠体内胆固醇含量比另一组低 100 毫克以上。

（4）可防治糖尿病。魔芋含有微量元素铬，能延缓葡萄糖的吸收，有效地降低餐后血糖；进食魔芋后，可溶性纤维形成了胶态，也能控制、减慢、减弱对葡萄糖的吸收，使血糖水平下降；加之魔芋含热量低，分子量高，黏性大，吸水性强，能增加饱腹感，能减轻糖尿病患者饥饿的痛苦而减少进食。从而减轻胰腺的负担，使糖尿病患者的糖代谢处于良性循环，把血糖值保持在一定范围内。不会像某些降糖药物那样使血糖骤然下降而出现低血糖现象，有益于糖尿病症状的控制。因而，魔芋精粉及其制品可以作为糖尿病患者的理想降糖食品。

（5）可减肥瘦身。魔芋中含量最大的葡萄甘露聚糖是一种高分子化合物，具有很强的吸水性和膨胀力，吸水后体积可膨胀 80 ~ 100 倍，食物纤维在肠胃吸收水分膨胀，体积增加，增强饱腹感，有超过任何一种植物胶的黏韧度，既可填充胃肠，增加饱胀感，消除饥饿感；又因魔芋所含脂肪很低，属于低热量食品，故可控制体重，达到减肥健美的目的。

（6）可缓解疼痛。魔芋有保温的作用，古代的民间疗法中，就有把蒸好的魔芋用布或毛巾包起来，放在胃脘部、腹部或疼痛的肌肉和关节处治疗肚子痛和肌肉关节痛的，可以缓解疼痛。

（7）可防癌抗癌。魔芋中含有微量元素硒和甘露糖苷，对癌细胞代谢有干扰作用；所含的大量膳食纤维能刺激机体，杀灭癌细胞；还能吸附和稀释致癌物及有毒物质，使之排出体外；从而在一定程度上防癌抗癌。只要将成熟的魔芋经过简单提取分离，制成魔芋精粉，再把精粉加水加热，就可产生魔芋凝胶。这种凝胶在人体能形成半透明膜衣，附着在肠壁上，阻碍各种有害物质特别是致癌物质的吸收。临床药敏试验对鼻咽癌、甲状腺癌、胃癌、贲门癌、结肠癌等癌细胞敏感，具有防癌抗癌的神奇魔力。所以，魔芋又被称为"防癌魔衣"。魔芋润肠通便，减少便秘患者因肠道分解代谢的有毒物质重吸收，对预防肠道肿瘤也有一定意义。

（8）可调节和维持酸、碱平衡。魔芋是有益的碱性食品，对食用动物性酸性食品过多的人，搭配吃魔芋，可以帮助人们新陈代谢，调节和维持酸、碱平衡。

（9）可提高免疫力、抗衰老。营养食疗学证明，魔芋富含优良的膳食纤维，具有抗衰老作用，有报道长期大量食用魔芋可延缓脑神经的老化进程。加之调节胃肠道、排毒、预防三高，改善心、脑血管功能，减肥、抗肿瘤等等，都为魔芋提高免疫、抗老防衰奠定了坚实的基础。

（10）魔芋还含有一种天然的抗生素，以魔芋精粉为主要原料，配上其他原料制成食品后，能在食品表面形成抗菌膜，可防治细菌侵袭，延长贮存时间，起到保鲜防菌的作用。

3. 服用方法

（1）生魔芋有毒，不可以生吃。

（2）食用前必须经过磨粉、蒸煮、漂洗等加工过程脱毒，且不可多吃，推荐食用量每人每餐80克左右。

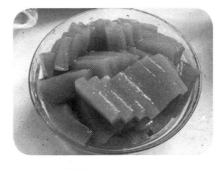

（3）魔芋的加工制作和食用方法：把魔芋的球形根茎洗净、晒干，打成粉末供食用。魔芋粉可制成魔芋丝、魔芋蛋白肉片、面包、馒头、面条、豆腐、罐头、果汁、果酱、果糖等多种食品。如果魔芋粉加水搅拌，即成为胶汁状态，然后再加上食用碱等碱性物质，使之凝固成块状（磨粉前剥掉魔芋皮做成的是白魔芋；不剥皮研磨成粉状的是灰黑色魔芋）。可用来冲服、拌食、烧菜、炖肉、烹鱼等，口味鲜美。所有人均可食用，尤其是肥胖和糖尿病患者的理想食品。

4. 注意事项

（1）药用必须久煎3小时以上方可服用，每次食量也不宜过多，且勿食药滓，以免中毒。

（2）万一中毒，舌头及咽喉灼热、痒痛、肿大，可用食醋加姜汁少许，混合内服或含漱，即可解除。

十三、寒性菜果

（一）一天一苹果，医生不找我（附：蛇果）

苹果是人们日常生活中最常见、最普通，也是吃得最多的水果。正因为如此，人们在讨论水果究竟应该是削皮吃还是不削皮吃，往往都是拿苹果说事的。

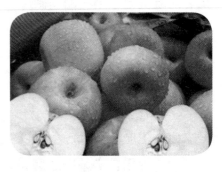

1. 性味、归经及功能作用　苹果，性凉，味甘、酸，归肺（经）、脾（经）、胃（经）。除含有糖、脂肪、蛋白质三大营养素外，还有较为丰富的果胶、有机酸、多种维生素、胡萝卜素、纤维素，以及钾、钠、钙、磷、铁、镁、硼、锰等矿物质和多酚、黄酮类物质，被誉为"全方位的健康水果"。具有止咳平喘、理气化痰、生津止渴、补中益气、健脾止泄、和胃通便、利水消肿、催情促欲等作用，主要用于咳嗽、哮喘、口干舌燥、脾虚腹胀、消化不良、急性胃肠炎、妊娠呕吐、习惯性便秘、高血压眩晕、水肿、性机能下降、性冷淡等病症。

苹果所含维生素 C 虽然不是很高，但却富含抗氧化剂，能提高维生素 C 的活性，从而增强人体免疫力，改善心血管功能，降低心脏病、中风发生率。每日吃一个苹果可以大幅降低患老年痴呆症和帕金森病的风险，对于此类患者来说，苹果是他们最好的保健食品（其中，红苹果又比黄苹果和绿苹果好）。还能阻止癌细胞发展，降低肠癌的发病率。故我国民间素有"一天一苹果，医生不找我"的谚语。

现代病理学知识告诉我们，70% 的疾病都发生在酸性体质的人身上，而苹果是碱性食品，吃苹果可以迅速中和体内过多的酸性物质（包括运动产生的酸及鱼、肉、蛋等酸性食物在体内产生的酸性代谢产物），维持酸碱平衡，使血液保持中性或弱碱性，增强体力和抗病能力。所以，酸性体质和中气不足、精神疲劳的人可以把苹果当作滋补水果适当多吃一点，劳累后吃苹果也可消除疲劳、恢复精力。

2. 临床应用

（1）咳嗽，苹果 2 个，洗净、切块，煮食，每日 2 次。

（2）哮喘，苹果（洗净，挖一小孔）1 个，巴豆（去皮，放进苹果里）1 个，蒸半小时后，去巴豆，吃苹果，并饮下汤汁，每日 1 次。

（3）脾虚痰盛，苹果（洗净、切片）2 个，煎汤服食或沸水泡汤饮用，每日 1～2 次。

（4）苹果味道甘、酸，具有健脾消食作用，既帮助消化治疗腹泻，又通调腑气防治便秘。

①消化不良、食欲不振：成人一日三餐饭后吃 1 个苹果；幼儿用苹果（洗净、去皮，切成薄片）1 个，放入碗中加盖，隔水蒸熟，用汤匙捣成泥状喂幼儿，每日 2 次。

②单纯轻度腹泻：苹果中的果胶、鞣酸、有机酸能涩肠止泻。苹果（削皮、去核、捣烂成泥）1 个，饭后 1 次服下。或将苹果煨热，去皮、切片，蘸红糖吃，每日 2 次。

③急性胃肠炎：苹果不拘，连皮煮熟吃，每日 2～3 次。

④大便干结：苹果里的粗纤维、有机酸能刺激肠管，使粪便变得松软，有利于排便。每日早晚空腹吃苹果 1～2 个或饮苹果汁 1 杯；也可将苹果洗净、切块，水煎取汁，加蜂蜜 30 克调服；苹果干粉 10 克，空腹时温开水调服，每日 2～3 次。

（5）黄疸、胆结石：每天早晚空腹饮苹果汁有一定利胆汁、排胆石作用。

（6）高血压、中风：过量的钠是引起高血压和中风的一个重要因素。苹果含有充足的钾，可与体内过剩的钠结合并排出体外，从而降低血压，有效保护血管，防止中风的发生。英国科学家研究表明，苹果中所含的多酚及黄酮类物质能有效预防心脑血管疾病。

（7）高血压眩晕，每次吃 250 克苹果，每日 3 次；苹果（削皮、去核）2 个，捣烂取汁，1 次服下，每日 3 次。

（8）可降血脂。苹果的果胶能与胆汁酸结合，像海绵一样吸收多余的胆固醇和甘油三酯，然后排出体外。苹果中的维生素、果糖、镁等也能降低血脂的含量。苹果皮既能降低不良胆固醇，也能降低甘油三酯，从而保护机体免受心脏疾病、肥胖症和糖尿病的侵害。日本果树研究所的人体试验表明，每天吃 2 个苹果，3 周后受试者血液中的甘油三酯水平能降低 20% 左右，而甘油三酯水平高正是血管硬化的罪魁祸首。

（9）由于苹果能降低血脂，饭前吃又能增加饱腹感，减少进食量，所以能起到减肥的作用。

（10）苹果又能通便排毒，经常吃还可以养颜美容，使肌肤白嫩。苹果蜂蜜奶霜：苹果（煮熟、捣烂）、蜂蜜、牛奶各适量，合制成润肤面膜，每天睡前敷面，长期使用可令皮肤光滑、洁白如玉。

（11）心神不宁、失眠、多梦、健忘，苹果（洗净、削皮、去核、切碎）2个，核桃仁60克，红茶10克，红糖适量。先将苹果、核桃仁一起放入砂锅，加水大火烧开，改用小火煎煮30分钟，然后倒入红茶、红糖再稍煮片刻，代茶饮服。

（12）水肿，苹果皮60克，玉米须、白茅根各30克，水煎服，每日2次。

（13）用于性功能下降、性冷淡。意大利科学家研究显示，一向被视为低热量健康食物的苹果中含有提高性功能和性生活质量的催情素"根皮苷"（与性兴奋过程中起重要作用的雌激素"雌二醇"的功能十分相似），有可能成为一种"催情果"。研究人员将731名年龄在18到43岁之间的意大利女性分为每天不吃（或只吃不到1个苹果）和每天吃1个（或1个以上）苹果二组，要求她们详细记录自己食用苹果的量和次数，还有包括性生活频率和总体满意度在内的19个与性生活质量相关的性功能指数表格，结果发现吃苹果多的女性性功能指数较高。

（14）妊娠呕吐，一日三餐前吃苹果1～2个；新鲜苹果皮60克，大米（炒黄）30克，同煮食，每日3次。

（15）可强壮骨骼、肌肉。营养学研究表明，苹果中含有增强骨质的矿物元素硼与锰，硼可以大幅度增加血液中雌激素和其他化合物的浓度，能有效预防钙质流失。绝经期妇女如果每天能适当多吃苹果，摄取较多的硼，有利于钙的吸收和利用，钙质流失率就可以减少近50%，从而防治骨质疏松。苹果皮也有一定的滋补、强壮肌肉的作用，能防止中老年人过早出现肌肉萎缩现象。

（16）可防治癌症。国外科学家的研究充分表明，黄酮类物质是一种高效抗氧化剂，它不但是最好的血管清理剂，而且是癌症的克星，苹果中的多酚能够抑制癌细胞的增殖。假如人们多吃苹果，患肺癌的概率能减少46%，得其他癌症的概率也能减少20%；苹果中的原花青素能预防结肠癌。

（17）苹果蜂蜜茶：苹果（洗净、切碎）1个，蜂蜜50克，绿茶10克。先将绿茶放入茶杯用沸水冲泡，加入苹果粒搅拌均匀，浸泡5～10分钟，再加蜂蜜调味，代茶频饮。适宜于脾胃不和、便秘、肌肤枯槁、毛发不荣、贫血等。

（18）苹果、赤豆炖鲤鱼：苹果（去皮、切丁）50克，赤小豆30克，陈皮（去皮、切丁）5克，佛手（去皮、切丁）3克，鲤鱼（宰杀、去内脏、洗净）650克，大葱（切段）5克，生姜（切片）、盐各3克。将苹果、赤小豆、陈皮、佛手柑塞入鱼腹内，炖锅纳入鲤鱼及高汤、姜、葱、盐，蒸至熟烂服食。利水消肿，适用于小便频数、肝胆病水肿等。

3. 服用方法 洗净后生吃、鲜果榨汁或制成饮料、制作蜜饯、果脯、罐头等。

4. 注意事项

（1）因苹果助酸，多食腹胀，故胃酸过多、脾胃虚寒者不宜食用。

（2）苹果含有丰富的糖类和钾盐，不利于心、肾，食用过多会损伤心、肾健康，像冠心病、心肌梗死、肾炎及糖尿病患者都不能多食。

（3）最后还是要说说吃苹果究竟是削皮还是不削皮的老话题：苹果最营养的部分就是皮，而且大部分膳食纤维也在皮，削皮显然会丢失很多营养成分；不削皮呢？苹果上农药残存量高，且较难洗净，又有可能吃下农药。依我之见，最好的方法还是在温热水下反复多清洗几遍，然后连皮吃。吃完后还要记得及时刷牙，免生龋齿。

附：蛇果

蛇果原产于美国，又名"红元帅""红香蕉"，在洋水果中比较常见，是世界主要栽培品种之一。虽然叫作"蛇果"，但与蛇一点关系都没有，而是属于苹果一类，又有红蛇果、青蛇果和金蛇果等品种。

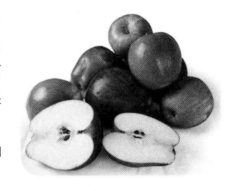

蛇果的营养成分同苹果基本相同，但果胶和钾的含量比普通苹果要高得多，居水果类之首。蛇果是苹果中抗氧化、抗衰老、抗肿瘤活性最强的品种，在国外被誉为"安神之果"（促进睡眠）、"记忆之果"（促进记忆）和"健脑之果"（防治健忘和老年痴呆），减肥、美容的作用也比普通苹果更强。所以，在欧美国家，也有"一天吃一个蛇果，你就不用看医生"的说法。

（二）草莓：水果皇后

草莓又称"洋莓"，与山竹并称为"水果皇后"。既能生吃、糖腌，也可以加工成果脯、果酱、果酒、罐头，或者草莓酸奶、草莓雪泥、草莓雪糕。是一种色鲜味美、营养丰富、颇受人们喜爱的鲜食水果。每当草莓上市时节，那红艳艳的色彩，常常令路人垂涎欲滴……生吃草莓前，如果能撒上少许白糖稍微腌渍一下，或者将洗净的草莓捣碎，倒入鲜牛奶，搅拌均匀，稍加冰镇食用，味道就会更加鲜美！

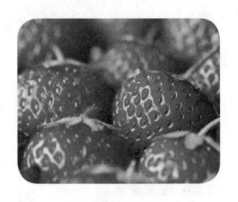

如果家中草莓较多，一时又吃不完，可以将其加工成草莓酱：将洗净的草莓切成小块放入锅中，加入 1/5 量的清水以文火烧煮，期间不停地用筷子搅动，待其成糊状时加入适量红砂糖，再熬 10 分钟左右，即可盛入大玻璃瓶中储存，佐餐食用。

1. 性味、归经及功能作用　草莓，性平、偏凉，味甘、酸，归肺（经）、脾（经）。含丰富的果糖、蔗糖、葡萄糖、柠檬酸、苹果酸、氨基酸、蛋白质、维生素 B、维生素 C、维生素 P（尤其是维生素 C 的含量很高）、胡萝卜素，以及钙、磷、铁等营养物质。具有清肺化痰、促进消化、增强食欲、益气养血、清热除烦、润肠通便、利水通淋、解毒消炎、防癌抗癌等功用，主要用于暑热烦渴、肺热咳嗽、消化不良、食欲不振、气虚贫血、泻痢或便秘、皮肤疮疖、毒蛇咬伤及部分癌肿等。

2. 临床应用

（1）用于暑热烦渴。草莓挤汁，加适量白糖或盐冲服。每次 40 毫升，每日 3 次。

（2）肺热咳嗽，草莓 30 克，雪梨 1 个，绞汁服，每日 3 次；鲜草莓汁、柠檬汁、生梨汁各 50 毫升，蜂蜜 15 毫升，混匀。每日 1 次。

（3）消化不良、食欲不振，草莓 80 克，山楂 30 克，水煎服，每日 2 次。

（4）气虚贫血，草莓 100 克，红枣 50 克，荔枝干 30 克，糯米 150 克，煮粥常食。

（5）暑热泄泻，鲜草莓 200 克，水煎服，每日 1～2 次。

（6）痢疾，草莓 100 克，黄连 10 克，水煎服，每日 1 次。

（7）大便秘结，草莓 50 克，麻油适量，捣烂调匀，睡前空腹食用。每日 1 次。

（8）高血压、高脂血症，草莓对心血管病的防治也有好处，可用草莓 50 克生食，每日 3 次；草莓 100 克，山楂 30 克，荷叶 15 克，冬瓜皮、冬瓜籽各 15 克，水煎服。每日 1 次。

（9）泌尿系感染者，干草莓 20 克（鲜品加倍），瞿麦、萹蓄各 12 克，车前子 10 克，水煎服。每日 1 次。

（10）血尿者，鲜草莓 100 克，海金沙 20 克，小蓟 15 克，瞿麦 12 克，水煎服。每日 1 次。

（11）遗尿、遗精，干草莓 10 ～ 20 克（鲜加倍品），芡实 12 克，覆盆子 10 克，韭菜子（炒）5 克。水煎后加白糖少许，每日 2 ～ 3 次服。

（12）小儿疳积，草莓 50 克，山楂、神曲各 20 克，陈皮 6 克，水煎服。每日 1 次。

（13）皮肤疮疖、毒蛇咬伤者，鲜草莓适量，捣烂加红糖，拌匀后外敷患处。每日 2 ～ 3 次。

（14）烫伤者，鲜草莓 60 克，捣烂外敷患处。每日换药 2 次。

（15）口腔溃疡、舌体生疮者，鲜草莓 100 克，捣汁含服；草莓、西瓜各 200 克，绞汁饮服。每日 3 次。

（16）有防癌抗癌之功。新鲜草莓中含的一种鞣酸，有解毒、抗癌作用，能阻止癌细胞的形成，尤其明显的是有效预防前列腺癌。在抗癌水果中，草莓的作用十分明显。此外，草莓中还有一种胺类物质，对预防白血病、再生障碍性贫血等血液病也能起到很好的效果。白血病燥热便秘者，可用草莓（绞汁）80 克，蜂蜜 50 毫升，柠檬汁 90 毫升，混合加凉开水 100 毫升饮服，每日 1 ～ 2 次。

3. 服用方法 草莓以生吃或榨汁为主，由于草莓没有硬厚的果皮，表面（尤其是突起的颗粒之间凹陷中）很容易沾染细菌，生吃时一定要用清水冲洗干净，最好再用开水烫一下。

4. 注意事项 草莓性寒，肺寒咳喘、脾胃虚寒肠鸣腹泻、肾阳不足小便频数者不宜食用。

（三）蓝莓：超级水果新贵

蓝莓，别称"蓝梅""都柿""甸果""都柿越橘"，是一种水果新贵。深蓝色，状如成熟的大女贞子，味道甘甜，略带有一点酸、涩。

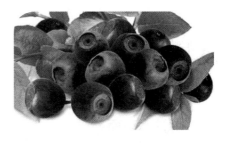

1. 性味、归经及功能作用 蓝莓，性凉，味甘、酸、微涩，入心（经）、小肠（经）、大肠（经）。含有丰富的糖、脂肪、蛋白质、果胶、有机酸、氨基酸、多种维生素胡萝卜素、花青素、膳食纤维，以及钙、磷、镁、铁、锌、钾、铜、锰、锗等营养素。正是由于蓝莓丰富的营养成分，构成了它高维生素、高花青素、高微量元素的特殊保健价值。

具有抗氧化、增强免疫、软化血管、强心、防癌抗癌、抗老防衰、益寿延年等防病保健作用。

2. 临床应用

（1）蓝莓富含维生素 C,对一般的伤风感冒、咽喉疼痛、腹泻有较好的改善作用。

（2）蓝莓中蕴藏着大量紫色成分，那就是花青素。而花青素是最强的抗氧化物质，提高免疫、嫩肤养颜、抗皮肤老化、减少老年斑，抗老防衰、益寿延年。

（3）蓝莓的果胶含量很高，能有效降低血脂和胆固醇，防止动脉硬化和肥胖病，增强心脏功能，促进心血管健康，预防心脏病，进而降低血栓及心脏病危险；花青素也能加固血管，使血管更具弹性，改善血液循环；对于静脉功能不足者，原花青素能有效地减轻疼痛，消除水肿，控制夜间痉挛等症状。

（4）新鲜蓝莓含丰富的膳食纤维，能有效促进肠道蠕动，防治便秘。

（5）蓝莓是低热量水果，又有润肠通便作用，不会导致发胖，所含多酚类物质还能分解腹部脂肪，有助于减小腹围，控制体重。

（6）糖尿病患者吃蓝莓有助于调节血糖水平。每周食用适量蓝莓，就能降低血糖指数，坚持 2 个月可显著改善血糖调节能力。

（7）蓝莓中的有效成分可防止细菌黏附于膀胱、尿道壁，防止膀胱炎和尿路感染。每天吃 1 把蓝莓就能达到预防目的。

（8）可促进发育、强筋壮骨。蓝莓中所含的微量元素锰，对骨骼发育起到至关重要的作用。有研究观察发现，喜欢吃蓝莓的儿童，其骨质密度远远高于不吃蓝莓的儿童。

（9）可预防癌症。蓝莓中的花青素可遏制肿瘤细胞生长，每天吃半杯即可达到抗癌功效。

（10）蓝莓中的花青素有保护眼睛、防止和消除视疲劳的作用，能活化视网膜，促进视网膜细胞中视紫质的再生，防止视网膜剥离，增进视力。研究发现，适当食用蓝莓可以使患老年性黄斑变性的概率降低 40% 左右。

3. 服用方法　蓝莓以生吃和榨汁为主。

4. 注意事项

（1）本品性凉，肺寒咳喘、脾胃虚寒腹泻、肾阳不足者不宜食用。

（2）胆囊和肾脏病患者应少吃。

（四）每日吃香蕉，医生不用找

香蕉又名"甘蕉""蕉子""蕉果"，是我国南方四大果品之一，气味清香，生、熟皆可食用。

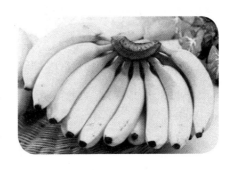

1. 性味、归经及功能作用　香蕉,性寒、味甘,归脾（经）、胃（经）、大肠（经）,是碳水化合物（蔗糖、果糖、葡萄糖）含量最高的水果，此外，还含有蛋白质、脂肪、淀粉、多种维生素、果胶、纤维素，以及钾、磷、铁、镁等矿物质。具有润肺止咳、清热滑肠、消炎降压的功能，主要用于肺热咳嗽、高血压病、冠心病、便秘、痔疮、疖肿、烫伤、手足皲裂等病症。

2. 临床应用　"每日吃香蕉，医生不用找"，是流行于欧美的养生谚语。香蕉是含糖、含镁都很高的水果，早上起床后无精打采，吃少量香蕉可保持血糖水平；2 根香蕉提供的能量，能够维持 90 分钟剧烈运动。所以，很多世界知名的运动员都以香蕉为首选水果。

（1）有清热降温之功。香蕉可以用作降低身、心的热度，在泰国，孕妇为了使婴儿出生时有较为凉快的环境，临盆时就会吃香蕉。

（2）肺炎咳嗽，鲜香蕉根 120 克，捣烂、绞汁、煮熟，加食盐少许饮服，每日 2 ～ 3 次。

（3）肺燥咳嗽、咳嗽日久，香蕉（去皮、切段）2 ～ 4 根，冰糖 5 克，煮食或装碗上锅蒸 15 分钟后食用，每日 1 ～ 2 次，连服数日。

（4）胃热烦渴，香蕉肉 3 个，玉米须 60 克,干西瓜皮 60 克（鲜品 200 克),水煎，加冰糖调味食用。

（5）用于胃肠溃疡出血。西药保泰松是一种很容易诱发胃肠溃疡出血的药物，如果在服用保泰松之后吃些香蕉，即能刺激胃肠黏膜细胞的繁殖生长，产生更多的黏膜保护胃肠道，不发生溃疡病和出血。

（6）根据美国、德国的研究成果，香蕉中含有乙肝抗原，能对乙肝的辅助治疗起很好的作用。

（7）小儿腹泻，将香蕉放于火炉上，烤热后趁热吃下，每次 1 ～ 2 个，每日 2 次。

（8）痢疾，香蕉花 30 克，捣烂，加蜜糖，开水冲服，每日 3 ～ 4 次。

（9）香蕉的纤维素含量很高，可以帮助恢复胃肠道的正常活动，消除便秘，无须服用泻剂。可用香蕉（去皮、切段）2 根，冰糖适量，煮食；或香蕉皮（最好是那种熟透、发黑的）适量煮水喝；香蕉（切成小块）200 克，蜂蜜 25 克，绿茶 5 克，食盐少许，开水冲泡代茶饮。

（10）痔疮、便血者，每日晨起空腹吃 2 根香蕉，可润肠通便止血；或香蕉（切段）2 根，冰糖适量，连皮炖熟吃，每日 1 ~ 2 次，连服数日。

（11）结肠癌，香蕉 1 ~ 2 根，去皮，加冰糖适量，隔水炖服。每日 2 次，长期坚持。

（12）高血压患者体内的钠含量往往高于钾的含量，对心血管系统的健康不利。而香蕉的钾含量高于钠盐含量，钾可以帮助人体排出这些多余的盐分，让身体达到钾钠平衡。常吃香蕉能维持体内的钾钠平衡和酸碱平衡，保护心肌的功能。可以每日吃香蕉 3 ~ 5 根；或香蕉皮（连果柄，晒干）30 克，水煎代茶；香蕉 500 克，黑芝麻（略炒）25 克，用香蕉蘸炒半生的黑芝麻嚼吃，每天分 3 次吃完；香蕉肉 3 根，玉米须、西瓜皮各 60 克（鲜品 200 克），水煎，加冰糖调味食用。

（13）高血脂，香蕉连柄连皮 50 克，洗净、切碎，开水冲泡代茶饮，每日 1 ~ 2 次，连续服用半个月左右。

（14）冠心病、心绞痛，每日吃香蕉 4 根；或香蕉 50 克，捣烂，加入等量茶水，再放少量蜂蜜，制成香蕉茶，频饮。

（15）可防治脑溢血（中风）。长期吃香蕉或经常用香蕉花水煎服，能减少中风的发生率，死亡的概率能减少 40%。

（16）用于贫血。香蕉铁质含量高，能刺激血液内的血色素。

（17）用于神经衰弱、眩晕。香蕉（切成小块）200 克，蜂蜜 25 克，绿茶 5 克，食盐少许，开水冲泡代茶饮。

（18）用于中老年脑力劳动者气血两虚、疲乏、头昏、心神不安、失眠、多梦、记忆力减退。在国外，香蕉被称为是"包着果皮的安眠药"（镁能放松情绪和肌肉，促进睡眠）。可取香蕉（去皮、捣烂）2 根，绞股蓝（洗净、晾干、剪碎）30 克，红茶 10 克。将茶叶开水冲泡 2 次（取汁、混合），放入香蕉泥，充分搅拌均匀后代茶饮用。

（19）可健脑益智。香蕉含丰富的钾，能提高学生的专注力，对提高学习效果大有帮助。

（20）可消除紧张、减缓心理压力。香蕉含有丰富的维生素 B，能舒缓神经系统；而氨基酸能转化成血清促进素，稳定情绪；钾可以调节心律，使之正常化，从而将氧气顺利送到大脑，并调节身体的水分。当受到压力紧张时，新陈代谢就会加快，钾的水平下降，钾含量高的香蕉正好可补充。

（21）常吃香蕉，能使脑细胞中的 5- 羟色胺的浓度增加，使心情舒畅、活泼开朗，缓解抑郁症患者的症状。

（22）减肥，香蕉（切成 1～2 厘米的薄片）1～2 根，黑糖或红糖（颜色越深越好）、食醋各适量。将糖和醋放进一个密封的罐子里，搅匀，再放入香蕉片，密封 24 小时。每天三餐前饮用 3 汤匙香蕉醋（如果觉得味重不适应可加冷开水少许），顺便吃腌渍过的香蕉（胃肠不好的人饭后 10 分钟食用，或加在食物，如牛奶、豆浆、蔬果汁、炖煮的蔬菜中服食）。此法曾风靡日本、韩国的减肥界，吃 1 个月可瘦 8～10 斤，这对"喝水也胖"的人无疑是个福音。

（23）常吃香蕉或用香蕉内皮擦脸，可使人精力充沛、眼睛明亮、皮肤柔嫩光滑、不干不燥。

（24）疮疖痈肿，鲜香蕉根茎或叶适量，捣烂绞汁，涂敷患处。

（25）烫伤，香蕉去皮，捣烂挤汁，涂患处，每日 2 次。

（26）冻疮、手足皲裂、脚气，香蕉皮内侧擦手足，每日数次；香蕉（皮发黑者尤佳）1 根，置火炉旁烤热，擦摩患处，每日数次。

（27）丹毒，香蕉连皮捣烂榨汁，外敷患处，每日 3 次。

（28）扁平疣，用指甲或小刀刮取香蕉白色的内皮层，放在一般外用的橡皮贴布上，紧贴在患处，每天换 2 次。

（29）用于皮肤瘙痒。香蕉皮中含有蕉皮素，有抑制皮肤细菌和真菌的作用，可医治由细菌和真菌感染引起的疮疡痈肿、皮肤瘙痒和脚气病。既可以用香蕉皮水煎外洗，也可以用新鲜的香蕉内皮外擦患处，还可以将香蕉肉捣烂敷患处（如果加少许姜汁则疗效更好），每日 2 次。

（30）牛皮癣、脚癣，用香蕉内皮擦患部，每天 3～5 次，1～2 天即可止痒，连续擦 1～2 个月，皮肤可变光滑。

（31）蚊虫叮咬，用香蕉内皮轻擦患处，可消炎消肿止痛。

（32）用于眼睛红肿、干涩、疲劳。香蕉中含有大量的胡萝卜素（维生素 A），人缺乏维生素 A 或长时间看电脑，眼睛就会感到疼痛、干涩、疲劳。香蕉 2 根，1 次食下；或香蕉内皮敷眼，每日 2 次，有助炎症消退，缓解眼睛干涩、疲劳。

（33）可辅助戒烟。香蕉含有足量的钾、镁和维生素 B_6、维生素 B_{12}，可以缓解抽烟者没有尼古丁刺激的烦躁不安。

（34）解酒，香蕉3～4根，一次吃下；香蕉（捣烂）2根，加牛奶、蜂蜜各适量，混合服用，可以即时解酒。

3.服用方法　香蕉以生吃为主，阳虚体质和容易腹泻者可以烤热或蒸熟吃。外用可以用香蕉肉或者皮的内层擦患部。

4.注意事项

（1）香蕉性寒、滑利，故阳气不足、脾胃素虚、便溏或腹泻者慎用。

（2）香蕉富含钾盐、钠盐，故肾功能不全、尿少时忌食用。否则会使病人的血钠、血钾浓度增加，加重肾脏的负荷，加剧高血压和肾炎水肿的症状。

（3）香蕉不宜与土豆同吃，否则容易导致面部生斑。

（4）香蕉中的糖和镁，对心血管系统有一定抑制作用，可引起一时性短暂的肌肉麻痹、感觉麻木、嗜睡乏力等，故心功能不全者不宜食用；为了安全，也不适宜正在骑车和驾驶汽车的人员食用。

（五）猕猴桃（奇异果）：天然维生素C片

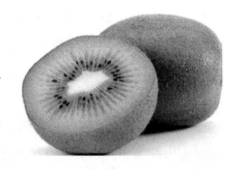

相传古代，我国南方林区，野生一种果树，山里人都不认识叫什么树。其树每年8－10月，果实成熟呈椭圆形，果皮有黄褐色茸毛，外貌丑陋，人们以为野果有毒，都不敢碰它。

有一年，山里人意外地发现，野果成熟时，前一天还亲眼看到野果满树，第二天却都没有了，而且地上也没有野果落下。人们顿感疑惑，心想：这么多野果都到哪里去了呢？第二年，等到野果成熟，山里人日夜轮流值班，观其究竟。一天夜晚，正是夜深人静之际，在暗淡的月光下，人们发现一群群老老小小的猴子从四面八方奔跑而来，纷纷往果树上爬，你抢我夺地摘采野果，边吃边摘，一时间把野果抢摘一空。人们纷纷议论：这种不经看的野果，猴子怎么如此爱吃？又到下一年野果成熟时，山里人就在猴子之前也去摘来品尝，剥去了果皮，只见肉色碧青如玉，送进嘴里尝试，竟酸甜可口，非常好吃。随即大家拿了大篮小筐，纷纷摘采，运回家中。山里人将摘来的野果，天天吃，年年吃。数年后，自从吃了野果，原来易生毛病的人不生病了，原来身体羸弱不堪的人变得强壮起来了，年老体弱者也变得身轻长寿了。于是大家把这种野果视为仙果、珍果。只是这种野果没有名字，大家苦思苦想却提不出合适的名字，一位老者说，根据这种野果猴子最爱吃，而且这种野果的颜色和形态也很像猴子，这种猴子叫猕猴，这种野果就叫"猕猴桃"吧。

猕猴桃又名"阳桃"或"羊桃""藤梨""猕猴梨""奇异果"，原产于我国，早在古书《诗经》和《尔雅》里就有关于它的记载。始见于唐代诗人岑参的诗中："中庭井阑上，一架猕猴桃。"李时珍在《本草纲目》中也曾有"其形像梨，其色如桃，而猕猴喜食，故有其名"（猕猴桃的名称概由此而来，也有人说是因为猕猴桃果皮覆毛，貌似猕猴而得名）。可惜长期以来，未被重视。20世纪初，新西兰和英、美、法人先后从我国引种猕猴桃树，开始作为一种庭园观赏植物；后来，发现猕猴桃果实营养丰富，经济价值很高，还具有一定的药用价值，因而引起重视，竞相培育。其中以新西兰发展最早、最快，在20世纪40年代开始商品生产，现在已行销世界，基本上垄断了国际市场（取名"奇异果"）。

猕猴桃，外观呈棕色，形似土豆，其内碧绿如翡翠，酸甜可口，味道颇似草莓、香蕉、凤梨三者的混合。在我国本是南方山区野果，现在已移栽到全国各地。

1. 性味、归经及功能作用　猕猴桃，性寒，味甘、酸，归胃（经）、肾（经）、膀胱（经）。富含糖、蛋白质、维生素 B、维生素 C、维生素 P（维生素 C 含量居水果之冠，每 100 克果子含 200 毫克，几乎是柑橘的 100 倍，西红柿的 30 倍，是名副其实的"天然维生素 C 片"）、胡萝卜素、多种氨基酸，以及矿物质钙、磷、铁、钠、钾、镁等。具有疏肝理脾、和胃消食、软化血管、利尿通淋、美容润肤的功效，主要用于消化不良、消化道肿瘤、呕吐、坏血病、高血压、脾脏肿大、黄疸型肝炎、疟疾、咽喉肿痛等病症。常食猕猴桃可延年益寿，亦可防止致癌物亚硝胺在体内生成，并可降低血中胆固醇和甘油三酯水平，对心血管疾病、癌症均有一定防治作用。

2. 临床应用

（1）消化不良，猕猴桃干果 100 克，水煎服。每日 1 次。

（2）呕吐，鲜猕猴桃捣烂，绞取汁 1 杯，加入少许生姜汁，调匀饮服。

（3）用于高血压、高血脂、动脉硬化。猕猴桃还含有丰富的具有保护血管功能的维生素 P，常吃鲜猕猴或榨汁饮服，对于防治高血压、高血脂和心、脑动脉硬化意义重大。

（4）坏血病，猕猴桃鲜果 60 克，洗净捣烂，置凉开水中浸泡 1～2 小时后饮服。

每日 1 次。

（5）黄疸型肝炎，猕猴桃 30 克，车前草、茵陈、金钱草各 15 克，水煎服。每日 1 次。

（6）疟疾，猕猴桃 30 克，石榴皮 6 克，鸡内金 10 克，水煎服，每日 1 次。

（7）脾脏肿大，鲜猕猴桃 5 个，洗净切碎，捣烂绞汁，饮服，每日 1 次。

（8）尿路感染、尿路结石，猕猴桃 250 克，白酒 500 毫升，将猕猴桃去皮洗净，浸入白酒中密封，每 3 天搅拌 1 次，浸泡 20 ～ 30 天即成，每次服 10 ～ 15 毫升，每日 2 次。

（9）咽喉肿痛，鲜猕猴桃 1 ～ 2 个，每日 3 次。

（10）近年研究证实，猕猴桃中含有一种具有阻断人体内致癌的"亚硝胺"生成的活性物质，因而具有良好的抗癌作用。尤其对消化道肿瘤，比如食道癌、胃癌，可用猕猴桃 30 克，半枝莲、白茅根、野葡萄根各 15 克，水煎服，每日 1 剂。

（11）猕猴桃中大量的维生素 C 使皮肤白皙、润泽，爱美的孕妈咪们可以适量多吃些猕猴桃，这样就不用担心怀孕后白皙的脸庞会被黄褐斑"入侵"。

3. 服用方法

（1）猕猴桃可以生吃、榨汁、做成糕点及水果羹。

（2）猕猴桃不宜空腹吃，最好在饭后 2 ～ 3 小时吃。

（3）猕猴桃酒：猕猴桃（洗净、去皮，切成薄片）250 克，加蜂蜜 100 克，拌匀，装入密封盒冷藏腌渍 24 ～ 48 小时，再将腌渍中析出的蜂蜜、果汁混合液澄出（猕猴桃片留用），同白酒 1500 毫升混合，调匀，再加入腌渍好的猕猴桃片，密封收藏于敞口瓷坛或玻璃瓶中，静置于阴凉避光处。第 1 周每天摇匀 1 次，第 2 周起每周摇匀 1 次，1 个月后开封饮用，每次饮 10 ～ 15 毫升，每日 2 次。清热生津、利水通淋，适用于热病烦渴、黄疸、尿路结石（小便淋漓、涩痛）等症。

4. 注意事项

（1）猕猴桃性寒，故脾胃虚寒者、经常腹泻和尿频者、有先兆性流产现象的孕妇不宜食用。

（2）猕猴桃不宜与黄瓜、南瓜、胡萝卜等含有维生素 C 分解酶的食物同吃，分解酶可使猕猴桃中维生素 C 大量破坏。这样就吃得不合理、不科学了，既减少了食物本身的营养价值，又降低了食物的药理作用。

（六）柿子的功与过

柿子营养丰富，历来都是人们喜欢吃的秋季佳果。但是柿子共有上千个品种，根据其在树上成熟前能否自然脱涩分为涩柿和甜柿两类。我国的柿子大多数属于涩柿类，需要经过脱涩加工才能吃的。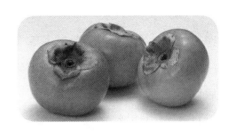

1. 性味、归经及功能作用 柿子，性寒，味甘、涩，归心（经）、肺（经）、脾（经）、胃（经）。柿子富含果糖、蔗糖、葡萄糖、少量的脂肪、蛋白质、维生素 B、维生素 C、纤维素、胡萝卜素，以及钙、磷、铁、碘等矿物质。具有清热去燥、润肺化痰、止渴生津、软坚散结、调理胃肠、降逆止呕、凉血止血等多种医疗作用，主要用于多种咳嗽、食欲不振、呕吐、呃逆、腹泻、痢疾、便秘、高血压、尿道炎、痔疮、冻疮、皮肤溃疡、带状疱疹、口舌生疮、咽喉疼痛及多种出血性病症，是慢性支气管炎、高血压、动脉硬化、内外痔疮患者的天然保健食品。《本草纲目》中记载："柿乃脾、肺、血分之果也。其味甘而气平，性涩而能收，故有健脾涩肠，治嗽止血之功。"

柿蒂、柿饼霜和柿子树叶都是中药：柿蒂可以平降胃气，治疗嗳气、恶心、呕吐、呃逆等；柿饼霜能润肺止咳、清利咽喉；柿叶有抗菌消炎、降压止血等作用。

2. 临床应用

（1）肺热燥咳，柿饼霜 5 ～ 10 克，温开水化服，每日 2 次；干咳无痰者用柿饼（去蒂）2 个，川贝末（纳入柿饼中）9 克，蒸熟后 1 次服完，每日 2 次；咽干喉痒者，柿霜 6 克，蜂蜜 20 毫升，生姜 4 片，混匀，加水蒸 20 分钟，1 次食用，每日 1 ～ 2 次；久咳不愈者，取柿饼 3 个，水煎，加蜂蜜冲服，每日 2 次；善饮酒者，可以用柿子泡酒，随量饮服。

（2）慢性支气管炎干咳，柿饼（去蒂）3 个，加清水和冰糖各适量，蒸至柿饼绵软后食用，每日 2 次。

（3）百日咳，柿饼 15 克，罗汉果 1 个，水煎服，每日 2 ～ 3 次；柿饼 1 个（剖成两半）1 个，生姜（去皮、切碎，夹在柿饼内）5 克，以文火焙熟，去姜吃柿饼。

（4）肺脓肿，柿饼霜、白及各 30 克，共研细末，每取 3 克，以鱼腥草 30 克，仙鹤草 15 克，煎汤冲服，每日 2 次。

（5）干咳咯血，柿饼 3 枚去蒂切小块，大米 100 克，同煮粥，用冰糖或白糖调味食用；未成熟之青黄柿子 1 个，用酒煮沸，吃柿子；大柿饼 1 个，青黛粉 3 克，柿饼在饭中蒸熟，剖开，掺入青黛，每晚睡前以薄荷煎汤服下，每日3次。

（6）食欲不振，柿饼1500克，蜂蜜250克，酥油500克，文火共煎煮10余沸，捞出柿饼，每日空腹吃3～5个。

（7）呕吐，柿饼2个，切碎，拌米中蒸熟后吃；柿饼2个，生姜9克，共捣烂后以开水送服，每日2次；柿饼适量，烧存性，研为细末，每次以开水冲服6克，每日3次；柿蒂30克，冰糖60克，水煎服；柿蒂20克，灶心土（另包）30克，水煎服。

（8）呃逆，柿蒂10个，水煎代茶；柿蒂7个，烧存性，研为细末，开水冲服；柿蒂、丁香各15克，生姜5片，水煎服。

（9）腹痛、腹泻，柿饼2个，放饭上蒸熟食；柿蒂若干，烧成炭，研为细末，每取2克，以开水冲服，每日3次。

（10）痢疾初起，柿子若干，切片晒干，炒黄为末，每取5克以开水冲服，每日3次；小儿痢疾可将干柿末放入粳米粥中同食或用大干柿子50个，糯米500克，同磨成粉，再加枣泥拌和，做成柿糕，蒸熟每天服食。

（11）便秘，柿子去皮常吃，可滑肠通便。柿子富含一种水溶性的膳食纤维——果胶，有良好的润肠通便作用，对于纠正便秘、保持肠道正常菌群生长等有很好的作用。

（12）黄疸，柿饼1个，切开，皂矾（塞入柿饼之中）1.5克，外以面粉包裹烧黄，研为细末，开水冲服，每日2次。

（13）高血压、中风先兆，柿饼5个，1次吃下，每日2次；柿饼（去蒂）3个，清水和冰糖各适量，蒸至柿饼绵软后食用；生柿适量，捣烂取汁（柿漆），每服30毫升，每日2次；生柿适量，捣烂取汁，每次以米汤或牛奶调服20毫升，每日2次。

（14）甲状腺肿大，青柿1000克，洗净、捣烂取汁，先以大火烧沸，后以文火煎熬浓缩至稠黏时，加入蜂蜜，再煎至浓稠，每次以开水冲服30毫升，每日2次。

（15）泌尿道感染、尿血，柿子、黑豆、食盐各适量，水煎服；柿饼（去蒂、切小块）3个，大米100克，煮粥，用冰糖或白糖调味食用；柿饼2个，灯心草6克，水煎煮取汁，加白砂糖调味饮用，每日2次。

（16）便血，柿饼5个，焙干为末，加红糖50克，空腹而食，每日2次；柿饼（去蒂、切小块）3个，大米100克，煮粥，用冰糖或白糖调味食用；柿蒂12克，烧存性，研为细末，每晚睡前以米汤或黄酒空腹调服；年久不愈者，取柿饼8个，灶心土60克，混合炒熟，每日早、晚各吃柿饼4个。

（17）遗尿，柿蒂 12 克，水煎服，每日 2 次。

（18）尿道感染，干柿蒂适量，烧存性，研为细末，每次以米汤冲服 10 克，每日 2 次。

（19）水肿，柿饼 1 个，切开，皂矾（塞入柿饼之中）1.5 克，外以面粉包裹烧黄，研为细末，开水冲服，每日 2 次。

（20）产后出血，柿饼 2 个，烧存性，研为细末，用黄酒调服，每日 1 次。

（21）痔疮，柿饼适量，切碎煮烂，当点心吃，每日数次；柿饼 2 个，放饭中蒸熟，餐前 1 次吃下；柿饼 3 个，地榆 9 克，水煎服，每日 3 次。

（22）冻疮，柿子皮 50 克，烧存性，研为细末，以熟菜油调匀涂患处。每日数次。

（23）带状疱疹，柿子汁涂患处，每日数次。

（24）皮肤溃疡，柿子皮（连肉）贴敷患处，每日数次。

（25）色素斑，每晚吃柿饼 5、6 个。

（26）蛇咬伤，生柿子或柿饼捣烂敷伤口，干后即换。

（27）咽喉疼痛，柿饼（去蒂）3 个，清水和冰糖适量，蒸至柿饼绵软后食用；柿饼霜 3 克，温开水化服；柿饼霜适量，吹于咽喉，每日 3 次。

（28）口舌生疮，柿饼霜 3 克，温开水化服；柿饼霜适量，吹于咽喉，每日 3 次。

3. 服用方法

（1）柿子共有上千个品种，根据其在树上成熟前能否自然脱涩分为涩柿和甜柿两类。其中的涩柿必须在采摘后先经人工脱涩后方可供食用。柿子经脱涩后，吃起来味甜、滑腻爽口。

（2）除了生吃以外，还可制成柿干、柿饼、柿糕、柿馅、酿酒、制醋，或与米粉、面粉等混合做成柿面食用。

（3）如果用柿子叶子煎服或冲开水当茶饮，也有促进机体新陈代谢、镇咳化痰、降低血压、增加冠状动脉血流量的作用。

4. 注意事项

（1）柿子性寒，凡外感风寒、脾胃虚寒、肾阳不足、体弱多病、大病之后及妇人产后均不宜食（孕妇可食）。

（2）柿子不宜空腹或饥饿时吃，也不宜与酸性食物同吃。在空腹情况下吃柿子或与酸性食物同吃，柿子里面的鞣酸及果胶，就会在胃酸的作用下与蛋白质结合产生沉淀，凝集成大小不等的硬块。如果这些硬块不能通过幽门到达小肠，就会滞留在胃中形成"胃柿石"，小的胃柿石最初如杏子核，但会越积越大。如果胃柿石无法自然被排出，那么就会造成消化道梗阻，出现上腹部剧烈疼痛、呕吐、甚至呕血等症状。

（3）柿子皮不能吃，有的人感到吃柿子的同时咀嚼柿子皮比单吃柿子更有味道，其实，吃柿子皮是不好的习惯。因为，柿子中的鞣酸绝大多数集中在皮中，在柿子脱涩时，不可能将其中的鞣酸全部脱尽，如果连皮一起吃，不但涩感很重，吃多了会感到口涩舌麻，收敛作用很强，引起大便干燥。而且还会加速与胃肠消化液中的胃酸、蛋白质结合而沉积，形成黏稠状的团块（即"胃柿石"）。所以，吃柿子最好去皮，也不能吃没有成熟或没有经过去涩处理的柿子。

（4）柿子中的单宁酸和胶质还能刺激肠壁，引起平滑肌痉挛出现腹痛，轻者会胃痛、恶心、呕吐、腹泻；重者还会发生胃溃疡、肠梗阻等。所以，胃炎、消化不良、胃溃疡、胃切除者不宜。

（5）柿子中的单宁酸和胶质，容易与铁质结合，影响铁的吸收，故缺铁性贫血患者忌食，以免加重病情。

（6）柿子含糖量高，且大多是简单的双糖和单糖（蔗糖、果糖、葡萄糖即属此类），因此，糖尿病患者不能吃，吃后很容易被吸收，使血糖升高。

（7）柿子不能与同样是寒性食品而且又是高钙、高蛋白的鱼、虾、螃蟹等海鲜一起吃。柿子的鞣酸遇到海鲜中的钙质和蛋白质会凝固沉淀，形成不容易消化的"柿石"，还容易引起呕吐、腹胀、腹痛、腹泻。

（8）吃柿子应该适可而止，不能过量，每餐以1个为宜，每天不能超过2个，过多则会胃肠不适、便秘，

（9）文献记载：柿子不能与鹅肉同食，会中毒死亡。可供参考。

（七）素中之荤、菌中瑰宝：蘑菇（附：香菇）

蘑菇，又称"蘑菇菌""口蘑""肉菌"，多生长于山丘、森林、草原、平原的地上或朽木上，雨后长势犹如春笋。

1. 性味、归经及功能作用　蘑菇，性凉、味甘，归肺（经）、脾（经）、胃（经）。含糖、脂肪、丰富的蛋白质、多种氨基酸、多种维生素植物纤

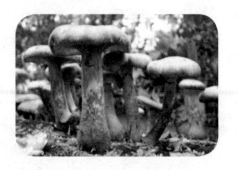

维素，以及钙、磷、铁、钠、钾、锰、铜、锌、硒、氟、碘等矿物质及微量元素。具有润肺止咳、理气化痰、补脾益胃、通便排毒、疏肝利胆、祛风消炎和抗癌的作用。主治咳嗽气喘、肺炎、肺结核、食欲不振、胃肠炎、肝炎、高血脂、糖尿病、维生素 B_2 缺乏症、白细胞减少症、肠风下血、痔疮出血、功能性子宫出血、久病体虚、癌肿（尤其是食管癌）等，很适合老年人、久病体虚及癌肿患者食用。平时最好能做到每天甚至每餐都有一种菌菜或菌汤。

2. 临床应用

（1）咳嗽、痰多、不易咳出时，肺热用蘑菇 10～15 克，炖汤饮食；肺寒可加入干姜 5 克同煮食，每日 1～2 次，连续数日。

（2）肺炎、肺结核者，蘑菇适量，炒或炖吃。

（3）脾虚气弱、食欲不振：鲜蘑菇（菌盖撕成小块，菌柄切斜成片）100 克，猪瘦肉（切片）200 克，用食油、食盐炒至肉色变白，加水适量煮熟食。

（4）胃热呕吐、肠炎、湿热痢疾，蘑菇适量，炒或炖吃；蘑菇（洗净切丝）10 克，粳米 50 克，煮粥顿服，直至病愈。

（5）肠风下血、痔疮出血，蘑菇适量，焙干研末，温开水送服，每次 3 克，每日 2 次。

（6）肝炎，鲜蘑菇适量，常煮食；蘑菇、鸡肉各适量，共炖食用，每周 3～5 次。

（7）肝硬化腹水，鲜蘑菇 50 克，车前草 30 克，煮汤，每日内分 2 次服用。每周 3～5 次，连续 2～3 个月。

（8）可通便排毒。蘑菇中含有较多的粗纤维和木质素，可保持肠内水分，并吸收余下的胆固醇、糖分，将其排出体外，对防治便秘、动脉硬化、糖尿病、肠癌等都十分有利。

（9）早期动脉硬化，可用鲜蘑菇 50 克、车前草 30 克，煮汤，每日分 2 次服用，连续 2～3 个月。

（10）有降压、软化血管、降脂减肥之功。蘑菇属于低脂肪、低热量食品，常吃也不会发胖。蘑菇中还含有较多的粗纤维和木质素，可保持肠内水分，并吸收余下的胆固醇、糖分，将其排出体外，既可防治高血压、高血脂、动脉硬化、糖尿病，也能降脂减肥。

（11）糖尿病，蘑菇适量，或炒或炖，常吃，若加入苍术、玄参各 15 克共煮，则效果更佳。

（12）久病体虚、气短者，蘑菇100克，鸡肉250克，加水煮烂，分2～3天服，连续1个月左右。

（13）白细胞减少症，鲜蘑菇适量煮食，连服2～3个月。

（14）子宫功能性出血，蘑菇适量焙干研末，温开水送服，每次3克，每日2次。

（15）产后乳汁分泌不足者，鲜蘑菇（菌盖撕成小块，菌柄切斜成片）100克，猪瘦肉（切片）200克，用食油、食盐炒至肉色变白，加水适量煮熟食用。

（16）日本科研工作者在蘑菇有效成分中分析出一种超强力抗癌物质，能抑制癌细胞的生长，其作用比绿茶中的抗癌物质强1000倍。经常吃蘑菇，能提高机体的抗癌能力，防治多种癌症；癌症术后常吃蘑菇，可防止癌细胞扩散、转移。

对于肝癌患者来说，蘑菇是其克星和"免死金牌"。

食管癌可用蘑菇150克，黑木耳15克，共煮3～5分钟，加入细盐、味精、胡椒粉，继续煮2～3分钟，1日内分2～3次服完，连续7日，休息1～2日后若感觉尚好可继续服用，直至症状缓解或消失；蘑菇（洗净、切块）150克，生代赭石（打碎、水浸泡）50克，鸡块80克，熟猪油15克，猪油在锅内烧热后，加酱油少许炝锅，再加代赭石水1000毫升，共煮熟后加入鸡块，用小火炖烂，1日内分2次服完；蘑菇200克，生代赭石（打碎）50克，嫩鸡块100克，黑木耳（水发）25克，黄酒20克，熟猪油15克，酱油10克，香油6克，细盐5克，胡椒粉2克，味精少许，水1500毫升，共煎至1000毫升时去渣留汁，1日内分2～3次服完。

3. 服用方法　蘑菇很适合同一些蔬菜或肉类食物炒食或煨汤，特别适合与小白菜同炒。余见"注意事项"中。

4. 注意事项

（1）蘑菇虽好，但它有个致命的弱点，那就是对重金属的吸附能力过强，几乎所有的重金属如铅、汞、镍等蘑菇都会吸附。然而，我们人体一旦摄入重金属却没有排出的机制，这些重金属就会在肾小管内聚集，严重时还会引起肾小管的坏死。环境污染已不容乐观，对于在这些受到污染的水土上生长起来的蘑菇而言，肯定会对土壤、水和空气中的重金属有所吸附。久而久之，就会伤及我们的肾脏。万一我们患有高血压、糖尿病什么的，肾脏的代偿能力会进一步下降。搞得不好，我们将来需要做肾脏透析的人就会越来越多，年纪也会越来越轻。有鉴于此，成年人每月吃蘑菇最好不要超过200克。

（2）不可误食野生有毒的蘑菇或贮存日久腐败变质的蘑菇，以防中毒。常见的毒菌有绿帽菌、毒蝇菌、马鞍菌，误食中毒后可见呕吐、腹痛、腹泻、黄疸、肝区痛、阵发性痉挛，严重的可休克甚至死亡。水焯蘑菇时放入几瓣大蒜，如果大蒜变色了，就提示有毒，不可食用。中毒后可用绿豆 120 克、甘草 30 克，煎汤急服，同时呼叫 120 送医院救治。

（3）据古代文献记载：蘑菇为发物，对蘑菇过敏的人要谨慎食用。

（4）蘑菇很适合与小白菜同炒，但不宜与茄子、小米、黄米同食，否则会中毒。

附：香菇

香菇，又名"香菌""冬菇"，为我国特产，也是世界第二大食用菌，味道鲜美，香气沁人，营养丰富，素有"植物皇后""素中之荤，菜中之肉"的山珍美誉。

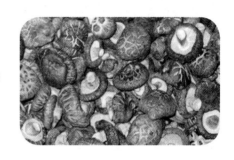

1. 性味、归经及功能作用　香菇，性平，味甘，归胃（经）、肝（经）、含多种氨基酸、脂肪、蛋白质、糖类、维生素 A、维生素 B、维生素 C 及钙、磷、铁等。具有促进发育、益气补虚、健运脾胃、防癌抗癌等作用。主要用于防治感冒、慢性胃炎、食欲不振、病后虚弱、高血压、高脂血症、功能性子宫出血、子宫颈癌、小儿发育不良等病症。

2. 临床应用

（1）有促进发育、提高免疫力之功。香菇中有一种一般蔬菜缺乏的麦淄醇，经太阳照射后会转化成维生素 D，促进钙的吸收和生长发育，还能够刺激人体产生更多的干扰素，消灭体内的病毒，增强人体抵抗疾病的能力。

（2）可防治感冒。喝香菇汤是一种非常方便且易于接受的预防感冒的方法。香菇中含有香菇嘌呤和蘑菇核糖核酸，能刺激人体网状组织细胞和白细胞释放干扰素杀灭人体内的细菌和病毒，加强人体对感冒病毒的抵抗能力。若将香菇与鸡肉一起炖汤食用，其防治流感的作用更强。将半只鸡（约 500 克）肉剁成块，汆烫去血水，捞起洗净备用；将 12 ～ 15 朵香菇泡软、洗净、沥干、去蒂、对切两半，将鸡块放入炖锅，加适量水及葱、姜、料酒等调料，炖 40 分钟左右，再放入香菇和适量盐，继续炖 20 分钟，调入味精，即可食用。对于反复感冒、出汗较多的气虚患者，还可加入大枣 10 枚一起炖汤食用。

（3）用于脘腹胀满、食欲不振，鲜香菇 50 克，鲜冬笋 200 克，食盐、葱各适量，炒熟透后分 2 次服用，连续 2 ～ 3 天。

（4）用于慢性胃炎、胃部隐痛、反胃、呕吐。香菇适量，烘干研末，饭前用红糖水送服 3 克，每日 2 次；香菇、粳米各 100 克，牛肉（煮熟、切片）50 克，共煮至熟，调入葱、姜、精盐各适量，每天服食 1 次，直至症状消失。

（5）慢性肝炎，鲜香菇（撕片）、猪瘦肉（切片）各 100 克，共煮，加食盐调味即可，若感觉尚好可不定期服用。

（6）脾虚水肿，香菇（切丁）50 克，鲤鱼（500 克左右，宰杀去内脏）1 条，生姜（切丝）、冬笋（切片）各 100 克，冬瓜皮（切条）、火腿肉（切片）各 50 克，共放于鱼腹中，并加入调料品，煮熟后 1 ～ 2 天内服完，连服，至症状消失为止。

（7）久病体弱、气血两虚、食欲不振、倦怠乏力者，香菇 50 克，母鸡肉 500 克，文火炖酥，配以调料，每剂服 5 日，连服至病情好转为止。

（8）便秘，鲜香菇 500 克，鲜桃仁 200 克，鸡汤 250 毫升。取鸡汤加精盐、料酒、白糖各适量，下锅煮沸，再加入香菇和桃仁共煮熟，用淀粉勾芡即可服食，3 ～ 5 天服完。

（9）肠风下血、痔疮出血、血色偏暗者，香菇适量，烘干研末，饭前用温开水送服 2 ～ 3 克，每日 2 次。

（10）高血压、糖尿病，香菇 50 克，煮汤常食。

（11）高脂血症，香菇适量，经常煮食。

（12）功能性子宫出血，香菇适量，研末，每服 3 克，温水送下，每日 2 次。

（13）小儿缺钙、鸡胸、佝偻，经常煮食香菇，有一定治疗作用。

（14）有防癌抗癌之功。香菇内的香菇多糖具有抗癌作用，主要用于子宫颈癌的辅助防治。可以用鲜香菇 30 克，水煎常服，每日 1 次。其他癌症手术后乃至转移者也可服食。

3. 服用方法 香菇既可以单独食用，也可以与猪肉、鸡肉、鸭肉等相配食用。可以通过炒、烧的方法烹制出美味的菜肴，也可以通过煮、炖的方法做成鲜美可口的靓汤。

4. 注意事项 香菇含有较多的钾元素，高血钾患者和正在服用洋地黄的患者应少食或不食。

（八）竹荪：山珍之花、菌中皇后

竹荪，又名"竹笙""竹参""竹松""竹菌""竹签""竹姑娘""面纱菌""网纱菌""网纱菇"等，秋季生长于有大量竹子残体和腐殖质的竹林地里，寄生在枯竹根部的一种隐花菌类。完整的竹荪子实体由菌盖、菌裙、菌柄、菌托四部分组成，形状略似网状干白蛇皮，有深绿近似

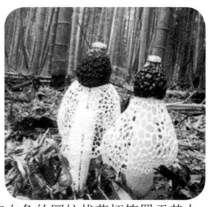

黑色的菌帽，菌帽之下张开一个浅黄色的网状裙，将白色的圆柱状菌柄笼罩于其中，整个菌体显得十分俊美、色彩艳丽，犹如一位身着白纱、翩翩起舞的少女，甚为秀丽且稀有珍贵。因而被人们誉为"雪裙仙子""山珍之花""真菌之花""菌中皇后"。

李时珍在《本草纲目》中说："此即竹肉也，生朽竹根节上，状如木耳，红色，味如白树鸡（白木耳），即此物也，惟苦竹所生者有毒耳。"

1. 性味、归经及功能作用　竹荪，性凉，味甘、淡、微苦，入肺（经）、脾（经）、胃（经）。竹荪之鲜，主要是由于它含有近 20 种氨基酸，特别是味精的主要成分谷氨酸的含量很高，另外还含有多糖、脂肪、蛋白质，粗纤维、多种维生素、胡萝卜素，以及钙、磷、铁、钾、钠、铜、镁、锌、锰、硒等营养素。具有润肺止咳、健脾益胃、补脑安神、降压、降脂、减肥、滋补强壮、补益肾气、防癌抗癌等作用，主要用于肺虚燥咳、胃肠疾病、贫血、神经衰弱、高血压、高血脂、肥胖、遗精、阳痿、肿瘤等病症。适合免疫力低下、脑力工作者、脾胃虚弱、肝肾亏虚、神经衰弱、失眠、高血压、高血脂、高胆固醇、肥胖及肿瘤患者。

2. 临床应用

（1）用于阴虚肺热、体弱咳喘。竹荪（去蒂、洗净、水发、切块）150 克，鸭（脱毛、洗净、除去内脏、切块）1 只。先用高压锅将鸭子烧至八成熟，放入竹荪，加食盐炖熟食用，可滋阴润肺。

（2）用于肺燥干咳、口渴、纳差。竹荪 100 克，猪瘦肉 250 克。将两者洗净、切片，先用油爆炒猪肉半分钟，倒入竹荪，加适量水和精盐，焖熟食用。

（3）用于脾胃虚弱、脘腹胀满、食欲低下、倦怠乏力。竹荪（去蒂、洗净、水发、切片）50 ～ 100 克，猪肚（洗净）500 克，猪肚先用高压锅烧至七八分熟，起锅切片，用食油爆炒片刻，加入竹荪和精盐、料酒稍焖，最后加葱段、姜片，焖熟即可。竹荪（切片）100 克，草鱼（约 500 克，洗净，去鳞及肠杂，切块）1 条，姜、葱各适量。

先烧鱼块至八成熟，加入竹荪、葱段、生姜、精盐、料酒稍焖，即可食用。鲜竹荪（洗净、剖开，切成菱形片，入沸水锅中略汆，挤干水）600克，粳米锅巴200克，豌豆苗、熟火腿（切片）、熟鸡脯肉（切成片）、水发香菇（去根、洗净、切片）各60克，鲜汤、精盐、猪油、味精、胡椒粉各适量。取汤钵2个，放入烤箱烤热后待用。炒锅上中火，放鲜汤、精盐、胡椒粉、竹荪片、冬菇片、熟火腿片、熟鸡脯肉片、味精，拌匀，烧沸后撇去浮沫，放入豌豆苗，倒入汤钵中。粳米锅巴放入烤热后的另一个汤钵中，猪油在炒锅中烧热放入锅巴汤钵内，最后把竹荪汤倒入锅巴汤钵中即可。

（4）用于慢性肝炎。竹荪有保护肝细胞的作用，肝炎患者宜经常服食。

（5）用于营养不良性贫血、产后血虚。鲜竹荪（去蒂、洗净，入沸水锅中汆透后挤干水，切片）200克，猪肝（去筋、洗净、剁烂）150克，豌豆苗50克，火腿（切片）20克，高汤、味精、精盐、胡椒粉、葱、姜汁、料酒、鸡蛋清、熟猪油各适量。猪肝泥加葱、姜汁搅匀，沥去猪肝渣，加味精、精盐、料酒、胡椒粉、鸡蛋清调匀，倒入抹了熟猪油的汤盘内，上笼蒸约15分钟，使猪肝汁凝结成膏，取出待用；炒锅烧红，放入高汤、竹荪片、火腿片、精盐、胡椒粉、料酒烧沸，撇去浮沫，下豌豆苗拌匀，倒入大汤碗内；再将蒸好的猪肝膏放入，放味精即可食用。

（6）有降压、降脂、减肥之功。竹荪是低脂肪食品，能减少腹壁脂肪的堆积，有"刮油"作用，从而具有降血压、降血脂、减肥的效果。可用竹荪100克，木耳50克，均用温水泡发，煎汤饮服，每日1次；竹荪50克，白萝卜、胡萝卜（切片）各250克，姜片（适量），熬汤服食；竹荪（水发、挤干、切段）30克，丝瓜（洗净、削皮，切斜块）1根，盐适量。砂锅加水先煮丝瓜至沸，放入竹荪，再煮沸后加盐调味服食。

（7）高血压属肝肾阴虚者，干竹荪（去蒂、水发、洗净、切段）50克，豆腐（切块）200克，虾仁（洗净）100克，百合（洗净）20克，植物油50克，大葱（切段）10克，生姜（切片）、盐各5克。将百合置于碗中加50毫升清水，上笼蒸熟；将炒锅置大火上加入植物油，待六成热时加入姜片、葱段爆香；再加入竹荪、虾仁、豆腐、百合；最后加入50毫升清水煮10分钟即成。本方可补肝益肾、降低血压。

（8）糖尿病，竹荪25克，豌豆苗100克，共煮食（连汤），每日1次；竹荪50克，蘑菇、香菇各25克，择洗干净，煮汤喝（菜蘸调料吃）。

（9）遗精、阳痿，竹荪（切段）250克，猪瘦肉（切片）100克，虾仁、海参（水发、切片）各80克，豌豆苗50克，鸡蛋1个，鲜汤、醋、白糖、干淀粉、精盐、葱末、姜末、味精各适量。将竹荪、肉片、虾仁、海参同放碗内，加鸡蛋清、精盐、干淀粉抓匀；炒锅上旺火，放入鲜汤烧沸，再放入浆好的竹荪、肉片、虾仁、海参、精盐、白糖、醋、味精、葱末、姜末、豌豆苗，烧沸片刻，撇去浮沫，出锅倒入汤盆即可食用。

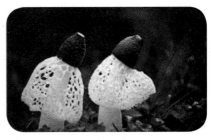

短裙竹荪

（10）现代医学研究证明，短裙竹荪含有抑制肿瘤的成分多糖，具有一定的清除自由基作用，是提高免疫、防癌抗癌的食疗佳品。云南苗族人习惯用竹荪与糯米泡水食用，所以患癌症的概率很低。

（11）用于视物昏花、精神疲乏、干咳气急、心慌失眠、肌肤干燥等。干竹荪（白色为佳，除去杂质，洗净，水发，切长段）10克，银耳（除去杂质，洗净，水发，切长段）5克，冰糖20克。将冰糖置锅内用水溶化，撇去浮沫，倒入竹荪、银耳汤中共煮，待银耳熟烂即可服食。有滋阴养肾、清心明目、润肺止咳之功。

（12）可防食物腐败。竹荪还有特异的食物防腐功能，夏日加入竹荪烹调的荤素菜肴可以多日不腐败变质。

3. 服用方法

（1）竹荪是一种非常名贵的野生食用菌，在烹调上适合烧、烩、焖、蒸、酿等各种吃法，特别适于做汤。

（2）竹荪的食用方法非常讲究：滚水淬过，酌加盐、料酒，与嫩豆腐、玉兰片高汤煨之，不宜夹杂别物并搭。如此不但口感滑腻、清脆味美，而且香气浓郁、营养丰富，既有保健补益作用，又有特殊药用功效，是一种食、药兼用菌，自古就列为宫廷贡品"草八珍"之一，作为皇家食品而出现在宫廷的餐桌上。现代也常以"山珍之王""菌中珍品"的独特身份，成为国宴名菜。

4. 注意事项

（1）竹荪性凉，脾胃虚寒者不宜多吃。

（2）竹荪以色泽浅黄、体大、无虫蛀者为佳，颜色过于洁白的有可能是经过硫黄熏烤的，不要购买、食用。

（3）干制竹荪应放在阴凉、干燥、通风处保存，不要放在日光直射和高温潮湿的地方，以防霉变。一旦开封后要尽快食用，并保证每次都把袋口扎严，以防受潮；或可放在密封罐内保存。

（4）干品烹制前应先用淡盐水泡发，并剪去菌盖头，否则会有怪味。

（九）竹子一身都是宝

"未出土时先有节，及凌云处尚虚心"。这是清代著名大诗人郑板桥的赞竹诗，以竹喻人，寓意颇深。

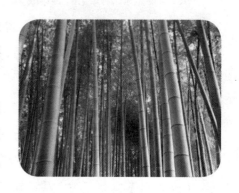

竹子，乃禾本科植物，四季常青，不仅是我国传统的观赏植物，而且可以制成各类器具和精美工艺品，同时，还是我国珍贵动物熊猫的食源之一，在国民经济中占有不可忽视的重要地位。

论其医疗价值，可以说"竹子一身都是宝"。竹叶（卷心）、竹茹、竹沥、天竺黄等都是常用的中药，竹笋既是山珍美味之蔬菜，又有药膳食疗作用，而骨科医生在对四肢骨折的病人进行手法复位后，也常常用两块轻巧耐用的竹制小夹板作固定骨骼的医疗器械。

1. 竹笋　竹笋，又名"竹萌""竹芽""毛笋"，是毛竹的嫩苗，每年立春之后，雨后春笋狂发。就是冬天，竹笋也能破土而出。

竹笋既是山珍美味之蔬菜，又有药膳食疗作用。性微寒、味甘，入肺（经）、胃（经）、大肠（经）。含丰富的植物蛋白、纤维素、糖类、维生素 B、维生素 C、维生素 E，以及钙、磷、铁、胡萝卜素等营养物质，脂肪含量却不高，具有较高的营养和药用价值。有清肺化痰、清利胃肠、健运脾胃、消食化滞、利水消肿、降脂减肥、解毒透疹等食疗作用，主要用于肺热咳喘、消化不良、慢性胃炎、大便秘结或久泄久痢、高血脂、单纯性肥胖、水肿及风疹、疮疡初起、黄褐斑、小儿惊风、口舌生疮等病症。

（1）急性热病，冬笋、猪肉末各 50 克，粳米 100 克，食盐、葱末、麻油各少许，煮粥食用。

（2）肺热咳喘，竹笋 250 克，煮熟后切片（或先切碎，清水炖熟捞出），加少许食醋、生姜末调味，拌匀服食。鲜竹笋 60 克，杏仁 10 克，橘红 6 克，水煎服。二方均连服 5～7 天。

（3）慢性胃炎，鲜竹笋 30 克，玉竹 10 克，鸡内金 6 克，水煎服，连服 2～4 周。适宜于胃痛、胃中嘈杂不安、口渴、不思饮食、大便干结者。

（4）消化不良、口干渴、呕吐者，鲜竹笋 200 克，炒食或煮食，或水煎代茶饮，连服 1 周以上。

（5）吐血，竹笋外衣适量，晒干，烧灰，温水冲服，每日 3 次。

（6）慢性腹泻、久泄久痢（伴口干、肛门灼热）者，鲜竹笋、粳米各适量，煮粥服食。连吃 10 天左右。

（7）竹笋富含纤维素，用鲜竹笋根煮水代茶常饮，可以润肠通便；鲜竹笋 100 克，炒菜、煮食均可；鲜竹笋 30 克，淡竹叶 10 克，文火久煮，取汁饮服。连服至愈。

（8）有降脂、降压、减肥瘦身之功。竹笋的粗纤维含量高，促进排便的同时还能够吸附脂肪，促进食物发酵，降低胆固醇。经常食用，能起到降脂、降压、减肥瘦身的作用。

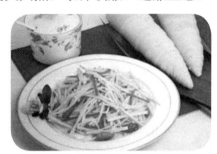

（9）慢性肾炎、全身浮肿、腹水、蛋白尿，经虫蛀过的竹笋、陈葫芦各 60 克，冬瓜皮 30 克，水煎，每日分 1～2 次服，连服 3～5 日；鲜竹笋 50 克，白茅根、玉米须各 30 克，水煎，早、晚空腹饮服，轻者连服月余，重者连服 2～3 个月。对于消除慢性肾炎蛋白质尿也有一定作用。

（10）产后虚热、心烦、手足心热，鲜竹笋 100 克（或鲜竹茹、竹叶心各少许），水煎服，喝汤。

（11）小儿惊风，鲜竹笋 250 克，素油爆炒，加食盐调味，每日分 2 次服完，连服 1～2 周。

（12）麻疹、风疹、痘疹初起，难以透发者，鲜竹笋 250 克，黄豆 60 克，加水煮食。鲜竹笋 200 克，活鲫鱼 250 克，加水适量炖食。连服 2～3 天。

（13）疮疖初起红肿热痛，鲜竹笋适量，加食盐少许，捣烂外敷，可清热解毒、消肿止痛。

（14）黄褐斑，嫩竹笋或鲜笋尖 200 克，佛手 20 克，生姜 5 片，水煮透后加食盐调匀，再冷腌 24 小时后佐餐服食。连食 3～6 个月。

（15）口舌生疮者，干竹笋适量，烧灰，加香油调成糊状，每取少许涂抹口疮溃疡处。每日 3 次，以愈为度。

（16）醉酒者，鲜竹笋 60 克，水煎顿服或代茶饮，醒酒有显著效果。

每年立春之后，农家上山采集雨后春笋，享受美食。由于竹笋肉质鲜嫩、洁白如玉、清香爽口、营养丰富，被人们誉为"素食第一品"。可以单独清炒、配肉类烹炒，或制成罐头，被视为山珍佳肴。

由于竹笋性寒滑肠，故年老体弱、婴幼儿、脾胃虚寒、消化不良、泄泻患者不宜食；若必欲食之，则定当加用生姜、香油，可缓其寒性。

竹笋含有较多的难溶性草酸钙，会影响钙质的吸收，故儿童、肾炎患者、泌尿系结石、胆结石患者均不宜多食；对竹笋过敏者忌吃。

古籍有载，竹笋忌与砂糖、羊肝同食，可供参考。

2. **竹叶** 竹叶，性寒，味甘、淡、辛，入心（经）、胃（经）。有清热除烦、利尿通淋的作用，主治热病心烦、温病余热未尽、虚乏气逆、口舌生疮、小便不利等病症。如张仲景的竹叶石膏汤以本品配石膏、人参、麦冬、半夏、粳米、甘草，治疗热病心烦、温病余热未尽、虚乏气逆之症；治疗口舌生疮、小便不利的良方"导赤散"，即以本品配生地黄、木通、黄芩、灯心草、地肤子、甘草梢等，制成散剂或水煎服。据现代研究，鲜品60克，水煎服，对防治早期血吸虫病有效，常用量为10～15克。

取淡竹叶150克，洗净，放入砂锅，加1000毫升清水，大火烧开后转小火煎煮至600毫升，取汁；糯米1000克，淘洗干净，加水上锅蒸成糯米饭，待糯米饭晾温后加药汁和酒曲20克，拌匀，放入干净瓷坛密封，置于避光且恒温25～32℃的环境中3周，待完全发酵后，去渣，澄出酒液，装入窄口玻璃瓶中封口饮服。有清热利尿、清心解郁作用，适用于肝胆、膀胱湿热导致的口渴、心烦、口舌生疮、小便赤涩者，孕妇不宜食用。

3. **竹叶卷心** 竹叶卷心即竹子初出的卷状嫩芽，性寒凉，以鲜品入药。擅长清心除烦、清利小便，治疗温病心热烦闷、失眠、神昏谵语、口舌生疮、小便不利等病症，单用30克左右或配灯心草，水煎服即效（不宜久煎）；治疗高血压，取本品50克，夏枯草15克，槐花10克，水煎服。神昏谵语则配用莲子心、麦冬心、玄参心、连翘心及犀角粉（另冲），即温病名方"清宫汤"。

4. **竹茹** 竹茹也就是淡竹刮去绿色外皮后又刮下的竹茎之中间层，又名"竹三青"。性凉、味甘，入胃经。功能清热、化痰、止呕，主治胃经呕逆、牙龈出血、痰热郁结、烦闷不宁之症，常与黄连、橘皮、半夏、石膏、芦根、麦冬、人参、生姜、大枣、甘草等药配伍煎服。牙龈出血可单用本品加食醋煎煮取汁含漱。鲜用、晒干生用、以姜汁炒用均可。常用量10克左右。

5. 竹沥 竹沥又称"竹油"，将淡竹劈开，烧其中间部分，即有淡黄色之液汁从两端流出，以器皿盛装，澄清备用。性大寒、味甘，入心（经）、胃（经）。有清热化痰、镇惊开窍的作用，《本草衍义》称之为"痰家之圣剂"。如肺热咳喘、痰浊壅盛、胸闷气短者单服即效；中风昏迷、喉中痰鸣者，加姜叶灌服。本品以新鲜者药效最佳，常用量为 50 毫升左右，宜用冷开水稀释冲服。寒痰咳喘、脾胃虚寒之呕逆泄泻者忌用。

6. 天竹黄 天竹黄是苦竹或淡竹从节孔处分泌的液汁凝结而成的不规则多角形结晶体，实为病竹的产物。一般于冬季采集（唯云南以夏季采集者为佳），劈开老竹，取出晾干即可入药。也可将竹丛用火烧，竹受暴热后，竹沥在竹节中凝结而成。以色白、光亮、质硬、吸湿力强者为佳。性寒、味甘，入心（经）、肝（经）。有清热化痰、镇惊宁神的作用，主治痰热抽搐、中风痰阻、小儿惊风因痰热而致者。常与黄连、朱砂、青黛、雄黄、僵蚕等药配伍制成中成药。常用量为 3 ～ 9 克。

（十）柚子：柑橘中的"老大"

柚子为柑橘类水果中个头最大者，色金黄发亮，又名"胡柑""文旦""香栾"，尤其以广西的沙田柚、湖南的安江柚、福建的文旦柚、台湾的晚白柚最为有名——粒大、瓤甜、品质优良，戏称"四大名旦"。

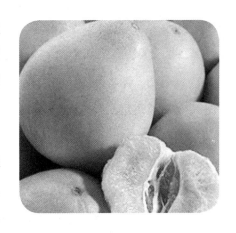

1. 性味、归经及功能作用 柚子，性寒，味甘、酸，归肺（经）、肝（经）、脾（经）、胃（经）。富含糖、脂肪、蛋白质、维生素 B、维生素 C、果胶、柚皮苷、胡萝卜素，以及钙、磷、铁等矿物质。有止咳平喘、润肺化痰、健脾消食、清肠通便，解酒除烦、消瘀散结的医疗作用，主要用于治疗肺热咳喘、消化不良、食欲不振、妊娠呕吐、脘腹疼痛、高血压、高血脂、冠心病、关节痛、皮肤痒、冻伤、疝气、醉酒等。柚子是孕妇、发育期儿童和"三高"患者的理想保健佳品，长期食用还有美容润肤的功效。

柚子皮和柚子核也都能入药，柚子皮又名"广橘红""化橘红"，性温，味苦、辛，金黄色外皮含有胡萝卜素，是维生素 A 的主要来源。有理气化痰、健脾消食、散寒燥湿、去油解腻的功能。柚子核性温、味苦，有温经散寒、理气止痛的作用。

2. 临床应用

（1）用于伤风感冒，柚子中非常丰富的维生素 C 和柚子酸，对一般感冒和神经痛有特别的效果。

（2）肺热咳嗽，柚子果肉适量，切碎，放砂锅中，加黄酒浸泡一夜，次日煮烂，加蜂蜜代茶饮；柚子果肉、梨子各 100 克，共同煮烂，加蜂蜜或冰糖调服；痰多、咽痒者以柚子皮 9 克，冰糖适量，加水炖煮取汁口服。

（3）肺燥咳嗽，柚子肉 100 克，白菜干 40 克，黄芪 20 克，猪瘦肉 50 克，同煮汤服食，每日 1～2 次；柚子肉 4 瓣，黄芪 12 克，猪肺 50 克，同煮汤，捞去黄芪，饮汤吃肺，每日 2 次。

（4）咳嗽痰多，鲜柚肉（去核、切块）500 克，蜂蜜 250 克，白酒适量。柚子和白酒同放于瓷罐中密封浸泡一夜，倒入锅中煎至水干时，加入蜂蜜，拌匀食用。每次 3 克，每日 3 次。

（5）久咳不愈，柚子核 20～30 粒，冰糖适量，水煎服，每日 3 次。

（6）哮喘者，每日吃柚子果肉 100～200 克，连服 1 周；柚子外皮适量，切碎，加饴糖或蜂蜜蒸至烂熟，每日早晚用温黄酒送服 1 匙。

（7）支气管肺癌咳喘，柚子 2 个，雄鸡（约 1000 克，宰杀、去毛及内脏）1 只，米酒、生姜、葱、味精、食盐各适量。将柚子肉放入鸡腹内，放入搪瓷锅中，加各种佐料，隔水炖熟即成，每周服 1 次，连服。

（8）消化不良、脘腹胀气者，柚子果肉 60 克，1 次吃完，每日 3 次；柚子连皮煎汤，加糖调味服食；柚子皮 2 个，烧炭为末，饭后用米汤送服 10 克；柚子皮 15 克，山楂、鸡内金各 10 克，砂仁 5 克，水煎服，每日 2 次。

（9）食欲不振者，鲜柚肉 500 克，去核切块，白酒适量，同放于瓷罐中密封浸泡一夜，倒入铝锅中煎至水干时，加入蜂蜜 250 克，拌匀食用，每次 3 克，每日 3 次。

（10）急性胃肠炎，老柚子皮 10 克，细茶叶 6 克，姜 2 片，水煎服。

（11）食欲不振、虚寒性胃痛、口淡、痰涎清稀、瘦弱者，沙田柚花 3～5 克，猪肚 200 克，煮汤，加食盐调味服食。

（12）胃热疼痛吃柚子；胃寒疼痛用经霜后的柚子皮（切碎）1 个，童子母鸡（宰杀后去内脏）1 只，加黄酒、红糖适量，蒸至烂熟，1～2 天内吃完。

（13）胃阴虚、心烦口渴者，适量吃柚子肉即可。

（14）妊娠食少、口淡、呕吐者，柚子皮适量，水煎服，每日 3 次；柚子皮 50 克，灶心土（布包）30 克，水煎服，每日 2 次。

（15）产后腹痛，柚子皮适量，水煎服，每日 3 次。

（16）腹泻，柚子树叶适量，晒干或焙干，研细末，每服 6 ～ 10 克，每日 3 次。

（17）肝气郁结、胸胁满闷胀痛、食欲不振者，新鲜柚皮 1 个，烤至黄棕色，用清水浸泡 1 天，切片，加水煮至将熟时，加入小葱 2 根（切碎），用油、盐调味食用。

（18）黄疸，风干的柚子 2 个，烧灰，研为细末，每次饭后服 5 ～ 10 克；柚皮 2 个，烧炭为末，每次饭后用米汤送服 10 克；柚子树叶 100 克，白糖 30 克，水煎服，每日 1 次。

（19）高血压、高血脂、冠心病，每日吃柚子果肉 4 ～ 6 瓣。坚持数月，有较好的辅助治疗作用。

（20）可预防脑溢血、脑血栓，柚子中含有类似于维生素 P 的橙皮柑，能降低血液的黏稠度，保护和强化血管的弹性，预防脑溢血、脑血栓功效显著。

（21）糖尿病、肥胖症，新鲜柚子 1 个，绞汁饮服，每日 1 次。

（22）关节疼痛，鲜柚子皮、生姜各适量，共捣烂涂敷患处，干后即换。

（23）疝气，柚子核、小茴香、荔枝核各 15 克，水、酒混合煎服，每日 2 次。

（24）冻疮，柚子皮 50 克，水煎取汁，浸泡患处，每日数次。

（25）用于皮肤瘙痒。未成熟的酸柚子 1 个，连皮带肉切碎，水煎取汁，一部分口服，一部分外洗患处，每日 3 次。

（26）丝虫病象皮肿，柚子皮 1 个，水煎熏洗患肢，每日 2 次。

（27）急慢性中耳炎，鲜柚叶适量，捣烂取汁，滴入耳内，每日 2 ～ 3 次。

（28）用于口角炎、口腔溃疡。多吃柚子可以降火消炎。吃火锅容易上火，对于口角炎、口腔溃疡的人来说，火锅无疑是雪上加霜，不仅加重症状，还能增加复发机会，长期反复，还会导致口腔或食道癌变。吃火锅除了容易上之火外，浓汤中还含有较高的“卟啉”成分，经过消化、分解后在肝脏代谢生成尿酸，可能引起痛风。在进食油腻而又麻辣的火锅后吃个柚子，就能滋阴去火，成为“火锅后遗症”的解药。

（29）醉酒后吃柚子，尽量多吃，或者用柚子加蜂蜜煮水代茶频饮。

3. 服用方法　柚子以生吃为主，也可以绞汁饮服；柚子皮和核也可以水煎内服或外洗；肉捣烂外敷。

4. 注意事项　柚子寒凉，多食易生痰湿或致腹泻，故虚寒体质、痰湿内盛、胃虚腹泻者不宜食；而柚子皮性温而燥，肺热燥咳、舌红少津者忌用。

（十一）柑子：柑橘中的寒凉派

1.性味、归经及功能作用 柑子，又称"广柑"
或"芦柑"，与橘子是同类水果，其外形、滋味、
归经、营养成分及入药部分均大致相同。只是果
皮偏黄，有些粗糙、松软，欠紧实，两端略有凹
陷，较之橘子容易剥开。柑皮、柑核的药用价值
也与橘皮、橘核类似。其性味同橘子有异，而与
柚子类同。柑肉性寒凉，味甘、酸，具有生津止渴、清热泻火、利尿消肿、醒酒除
烦的作用，主要用于咽喉肿痛、中耳炎、水肿、腰痛及酒精中毒等病症。

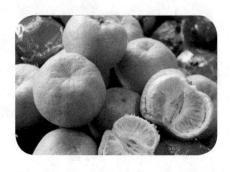

2.临床应用

（1）胃肠热盛便秘，广柑、柑橘（剥皮、去子、榨汁）各500克，绿茶15克（用
800毫升热水冲泡，加盖闷5分钟后取汁）；将果汁兑入茶水，再加入白砂糖150克，
搅匀代茶饮服。有通调腑气、泻热通便作用。

（2）水肿，柑皮、冬瓜皮各适量，水煎代茶。

（3）腰部冷痛，柑核、杜仲各等分，焙干，研为细末，每取10克，以淡盐水
加酒送服。每日2次。

（4）疝气，柑核、小茴香各等分，共炒焦研末，每取10克，每晚临睡前以温
黄酒送服。

（5）慢性中耳炎，广柑外皮适量，焙干为末，灯心草（烧灰）1把，冰片
少许，共混合拌匀，每次取少许吹入耳中（吹药前先用药棉将内耳揩拭干净），
每日2～3次。

（6）咽喉疼痛，每次吃柑子2个，每日3次；或柑皮适量，水煎代茶。

（7）醉酒，柑皮适量，焙干为末，每取3克，淡盐水送下。

3.服用方法 柑子以生吃为主，可以榨汁，也可以水煎取汁代茶；皮、核也
可以入药为用。

4.注意事项 芦柑的禁忌与柚子大致相同。

（十二）橙子：维生素C的仓库

橙子又名"广橘""广柑""柑子""黄果"，外观颜色鲜艳、果皮光滑、紧实、
整齐漂亮，味道酸甜适度，香气宜人，是深受人们喜爱的水果。营养丰富而全面，

老幼皆宜。其种类很多，最受青睐的主要有脐橙、血橙、冰糖橙和美国新奇士橙。在现代生活中，橙子原汁既是人们餐桌上的常见饮品，也是走亲访友、探望病人的礼品水果之一。

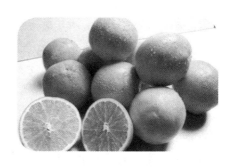

1. **性味、归经及功能作用**　橙子与柚子、橘子也是同类水果，其外形、味道、性味、归经、营养成分及入药部分均大致相同，具有生津止渴、清热泻火、养阴润肺、止咳化痰、健脾温胃，帮助消化、增进食欲、促进排便、养颜美容、降脂减肥、利尿消肿、散结止痛、醒酒除烦、消除疲劳等诸多作用，主要用于胃肠热盛便秘、高血脂、肥胖、腰痛、小便不利、水肿、疝气、咽喉肿痛、酒精中毒等病症。饭后吃橙子或饮一杯橙汁，有解油腻、消积食、解酒止渴的作用。

2. **临床应用**

（1）用于伤风、感冒、咳嗽。橙子皮性温，味甘、苦，具有宽胸降气、止咳化痰的功效。科学实验表明：橙皮油对慢性气管炎有效，并且易为病人接受；果实所含的那可汀，具有同可待因相似的镇咳作用，并且无中枢抑制现象，无成瘾性。同时强化免疫系统，使流感、伤风等病症不能乘虚而入。是防治风寒感冒、肺寒咳嗽的理想良药。

（2）感冒后咳嗽不止、痰多色白，鲜橙皮20克（干品减半），冰糖适量，加水炖服。每日2次，连饮5日。

（3）风热感冒、胸痛、咳喘、痰黄黏稠或腥臭，甚则咳血、舌苔黄腻者，用凉性的橙子果肉，有清热解表、宽胸理气、清热降逆之功。鲜甜橙子200毫升和白糖适量，每日分2次饮服。

（4）用于消化不良、食欲不振。橙子皮胡萝卜素含量较多，可作为芳香调味剂、健胃剂，帮助消化，促进食欲。

（5）用于肝胃不和、恶呕少食、口干少津。橙子瓤2个，切细，加适量盐、蜂蜜，煎熟食用；也可将橙子连皮加糖制成橙饼泡服。

（6）用于胃肠痉挛性疼痛、呕吐、腹泻。甜橙皮煎剂具有抑制胃肠道平滑肌痉挛的功效，可以止痛、止呕、止泻。

（7）用于便秘。橙子果肉及内皮所含的纤维素及皮中的果胶都能增进和加速肠道蠕动，有利于清肠通便，排出体内有害物质，防止胃肠胀气和便秘。对于胃肠热盛便秘，可吃橙子1个，每日2～3次；橙汁、橘子汁各100毫升，白砂糖150克，绿茶15克，绿茶加800毫升开水冲泡，加盖闷5分钟后取汁，将果汁兑入茶水中，再加入白砂糖搅匀饮服。有通调腑气、泻热通便作用。

（8）用于高血压、高血脂、动脉硬化、冠心病、单纯性肥胖。橙子促进排便的结果，能使粪脂质和胆固醇尽快排出体外，并且还能减少外源性胆固醇的吸收，减少胆固醇在动脉血管中的沉积，有助于使动脉硬化发生逆转，故具有软化血管、降压、降脂、减肥作用。橙子含有天然糖分，热量低，是代替正餐或糖果、蛋糕等甜品的最佳选择，嗜甜而又想减肥者可以多吃橙子来满足对甜食的欲望。

橙汁内含有柠檬酸和类黄酮，可以促使"好胆固醇"——高密度脂蛋白（HDL）增加，并将"坏胆固醇"——低密度脂蛋白（LDL）排出体外。食疗观察结果表明，一个人每日喝3杯橙汁，即可增加身体内高密度脂蛋白的含量，从而降低患心脏病的概率。

（9）橙皮苷能增加毛细血管的弹性，降低毛细血管的脆性，防止微血管出血。

（10）橙子富含维生素C和纤维素，多食有助排便，减少体内毒素，减少皱纹，养颜美容，增加皮肤弹性，保持皮肤湿润、细嫩。

①可消除"橘皮"组织。取1/4清洗干净的橙皮，用橄榄油浸湿，摩擦"橘皮"组织部位（边摩擦边用力挤出汁液），结束时用清水和卫生纸擦净皮肤。

②橙皮含有类黄酮和维生素C，将鲜橙带皮切片，装入纱布，直接在手肘、膝盖、脚跟等皮肤粗糙的部位摩擦，磨去死皮。能促进皮肤新陈代谢，提高皮肤毛细血管的抵抗力。

③可消除眼袋、黑眼圈，将橙瓣切成薄片当眼膜使用，用手指轻轻地按压以助吸收，能促进眼部血液循环，有效补充眼部水分，发挥长时间滋润功效。

④泡澡时加入少量新熬好的橙皮汤能带来沁人心脾的芬芳，还能调和自由基，有助于保持皮肤润泽、柔嫩，尤其适合在干燥的秋季使用。

（11）预防胆囊炎、胆石症，有人通过对1万多名女性进行调查发现，女性摄入维生素C不足容易患胆囊炎或胆结石。而经常吃橙子对减少胆结石的发病率确有效验。

（12）有健脑益智之功。脑力工作者常吃橙子，有助于维持大脑活力，集中注意力，提高思维的敏锐度，且能缓解视力疲劳。

（13）有保持空气清新、缓解心理压力、催眠、驱蚊之功。澳大利亚营养学家对橙子的气味进行研究后证实，橙子发出的气味有助于缓解人们的心理压力，尤其有利于女士克服紧张情绪；用细布包裹橙皮制成香包，放在枕头旁不仅有催眠功效，还能驱蚊；放入厨房、冰箱或卫生间，则能除去异味，保持空气清新。

（14）风湿病，将风干的橙籽放入锅中焙炒（勿焦），去其油分，打成粉末，每次饭后开水冲服 3～5 克，常服有效。

（15）肾虚腰痛，橙子核、杜仲各等分，焙干，研为细末，每取 10 克，以淡盐水加酒送服。每日 2 次。

（16）小便不利、水肿，橙子皮、冬瓜皮各适量，水煎代茶饮。

（17）甲状腺肿大（喉结两侧肿大、局部不红不热、按之坚实或有囊性感）者，常吃橙子清热化痰、解郁散结。

（18）橙子果肉中含量丰富的维生素 C、P 和有机酸，对人体新陈代谢有明显的调节作用，能增加机体抵抗力。1 个中等大小的橙子即可提供人一天所需的维生素 C，提高身体抵抗细菌侵害的能力。可用橙子（去皮、榨汁）2 个，胡萝卜（洗净、榨汁）3 个，合而饮服（如果觉得汁太甜，可以加入一些薄荷叶）。具有强效的抗氧化作用，胡萝卜汁平衡橙子中的酸，促进炎症的消除和细胞再生。

（19）急性乳腺炎早期，鲜橙（去核）2 个，连皮切片，压出汁液，加米酒少许饮服，每日 2 次，连饮 3 天；甜橙（去皮、核）1 个，绞汁，加入温开水适量和黄酒 1 匙服用，每日 2 次。

（20）痔疮肿痛，橙子 1 个，鲜吃；另用隔年风干的橙子数个，置铁桶内烧烟熏之。每日 2～3 次。

（21）疝气，橙子核、小茴香各等分，共炒焦研末，每晚临睡前以温黄酒送服 10 克。

（22）慢性中耳炎，橙子外皮适量，焙干为末，灯心草（烧灰）1 把，冰片少许，共混合拌匀，每次取少许吹入耳中（吹药前先用药棉将内耳揩拭干净）。每日 2～3 次。

（23）咽喉疼痛者，每次吃橙子 2～3 个，每日 2 次；或橙子皮适量，水煎代茶。

（24）橙子富含柠檬酸等，经常食用能消除疲劳；运动后饮用盐味橙汁，高达 85％的水分和含量丰富的果糖，既能迅速解渴提神，又能恢复和补充体力；橙子（洗净、剥皮、榨汁）100 克，蜜糖 1 汤匙，苏打汽水 100 毫升，冰块适量。橙汁放搅拌机中加蜜糖后搅拌，再加适量的冰，搅拌 20 分钟，最后缓慢注入苏打水，每日随意饮服。

（25）有防癌抗癌之功。橙子的维生素 C 和抗氧化物质的含量很高，能增强人体免疫力，清除体内对健康有害的脂溶性物质自由基，抑制肿瘤细胞的生长，是名实相符的养生保健抗氧化剂。

（26）醉酒后速吃橙子 3～4 个；橙子皮适量，焙干为末，每取 3 克，淡盐水送下；橙子（洗净，切开去核，连皮切成片）1500 克，生姜（洗净、去皮、切片）250 克，檀香末 25 克，炙甘草末 10 克，橙子和生姜捣烂如泥，加入檀香末、甘草末，混合作饼，再焙干研成细末，加盐少许，每服 3～5 克，开水送服。对酒醉不醒者也有较好的醒酒作用。

（27）可除鱼腥、解鱼蟹毒。橙子味酸芳香，酸能杀菌，又除鱼腥。做鱼蟹菜肴，还有较好的调味和解毒作用，使菜肴更加芳香，鲜美可口。

（28）服药期间吃一些橙子或饮橙汁，可使机体对药物的吸收量增加，从而使药效更明显。

3.服用方法

（1）橙子以生吃和榨汁为主，橙汁榨好后应立即饮用，否则空气中的氧会使其维生素 C 的含量迅速降低。

（2）吃完橙子要及时漱口、刷牙，以免损害牙齿。

（3）橙皮最好不要泡水饮用，因橙皮上一般会有保鲜剂，非常难用水洗干净。

4.注意事项

（1）橙子果肉性寒凉，多食伤及阳气，且易生痰湿或导致腹泻，故阳虚寒性体质、痰湿内盛体质、风寒咳嗽、脾虚腹泻者不宜食。

（2）橙子皮性温而燥，肺热燥咳、咽干口燥、舌红少津者不宜。

（3）橙子含有叶红素，多吃可能会患叶红素皮肤病、腹痛、腹泻，或损伤骨骼。

（十三）佛手瓜：奇妙的超级保健果

佛手瓜，也属于橘柑类水果的一种，果形奇特，果端伸长如人手指，或紧握似拳，或两掌合十，有佛教祝福之意，故得此名。又名"佛手柑""五指柑""九爪木""寿瓜""福寿瓜""梨瓜""菜肴梨""合手瓜""拳头瓜""万年瓜""安南瓜"等。

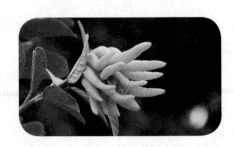

1.性味、归经及功能作用　佛手瓜，性平、偏凉，味辛甘、微苦酸，归肺（经）、

肝（经）、脾（经）、胃（经）。含有较多的水分和蛋白质，少量的糖和脂肪，还含有维生素 C、维生素 B$_2$、胡萝卜素、有机酸、挥发油、粗纤维、氨基酸，以及钙、钾、钠、磷、铁、镁、锌、硒、锰、铜等。其中，蛋白质和钙、钾的含量较高，其苗还含有丰富的硒，是很多蔬菜不能比拟的。高蛋白、低脂肪、低热量是其特性，有祛风清热、止咳化痰、疏肝理气、健脾开胃、降逆止呕的功效，主要用于风热感冒、咳嗽痰多、头痛、咽干、脾胃湿热、黄疸、肝炎、消化不良、胸闷气胀、肝气犯胃之胃痛、嗳气、呕吐等。佛手瓜除果实外，其果、花、叶、根、茎均可入药，根茎可治男子下消、肢体酸软；叶花可泡茶，有消气作用。

2. 临床应用

（1）咳嗽痰多者，佛手（切碎）30 克，冰糖 15 克，加水炖半小时后服食；佛手 10 克，生姜 6 克，水煎取汁，加白砂糖温服；佛手（切碎）、姜半夏各 6 克，水煎取汁，加红砂糖温服。

（2）消化不良者，佛手鲜果 30 克，切片，水煎服，每日 2 次。

（3）反胃、嗳气、呃逆者，鲜佛手果皮（切碎）适量，糖制品少量，拌匀后一同嚼服。

（4）胃寒疼痛取佛手（洗净、清水润透、切片、晾干）30 克，浸入 500 毫升白酒中，密封 7～10 天（每天振荡 2～3 次），每服 30～50 毫升；脾胃虚寒疼痛取佛手干 15 克，大米 30 克（炒香），水煎服；肝气犯胃疼痛取鲜佛手 20～30 克（干品减半），开水冲泡代茶饮；佛手（切碎）10 克，青皮 9 克，川楝子 6 克，水煎服；气滞血瘀疼痛取佛手（切碎）、延胡索各 6 克，水煎服；佛手、香附、延胡索各 20 克，血灵脂 25 克，甘松 15 克，水煎服，每日 1 剂，半月可愈。

（5）慢性胃炎、黄疸、肝炎，佛手瓜肉（洗净切碎，煎汤取汁）20 克；粳米 100 克，煮成粥后加佛手汁和白糖（或冰糖）稍煮即食。每日 2 次，连服数日。

（6）传染性肝炎，佛手干（切碎）10～30 克，败酱草适量（按年龄计算，10 岁以内每 1 岁用 1 克，10 岁以上每 2 岁加 1 克），水煎取汁，加白糖，3 次分服。连服 10 天以上。

（7）肝郁气滞、胸胁胀痛、食欲不振者，佛手 10 克，玫瑰花 5 克，开水冲泡代茶饮；佛手、生姜各 10 克，红糖适量，煎水或开水冲泡代茶；干佛手（洗净，清水泡，切成 1 厘米见方的小块，稍微晾晒降低水分至表面微皱）3000 克，白酒 2000 毫升，一起放入敞口玻璃瓶或干净的瓷坛中，密封置于阴凉避光处，第 1 周每天摇匀1次，第2周起每周摇匀1次，1个月后开封澄出酒液，每次服10～15毫升，每日1～2次。

（8）用于高血压、心脏病。佛手瓜是低钠食品，而且热量很低，经常吃有扩张血管、降低血压、利尿消肿功能，能预防心脑血管方面的疾病，是高血压、心脏病患者的理想保健蔬菜。

（9）可健脑益智。佛手瓜含有丰富的氨基酸，且种类齐全、配比合理，以谷氨酸的含量最高，具有健脑作用；锌对儿童智力发育、男性性功能、老年人视力也都有较大影响，常吃能健脑益智，有助于提高思维和记忆能力。

（10）可利尿消肿。佛手瓜（去子、切块）1～2个，生姜（切片）1小块，鸡爪（剁去爪尖）6～8个，红枣（洗净）6枚。先将鸡爪、红枣放瓦罐中用小火煲1.5小时，再放入佛手瓜及盐、味精、白糖、胡椒粉等同煲20分钟即成。

（11）痛风，佛手瓜适量，切丝，在热油锅内煸炒，加少许食盐，待快熟时调入味精即可佐餐服食，常吃。

（12）妊娠呕吐，佛手（切碎）10克，黄芩9克，竹茹6克，水煎服。每日2次。

（13）痛经，佛手鲜果（切碎）30克，当归、生姜各6克，米酒20克，水煎服；佛手15克，苏梗10克，粳米60克，白糖适量，先将粳米煮粥，再将佛手、苏梗水煎取汁，兑入粳米粥内，再煮片刻，加入白糖即可，每日2次。

（14）白带，佛手（切片）30克，猪小肠（洗净、切段）适量，水煎服。每日1次。

（15）用于黄褐斑，佛手50克，嫩笋或鲜笋尖100克，生姜3片，水煮透后加食盐调匀，冷腌24小时后佐餐服食，连用3～6个月。

（16）佛手中的硒元素是人体不可缺少的微量元素，具有较强的抗氧化作用，可以保护细胞膜的结构和功能免遭损害，防癌抗癌。

（17）醉酒后，用鲜佛手（切碎）30克，水煎顿服。

3. 服用方法　鲜瓜可以当水果生吃，有点类似黄瓜，肉质细嫩，清脆多汁，味美爽口。也可以用来做菜、切片、切丝、荤炒、素炒、凉拌、做汤、蒸制、烘烤、油炸、涮火锅、做饺子馅等，还可加工成腌制品或罐头。除果实外，嫩叶和新梢也可作为蔬菜食用，根茎也可以食用，方法和风味与土豆相似。

4. 注意事项

（1）佛手瓜性凉，凡阳虚体质、肺脾两虚、脾胃虚寒、肾阳不足及病后虚弱者不宜食用。

（2）多食耗气，故气虚之人、气无郁滞者不宜食用。

（十四）苋菜：蔬菜、药用两相兼

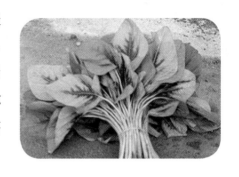

据说，苋菜最早生长在美洲，后来，征服美洲的欧洲人觉得苋菜叶子上红绿相间，十分好看，就将其带回欧洲，种植在公园里作为景观。再后来才传到亚洲、非洲各地。在我国，中原地带称苋菜为"旱菜"，上海人称"米苋"，东北人称"芸青菜"，有青苋、红苋、青红相间、野刺苋四种，药用以红苋菜为主。

1. 性味、归经及功能作用　苋菜，性寒凉、味甘甜，归肝（经）、大肠（经）、小肠（经）、膀胱（经）。含有蛋白质、脂肪、碳水化合物、维生素 A、维生素 B、维生素 C、胡萝卜素、粗纤维，以及钙、磷、铁、钾、钠、镁、氯等微量元素。具有平降肝火、清热明目、利水通淋、消肿散结、凉血止血、解毒杀虫等作用，主要适用于肝阳上亢、肝火上炎之头晕痛、目赤肿痛，还可用于耳鸣、牙痛、咽痛、肠炎、痢疾、二便不利、产后腹痛、皮肤瘙痒、毒虫咬伤等病症。

（1）用于肝火上炎之头晕、头痛、目赤肿痛。平日里多吃苋菜，以疏风清热、平降肝火。

（2）用于肠炎，多吃苋菜可作为辅助治疗；鲜野苋菜根 30 ～ 60 克，水煎服，每日 2 次。

（3）痢疾，鲜野苋菜根 30 ～ 60 克，马齿苋（或海蚌含珠、凤尾草）30 克，水煎服，每日 2 ～ 3 次；妇人产后下痢，可用紫红苋菜一把煮汁，再加粳米煮粥吃，数次可愈。

（4）大便不通，鲜苋菜 1 把，水煎服，每日 2 ～ 3 次。

（5）产后腹痛，红苋菜 50 克，干炒至黄，研为细末，加红糖适量，开水冲服，每日 2 次。

（6）尿道炎、血尿，鲜野苋菜根、车前草各 30 克，水煎服，每日分 3 次服用。

（7）小便不利，新鲜苋菜 1 把，与猪肉一同煮食，坚持服用，可收良效。

（8）皮肤疖肿，苋菜叶、生鲫鱼各适量，同捣烂，敷患处，每日更换 2 ～ 3 次。

（9）漆疮瘙痒，苋菜适量，水煎外洗，每日 2 次。

（10）小腿溃疡，鲜苋菜适量，捣烂，以蜂蜜调敷患处，每日 2 ～ 3 次。

（11）毒蛇咬伤，新鲜苋菜适量，捣烂外敷，干后即换。

（12）牙痛，将苋菜根晒干，烧存性，研为细末，沾粉涂抹痛处。

（13）咽炎、扁桃体炎，将苋菜连根带叶晒干，研为细末，吹入咽喉部，每日3～4次；鲜苋菜30～60克捣汁或水煎，加白糖或蜂蜜调服。

（14）甲状腺肿、子宫肌瘤、子宫癌辅助调理。红苋菜200克，水煎常服。

3. 服用方法 苋菜平日里以佐餐食用为主，也可以水煎服，或水煎取汁外洗，捣烂外敷。

4. 注意事项

（1）本品寒凉、破瘀血，体质虚弱、肺寒咳嗽、痰白量多、脾胃虚寒、肾虚尿频、产妇不宜食用。

（2）晚餐吃不完的炒苋菜不能过夜后再吃，以免造成致癌物质亚硝酸盐的沉积。

（十五）菠菜：红嘴绿鹦哥

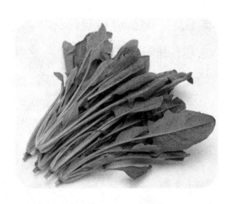

菠菜，根红叶绿，有"红嘴绿鹦哥"的美名。菠菜本来是两千多年前波斯人栽培的蔬菜，被称为"波斯草"，当时中国称菠菜产地为西域菠薐国，波斯草又被叫作"菠薐菜"，简称为"菠菜"。在距今一千三百多年前的唐代贞观年间，尼泊尔国王那拉提波派使臣把波斯草作为礼物送到长安，献给唐皇，从此菠菜就在中国"安家落户"了。

美国的动漫游戏《大力水手》也讲述了一个大力水手的菠菜情节故事：菠菜是大力水手波比的能量来源，每到紧急关头，只要他吞下几罐菠菜，肌肉就立即隆起，个子也迅速长高，那些老是想欺负他的坏蛋就会被他打得落荒而逃、怕得要死！对于波比来说，任何时候只要有罐头菠菜在手，就能给他无穷无尽的力量，解决一切难题。

1. 性味、归经及功能作用 菠菜，性寒凉、味甘，归肺（经）、胃（经）、肝（经）、大肠（经）。含有糖、脂肪、蛋白质、维生素A、维生素B_2、丰富的胡萝卜素、植物粗纤维、微量元素铁和钾等，其中以维生素A、植物粗纤维含量最高。具有清热除烦、生津止渴、敛汗润肺、健脾养胃、补益气血、润肠通便、养肝明目等医疗作用，主要适用于贫血、心悸、高血压眩晕、糖尿病、习惯性便秘、红眼病、夜盲症、醉酒、跌打损伤等病症。适当多吃菠菜，能促进人体新陈代谢，促进少年儿童身体发育，增强抗病能力。对于女性来说，还是抵抗衰老、减少皱纹的良药。

2. 临床应用

（1）咳嗽气喘，菠菜子以文火炒黄，研成细末，每次服4～5克，每日2次，温水送服。

（2）结核病，菠菜叶适量，开水浸烫后捞起切段，每天早上加红糖少许凉拌吃。

（3）菠菜中含有丰富的铁，维生素C又能提高铁的吸收率，并促进铁与造血的叶酸共同作用，有效地预防贫血症。患有贫血、心悸者，宜用菠菜250克，开水煮熟，打入鸡蛋1～2个，吃菜喝汤，每日坚持服用。

（4）高血压眩晕，菠菜、海淡菜各适量，煮食；菠菜、芹菜各250克，去根、洗净，切成小段，放入开水中浸烫2分钟后捞出，拌入麻油、味精等，佐餐食用，每日2次。

（5）糖尿病，菠菜叶中含有一种类胰岛素样物质，其作用与哺乳动物体内的胰岛素非常相似，故糖尿病患者（尤其是2型糖尿病）不妨经常吃些菠菜以使体内血糖保持稳定。可以用鲜菠菜连根带叶60克、白木耳20克、鸡内金15克，煮熟后吃菜喝汤，每日2次。

（6）菠菜能促进胰腺分泌，帮助消化，对于慢性胰腺炎也有一定治疗作用。

（7）用于习惯性便秘、痔疮、肛裂。菠菜性凉，植物粗纤维长于清理人体胃肠道的热毒，具有促进肠道蠕动的作用，利于排便，可防治便秘，使人容光焕发。可取菠菜100克，蜂蜜、麻油各30克，拌匀后生吃，每日早、晚各1次。

（8）目赤肿痛，菠菜子、野菊花各适量，水煎服，每日2次。

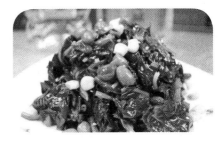

（9）用于夜盲症、口角炎。菠菜的维生素A含量最高，能够保护视力，预防夜盲、口角炎等维生素缺乏症的发生。菠菜500克，捣烂取汁，分2次饭后服下；或菠菜加猪肝（羊肝）250克，炖熟而食，常服。

（10）菠菜里还含有一种能防止阳光对视网膜的损伤的类胡萝卜素，每周吃2～4次菠菜，可预防和延缓视网膜退化，降低失明的危险。

（11）脱发，菠菜50克，黑芝麻20克，炒食。每日1次，连服2周以上可见效果。

（12）醉酒，菠菜适量，洗净，用开水先焯一下，切成段，加酱油、醋，凉拌生吃。

（13）跌打损伤，菠菜250克，捣烂取汁，每次以黄酒冲服半杯，每日3次。

（14）凉拌菠菜是肺癌、乳腺癌术后的饮食调理菜谱。菠菜300克，香油、酱油各5克，花椒油、鲜姜丝、精盐各3克，味精、醋各适量。菠菜切成6～7厘米的段，锅内加清水，烧沸，加入菠菜段略焯，捞出控净水，轻轻挤一下，装入盘内晾凉；把鲜姜丝及其他调料一起加入凉菠菜中，拌匀服食，被誉为肺癌患者的"免死金牌"。

（15）菠菜中含有大量的抗氧化剂，具有促进细胞增殖、激活大脑功能、增强青春活力的作用。经常食用，能抗老防衰、益寿延年。

3. 服用方法　菠菜食用以清炒、凉拌、烧汤为主，但因菠菜含有草酸，圆叶品种含量尤多，故食用前宜用沸水稍加焯烫，以减少草酸含量。与豆腐等其他含钙食品同煮食也要先用沸水焯烫后方可，避免形成草酸钙，影响钙的吸收。

4. 注意事项

（1）菠菜性凉，阳虚多寒、肺寒咳嗽、脾胃虚弱腹泻、肾虚尿频者、产妇不宜食用。

（2）尽管菠菜含铁量很高，但因其会干扰锌和钙的吸收，所以不宜单纯用它来补铁、补血，尤其不宜给儿童多吃。

（3）菠菜含有草酸，结石患者不宜多吃。

（十六）"绿色精灵"空心菜

空心菜学名"蕹菜"，又名"无心菜""通心菜"。古时候，蕹菜只是生长在南方，是南方人常吃的一种蔬菜，又叫"空心菜"。

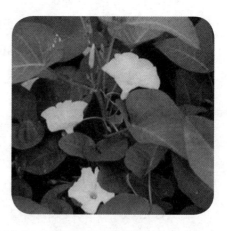

关于空心菜的来历，在江苏还流传着这样一个故事：传说殷纣王十分宠爱妲己，整日陪着她花天酒地，游山逛景，对朝事却不加过问。有一天，妲己心里不高兴，平白无故地装作心痛，把纣王给吓坏了，赶忙问："你这病让谁给你治一治？"妲己哭着说："非圣人之心不能治。"纣王又问："你说要用谁的心？"妲己一口咬定地说："比干之心方能治我的心痛病。"比干是纣王的叔父，纣王并不知道他在什么地方得罪了妲己，但为了自己的娇妃，纣王就什么也不顾了。他对比干说："今日必须将你的心交上来一用。"比干听完后，知道是妲己出的坏主意，也不敢违抗，就安排好家小，随后准备将心献上。在回府的途中，比干突然遇到一位仙翁。仙翁手持仙鞭对比干说道："你将要遭取心之害，我送你一粒药丸，你把它吞下去，取心后你还会长出一颗来。"说完就飘然而去。比干吞下药丸，取心交于纣王，随后按老仙翁的吩咐，骑马逃走了。当他逃到一千多里外的一个地方后，看到一个美貌女子在卖一种比干从未见过的菜，就下马问道："这是什么菜？"卖菜女回答说："无心菜。"比干又问："无心？那菜怎么活呀？"卖菜女说："菜无心不能活，人无心岂能活？快从马上摔下来吧！"话音刚落，比干就从马上摔下来没气了。原来这个卖菜女就是妲己所变，故意来伤害比干的。后来，人们为了忌讳"无心"二字，就将"无心菜"改叫"空心菜"了。

早期的蕹菜只是贫苦人家饭桌上必有的菜，小孩子见了都皱眉头，万不得已才夹几片塞进嘴里。近些年，蕹菜"晋升"成为养生保健菜，身价倍增，堂而皇之进入大餐馆、大酒店，成了保健人士必点的主菜。

1. 性味、归经及功能作用 空心菜，性寒、味甘，入肺、大肠、小肠诸经。富含蛋白质（比等量西红柿高4倍）、脂肪、糖类、B族维生素、维生素C、叶绿素、粗纤维、胡萝卜素，以及钙（比等量西红柿高12倍）、钾、氯等调节水液平衡的微量元素，有"绿色精灵"之称。能清热凉血止血、利湿利尿消肿、润肠通便排毒，适用于小儿夏季热、糖尿病、高血脂、肥胖症、多种出血症如鼻出血、肺热咳血、淋浊尿血、便秘痔疮便血，肠炎、痢疾，无名肿毒、跌打损伤、毒虫咬伤等。

2. 临床应用

（1）用于小儿夏季热、口渴、尿黄。鲜空心菜（切段）、西瓜翠衣（外皮，切碎）各100克，荸荠（去皮、切片）6个，共煮汤，每日3次，连服数日。

（2）糖尿病者，鲜空心菜梗60克，玉米须30克，水煎服，每日2～3次；或鲜空心菜250克，玉米须200克，清水适量水煎代茶饮，每日1剂。

（3）蕹菜的水浸出液能降低胆固醇、甘油三酯，具有降脂减肥的功效。

（4）用于肺热咳血、鼻出血、尿血、便血。空心菜（连根）200克，白萝卜100克，一同捣烂取汁，加蜂蜜调服，每日2次。

（5）空心菜含大量的纤维素，可促进和增强肠道蠕动，润肠通便，对防治便秘和肠道癌肿有积极的预防作用。凡胃肠有热、小便黄赤、肠燥便干、痔疮便血、肠道肿瘤患者皆宜多吃空心菜。

（6）用于肠炎、痢疾。空心菜性寒，又是碱性食物，饮服菜汁可降低肠道的酸度，预防肠道内的菌群失调，对金黄色葡萄球菌、链球菌、大肠杆菌、痢疾杆菌等有抑制作用，可预防肠道感染。夏季经常吃，或空心菜根茎 120 克，水煎常服，可以防暑解热、凉血排毒、防治肠炎、痢疾。

（7）B 族维生素缺乏者，鲜空心菜 100 克，葱白（洗净、切段）30 克，一起煮汤，加食盐调味，常服。

（8）白带过多且有异味者，空心菜（连根）250 克，鲜白木槿花 90 克（干花 30 克），炖猪肉或鸡蛋，吃肉喝汤。

（9）用于疮痈、无名肿毒、跌打肿痛。空心菜适量，捣烂，加酒调敷患处，每日数次。

（10）痱子、湿疹，空心菜梗适量，炕干研末，加茶油调敷患处，每日数次。

（11）带状疱疹，鲜空心菜梗适量，在瓦上焙焦后，研成细末，用茶子油搅成油膏状备用。患处先用浓茶汁清洗，擦干后涂搽此油膏，每日 2～3 次。

（12）用于口臭、牙龈肿痛或龋齿牙痛。空心菜中的叶绿素可洁齿、防龋、除口臭，可用空心菜根 120 克，醋与水各 250 毫升，同煎汤含漱，每次 10 分钟，每日 3 次。

（13）毒菌中毒后，用鲜蕹菜捣汁大量灌服；如果再加甘草 120 克、金银花 30 克，煎取浓汁，一起灌服，解毒效果更佳。

（14）急性砷（砒霜）中毒、断肠草和木薯中毒后，鲜空心菜 500 克，用凉开水洗净，切碎捣烂，用消毒纱布绞汁灌服。

（15）空心菜属于碱性食物，食用后可改变体内的酸度环境，增强体质，促进健康。还能润泽皮肤，养颜减肥，堪称美容佳品。

3. 服用方法

（1）空心菜主要是清炒佐餐食用，也可以捣烂取汁服用或外用。

（2）食用空心菜应先洗后切，且不易在水中久泡；洗后沥干，尽快烹调，不宜吹风；下锅也不宜带水过多，尽量减少维生素的丧失。

（3）晚餐吃不完的炒空心菜不能过夜后再吃，以免造成致癌物质亚硝酸盐的沉积。

4. 注意事项

（1）本品性凉，体质虚弱、血压偏低、肺寒咳嗽、痰白量多、脾胃虚寒、大便溏泻、肾虚尿频、产妇不宜食用。

（2）空心菜有止血作用，脑血栓患者不宜食用。

（十七）豆腐：风靡世界的"植物肉"

有一个赞美豆腐的谜语：白如玉，嫩似脑，日常生活不可少，营养丰富易消化，养生长寿是个宝。

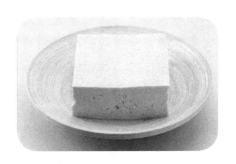

豆腐是我们中国的特产，也是我们华夏祖先智慧的结晶，在我国已经有数千年的食用历史了。它是将黄豆用清水泡胀变软后磨成豆浆，然后加石膏（硫酸钙）和盐卤（氯化镁）"点卤"，使豆浆中分散的蛋白质团粒凝聚而成，蛋白质含量高，营养十分丰富，素有"植物肉""固体牛奶""中国奶酪"之称（国父孙中山先生曾经说过：豆腐是穷人的肉食）。作为家常菜，可生、可熟、可炒、可煮、可煎、可炸、可烩、可焖、可蒸、可卤，做汤成乳白色，犹如"鲜奶"，人称"奶汤"；豆腐块漂在汤面上，又称"漂汤"。可配其他荤素菜烹调出诸多美味佳肴，而且极易被胃肠吸收。是理想的营养和食疗佳品，堪称中国特有的"国菜"。

时不论古今，地不分南北，人不分男女，年不分老幼。湖北钟祥石牌镇、安徽寿县及淮南八公山、山东泰安、四川乐山、云南的大理……都是我国历史上有名的豆腐之乡。

随着中国的改革开放，豆腐作为中国的特产业已被海外侨民传到五洲四海，而且风靡世界。欧美的许多国家都有几十甚至上百家从事豆腐制作加工或餐饮业的公司，大部分家庭的餐桌上都少不了豆腐这道美味可口的佳肴。德国食品药物管理局还将豆腐列为"具有减少冠心病风险等功效的健康食物"。德国《明星》周刊创办了"中国豆腐专栏"，称"豆腐是世界上最美味可口的佳肴"，出版的《怎样吃豆腐》《豆腐健身宝典》等书十分畅销。《法兰克福汇报》甚至预言：未来十年，最有市场潜力的并非是德国汽车，而是中国豆腐。美国、加拿大都由不喜欢豆腐到对豆腐情有独钟，加拿大的"豆制食品业协会"还掀起了"多吃豆腐有益健康"的宣传浪潮，使豆腐一下子成了"明星食品"。在日本市场，大豆的消费量平均每年在 100 万吨以上，而且 60% 是用于豆腐产业的。

1. 性味、归经及功能作用 大豆素有"豆中之王""长寿之珠"的美誉，是一种营养成分相当全面的食物。豆腐，性寒凉，味甘、咸，入肺（经）、脾（经）、胃（经）、肾（经）。富含蛋白质（含量高达 40%，为粮食类之冠，是牛肉的 2 倍，鸡蛋的 3 倍，猪肉的 5 倍，牛奶的 12 倍）、脂肪、多种维生素，还含有诸多矿物质及微量元素（尤以钙、磷、镁、铁的含量为多）。具有解表补虚、止咳平喘、清热利湿、凉血止血、降压降糖、降脂减肥、养颜美容、通利乳汁、防癌抗癌、解酒、强身健体、益寿延年等多种作用，主要用于感冒、自汗、咳喘、肺结核、胃溃疡出血、痢疾、便秘、黄疸型肝炎、高血压病、高脂血症、糖尿病、单纯性肥胖、水肿、月经不调、带下、乳汁不足、小儿夏季热、烫伤烧伤、口腔溃疡、醉酒等一系列病症。

2. 临床应用

（1）感冒初期，豆腐加白糖，蒸熟后睡前服；豆腐 50 克，淡豆豉 10 ～ 15 克，葱白 5 根，共煮热透趁热食用，并盖被发汗。

（2）气虚自汗，豆腐 200 克，党参 10 克，炖熟共食，每日 2 次。

（3）肺热燥咳，豆腐 500 克，中间挖一大窝，纳入红糖、白糖各 100 克，放入碗内隔水煮 30 分钟，1 次吃完，连服 4 次。

（4）咳喘，豆腐、白萝卜各 250 克，煮熟后化入饴糖服食，每日 2 次（适用于热性咳喘）；豆腐 120 克，麻黄 30 克，杏仁 15 克，将麻黄、杏仁用布包好，与豆腐共煮，每日分 2 ～ 3 次服用（适用于寒性咳喘）。

（5）肺结核，豆腐 200 克，鲜泽泻 60 克，水煎取汁，加入冰糖内服，每日分 2 次服用，连服 1 ～ 3 个月。

（6）保护胃黏膜，预防和减少胃溃疡和胃癌。胃溃疡出血可用豆腐 500 克，红糖 120 克，加水同煮，顿服，连续 3 日以上。

（7）痢疾（偏阴虚者），豆腐（切块）250 克，放入适量醋中煎煮 10 ～ 15 分钟，分 2 次服完，连续 3 ～ 5 天。

（8）便秘，豆腐 250 克，香蕉肉 5 根，共煮食，每日分 2 次服用，连续 1 ～ 2 周。

（9）用于黄疸型肝炎。豆腐能保护肝脏、增强解毒能力。可用豆腐 200 克，泥鳅 4 条，炖烂，每日分 2 次服用，坚持服用半个月以上。

（10）用于高血压、高血脂、动脉硬化、糖尿病、单纯性肥胖病。现代研究证明，豆腐中含有一种皂角苷的物质，能防止引起动脉硬化的氧化脂质产生。加上豆腐中的糖、饱和脂肪及胆固醇的含量都很低，很适合高血压、高血脂、动脉硬化、高血糖、单纯性肥胖病患者食用。可用豆腐、大米各 100 克，魔芋 50 克，加清水适量煮粥，并加适量调味品，每日 1 次，常吃。

（11）促进人脑思维、增强记忆、提高智力、预防脑细胞衰老和老年痴呆。

（12）水肿，豆腐 250 克，羊肉 100 克，虾子 50 克，生姜 20 克，加水炖熟服用，隔日 1 次。

（13）用于月经不调（月经量少、经期延长、周期推迟）。豆腐 60 克，羊肉（切片、煮熟）30 克，生姜 15 克，食盐少许，共煮食用，每日 1 次。

（14）用于带下异常。豆腐 60 克，白果（先煮）10 克，煮熟食用，每日 1 次。

（15）乳汁不足者，豆腐 150 克，米酒、红糖各适量，共煮食，每日 1 次；豆腐 500 克，王不留行（炒）30 克，水煎，每日分 2 次服用；豆腐 120 克，鲤鱼或猪蹄（先煮熟）500 克，丝瓜 250 克，食盐、生姜少许，煮食。每日分 2 次服用，连续 1～2 周。

（16）小儿夏季热，豆腐 500 克，黄瓜 250 克，共煮，每日分 2 次服用，连续 5～7 天。

（17）蛲虫，油炒豆腐，清早空腹吃。

（18）蛋白质是生命体最基本、最主要的物质结构，人的皮肤、肌肉、毛发、指甲等都少不了蛋白质。体内缺乏蛋白质，不但严重影响生长发育，妨碍体型健美，还会令皮肤粗糙、皱纹增加、头发早白或脱落，使面容衰老。反之，如果能经常吃高蛋白的豆腐，就能使皮肤、毛发、肌肉获得充分的滋养，使皮肤润泽滑腻、细嫩而富于弹性，肌肉丰满而结实，头发乌黑光亮而浓密，从而使人貌美靓丽、青春常驻。我国民间流传的"豆腐西施"的故事，不仅仅只是说一个女孩靠卖豆腐维持全家生计的故事，而且还是对豆腐美容作用的赞颂！传说这位姑娘因家境贫寒，不但面容憔悴，而且皮肤黑而粗糙。后来她家开了豆腐作坊，也就只能天天吃豆腐了。久而久之，女孩子的皮肤开始变得白皙、光泽、细腻、面色粉嫩、白里透红，街坊邻居都说她美如西施，人们也都愿意每天买她家的豆腐，生意异常红火。"豆腐西施"的美名从此也就传扬四方了。

（19）粉刺痤疮（脾胃炽热），豆腐 150 克，大米 100 克，加食盐等少量调味品，共煮于饭后 1 小时左右服用，每日 1 剂。

（20）皮肤白斑，豆腐 250 克，硫黄（研成极细末）2 克，煮热拌匀，每日临睡前服用，连续 2 周左右。

（21）烫伤、烧伤，豆腐 200 克，白糖 100 克，捣烂，敷于患处，每日 1～2 次。

（22）口腔溃疡，豆腐、冬瓜各 100 克，枇杷叶 10 克，水煎吃菜喝汤，每日 1～2 次。

（23）醉酒，豆腐 250 克，煮热、切片，敷贴于胸腹（如两乳头连线中点的膻中穴，脐上 4 寸的中脘穴）、四肢（如掌面腕横纹中点上 2 寸的内关穴，外膝眼下 3 寸的足三里穴）部位，冷后即换。

（24）豆腐对造血系统、皮肤和毛发、骨骼及牙齿的健康生长有益。

（25）美国夏威夷癌症研究中心的一项研究成果表明，大豆对男性前列腺有很好的保护作用，常吃豆腐的人少患前列腺癌；女性常吃豆腐可防子宫癌。

（26）可强身健体、延年益寿。湖北省钟祥市石牌镇素有"豆腐王国"的美誉，那里的人们从古到今喜食豆腐，饭桌上一日三餐都少不了豆腐，故而长寿老人甚多（据 2008 年的资料统计，钟祥市 90 岁以上的老人就有 1800 人之多，百岁以上的88 人），其长寿老人比例，居全国之首。

现在，市场上出现了很多不同的豆腐品种，主要有南豆腐、北豆腐、内酯豆腐、花样豆腐几大类。不同的豆腐，其原料、加工方法和营养、食疗价值有所不同。传统的豆腐是将黄豆用清水泡胀变软后磨成豆浆，然后用石膏和盐卤"点卤"而成，蛋白质含量高，营养十分丰富。

南豆腐（嫩豆腐、软豆腐）一般以石膏点制，特点是含水量大、质地细嫩、富有弹性、味甘而鲜。烹调宜拌、炒、烩、汆、烧等。

北豆腐（老豆腐）一般以盐卤点制，特点是含水量较低、硬度较大、韧性较强、口感很粗（甜中有苦），但蛋白质、钙、镁的含量都很高，烹调宜煎、炸、做馅等。能有效降低血压和血管紧张度，预防心血管疾病的发生，还有健壮骨骼和牙齿的作用。

内酯豆腐抛弃了老一代的石膏和卤水，改用葡萄糖酸内酯作为凝固剂，添加海藻糖和植物胶之类物质保水。虽然质地细腻，口感水嫩，但却缺少了传统豆腐的味道和营养（豆腐的钙和镁主要来自石膏和卤水，葡萄糖酸内酯凝固剂既不含钙也不含镁，营养价值因而下降）。

市场上还有许多"花样豆腐"，比如奶豆腐、杏仁豆腐、日本豆腐、鸡蛋豆腐等。虽然名字叫作"豆腐"，模样也都是白嫩水润，吃起来口感爽滑的，但却同豆腐没有一点关系。因为这些"豆腐"的原料压根就没有大豆，都是假豆腐。以日本豆腐为例，其头就是用鸡蛋制成胶体溶液后凝制而成的鸡蛋豆腐。

3. 服用方法 豆腐好吃，但美味不可多得！豆腐含蛋白质很多，一次食用豆腐过多，不仅会导致蛋白质消化不良，出现腹胀、腹泻等不适症状，而且还会阻碍人体对铁的吸收。那么，豆腐究竟怎么吃才能吃得更符合科学、更富有营养呢？

（1）豆腐虽然营养丰富，但却缺乏膳食纤维，单独吃得过多，可能带来便秘的麻烦。而青菜和木耳中含有丰富的膳食纤维，豆腐与青菜、木耳搭配食用，正好能弥补豆腐的这一不足。

（2）豆腐与菠菜、苋菜、葱等绿叶蔬菜同烧煮，也是人们比较经常食用的家常菜肴。由于菠菜、苋菜中的草酸含量偏高一些，在与豆腐烧煮之前应该先用开水焯一下，以免影响豆腐中钙的吸收或形成结石。

（3）烧豆腐的同时加一点肉末或鸡蛋，能使豆腐中的蛋白质更好地被人体消化吸收利用。

（4）豆腐还是含铅食品皮蛋的"解药"，南方人经常喜欢用皮蛋煮粥吃，殊不知，人如果摄入过多的含铅食品就会使智力下降，损害神经系统，引起听力异常，学习能力下降等现象，尤其是少年儿童，排铅能力要远远低于成年人，因此危害更大。"豆腐拌皮蛋碎丁"就是一道吃法很科学、能使豆腐中的蛋白质更好地被人体消化吸收利用的家常菜。豆制品中的钙离子可以抗铅，纤维素也可以抑制皮蛋中的铅在胃肠道的吸收，帮助排解人体摄入的铅，有助于降低人体血液中金属铅的浓度。

（5）大豆含有皂角苷，虽然能预防动脉硬化，但是却能加速体内碘的排泄，引起碘缺乏病。所以，烧豆腐不妨适当加一些海带或紫菜，可以起到预防碘流失和补碘的双重作用，两全其美。

4. 注意事项

（1）豆腐性寒，且含有一定量的石膏，故脾胃虚寒胃痛、腹胀、腹泻以及肾虚遗精、滑精者尽量少吃，如果食用则尽量用油煎黄。

（2）豆腐内含嘌呤较多，故嘌呤代谢失常、血尿酸增高的痛风患者也不宜吃。

（3）文献记载：豆腐不宜与蜂蜜同食，可能会导致耳聋仅作参考。

（十八）豆芽：冰肌玉质的"如意菜"

豆芽，又名"芽菜""巧芽""掐菜""银芽""银针""银苗""大豆芽""芽苗菜""如意菜"等，分黄豆芽、绿豆芽两种。将黄豆或绿豆用温水浸泡5～8小时后放在网状竹容器里，上面再用湿布捂盖起来，每隔3小时左右浇一次水，任

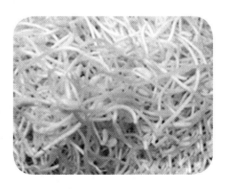

其自然发出来的嫩芽。因其外形颇似古时的吉祥物如意,故才有"如意菜"之美称。

相传清皇乾隆首次下江南察访民情,曾在一户农家吃到一种黄澄澄、金灿灿的菜肴。乾隆觉得此菜脆嫩爽口,味道鲜美,就问农妇菜为何名?农妇不知是皇帝,就开玩笑地说:"此菜形似'如意',乃'如意菜'也。"乾隆皇帝回京城后,又想起了"如意菜",御厨不知"如意菜"是何种蔬菜,就到处寻问。后来巧遇江南一位小厮,才知"如意菜"就是黄豆芽。

二十世纪八十年代,某地农贸市场新开了一家豆芽店,老板为了招揽顾客,开张的当天在店门两侧贴了一副奇怪的对联:上联是"长长长长长长长长",下联也是"长长长长长长长长",横批还是"长长长长",说是谁要是能正确读出这副对联,就能免费获赠 10 斤豆芽。但是整整一个上午,也没有人能正确读出来。下午有一位老先生路过此地,看了几分钟后,当着老板和众多顾客的面大声朗读了一遍,读完还向大家详细地解释了一番,让众人连连叫好!

原来这副对联是利用了"长"字的多音特点,读 zhǎng 时,是生长之意;读 zháng 时,是距离之意,同时还与"常"字通用,表示经常的意思。所以,这副对联正确的读法如下。

上联:长(zhǎng)长(cháng)长(zhǎng)长(cháng)长(zhǎng)长(zhǎng)长(cháng);

下联:长(cháng,常)长(zhǎng)长(cháng,常)长(zhǎng)长(cháng,常)长(cháng 常)长(zhǎng);

横批:长(cháng,常)长(zhǎng)长(zhǎng)长(cháng)。

表达了老板希望他的豆芽长得又快又好,生意兴隆。

1. 性味、归经及功能作用 豆芽,性寒、味甘,入心(经)、脾(经)、胃(经)、膀胱(经),含有十分丰富的脂肪、蛋白质、维生素 A、B 族维生素、维生素 C、胡萝卜素、氨基酸、粗纤维,以及磷、铁、锌等矿物质,营养价值极高。豆芽不仅保留了其"母亲"黄豆的各种营养价值,而且在发芽过程中又产生多种生理活性物质,如维生素 C、B 族维生素、维生素 E、胡萝卜素等的高含量都是黄豆自身所不能比拟的,诸多氨基酸和微量元素等营养成分也都被"发"了出来。

黄豆芽利肺气、除黄痰、降血压、清胃热、美肌肤,可用于矽肺、口干舌燥、妊娠高血压、寻常疣、痔疮便血等病症;绿豆芽清热毒、止烦渴、通乳汁、通二便、解酒性,可用于暑热烦渴、支气管炎、乳汁不下、胃热疼痛、便秘或大便下血、急性前列腺炎、小便赤热短少等病症。

2. 临床应用

（1）暑热烦渴、口干舌燥者，绿豆芽、冬瓜皮各适量，加醋煮汤饮用；豆芽（黄绿均可，但以绿豆芽为好）500～1000克，陈皮20克，加大量水，旺火煎4～5小时后频频饮服。

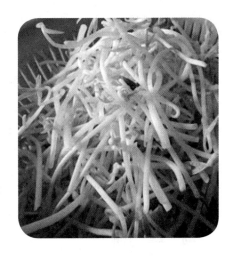

（2）用于干咳无痰或少许黄痰。豆芽（黄绿均可，但以绿豆芽为好)500～1000克,陈皮20克,加大量水，旺火煎4～5小时后频频饮服。

（3）支气管炎，绿豆芽100克，陈皮20克，猪心12克，盐少许，炖熟后服食。

（4）口苦、矽肺，黄豆芽、猪血各250克，共煮食，每日1～2次。

（5）胃热疼痛、嘈杂不安者，绿豆芽、蒲公英各100克，猪肚1个，加水煮烂熟，连汤服食。

（6）用于便秘。豆芽中含有一定量的粗纤维，可以弥补豆腐中纤维素烧的缺憾，有利于清肠排便。可用绿豆芽250克，洗净后用沸水焯一下，加入适量醋、盐、味精等调味品，佐餐常食。

（7）妊娠高血压，黄豆芽适量，加水煮2～3小时，温服数次。

（8）乳汁不下，绿豆芽适量，鲫鱼1～2条，炖服。

（9）现代食疗药理研究，豆芽中含有一种硝基磷酸酶的物质，能有效地抗癫痫病的发作。

（10）用于急性前列腺炎、小便赤热、短少、尿路疼痛。豆芽（黄绿均可，但以绿豆芽为好，洗净、切碎、榨汁）500克，加白糖适量，代茶饮服；豆芽500～1000克，陈皮20克，加大量水，旺火煎4～5小时后频频饮服。

（11）痔疮便血，绿豆芽、豆干丝各适量，加醋佐餐常食；黄豆芽250克，黑木耳30克，海带25克，洗净后煮熟，根据个人口味加入调味品，吃菜喝汤。

（12）可保护皮肤，软化血管。豆芽中的维生素C和维生素E，既能保护皮肤、养颜美容，又能软化血管，防治高血压、动脉硬化。

（13）用于口角炎、口腔溃疡。口角炎、口腔溃疡是秋冬干燥季节的多发病，多由B族维生素缺乏引起。秋冬季节宜多吃豆芽。

（14)用于咽喉疼痛。黄豆芽500～1000克,陈皮20克,加大量的水,旺火煎4～5

小时后代茶饮用。

（15）寻常疣，黄豆芽适量，加水煮 3 ～ 4 小时，温服数次。

（16）醉酒、酒精中毒者，绿豆芽 150 ～ 200 克，煮汤喝；或用开水烫后加酱油、醋凉拌而食。轻者顿服，重者连服 2 ～ 3 次。

（17）另外，据现代研究，自然浸泡发出来的黄豆芽和绿豆芽能分解亚硝酸胺致癌物质，具有一定的抗癌作用。

3. 服用方法　豆芽在发芽生长的过程中，其生长环境非常有利于细菌的生长繁殖，不宜生吃，要用旺火煸炒或在火锅中浸烫着吃。

4. 注意事项

（1）豆芽性寒，黄豆芽膳食纤维较粗，还不大容易消化，脾胃虚寒者不宜食用。烹调时可适当配上一点姜丝，以中和它的寒性。

（2）购买绿豆芽时应选择 5 ～ 6 厘米长的为好，不能太长、太粗壮。正常的绿豆芽略呈黄色，水分适中，不太粗，无异味；不正常的颜色发白，豆粒发蓝，水分较多，芽茎粗壮，无根（或短根、少根），折断有水出且有化肥的气味。目前市场上出售的以激素或尿素、碳铵、硫铵、硝铵等化学肥料催发出来特别白嫩、水灵、粗壮的无根豆芽，内含一种较强的致癌物质——亚胺，易诱发痛症，还能诱发食道癌、胃癌、肝癌等，是国家食品卫生管理部门明文禁止销售和食用的。因此，购买前应该提高警惕，闻一闻有无胺的气味。

（十九）豆豉：怪味幽香的食材

豆豉是一种用黄豆或黑豆的成熟种子泡透蒸（煮）熟，发酵加工制成的食品，又名"香豉""酱豆""发酵豆""怪味豆""大豆豉"等，有黑豆豉、黄豆豉、淡豆豉、炒豆豉、咸豆豉的不同种类。从唐代开始传入日本，称为"纳豆"。

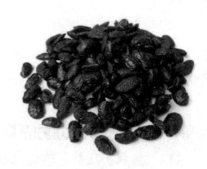

唐代文学家王勃，初唐四杰之首，其文《滕王阁序》古今流传，享誉文坛。传说王勃在为滕王阁作序的时候，与中药豆豉还有一段有趣的故事。

唐上元二年间，南昌都督阎某于重阳节为重修滕王阁完成而大宴宾客。这天，"初唐四杰"之一的王勃恰好路过洪州，也被邀请而来。席间，阎都督展宣纸备笔墨，请文人学士为滕王阁作序。年少气盛的王勃欣然命笔，一气呵成，阎都督不由为其拍案称绝。翌日，他又为王勃专门设宴。连日宴请，阎都督贪杯又感外邪，只觉得浑身发冷，汗不得出，骨节酸痛，咳喘不已，胸中烦闷，夜不得寐。请来了当时十多位名医诊治，众医都主张以麻黄为君药。谁知这个阎都督对中医略知一二，最忌麻黄，他说："麻黄乃峻利之药，我已年迈，汗出津少，用发汗之药，就如同釜底加薪，不可！"医生们一筹莫展：不用麻黄，症候难解，药效不佳，这可怎么办呢？

正在这时，王勃前来告辞。他听说此事后，不觉想起几天前自己在河旁遇见的情景。在江边沙滩上，王勃见一位老翁正在翻晒大豆便问："老人家，你晒这大豆干啥？""做菜。"老人指了指茅屋前的两口大缸。王勃走到缸边，见一口缸里浸泡着药汁。他在长安跟名医学过草药，能认出是青蒿、藿香、佩兰、紫苏叶、荷叶等。老人见他识药，指着另一缸说："这是麻黄浓煎取汁。两缸药汁相混，用以浸泡大豆，再煮熟发酵，做成豆豉，便可以做小菜。"王勃抓了几粒豆豉，放在口中咀嚼，一股清香直冲鼻窍，他赶紧掏出银钱，买了一大包。今天，王勃见众医束手无策，心想："都督久霸一方，无法勉强其意。然而，麻黄是方中要药，不用则无可治疗，古人用大黄豆卷代之称为'过桥麻黄'，何不让都督用豆豉呢？"他把想法说了出来，众名医讪笑，连阎都督自己也直摇头："当地土民小菜，焉能为药？""不妨一试，况且豆豉不过食物，无妨身体。"王勃相劝。阎都督也没再固执己见，连服三天，果真见效，汗出喘止，胸闷顿减，也能安然入睡，几天后便痊愈了。

不日，阎都督又上滕王阁为王勃饯行，取重金相谢。王勃固辞不受："都督若要谢我，何不扩大作坊，使其不至失传。"阎都督含笑，点头称是。从此，豆豉不仅在洪州流传，而且行销大江南北，至今不衰。

1. 性味、归经及功能作用 豆豉，其性平偏寒，味甘、辛、咸、微苦，入肺（经）、心（经）、胃（经）、小肠（经）、三焦（经）、膀胱（经）。含有较为丰富的糖、脂肪、蛋白质、水分、多种维生素和氨基酸，以及钙、磷、铁、镁等矿物质。

豆豉不仅保留了其"母亲"黄豆的营养价值，而且在发酵过程中又产生的多种生理活性物质，还能溶解体内纤维蛋白、提高蛋白质的消化吸收率和调节机体其他方面的生理功能。常吃豆豉能改善胃肠道菌群、增进食欲、帮助消化、增强脑力、降低血压、消除疲劳、预防癌症、提高肝脏解毒功能（包括食毒、药毒、酒精毒）。有清热解毒、发汗解表、清心除烦、调和胃肠、帮助消化、调经退乳的功能作用，主要用于外感表证、寒热头痛、胸闷心烦、不得安眠、食欲低下、泻痢、腹痛、月经不调、乳房胀痛、丹毒、口舌生疮等病症。

2.临床应用 本品随加工时用辅料不同而性质各异。用麻黄、紫苏同制，药性偏于辛温，适用于风寒感冒；而用桑叶、青蒿同制，药性偏于寒凉，则适用于风热感冒或温病初起。

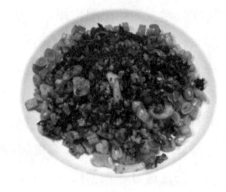

本品发汗力弱，故用于发汗解表时，配伍荆芥、薄荷、生姜、葱白等，疗效更佳。

（1）有发汗解表之功。淡豆豉性寒，具有疏散宣透之性——疏散风热、宣透表邪。无论风热感冒或风寒感冒引起的发热、恶寒及头痛、鼻塞等症，皆可投用，可用豆豉、大葱各20克，黄酒50克，水煎服，每日2次。为加强疗效，常常配以金银花、连翘、桔梗、牛蒡子等药同用，如临床上常用的银翘散、银翘（解毒）片。但单用本品的清热发汗功力较弱，比较平稳，有发汗不伤阴之说。

（2）用于心中懊恼、虚烦不眠。香豉（纱布包裹）40克，栀子（打破）15个。先煎栀子，取汁，纳入豆豉，再煎煮取汁，分2次温服。胸膈满闷、心中烦躁者食之，即解郁除烦。

《珍珠囊》一书记载：豆豉去心中懊恼，伤寒头痛，烦躁。张仲景《伤寒论》中的"栀子豉汤"，治发热，虚烦不得眠，胸闷不舒或心烦难言，舌红，苔黄，脉稍数。此乃外感热病误治，邪热留于胸膈，扰及胃腑所致。用淡豆豉清宣郁火，则气机自然通畅，其症自会迎刃而解。

多种热病在恢复期也常有胸中烦闷、难以入眠的表现，可取淡豆豉与栀子适量一同水煎服。

（3）脘腹饱胀、嗳气酸腐、纳食不佳、大便不调甚至黄疸、痞块、膨胀，脉滑而紧盛，此乃腑气不利、食滞不消所致。可选用本品，宣郁利气、和胃消食。使气机得通，饮食得消，则诸症自除。

豆豉以其特有的香气使人开胃，增进食欲，促进吸收消化。据史料记载：在我国抗美援朝战争中，就经常向前线志愿军战士们大量提供豆豉食用。

（4）用于急性腹泻、痢疾腹痛。本品性寒清热，《药性论》记载"治血痢腹痛"，症见大便次数增多而量少、腹痛、里急后重、卜黏液及脓血样大便。此乃外受湿热疫毒之气，内伤饮食生冷，积滞于肠中所致。可用本品清热止痢。可取豆豉25克，水煎服，每日2～3次；豆豉、大蒜头各15克，混合捣烂，每日分2次服；豆豉

50 克，薤白（切段）1 把，煮至薤熟，去滓取汁，分 2 次服。

（5）豆豉中含有很高的豆激酶，具有溶解血栓的作用，很适合血栓患者食用。

（6）中风失语，豆豉适量，水煎取汁，加白酒少许温服，每日 2 次。

（7）血尿，豆豉 30 ～ 50 克，水煎服，每日 2 次。

（8）用于月经不调（月经后期、量少色暗、小腹冷痛坠胀）。豆豉 50 克，羊肉 100 克，生姜 15 克，食盐少许，共煮食，每日 1 次。

（9）用于预防新生儿胎毒（败血症、皮肤感染发疹等）。豆豉 10 克，加水适量，煎取浓汁，孕妇在怀孕中后期连服 1 个月左右。

（10）丹毒，豆豉 20 克，炒酥，炒焦至无烟为止，研为细末，加香油调成糊状，外敷患处。

（11）服药过量，致使心胸闷乱者，豆豉适量，水煎服，得吐即愈。

（12）马肉中毒：豆豉 25 克，杏仁 15 克，水煎服，每日 2 次。

（13）阴茎肿痛，豆豉、蚯蚓（连湿泥）按 1 ∶ 2 的比例，加水捣烂后涂敷患部，干后即换。治疗期间忌食韭菜、大蒜。

（14）口舌生疮，豆豉 30 克，取 2/3 浓煎口服；另 1/3 烘干研末，撒涂患处，每日数次。

（15）有安胎之功。本品性寒味甘，寒能清热，甘寒则益阴。对于素体阳盛，或七情郁结化热，或外感邪热，或阴虚生热，热扰冲任，损伤胎气，以致胎动不安，症见妊娠期下血、色鲜红，或腰腹坠胀作痛、心烦不安、手心烦热、口干咽燥，舌质红、苔黄而干，脉滑数。可选用本品，滋阴清热，凉血安胎。

（16）有退奶、消乳房胀痛之功。淡豆豉对妇女断奶时乳房胀痛有特殊疗效：豆豉 60 克，加麻油，与米饭同炒而食；淡豆豉 250 克，水煎，每次 1 小碗内服，每日 2 次，余下煎液熏洗乳房，每日 2 次。

3. 服用方法 《本草纲目》记载："黑豆性平，作豉则温，能升能散；得葱则发汗；得盐则能吐；得酒则治风；得韭则治痢；得蒜则止血；炒熟则又能止汗。"

豆豉入药以淡豆豉为好，宜晒干生用，入煎服或做菜佐餐，作为家常调味品，很适合烹饪鱼肉时解腥调味，每次 10 ～ 15 克。

4. 注意事项

（1）豆豉性寒凉，且有怪味，故脾胃气虚寒、容易恶心、呕吐者不宜。

（2）豆豉储存宜用陶瓷器皿密封为好，既可以较长时间保存，香气也不会散发掉，但忌生水入侵豆豉之中，以防发霉变质。

（二十）利尿通淋寻"车前"（车前草、车前子）

车前草本来只是路边或田边地头一种无人关注的野草，但是，它却在西汉名将霍去病抗击匈奴的战争中立下了汗马功劳。

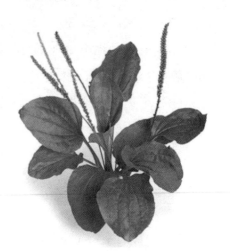

相传，西汉名将霍去病在一次抗击匈奴的战争中，被匈奴部队围困在一个荒无人烟的地方。时值六月，暑热蒸人，粮草将尽，水源不足；将士们纷纷病倒，许多人小便淋漓不尽，尿赤、尿痛、面部浮肿。面对这一困境，霍将军焦急万分。

正在万难之际，将军的马夫却给他提供了一个十分重要的信息：马夫发现，所有的战马都安然无恙，估计这些战马是吃了战车前面的一种野草。霍将军闻讯，立即命令将士们用这种野草煎汤喝。说也奇怪，将士们喝了这种野草汤以后，疾病皆奇迹般的痊愈了。士兵们又恢复了体力，英勇奋战，打击匈奴，并取得了战斗的最后胜利。因为这种草是生长在马路边停放的战车面前，所以就将这种野草取名为"车前草"。从此，车前草治病救人的美名也就传扬开了。经过历代名医发掘整理，车前草即成为利尿消肿、排石通淋的一味要药。

1. 性味、归经及功能作用　车前草和车前子为车前科多年生草本植物车前草及其种子，因其叶形同猪耳、牛耳，故又称"猪耳草""牛耳草""猪肚菜""牛甜菜""蛤蟆草""灰盆草""医马草""车轱辘菜"。

车前草，性寒、味甘，入肺（经）、肝（经）、肾（经）、小肠（经）。车前草、车前子功能作用大同小异，除均具有祛痰止咳、利尿通淋作用外，车前草还长于清热解毒，治皮肤疮毒；车前子还有健脾利湿、止泻降压的作用。

2. 临床应用

（1）肺热咳嗽，车前草 10 克，桔梗、甘草各 3 克，水煎服；车前子 12 克，紫苏子、杏仁、桔梗各 9 克，水煎服。

（2）白日咳，车前草 10 克，水煎服，每日 2 次。

（3）清暑热、防流感，车前草 15 克，薄荷、贯众各 10 克，微煎代茶饮服。

（4）高血压，车前子 12 克，野菊花、夏枯草、桑寄生各 9 克，水煎服；鲜车前草 100 克，绞汁口服，每日 1～2 次。

（5）脾湿水泄、小便不利者，车前子、茯苓、白术各 15 克，猪苓、泽泻各 12 克，水煎服，每日 2 次。

（6）泌尿道感染者，鲜车前草、鲜马鞭草各 50 克，水煎服；车前子 20 克，黄柏 15 克，白芍 6 克，甘草 3 克，水煎服；车前子、白术、泽泻各 20 克，茯苓皮 25 克，西瓜皮 40 克，水煎服；车前子 15 克，大黄、栀子、瞿麦、萹蓄各 10 克，木通、甘草梢各 6 克，水煎取汁，冲服滑石粉 20 克（本方即利水通淋方"八正散"）。

（7）血尿、尿闭，车前草、旱莲草、地骨皮各 10 克，水煎服；车前子 6 克，研为细末，以车前草 15 克煎水送服，每日 2 次。

（8）外科疮疡肿毒，鲜车前草、鲜金钱草、鲜野菊花（以上均为全草）各 100 克，一半煎水内服，一般捣烂外敷。每日 2 次。

（9）白带，车前草 20 克，捣烂以米泔水煎服，每日 1～2 次。

3. 服用方法 一般入煎剂，鲜草可绞汁服用。常用量为 10～20 克，鲜草加倍。

4. 注意事项 本品性寒、滑利，脾胃虚弱、肾虚滑精者忌用。

（二十一）海带：绿色的海中蔬菜

海带，又称"海草""纶布""昆布""海马"，是一种大型食用藻类。味美而营养丰富，被称之为"海中蔬菜"。

1. 性味、归经及功能作用 海带，性寒、味咸，归肺（经）、胃（经）、肾（经）。海带所含的营养成分，首先应该提到的就是碘。此外，还含有多种维生素、烟酸和氨基酸、蛋白质、纤维素、碳水化合物，以及钙（每 100 克干海带中含钙 700 毫克以上）、磷、铁、钴、氟等成分。具有化痰通络、软坚散结、祛湿止痒的作用，主要用于治疗甲状腺肿大、慢性支气管炎、老年哮喘、肺气肿、高血压、高血脂、心血管病、冠心病、肥胖症、糖尿病、便秘、肝脾肿大、脂肪肝、肝硬化腹水、浮肿、睾丸炎、骨质疏松、皮肤湿毒瘙痒、脚癣、淋巴结核、肺癌、食管癌、乳腺癌、红眼病、鼻出血、口腔溃疡、慢性咽炎等病症，还可以强身健体、益寿延年。

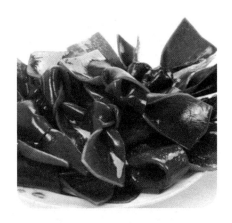

2. 临床应用

（1）用于甲状腺肿大。碘是合成甲状腺素的主要原料，海带富含碘，能防"大脖子"病在中国已经妇孺皆知。可用海带（洗去盐）60 克，黄药子 12 克，水煎服，每日 1 ～ 2 次；或长期用海带当菜吃。

（2）用于慢性支气管炎。海带根 500 克，生姜 45 克，红糖适量，加水制成 450 毫升浓糖浆，每次服 15 毫升（饭后温水送服），每日 3 次，10 日为 1 疗程。

（3）用于老年气管炎、肺气肿。海带（洗净切段）适量，用开水连续浸泡 3 次（每次两分钟），除去水以白糖拌食，每日早、晚各吃 1 小碗，连续 1 周左右。

（4）用于高血压、头痛、目赤肿痛。海带、草决明各 30 克，水煮，吃海带喝汤，每日 2 次；海带、绿豆各 50 克，水煎顿服，每日 1 剂；海带 100 克，草决明（布包）15 克，水煎去药渣，吃海带饮汤，每日 1 次。

（5）心血管病。干海带、黑木耳各 15 克，猪瘦肉丝 60 克。先将海带及木耳用水洗净发透，切成细丝，与肉丝一起煮沸，加盐、味精，再用水淀粉勾芡，即可食用，连服 2 个月左右。

（6）冠心病患者，经常以海带佐餐；海带、草决明（布包）各 20 克，水煎，吃海带喝汤，常服。

（7）高血脂患者，海带、绿豆各 150 克，红糖适量。将海带、绿豆共煮至熟烂后用红糖调味，每日 2 次，宜常服。海带所含的纤维能促进胆汁酸和胆固醇的排出。

（8）海带有减肥作用，可以经常以海带佐餐；或经常用海带 20 克，草决明（布包）20 克左右，水煎，吃海带喝汤。

（9）脂肪肝，取海带丝适量，动物脊骨 1 具，各种调料适量。将海带丝洗净，先蒸一下；动物脊骨炖汤，汤开后撇去浮沫，加入海带丝炖烂，用调料调味即可。分 2 ～ 3 日服完，连续 3 个月左右。

（10）糖尿病，海带 30 克，笋丝 20 克，黄花菜 15 克。海带浸泡后切成丝，与笋丝、黄花菜共煮食。每日 1 次，常服。

（11）便秘，海带 60 克浸泡后煮熟，加调味品适量，顿服，每日 1 剂。

（12）水肿，海带（洗净切丝）60 克（鲜品加倍），清水煮熟，加醋食之；海带适量，以红糖少许腌拌 2 日，常吃。

（13）肝脾肿大，海带 25 克，荔枝核、小茴香、青皮各 15 克，水煎服，每日 1 剂，2 ～ 3 周为 1 个疗程。

（14）肝硬化腹水，海带 30 克，牵牛子 15 克，同放入砂锅内加水煎煮，去渣取汁，每日分 2 次服用。

（15）骨质疏松，海带 150 克，猪骨 1000 克，共放入高压锅内，加水 2000 毫升，大火烧开炖烂，加调料调味，分 2～3 日服用。

（16）淋巴结核，海带 150 克，水煎取汁代茶饮，每日 1 剂，连服 15 天；海带 150 克，醋 100 毫升，水煎服，每 2 日 1 次，常服；海带、海藻各 15 克，小茴香 6 克，水煎服，每日 2 次。

（17）睾丸炎肿痛，海带、海藻各 20 克，小茴香 6 克，水煎服，每日 1～2 次。

（18）皮肤湿毒瘙痒，海带、红糖、绿豆各适量，煮粥食用；海带 60～90 克，猪骨 150～250 克，加水炖至熟烂，加盐调味，分 2 次食用。

（19）脚癣，海带丝 120 克，净猪肥肉 100 克，不放调料，白水煮熟后食用，直至痊愈。

（20）海带可防治多种肿瘤，其提取物对各种癌细胞有直接抑制作用（诱导癌细胞"自杀"），可选择性杀灭或抑制肠道内能够产生致癌物的细菌，所含的海藻酸钠与有致癌作用的锶、镉有很强的结合能力，并将它们排出体外。可用干海带、黑木耳各 15 克，猪瘦肉丝 60 克，先将海带及木耳用水洗净发透，切成细丝，与肉丝一起煮沸，加盐、味精，再用水淀粉勾芡，即可食用，连服 3～5 个月。

（21）肺癌，海带（切丝或研末）50 克，米醋 300 毫升，相合，密闭贮存备用，每日服用 10 毫升，或以此醋调制菜肴用。

（22）食管癌，海带 50 克，猪肉 50 克，精盐、味精、料酒、醋、生姜丝、葱花各适量，先将海带、猪肉与生姜丝、葱花、料酒、醋同入锅中，用文火煨炖成泥糊状，后加入味精，搅匀。放入冰箱冻成固体，当进餐至半饱时佐餐当菜食用，其多少因人而异。若食后脘腹疼痛则改为热服。

（23）乳腺癌，海带、海藻、石花菜各 15 克，加水同煮，连煎 2 次，2 次药汁混合，每日 1 剂，分 2 次服。

（24）鼻衄（鼻出血），海带 50 克，茜草 10 克，三七 6 克，水煎，可酌加冰糖或白糖，每日 3～4 次，连服 5～7 天。

（25）口腔溃疡，海带 30 克，烤焦后研末，加冰片 5 克混匀，用香油调匀，于每晚睡前敷于患处，直至痊愈。

（26）慢性咽炎，海带（洗净切丝，用沸水烫一下捞出）300 克，加白糖适量腌制 3 日，每日早、晚各食 30 克。

（27）冬天怕冷的人经常食用，有利于甲状腺素的合成，从而有效地提高防寒能力。

（28）可强身健体、益寿延年，海带（用水浸发后切成长条）60 克，水豆腐 250 克，加水共煮约半小时后再加入油、盐等调料后分 2 次服用。

3. 服用方法　日本盛行海带与豆腐配吃，并认为这是"长生不老的妙药"。研究证明，日本部分高寿者头脑清晰、眼不花、背不驼的原因之一，就是他们常将海带等海藻类食物合吃。

4. 注意事项　海带性寒，胃寒者尽量少食或不食。

（二十二）紫菜：天然碘库

紫菜，又名"子菜""索菜"，也是一种营养丰富的海藻。如今，味道鲜美的即食紫菜甚至已经成为很多人非常喜欢的零食了。

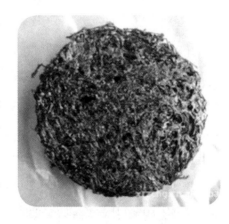

1. 性味、归经及功能作用　紫菜，性寒，味甘、咸，归肺（经）、肾（经）。含有蛋白质、脂肪、碳水化合物、维生素 B、维生素 C、氨基酸、粗纤维、胡萝卜素，以及碘、钙、磷、铁等营养物质。尤其以碘的含量较高，比一般海产品高出 4 倍以上，比其他蔬菜竟高出 400 倍之多，每 2 克紫菜（相当于 2 小包即食紫菜）就含 80 ～ 90 微克碘，有的甚至高达 150 微克。这已经大大超过了世界卫生组织制订的成年人每日摄碘量的标准了。

药用以干燥紫菜为佳品，有清热化痰、软坚散结、润肠通便、利尿消肿等作用，主要用于甲状腺肿大、淋巴结核、肺脓肿、支气管扩张、慢性支气管炎、高血压、心中懊恼、胃癌、便秘、淋证、小便不利、水肿、睾丸肿痛、脚癣、耳鸣、咽干喉燥等病症。

2. 临床应用

（1）甲状腺肿大患者，紫菜 10 克，猪瘦肉 100 克，煮汤食，每日 2 次；紫菜 90 克，黄药子 60 克，高粱酒 500 毫升，将紫菜和黄药子干燥研成极细颗粒，在 50 度以上白酒中浸泡 10 日，每次饮 15 毫升，每日 2 次。

（2）淋巴结炎、淋巴结结核患者，每日用紫菜适量烧汤佐餐食用；或者紫菜 20 克，水煎服，每日 2 次；紫菜 20 克，文蛤肉（洗净）250 克，绿豆粉丝 60 克，荸荠粉（用水调稀）30 克，鸡蛋（搅匀）2 个。文蛤肉放入锅内，加清水适量，文火煲熟；放入粉丝、马蹄粉、鸡蛋，煲沸后熄火，最后放入紫菜调味佐膳，每日分 2 ～ 3 次服完，可连服 2 ～ 3 个月。

（3）肺热咳嗽，紫菜 10 克，白萝卜 100 克，水煎服，每日 2 次。

（4）肺脓肿、支气管扩张，紫菜适量，研极细末，炼蜜为丸，每次饭后服 6 克，每日 2 ～ 3 次。

（5）慢性支气管炎，紫菜、远志各 15 克，牡蛎 30 克，水煎服，每日 1 次。

（6）心烦、咽干喉燥，紫菜 30 克，虾仁 10 克，馄饨 30 个。先煮馄饨，待九成熟时加入紫菜、虾仁，再加适量精盐、葱花、姜丝后食用。

（7）高血压病，紫菜 20 克，决明子 15 克，水煎服，每日 1 次。

（8）便秘，紫菜 10 克，麻油 2 小勺，酱油、味精各少许。每晚饭前半小时用开水冲泡，待温服用，一般次日清早即可排便。

（9）淋证（下焦湿热）、小便不利、水肿者，紫菜 30 克，益母草、玉米须各 15 克，水煎顿服；紫菜 10 克，连皮冬瓜 200 克，煮汤食，每日 2 ～ 3 次。

（10）睾丸肿痛，紫菜、海藻各 15 克，小茴香 6 克，水煎服，每日 2 次。

（11）胃癌，紫菜、牡蛎、石决明、海浮石、海藻、昆布、蛤粉各 25 克，水煎代茶频饮。

（12）脚癣（湿热型），紫菜适量，开水浸泡常服；紫菜、车前子各 25 克，水煎服，每日 2 次；紫菜 30 克，冬瓜皮 25 克，薏苡仁 15 克，水煎服，每日 2 次。

（13）肾虚耳鸣者，紫菜（水发）15 克，大胡萝卜（切片）1 个，食用油 2 匙。食用油烧热后先炒胡萝卜 8 ～ 10 分钟，加水适量，文火炖煮 5 分钟后放入紫菜，再煮 5 分钟后加入适量盐即可食用，每日 1 ～ 2 次。

（14）经常用紫菜佐餐，对男子遗精、阳痿及男女更年期综合征也有一定疗效，常服可补气益血、延缓衰老。

3. 服用方法 开水冲泡代茶，打汤，入药用煎剂。常用量 20 克左右，成年人食用即食紫菜每天以七八片为宜。

4.注意事项

（1）紫菜性寒，素体脾胃虚寒、便溏腹泻者慎用。

（2）成年人每天即食紫菜以七八片为宜，长期过量食用，恐会因为摄入过多的碘而有发生甲状腺功能亢进之忧。

（3）多食紫菜会令人腹胀、腹痛、吐白沫，及时饮少量热醋便可缓解。

（二十三）海参：功抵人参的"海味之珍"

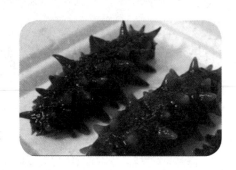

海参为棘皮动物，又名"海鼠""海黄瓜"，生存历史在 5000 万年以上，是海底世界少有的高蛋白、低脂肪、低糖、无胆固醇的营养保健食品，同人参、燕窝、鱼翅齐名，被称为"海八珍"之首。

《本草纲目拾遗》记载："补肾，益精髓，摄小便，壮阳疗痿，其性温补，足敌人参，故名'海参'（海中人参）。"自古以来，陆有人参，海有海参，身价名贵，两参齐名。既是营养丰富的高级滋补品，又具有很高的药用价值，被称之为"海味之珍""百补之王""抗癌灵丹""长寿之神""生命的保鲜剂"。

随着生活水平的提高，海参等海洋滋补食品不仅是宴席上的美味佳肴，而且进入了寻常百姓家。水发后的海参肉质细嫩、味道鲜美、易于消化，非常适宜于年老体弱、妇女、儿童，以及久病气血不足者食用。

1.性味、归经及功能作用　海参，性微寒，味甘、咸，归心（经）、肺（经）、脾（经）、肝（经）、肾（经）。含有海参多糖、海参素、海参皂苷、丰富的水溶性（胶原）蛋白质、脂肪、酸性黏多糖、多种氨基酸（精氨酸、赖氨酸等）、维生素 B_1、维生素 B_2、烟酸、海参毒素（皂苷），以及钙、磷、铁、钾、锌、锰、铜、碘、钼、硒、硅、镍、锗、钒等 50 多种天然营养成分。具有润肺止咳、养血润燥、清热化湿、通利二便、利水消肿、补肾益精、降压降脂减肥、健脑益智、提高免疫、防癌抗癌等功效，主要用于治疗精血亏损、虚弱劳怯、肺虚咳嗽或咯血、肠风便血或肠燥便秘、肝炎、黄疸、神经衰弱、失眠、记忆力低下、高血压、高血脂、动脉硬化、心肌梗死（修复陈旧性心肌梗死）、脑梗死、脑血栓、糖尿病、肥胖、性功能下降、遗精、阳痿、早泄、癌症等。是高血压、高血脂、动脉硬化、冠心病、糖尿病、肥胖者、外科手术后、癌症及放疗化疗患者的理想食疗佳品。

海参同人参一样，如果皂苷含量高，则药用价值高，但可能味道不好，不宜作菜肴。若按食用价值，肉质厚、皂苷含量低的海参食用价值高（如刺参等）；若按药用价值，皂苷和黏多糖含量高的海参药用价值高（如北极海参等）；皂苷含量高的海参对防癌抗癌价值大；黏多糖含量高的海参对心脑血管病症的食疗价值高，对中老年人、脑力劳动者、肿瘤患者较好，是海参中的极品。但也因为皂苷含量高，食用时会有点异味。

2. 临床应用

（1）可增强体质和免疫力。常食海参的人很少感冒，因为海参中所含有的丰富的蛋白质、精氨酸等是人体免疫功能所必需的物质，能预防疾病感染，调整机体的免疫力，对感冒等传染性疾病有很好的预防功能。

（2）燥咳，海参、银耳、荸荠、麦冬各60克，蜂蜜适量。先将荸荠、麦冬水煎后过滤取汁，再将海参、银耳切碎放入药汁浓煎溶化，加蜜收膏。每次开水冲服15～20克，每日3次。

（3）肺结核咯血及各种出血者，海参（洗净）1个，白及粉10克。加适量水煎煮，吃海参喝汤；海参250克，川芎（焙干）120克，龟甲（炙酥）60克，共研为细末，每次温开水送服15克，每日3次。

（4）胃及十二指肠溃疡，海参（连肠）适量，焙干研末，每次冲服1.5克，每日2次，连服3天以上。

（5）休息痢，用海参适量，每日煎汤服食。

（6）海参对各种肝炎的肝功能恢复和乙肝患者“三阳”转阴有一定促进作用，比常规药物疗效为好。

（7）食用海参对改善睡眠、提高记忆力有很强的促进作用。精氨酸在海参中含量比其他生物体内高，对神经衰弱有特殊疗效；而海参中的钙、烟酸、赖氨酸等元素对消除大脑疲劳、增强记忆力也有突出功效。

（8）高血压、动脉硬化、冠心病，海参30克，加水炖烂，再加适量冰糖煮一会儿，每天早、晚空腹服食；海参（水发后切成丁块）250克，糯米100克，煮熟后加冰糖200克混匀服食。

（9）脑血栓、中风痉挛性瘫痪麻痹，海参（水发）4个，猪蹄（洗净）2个，共煮食，每日1次，常吃。

（10）有调节血脂，防止脂肪肝之功。常吃海参能够降低血压、预防心血管病，抑制胆固醇的合成、调节血脂，防止脂肪肝的形成。

（11）海参中的钾对机体中胰岛素的分泌起着重要作用，所含有的钒和酸性黏多糖具有降低血糖活性、抑制糖尿病发生的作用。可用海参3个，鸡蛋、猪胰子各1个，同煮食，每天1次，连服3天；海参、鸡蛋各3个，猪胰子1个，地肤子6克，向日葵杆芯6节，水煎煮，吃海参、鸡蛋、猪胰，喝汤。

（12）海参中的精氨酸、烟酸、酸性黏多糖及钾、镍等微量元素，均有明显的消除疲劳、调节神经系统的功能。

（13）病后体虚、产后体弱、气血不足，海参（水发、切片）、猪肉（切片）各适量，煮烂调味服食，连服半月；海参（水发）100克，冬菇（水发）、笋片各20克，熟火腿（切碎）10克，味精、盐、料酒、葱、姜、湿淀粉、胡椒粉少许，用鸡汤煮食。

（14）贫血，鲜海参1～2个，每日煮食（连汤带肉）；海参（干鲜品均可、洗净）1个，冰糖、黑木耳（洗净）各适量，文火炖烂，每日服食1次。

（15）虚火燥热，海参（水发、切片）、白木耳（水发、切碎），猪大肠1段。将海参和木耳放入猪大肠中煮熟，分次而食。

（16）久病阴虚火旺、耳鸣、腰膝酸软者，海参（水发）4个，公鸡（宰杀、洗净、切块）1只，一同煮烂，吃肉喝汤。

（17）肾虚腰痛，海参50克，当归、枸杞子各适量，羊肾1对，共炖烂食用，每日分2次吃完，连续食用1周以上。

（18）可增强性功能，延缓性衰老。海参是拥有精氨酸的"大富翁"，精氨酸是构成男性精子细胞的主要成分，具有调理内分泌、调节性激素的功能；所含的锌、酸性黏多糖、海参素等活性物质，也具有增强性功能、延缓性腺衰老的作用，是补肾佳品。

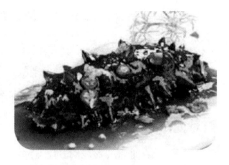

（19）用于肾虚精稀、遗精、阳痿、女子性冷淡。海参（水发、切丝）2～3个，粳米适量，煮粥，加佐料调食；海参（水发、切片）2～3个，狗肉（或羊肉，洗净、切片）100克，加盐、姜、酒炖熟，吃肉喝汤（尤适于冬季）。

（20）月经不调者，用干海参（烧存性，研成细末）10克，阿胶（烊化）6克，加入海参末调匀，早晚空腹时以米汤冲服，每日2～3次。

（21）清代《随息居饮食谱》中说，海参能"滋阴补血、健阳润燥、调经、养胎、利产"。女性朋友特别是怀孕的女性，经常食用海参，可以为胎儿大脑神经系统的发育提供丰富的脑黄金，促进宝宝智力发育。有对 100 名孕妇累计食用海参 1 千克的跟踪观察，出生的婴儿无一例弱智。因此，海参产区有"千元海参换一个健康聪明宝宝"的说法。

（22）可促进儿童生长发育。海参中丰富的精氨酸、赖氨酸、牛磺酸、钙、磷、碘、铁、锌，是人体发育成长的重要物质，直接参与人体本身的生长发育、免疫调节、伤口愈合、生殖发育等生理活动，在人体能量储备和运转中起着重要作用。

（23）可预防儿童的佝偻病，改善成年人骨质疏松。海参中丰富的钙、磷、锰、铜、锗、硅等元素对预防婴儿佝偻病，成人的骨质疏松症或骨质增生症、骨骼异常、畸形、牙质及釉质发育不良都有好的作用。

（24）有补益精血、生发乌须之功。海参（水发、切条）300 克，枸杞子（开水泡发）15 克，桑椹果 10 克，植物油适量。先将海参入热油锅中翻炒，汤沸后改小火，至熟时加入枸杞子、桑椹果，拌匀，即可佐餐食用。

（25）海参的医疗作用最早被用于慢性关节炎、肌腱炎、关节扭伤及韧带拉伤等。美国和澳大利亚的风湿病专家用海参治疗骨关节炎及类风湿关节炎的临床试验研究显示，海参对骨关节炎及风湿关节炎确有疗效。接受治疗的患者病情明显好转，病人握拳有力了，患关节晨僵时间缩短，血液检查指标恢复正常，而且没有不良反应。

（26）用于肢体损伤及术后修复。精氨酸对机体损伤后的修复具有特别功效，病人手术后适量食用海参可明显缩短康复时间，故海参被誉为"百补之王"。

（27）痔疮出血，干海参（烧存性、研细末）适量，每次冲服 2 克；干海参（烧脆、研末）10 克，阿胶（烊化）5 克，与海参末一起，空腹时米汤送下，每日 2 ～ 3 次。

（28）海参中的皂苷、酸性黏多糖对癌细胞有一定的抑制作用；硒、锗、钼等微量元素能防治食道癌、肺癌、乳腺癌、结肠癌等都有效果。

（29）现代科学研究表明，经常食用海参还能够增强人体的抗辐射机能。

（30）有养颜美容、保护皮肤、抗衰防老之功。海参含有重要的自由基清除剂，能提高机体抗氧化能力；胶原蛋白质、精氨酸、硫酸软骨素等都能养颜美容、保护皮肤，从而起到抗衰防老作用。

3. 服用方法

（1）海参加冰糖、牛奶、蜂蜜煮食，海参小米粥、海参牛肉汤，最具营养最养人。

（2）有人认为：鲜活海参不经热加工，不仅营养丰富，而且鲜味极浓。但是，生吃海参不卫生，鲜活海参很可能带有细菌甚至病毒。

（3）烹调海参不适合加醋，以免影响口感；也不宜同甘草一起服食。

4. 注意事项

（1）海参性滑腻，凡痰湿体质、湿邪偏盛、感冒、咳嗽痰多、舌苔厚腻、急性肠炎、大便溏泄、细菌性痢疾出血兼有瘀滞的患者不宜食用。

（2）海参是高蛋白食物，如果同山楂、石榴、柿子、青果、葡萄等富含鞣酸的水果同食，会促使蛋白质固化，变得难以消化吸收，还可能会出现恶心、呕吐、腹痛。

（二十四）萝卜：佳蔬、水果、良药（附：莱菔子）

萝卜是深受我国城乡人民特别是北方人日常生活中喜食的一种根茎蔬菜,别名"莱菔""芦菔"。具体品种有：红皮、白皮、绿皮、心里美萝卜和小洋花萝卜。药店里的"莱菔子"就是萝卜子。

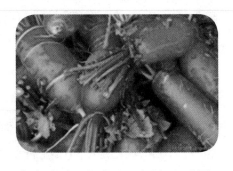

萝卜既是佳蔬，又是水果，还具有相当高的药用价值（药用以新鲜皮红肉白味辣者为上品）。据《本草纲目》所记，生萝卜汁能"利五脏、轻身，令人白净、肌细"，主治"反胃、噎疾"。传说古时候有一个狠心的后母,总是虐待前妻之子,经常给孩子吃萝卜蒸饭。后母哪里知道，萝卜经饭中蒸煮，甜味更增，吸入水谷之气，补性更强。日子久了，前妻之子身体反而越来越壮实了。从此，民间便有了"萝卜饭中蒸，补力似人参"的谚语。宋代有一个叫"叶适"的名医，每餐饭后必食萝卜一个，自感吃萝卜能顺气健脑，胜如服玉，著文吟诗，思路清晰，读书写字，流畅敏捷。

1. 性味、归经及功能作用 萝卜，性凉，味辛、甘，归肺（经）、脾（经）。含有大量糖分、多种维生素，尤其是 B 族维生素和维生素 C，还含有胡萝卜素、芥子油、淀粉酶、有机酸、膳食纤维和钙、磷、铁、锰、硼等多种物质，素有"土人参"之美称（"十月萝卜水人参""萝卜小人参，常吃有精神"）。萝卜也被美国、日本营养学界人士认定为根茎类蔬菜中的"健康保护神"。具有生津止渴、宽胸理气、止咳平喘、顺气化痰、健脾和胃、下气消食、抗菌消炎、清热利尿、凉血止血、解酒醒神、抗病毒、抗肿瘤等多种医疗作用。

"萝卜上场，医生还乡""萝卜上了街，药铺无买卖""冬吃萝卜夏吃姜，一生不用跑药堂""上床萝卜下床姜，不劳医生开处方"的谚语虽近乎夸张，但它确实可以用于治疗许多疾病，诸如伤风感冒、头痛、头晕、燥热咳嗽、胃肠道不适、呕吐、消化不良、痢疾及诸多出血病症等。

2.临床应用

（1）伤风感冒，白萝卜（洗净、切片）250克，葱白3根，加水煎成200毫升，加少许盐和白糖，1小时内乘热温服2次；白萝卜、白菜根各100克，葱白、生姜各20克，水煎服。每日3次。

（2）风寒咳嗽、痰多泡沫，萝卜（切碎）1个，葱白（切段）6根，生姜（切片）15克，先将萝卜煮熟，再放葱白、姜，煎汤1碗，连汤带渣1次服完；萝卜1个，白胡椒5粒，生姜3片，陈皮1片，煎煮30分钟，每日分2次饮服；大白萝卜（洗净、切片）1个，麻黄2克，白胡椒5粒，蜂蜜30克，置碗中蒸半小时趁热顿服，卧床见汗即愈。

（3）燥热咳嗽，萝卜1个，挖一孔，放入适量蜂蜜，置火上烤热后食之；萝卜100克，切成薄片，加饴糖50克，放置一夜，使成萝卜糖水，频频炖服；白萝卜、大白菜各100克，甜杏仁（去皮尖）30克，煮熟后吃菜喝汤，每日2次。

（4）肺结核虚劳咳嗽，萝卜1000克，水煎取浓汁，调入蜂蜜200毫升，1日内分3次服完；白萝卜、连根空心菜各适量，一同捣烂，绞汁1杯加蜂蜜调服，每日2次；白萝卜适量，拌入羊肉和鲫鱼中煮熟食用，连服1周。

（5）肺结核咳血，红皮白心萝卜（洗净、切丝、绞汁）适量，明矾（用水溶化）10克，蜂蜜100克。先用小火将萝卜汁煎熬浓缩，至较稠黏时加入明矾（用水溶化）10克，调匀后再加蜂蜜，煮沸制成萝卜蜜膏。每次空腹饮用1～2汤匙，每日3次。

（6）哮喘，萝卜100克，捣烂取汁，加入贝母粉3克，蜂蜜10克，开水冲服，每日2次。

（7）肺热咳喘、痰多气促，白萝卜1个，杏仁15克，猪肺1具，共煮1小时，吃肉喝汤；经霜白萝卜适量，水煎代茶饮或捣烂取汁，加少量冰糖，炖后温服，每次60～100毫升，日服2次；白萝卜压汁300毫升，蜂蜜30毫升，调匀后用温开水送服，每次100毫升，每日2～3次；白萝卜250克，冰糖60克，蜂蜜适量，水煎，吃萝卜喝汤，早、晚各1次；白萝卜汁200毫升，饴糖15克，柿子露10克，川贝末6克，前两味相合蒸化，并调入后两味，每日分2次服下。

（8）百日咳，萝卜500克，切片，煎水取汁，加入冰糖60克，每日分3次服下，连续服用；生白萝卜汁 300 毫升，饴糖 15 克，混合，蒸至饴糖融化，趁热服下，每日 2 次。

（9）夜晚咳嗽、无法睡眠，白萝卜 2～3 个，洗净、切片，每晚睡前煮水喝，连续数次；"心里美"萝卜切成片或条，放在炉灶内烧（煤气灶可用锅烤），至半生不熟的程度，取出趁热吃，连续数次。

（10）《本草纲目》记载：萝卜生吃止渴、消胀气，熟吃顺气、消食。现代药理研究证实：萝卜中的维生素 C 分解酶能促进消化，避免食物滞留在肠胃内；芥子油和淀粉酶有增加食欲、帮助消化、促进新陈代谢的作用。进食肥甘厚味以后，白萝卜生吃可以帮助消化。

我国民间还有"上床萝卜下床姜"的保健谚语，"上床"指睡觉。萝卜性凉，败火清热，下气消食，劳累一天，吃点萝卜，清虚燥之热，润喉消食、润肠通便，既有利于减肥，也有利于睡眠。

（11）呕吐，萝卜叶捣烂取汁，用开水送服或加红糖水冲服；大白萝卜 1 个，捣烂取汁，加红糖少许，开水冲服；或白萝卜 1 个，切片，用蜂蜜水煎煮，随意食用。

（12）脘腹胀痛，萝卜 250 克，洗净生吃，致嗳气即舒；胃寒而痛者，取萝卜、干姜、花椒各适量，共煮而食；或红皮白萝卜、白菜根各 200 克，葱白、生姜各 100 克，捣烂炒热后外敷胃脘部；气胀而痛者，取萝卜 500 克捣烂取汁，顿服；吃面食后消化不良引起的腹胀，可用萝卜汁和面粉做饼，随意食用（萝卜可减缓面粉之热性）；肠梗阻者，取萝卜 1000 克，切片，煮 1 小时后取汁，加入芒硝 120 克，再煮片刻，顿服。

（13）胃出血，红皮白萝卜汁、藕汁各 100 毫升，调匀，频频饮服。适用于血色较暗或伴食物残渣者，如果出血量较多时应及时送医院。

（14）小儿积食、消化不良、腹泻、肛门灼热疼痛，红皮白萝卜 50 克，白糖 25 克，共捣取汁冲服，每日 3 次；或白萝卜适量，水煎取汁，加白糖少许饮服；萝卜、鲜山楂各 30 克，鲜橘皮 60 克，煎水取汁，加冰糖少许，代茶饮；萝卜 2 份，蔗糖 1 份，混合捣烂取汁，每日服 10 毫升，每日 3 次。

（15）腹泻、痢疾，鲜萝卜适量，切片，加白糖，拌匀而食，每日 2 次；红皮白萝卜 250 克，捣烂取汁，加醋、白糖 30 克，开水冲服，每日 2 次；或萝卜汁 60 毫升，加蜂蜜 30 毫升，浓茶 1 杯，和匀蒸热，1 次性服用；干萝卜 150 克，薏苡仁 30 克，煎服，每日 2 剂；白萝卜汁 50 毫升，蜂蜜 30 克，生姜汁 5 毫升，红茶 3 克，开水冲服，每日 2～3 次。

（16）用于消化不良性腹泻、慢性（溃疡性）结肠炎、过敏性肠炎、细菌性痢疾、不完全性肠梗阻、结肠术后腹胀、腹泻及不明原因的便血。西安医学院二附院用生姜萝卜汁（高压灭菌）或熟萝卜绞汁保留灌肠，均获得较好疗效。

（17）偏头痛，新鲜萝卜皮贴太阳穴；白萝卜（味辣者佳）250 克，捣烂取汁，加冰片少许，左右交叉滴鼻，1 日数次，至患者打喷嚏或头汗出则止（此方为宋代沈括《苏沈良方》载王安石病案，有特效）。

（18）高血压头晕，红皮白萝卜 1000 克打汁 150 毫升，红糖 50 克，拌匀后每次用开水冲服 50～100 毫升，每日 2 次；白萝卜、生姜、大葱各 30 克，共捣如泥，敷于额部半小时，每日 1 次。

（19）糖尿病（口干舌燥、多饮多食及大便干燥），新鲜红皮白萝卜适量，榨汁冷饮，每日、早晚各 20 毫升；萝卜 500 克，小米 100 克，煮粥食用；萝卜 1000 克，切块，与猪瘦肉 250 克炖食；萝卜 250 克，捣烂取汁，加入少量白糖或蜂蜜，每次冷服 2 匙，每日 2 次；白萝卜 2500 克，煮水取汁，加入 1000 毫升水中煮粳米 200 克，米烂即可食用，每日 1 次。以上诸方均需连服 3 个月以上。

（20）痛风，红皮白萝卜 500 克，洗净、连皮切块，早饭前和晚饭后生吃；或加 50℃温开水 200 毫升和蜂蜜适量，榨汁，早饭前和晚饭后饮服（吃萝卜后 1 小时内禁食其他食物）。

（21）功能性子宫出血，红皮白萝卜 2000 克，榨汁 300 毫升，加白糖 30 克，1 次服下，每日 2 次。

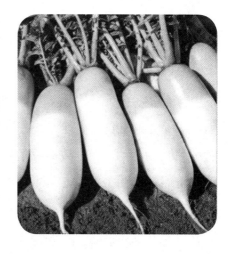

（22）阴道滴虫、阴痒，生萝卜（辣品为佳）适量，洗净、捣碎、绞汁，用消毒棉球或纱布浸泡（或直接用纱布直接包裹萝卜泥），每晚睡前纳入阴道深处，次晨取出，每日 1 次。

（23）冻疮（未破溃者），生白萝卜切成厚片，每晚睡前烘热或煮熟后乘热擦（或贴敷）患处，至擦至患处皮肤发红为止，连续数日。

（24）漆疮、接触性皮炎，白萝卜适量，捣烂取汁，涂抹患处，每日 2～3 次。

（25）脚气、脚汗，白萝卜煮取浓汁，每晚睡前趁热熏洗 30 分钟，连洗半个月以上。

（26）中暑，鲜萝卜 500 克，捣烂取汁，顿服。

（27）煤气中毒，萝卜适量，捣烂取汁，加白糖调味，频频饮服。

（28）木薯中毒，生萝卜、鲜白菜各1200克，用凉开水洗净，切碎捣烂绞汁，加红糖适量，分数次服。

（29）咯血、鼻出血、尿血、便血者，红皮白萝卜汁100毫升，煮沸，加入白酒少许饮服（鼻出血者同时取其汁少许滴入鼻中）；白萝卜100克，空心菜（连根）200克，一同捣烂取汁，先取少许滴鼻，剩余的大部分加蜂蜜调服，每日2次；萝卜500～1000克，切片，煎水取汁，加入明矾末9克，藕汁30克，蜂蜜100克，三七粉少许，拌匀，每服50克，每日2次（鼻出血者可用药汁数滴滴鼻）。

（30）口腔溃疡，萝卜汁100毫升，加等量白开水，每日漱口。

（31）急性咽喉炎、扁桃体炎、声音嘶哑者，新鲜红皮白萝卜500克，切薄片，每取1片慢慢嚼食，连续食用3天；新鲜红皮白萝卜500克捣汁取汁，频频含服；或者加白糖30克（也可加甘蔗汁100毫升、生姜汁一两滴），调匀，频频含咽（也可以温开水送服），每日2～3次；白萝卜300克，青果10个，水煎代茶饮；萝卜1个，皂角3克，水煎，吃萝卜饮汤，每日3次。

（32）牙痛，白萝卜3克，核桃2个，捣烂外敷腮部。

（33）醉酒、食物中毒、煤气中毒者，白萝卜汁200毫升左右，也可加白糖50克，1次服下；萝卜适量，切片，加入白糖、食醋，拌匀而食。

（34）可辅助戒烟，消除烟瘾。白萝卜（切成细丝）500克，加醋和白糖凉拌，每天清晨吃1小碟；萝卜适量，捣烂取汁，加少许白糖，调匀，每日早、晚各服250毫升，连吃1周以上。

（35）生吃萝卜对肺癌、食道癌、胃癌、鼻咽癌、宫颈癌有一定防治作用。萝卜中含有多种酶，能分解和消除亚硝胺的致癌作用，其中的木质素能刺激机体免疫力，提高巨噬细胞的活性，增强其吞噬杀灭癌细胞的能力。萝卜的辣味来自芥子油，它可刺激肠蠕动，促进致癌物的排除。是一种理想的防癌、抗癌食物，尤其对肺癌、消化道癌的防治效果比较理想。

3. 服用方法

（1）生吃、榨汁、腌制、凉拌、炒食、煨汤、入药煎煮均可。由于萝卜含糖量高，水分充足，尤其是北方那种皮绿肉红的"心里美"，生吃更是甜脆爽口。所以，每当秋冬干燥季节，常被人们作为生津润燥的水果食用。

（2）萝卜食疗方

①萝卜粥：鲜萝卜 250 克左右，洗净切成小块或捣成萝卜汁，与粳米 100 克同放锅内加适量水煮粥，煮熟后可加少量食盐调味食用（最好不放油）。有止咳化痰、消食利膈、止消渴、消膨胀作用，可用于咳喘痰多、胸膈满闷、食积饱胀、老年人或体弱者慢性气管炎、糖尿病等。

②萝卜酸梅汤：鲜萝卜（切薄片）250 克，酸梅 2 粒，加清水 3 碗煎至 1 碗半，去渣取汁加少许食盐调味饮用。有宽中行气、消食化滞、清热化痰作用，适用于进食过饱、饮食积滞引起的胸闷、胃灼热、腹胀、胁痛、气逆、烦躁等症。

③萝卜蜜饯：鲜萝卜（洗净、切丁）适量，蜂蜜 150 克。萝卜丁放在沸水中煮沸后捞出滤干水分，晾晒半日，再放锅内，加蜂蜜，小火煮沸，调匀，饭后食用。有宽中消食、理气化痰作用，适用于饮食不化、腹胀、反胃、呕吐等症。

4. 注意事项

（1）萝卜性凉，生清熟补，辛散、化痰、消食、耗气，适合于体质较强的患者；体质虚弱、脾胃虚寒病者不宜吃；气虚者不宜多吃，尤其不宜生吃。

（2）白萝卜中的许多营养成分经不起 70℃ 以上的高温，所以最好是生吃和凉拌，烧菜则不宜久煮，尽量减少营养成分的流失。

（3）服人参及滋补药品期间不宜吃生萝卜，会降低补药的效果。

（4）文献记载：萝卜不宜与橘子同吃，会促使甲状腺肿大；不能与黑木耳同吃，会导致皮炎。可供参考。

附：莱菔子

莱菔子即萝卜的种子，又称"萝卜子""芦菔子"。

1. 性味、归经及功能作用 莱菔子，性平，味甘、辛，归肺（经）、脾（经）、肾（经）。有消食行滞、开郁化痰的作用，主治食积腹胀、消化不良、嗳气吞酸、腹痛腹泻及风痰咳喘等病症。

2. 临床应用

（1）用于消化不良、脘腹胀满。本品擅长消化面食积滞，多以本品配麦芽、山楂、神曲等消导药或厚朴、枳壳、砂仁等行气药。治食积腹胀可用莱菔子 30 克，厚朴、枳壳、砂仁、大黄各 9 克，水煎服；嗳气反酸可加陈皮、半夏，以增加和胃降逆之功；脾虚失运、湿盛泄泻加白术、茯苓，以健脾化湿；发热加连翘，以清热化滞。综合而成中医消食名方——保和丸。

（2）风痰阻遏胸膈，生莱菔子9克，研汁服探吐；或研细末，每次以温开水调服。促使痰涎涌吐而出。

（3）痰喘久咳，莱菔子（炒）、紫苏子各12克，白芥子9克，水煎服。本方即顺气降逆、化痰消滞名方——三子养亲汤。

3.服用方法 莱菔子入药即可生用，也可炒用。但无论生用还是炒用，都应该捣碎。

4.注意事项 本品耗气，凡气虚无食积和痰滞者忌用。

（二十五）脏躁虚汗浮小麦

浮小麦，又名"麦麸"，系未成熟的小麦或被虫子蛀过的空瘪小麦，放在水中不能下沉，而是漂在水面上的。

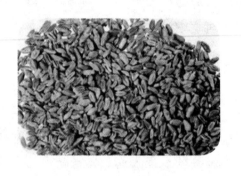

传说，宋代太平兴国年间，京城名医王怀隐，有一天雨后放晴，到后院查看晾晒的中药材，发现新购进一堆质量很差的小麦，用手摸了摸，便问伙计："这些被虫子蛀过的空瘪小麦，是何人送来？"伙计回答："是城南张大户送来的。"他正想再说什么，忽然见一中年男子带来一位中年女子急匆匆地走了进来，那男子对王怀隐恳求说："先生，我家娘子近来不知何故，经常心神不宁、哭笑无常，有时甚至还伤人、毁物，好像是鬼神附体一般，真有点吓人。请先生施恩，为她除病驱邪吧！"王怀隐为那妇人把了脉，又问了几句病情，捋须笑道："不必惊慌，此乃妇女脏躁症也。"言毕，信手开了一方，上书：甘草、大枣、小麦三味药，其中的小麦就是用的张大户送来的不好的麦子。那男子持药扶病妇临行时，又补充一句病情："先生，我差点忘了，她还常常夜间出汗，汗液常湿透衣衫呢。"王怀隐点头答道："嗯，知道了，先治好脏躁症再说吧。"

数日后，那妇人偕丈夫乐滋滋地来拜谢王怀隐，王怀隐关切地问："那今天可以给你专门治疗夜间出汗证了。"那妇人笑道："不必了，已一并痊愈了。"王怀隐暗自思忖：甘草、大枣都不治汗证，难道是这又空又瘪的蛀小麦起的作用？

1.性味、归经及功能作用 浮小麦，性凉，味甘、咸，归心（经）。含有淀粉、蛋白质、脂肪、钙、磷、铁、维生素等营养物质。具有实腠理、固皮毛、益心气、敛心液、固表止汗、清虚热、止虚汗和养心安神的医疗作用，主要用于治疗各种自汗（白天容易出汗）、虚汗、盗汗（夜晚睡眠中出汗）及神经衰弱等病症。

2. 临床应用

（1）自汗，浮小麦 20 克，炒香后水煎代茶饮；或炒焦后研末，每次用米汤送服 6 克；浮小麦、黑豆各 30 克，乌梅 2 个，水煎服；浮小麦、黄芪各 15 克，煅牡蛎 20 ～ 30 克，白术、五味子、麻黄根各 10 克，水煎服，每日 2 次。

（2）盗汗，浮小麦、大枣各 30 克，水煎，于睡前 30 分钟饮服；浮小麦、煅牡蛎各 15 克，水煎服，每日 2 次。

（3）自汗、盗汗，浮小麦 15 克，乌梅 30 克，糯稻根 1 把，水煎服，每日 2 次；浮小麦 20 克，大枣 10 枚，桑叶、乌梅肉各 10 克，水煎服。

（4）阴虚发热、骨蒸潮热，浮小麦、生地黄、玄参、麦冬、五味子、地骨皮各 10 ～ 20 克，水煎服，每日 2 次。

（5）贫血、神经衰弱、失眠，浮小麦 50 克，酸枣仁 30 克，甘草、大枣各 20 克，水煎服，每日 1 次，连服半月。

（6）更年期综合征、癔症性精神恍惚（脏躁、悲伤欲哭、喜怒无常、郁郁不乐、情绪焦躁波动、心烦失眠），浮小麦 40 克，大枣（去核）10 枚，生甘草 12 克，水煎代茶饮；或者煎煮 1 小时，去甘草后食用。凡心血不足、心神失养而致的各种失眠证，服药可使心神得养、神志安定、养心安神。对于七情为病、精神失常、内伤心脾、喜笑悲哭不能自控之脏躁证，中医即以本方为主。

（7）产后虚汗不止，浮小麦、党参、黄芪各 15 克，当归、白术、桂枝、麻黄根各 10 克，生牡蛎 20 克，甘草 6 克，水煎服，每日 2 次。

（8）小儿夜啼不安，浮小麦 15 克，大枣 5 枚，蝉蜕、炙甘草各 3 克，煎水取汁，加入白糖或葡萄糖粉适量，白天以药代茶，连服 3 天以上。

3. 服用方法 水煎服，每次 20 ～ 50 克；研为细末冲服，每次 3 ～ 5 克。

4. 注意事项 无汗而烦躁或虚脱汗出者忌用。

（二十六）消肿减肥冬瓜好

冬瓜，其形似枕，又称"枕瓜"，经霜后皮上有白粉，故又称"白瓜"。

1. 性味、归经及功能作用 冬瓜，性凉、味甘，入肺（经）、胃（经）、大肠（经）、小肠（经）。

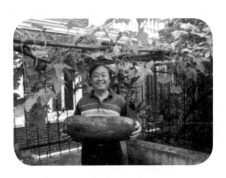

含有糖、蛋白质、维生素 B、维生素 C、胡萝卜素及钙、磷、铁等物质。具有止咳化痰、利水消肿、除湿减肥、清热解毒等作用，主治多种原因引起的小便不利、水肿、热性咳喘、肺脓肿、阑尾炎、糖尿病、肥胖病、食物中毒、带下及疮疡痈肿、皮肤病等。

2. 临床应用

（1）气管炎、支气管炎、百日咳，冬瓜仁 15 克，捣烂研碎，加白糖或蜂蜜适量，开水冲服；冬瓜皮、冬瓜子、麦冬各 15 克，水煎服，每日 2 次。

（2）哮喘，未落花蒂的小冬瓜 1 个，剖开填入冰糖适量，蒸熟取水饮服。每日 1 次，饮服 3～4 次即效。

（3）小便不利、水肿（肾炎、心脏病、肝硬化及妊娠等原因引起者），冬瓜 500 克，赤小豆 100 克，煮至烂熟后，每日分 3 次食；冬瓜皮 100～200 克（干品减半），玉米须、白茅根各 30 克，水煎服，每日 2 次；冬瓜 500 克，500 克左右的鲤鱼 1 条，炖服；冬瓜皮 30 克，乌鱼 1 条，同煮不放盐，吃鱼喝汤。

（4）暑热烦渴，鲜冬瓜 1 个，捣烂取汁，大量饮服（可加少许盐）；鲜冬瓜 500 克，去皮切碎取汁，与绿豆汤和匀，频频饮服。

（5）糖尿病，冬瓜子、麦冬各 30～60 克，黄连 9 克，水煎服，每日 1 次。

（6）肥胖者，常吃冬瓜有明显的除湿减肥效果，《神农本草经》记载冬瓜"久服轻身耐老"。

（7）遗精，陈冬瓜仁（炒干研末）适量，每次服 10 克，每日 3 次冲服，连服 2～3 周。

（8）阑尾炎，冬瓜仁、薏苡仁、芦根各 30 克，桃仁 9 克，牡丹皮、大黄、芒硝各 6 克，水煎服，每日 3 次。

（9）白带，陈冬瓜仁 300 克，炒焦研末，每日早、晚空腹时以米汤调服 15 克；冬瓜、冰糖各 30 克，每日分 2 次炖服；子宫癌引起的带下不止，用冬瓜子 30 克，莲子肉 15 克，白果 10 个，胡椒 1.5 克，水煎服，每日 1 次。

（10）乳汁不通，冬瓜皮或冬瓜子 200 克，鲢鱼 1 条，加水炖熟，吃鱼喝汤，每日 2 次。

（11）痔疮肿毒，冬瓜适量，煎汤乘热洗患处，每日 1 次。

（12）疮疖痈肿，冬瓜适量，捣烂外敷，干后即换。

（13）冻疮，冬瓜皮、茄子根各 60 克，煎汤洗患处，每日 2～3 次。

（14）痱子，冬瓜去皮捣烂后敷患处，每日 4～6 次。

（15）荨麻疹，冬瓜皮适量，水煎代茶，频频饮服并外洗。

（16）冬瓜仁、桃仁各适量（晒干后磨成细粉），加入蜂蜜适量，混合成黏稠膏状，每晚睡前涂在斑点上，次晨洗净，连敷 3 周以上，有增加皮肤光泽、消除皱纹的作用。

（17）雀斑、酒糟鼻，鲜冬瓜瓤适量，捣烂取汁，外涂患处，每日 2 次；干冬瓜仁、桃花（阴干）等量研末，加蜜调匀，于睡前涂患处，晨起洗净，每日 1 次。

（18）鱼蟹、河豚中毒，鲜冬瓜捣烂绞汁，大量饮服。

3. 服用方法 既可清炒、红烧，又可炖肉、煨汤，尤其适宜炖老鸭汤，荤素搭配，营养互补。它的皮、子、瓤均可入药，皮、肉、瓤用量不拘，冬瓜子一般为 30～50 克。

4. 注意事项 本品性寒、滑利，凡形体瘦弱、脾胃虚寒泄泻和营养不良水肿患者不宜使用。

（二十七）丝瓜医疗作用大

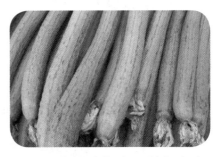

丝瓜因其长老后筋细如丝，故名。又称"蛮瓜""绵瓜""天罗布瓜"。

1. 性味、归经及功能作用 丝瓜，性凉、味甘，入肺（经）、肝（经）、胃（经）。含糖、脂肪、蛋白质、维生素 B、维生素 C 及钙、磷、铁等物质。具有止咳化痰、利水消肿、通经活络、清热解毒等医疗作用，主治热咳多痰、胃痛、痢疾、黄疸、水肿、腰痛、月经不调、带下、乳汁不通、腮腺炎、疝气、痔疮、疮疖、扁桃体炎等病症。

2. 临床应用

（1）咳嗽胸痛、肺脓肿，鲜丝瓜适量榨汁，每服 60 毫升，每日 3 次；丝瓜 500 克，粳米 100 克，煮粥常服；丝瓜络（老丝瓜形成的网状丝络）1 个，烧存性，研末，加白糖调匀，每取 2～3 克，温水送服，每日 3 次。

（2）百日咳，生丝瓜绞汁，和蜜少许服用，每日 3 次。

（3）胃痛，丝瓜络 30 克，明矾 3 克，水煎服，每日 1 次，连服 3 剂。

（4）痢疾，鲜丝瓜 2 条，将其切成 3～4 寸长，用笋叶或厚纸包裹，放红火灰中煨熟后榨汁，加白糖适量，每日分 2 次服；干丝瓜 1 条，烧存性，研末，用黄酒和水煎煮，睡前服，连服 5～7 日。

（5）黄疸，丝瓜适量，连带丝瓜子烧存性，研末，每次以冷开水送服 10 克，每日3次。

（6）肝硬化腹水，丝瓜子10克，研末，开水送服，每日2次，连服1个月以上。

（7）肾炎水肿，丝瓜60克，冬瓜30克，水煎取汁，加红糖100克，调匀服，每日1次。

（8）蛔虫症，生黑丝瓜仁50粒，1次服下，每日1次，连服3天。

（9）腰痛，丝瓜仁适量，炒焦，以酒煎服；并将渣炒热敷痛处，每日2次；丝瓜络切碎焙黄、研末，每日分2次以酒少许冲服。

（10）痛风，丝瓜（去皮、切段）150克，葱（洗净、切段）1根，绿茶5克，盐少许。先将丝瓜、葱、盐放锅中煮，待丝瓜软后加入茶叶浸泡代茶。

（11）腮腺炎，丝瓜1条，烧存性，研末，水调敷患处，每日1～2次。

（12）疝气，老丝瓜（焙干）250克，陈皮30克，共研末，黄酒冲服，每次3克，每日2次，连服1个月。

（13）痔疮，丝瓜炭、槐花各30克，共研末，每日早、晚各冲服6克。

（14）脱肛，丝瓜烧灰、石灰、雄黄各15克，共研末，用猪胆汁、鸡蛋清及香油调和，敷于患处（用药前清洗），每日2次。

（15）头癣，丝瓜皮适量，晒干烧存性，调茶油敷患处，每日1次。

（16）冻疮，老丝瓜烧存性，和猪油调匀涂患处，每日1次。

（17）疮疖痈毒，鲜丝瓜1条，捣烂绞汁，擦洗患处；嫩丝瓜1条，捣烂敷患处；丝瓜250克，香菇100克，水煎服。

（18）月经不调，老丝瓜1条，烧存性，研末，每次以盐水调服9克，每日2次；丝瓜子适量，焙干后水煎，加红糖少许，冲黄酒服，每日早、晚各1次。

（19）痛经，干丝瓜1条，水煎服，每日1次。

（20）闭经，干丝瓜1条，烧存性，研末，温酒送服10克，每日2次。

（21）赤白带下，经霜小丝瓜250克，焙干烤黄研末，每日睡前服6克，连服1周。

（22）乳汁不通，干丝瓜1条，烧存性，研末，温酒调服9克；丝瓜络、王不留行各25克，水煎服，每日1次，连服1周；乳房胀者加香附10克同煎。

（23）预防麻疹，丝瓜络9克，水煎服，每日3次，连服3～5克；疹发不畅时，取老丝瓜近蒂处3寸，陈皮烧存性，研末，砂糖水送服。

（24）扁桃腺炎，新摘丝瓜3条，捣烂取汁1杯，每日1次顿服。

3.服用方法 丝瓜，可以清炒、红烧，也可以打鸡蛋汤。药用鲜丝瓜适宜榨汁服用，成熟老丝瓜适合入煎剂，丝瓜络适宜于烧存性，研末，加白糖或冰糖调服。

4. 注意事项

（1）因本品性凉，脾胃虚寒泄泻者忌食。

（2）丝瓜如果变苦味，就不能吃了，会产生毒素，吃了会中毒。

（3）古籍记载，多食本品易至阳痿、滑精，故性功能低下者不宜食用。

（二十八）霜打老茄子医疗作用大

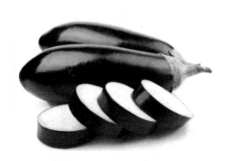

茄子，又称"落苏"，分紫茄、白茄、青茄、花茄四种，其中白茄、紫茄药用价值较大，且茄根、茄花、茄蒂皆为良药。中药许多方剂及民间验方中，经常使用"秋后老茄子""霜打老茄子"。

1. 性味、归经及功能作用　茄子，性寒凉，味甘、苦，归脾（经）、胃（经）、大肠（经）。含糖、脂肪、蛋白质三大营养素，还含有膳食纤维素，维生素，龙葵碱、葫芦素、水苏碱、胆碱、紫苏苷、茄色苷等多种生物碱，以及钾、钠、钙、镁、磷、铁、锌、锰、铜等多种营养成分。具有清热解毒、活血化瘀、消肿止痛、收敛止血、利尿解毒等功效，主要用于慢性支气管炎、黄疸型肝炎、小便不利、水肿、风湿性关节炎、跌打肿痛、疝气、痔疮出血、皮肤溃疡、无名疮毒、乳腺炎、口腔溃疡、冻疮、毒蜂螫伤、蜈蚣咬伤等病症。

2. 临床应用

（1）慢性咳喘，白茄子30～60克，煮后取汁，加蜂蜜适量，每日分2次服用；茄子秆90克，水煎，每日分2～3次服用。

（2）黄疸型肝炎，紫茄子（洗净、切碎）适量，放米中煮食，每日2次，坚持连续服用一段时间。

（3）茄子的脂肪含量不高，纤维中还含有一种抑角苷，具有降低胆固醇的功效。高血压、高血脂、动脉硬化、冠心病、单纯性肥胖者常食茄子大有裨益。

（4）水肿、小便不利者，用茄子适量，干燥后研粉，开水送服，每次6克，每日3次。

（5）风湿关节痛，茄子适量，干燥后研粉，每次6克开水送服，每日3次；白茄根25克，筋骨草、木防己根各15克，水煎服，每日1～2剂。

（6）跌打肿痛，茄子（切片、焙干、研末）1个，每次温酒调服2～3克，每日3次。

（7）口腔溃疡，经霜茄子（洗净、切片、焙干、研末）适量，以蜂蜜调匀，涂擦溃疡表面，每日2次；鲜茄蒂、何首乌各50克，水煎服，每日2次。

（8）乳腺炎、乳头皲裂，茄子（焙干、研细末）适量，以水调匀敷患处，每日2次；茄子适量，秋天自然开裂者为佳，阴干、烧存性、研末，用香油调涂患处，每日1次。

（9）疝气，青茄蒂15～30克（干品减半），水煎取汁，饭前温服，每日2剂。

（10）痔疮出血，经霜紫茄1个连蒂烧焦，研细末，每天早、晚温服6克，连续5～8日。

（11）冻疮，茄子根煎水，趁热熏洗患处15～20分钟，每天早、晚各1次。

（12）皮肤溃疡，茄子（焙干、研末）适量、冰片各适量，混匀，撒于创面，纱布包扎，每日换药1次。

（13）无名疮毒，茄子适量，捣烂如泥或焙干研末，外敷患处，也可加醋调匀外敷，每日换药1次。

（14）脚癣，紫茄子皮，外敷局部，每日1～2次。初用时局部症状可能有所加重，1周后反应消失，脚癣亦随之减轻或痊愈。

（15）毒蜂螫伤、蜈蚣咬伤，茄子1个，切片，擦涂伤处；或加白糖适量共捣烂外敷。

（16）诸多关于茄子药理作用的实验研究证据表明，茄子和茄根中含的龙葵碱、葫芦素具有防癌抗癌能力，对胃癌、子宫颈癌等有一定疗效。

3. 服用方法　茄子既可以清炒，也可以油焖、红烧，还可以凉拌。内服除佐餐使用外，还可干燥后研碎服用，外用多为粉剂外敷。

4. 注意事项

（1）茄子性寒，故素体阳虚者慎用，多食必致腹痛、腹泻。

（2）本品勿与寒凉的蟹肉同食，以防伤及脾胃，损伤阳气。

（二十九）第一个吃西红柿的人成了勇士

西红柿又名"番茄""狼桃""六月茄""洋柿子""番李子"，是一种深受世界人民喜爱的瓜果蔬菜。

据考证，西红柿最早生长在南美洲的秘鲁，叫作

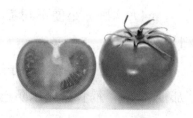

"狼桃"，由于它的色泽艳丽诱人，人们都怕它有毒，只欣赏其美而不敢吃它。16世纪时，英国公爵俄罗达格里从南美洲带回一株西红柿苗，献给他的情人英国女皇伊丽莎白。从此，西红柿便落土欧洲，但仍然没有人敢吃它。当时，英国医生警告人们说，食用西红柿会带来生命危险。若不是美国军人罗伯特上校的一次破天荒的行动，恐怕人们至今还不知道西红柿是什么滋味。

1830 年，罗伯特从欧洲带回几棵西红柿苗，栽种在他的家乡新泽西州萨伦镇的土地上。但是，西红柿成熟之后，人们都把它看作有毒果实。有一天，罗伯特向全镇人宣布：他将当众吃下 10 个西红柿，看看究竟是不是有毒。镇上的居民都被罗伯特的"狂言"吓坏了，一个医生预言：这个古怪的上校一定是活得不耐烦了，肯定会因为他的愚蠢而命丧黄泉。

罗伯特吃西红柿的日子到了，全镇几千居民都涌到法院门口，看他如何用西红柿"自杀"。正午 12 点，罗伯特上校出现在众人面前，只见他身穿黑色礼服，面带微笑，缓缓走上台阶，从小筐里拿出一只红透了的西红柿，高高举起，向众人展示。待几千双眼睛验证没有假后，他便在众目睽睽之下咬了那只西红柿一口，一边嚼一边大声称赞西红柿的味道。当罗伯特咬下第二口时，有几位妇女当场就晕过去了。不一会儿，10 个西红柿全部被罗伯特吃完，他仍安然无恙地站在台阶上，并向大家招手致意。人们报以热烈的掌声，欢呼他成为世界上第一个敢吃"螃蟹"的勇士，乐队也为他奏起了凯旋曲。罗伯特的行动证明了西红柿没有毒，于是，西红柿名声大振，在世界各地广为传播。

1. 性味、归经及功能作用　西红柿，性微寒，味甘、酸，归心（经）、肺（经）、肝（经）、脾（经）、胃（经）。营养十分丰富而且全面，除了糖、脂肪、蛋白质三大营养素外，还含有多种维生素（其中维生素 C 的含量最高，居蔬菜、瓜果之首）、番茄素、苹果酸、胡萝卜素，以及钙、磷、铁、钾等微量元素。一个人每天吃 2 个番茄，便可满足机体一天对维生素和矿物质的需要。具有清热生津、健脾消食、平肝降压、凉血止血、防癌抗癌、养颜润肤、延缓衰老之功效，主要用于热病、中暑、高血压、动脉硬化、贫血、体虚无力、消化不良、肝炎、肠癌、皮肤病、夜盲症、鼻出血、齿龈出血、口腔溃疡、咽喉疼痛等病症。

圣女果，即小西红柿，在国外称为"小金果""爱情之果"。不仅色泽艳丽、形态优美、小巧可爱，而且味道适口、营养丰富。除了含有番茄的所有营养成分之外，其维生素含量比普通番茄更高。被联合国粮农组织列为优先推广的"四大水果"之一（顶端带有小刺勾的属于转基因品种）。其性味、归经、营养及药用价值均同大西红柿，只不过生吃圣女果口感较好，维生素更为丰富一些，而榨汁及熟食多选用大西红柿，烧熟后其番茄红素、胡萝卜素含量更高一些。

2. 临床应用

（1）用于热病、烦渴、口干舌燥、高热、中暑。番茄 100 ～ 200 克，用开水烫后去皮，生食或榨汁饮服；西红柿（洗净、榨汁）10 个，每次 20 ～ 30 毫升冷服，每日 2 ～ 3 次；西红柿汁、西瓜汁各半杯，混匀饮用，每小时 1 次，直至热退。

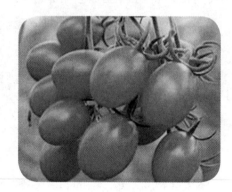

（2）用于高血压、高血脂、动脉硬化、冠心病。西红柿 1 ～ 2 个，每日晨起空腹吃（可蘸白糖），若食后胃痛或胃酸过多者改用煮汤吃；西红柿 20 个，黑醋或陈醋 200 毫升，白糖 50 克，盐适量，共泡 3 ～ 5 日，每次吃 1 ～ 2 个，每日 2 ～ 3 次。

（3）眩晕用于（高血压或高脂血症所致），西红柿汁 100 毫升，天麻 10 克，加水共煎煮，每日分 2 次服用。

（4）用于预防心血管疾病。常吃番茄酱，有个好心脏。炒熟的番茄和熬制的番茄酱中，番茄红素的含量高，抗氧化能力很强，保护机体细胞免遭破坏，心脏病的发生率可以减少一半。

（5）贫血，西红柿、苹果（均捣碎）各 1 个，黑芝麻 15 克，混匀，一次性服下，每日 1 次。

（6）消化不良者，西红柿汁 500 毫升，山楂 60 克，加水共煮，每日分 2 ～ 3 次服用，连续 7 ～ 10 日。

（7）肝炎，西红柿 450 克，牛肉 100 克，油、盐各少许，先炒后煮，每日分 2 ～ 3 次服；西红柿丁 1 匙，芹菜末、胡萝卜末、猪油各半匙，粳米适量，先将粳米煮粥，再将其他配料加入沸粳米粥内烫熟，最后加入食盐、味精少许，拌匀食用，连续服用 1 个月。

（8）慢性胃炎、单纯性肥胖者，番茄（洗净、切块）250 克，鸡蛋（去蛋黄取蛋清）1 个，小葱（切碎）1 根，打汤食用，常服。

（9）有美容养颜、延缓衰老之功。番茄 100 ～ 200 克，去皮、生吃，每天常服；成熟西红柿（捣烂或直接用番茄汁）适量、蜂蜜（或白糖）、面粉各适量，混合调匀成膏状，涂于面部，20～30分钟后洗净，能保护皮肤弹性，改善粗糙皮肤，还能润肤、美白、治疗痤疮，长期使用能祛斑、除皱，使皮肤白皙红润，延缓衰老。

（10）西红柿中的番茄红素的抗癌能力很强，纤维素能促进肠道中毒物的排泄，还有维生素 A 和胡萝卜素，也都有防癌效果。常吃西红柿（每天至少 1 次，生吃、熟吃、番茄酱均可），可降低患胰腺癌、乳腺癌、直肠癌、膀胱癌、前列腺癌、子宫癌、卵巢癌等的风险。

但是，番茄素同蛋白质结合在一块，周围有纤维素包裹，很难分解出来，所以必须加温到一定程度才能分解出来发挥抗癌作用，也就是说，生吃西红柿没有抗癌作用，必须熟吃才能产生抗癌功效，西红柿炒鸡蛋最好了，还有番茄（蛋）汤。

（11）皮肤病（真菌、感染性），西红柿适量，熟透、去皮，捣敷患处，每日 2～3 次。

（12）腋臭，西红柿汁适量，加醋稀释，腋窝清洗干净后均匀涂抹在腋窝，每周 2 次。

（13）夜盲症，新鲜成熟番茄（洗净、去皮、切片）500 克，猪肝（洗净、切片）1 具，加油、盐、葱、姜等佐料煮汤，分 3 日服完，连续 3 个月左右。

（14）眼底出血，西红柿 1～2 个，每日晨起空腹食用，若食后胃痛或胃酸过多者停用。

（15）用于鼻出血、齿龈出血。丰富的维生素 C 能减少血管脆性，降低血管通透性，有助于防治鼻出血和牙龈出血。可用番茄 1～2 个，开水烫后去皮，一次性服食，每日 2～3 次，连续 1～2 周。

（16）口腔溃疡。番茄适量，榨汁漱口，每次数分钟，每日数次。

（17）咽喉疼痛。番茄汁半杯，温开水混匀漱喉，可减轻疼痛。

（18）用于醉酒。西红柿汁富含果糖，能帮助和促进酒精分解吸收，有一定解酒功效，可以一次性多量生吃番茄或饮番茄汁。

3. 服用方法

（1）番茄既可生吃、榨汁，也能凉拌、清炒、烧肉、煮汤，世界著名的美食"罗宋汤"就是以西红柿为主要原料的。

（2）番茄食疗方

①番茄炒肉片：番茄（切块）、猪瘦肉（洗净、切片）各 200 克，生姜、葱各适量。炒锅放油适量，烧至七成热，下肉片、姜、葱煸炒，待肉片发白时再下番茄、盐，略炒后加汤少许，焖煮片刻，加味精少许起锅。具有调和脾胃、健胃消食、补中益

气的作用，适用于脾胃不和、食欲不佳、病后体弱患者（也可以做成番茄炒鸡蛋，功用相同）。

②番茄炖排骨：鲜熟番茄（洗净、切块）250克，猪（牛）排骨500克，加油、盐、生姜，文火炖熟，喝汤吃肉。有健脾消食、养肝补血功效，适用于食欲不振、消化不良、慢性肝炎、贫血、高血压和体质差、身体弱的人群食用。

4. 注意事项

（1）西红柿性寒凉，凡阳虚体质、体内寒湿太盛、感受风寒、脾胃虚寒、胃酸过多者不宜食用。如若偶尔食之，也应少吃，熟食为佳。

（2）西红柿含有较多的果胶、单宁酸，空腹进食后会与胃酸发生化学反应生成难以溶解的凝胶块，易形成"胃结石"，可将胃的下口幽门堵塞，使胃里的压力升高，导致胃胀痛不适。

（3）未成熟的番茄含有番茄碱，一次吃多了，会头昏、恶心呕吐，严重者会流涎、昏迷。

（4）吃西红柿不能同时喝白酒，容易胸闷、气短；也不宜与红薯（地瓜）同吃，容易导致呕吐、腹痛、腹泻，形成胃结石。

（5）西红柿不宜与黄瓜、南瓜、胡萝卜等含有维生素C分解酶的食物同吃，分解酶可使西红柿中维生素C大量破坏。这样就吃得不合理、不科学了，既减少了这些食物本身的营养价值，又降低了这些食物的药理作用。

（6）西红柿不适合放冰箱保存，低温会使其表面出现黑斑，容易腐烂。

（7）圣女果中，顶端带有小刺勾的属于转基因品种，不宜食用。

（三十）葫芦里究竟有什么药

葫芦又名"壶芦""瓠瓜""蒲瓜"，是唐朝药王孙思邈和传说中的八仙之一铁拐李朝夕佩带、形影不离、既能盛酒、又能装药的宝物。成熟而未老的果实供食用，熟透的果实及葫芦子供药用。

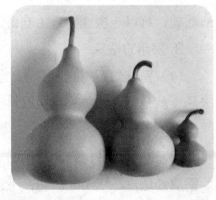

1. 性味、归经及功能作用　葫芦，性平、偏凉，味甘淡、微苦，归肺（经）、脾（经）、肾（经）。含糖、脂肪、蛋白质、维生素B、维生素C、苦味素（葫芦素C）、胡萝卜素等。

具有明显的生津止渴、润肺止咳、清心除烦、利水消肿、清热解毒、消肿散结、防癌抗癌、养颜护肤等作用（葫芦子消炎止痛），主要用于肺热咳嗽、肺炎、心烦口渴、高血压、黄疸、小便短少、水肿、尿路结石、乳腺癌等病症。

2. 临床应用

（1）肺热咳嗽、肺炎，葫芦 30 克，水煎服，每日 2 次。

（2）高血压，新鲜葫芦适量，捣烂、绞汁，每次以蜂蜜调服 20～30 毫升，每日 2 次。

（3）常吃葫芦能清心泻火除烦，消除血液中的热毒，适合容易上火的人士食用。

（4）有安神定志之功。葫芦中的碳水化合物能够补充大脑消耗的葡萄糖，缓解脑部因葡萄糖供给不足而出现的头晕、疲惫、注意力涣散、思维紊乱甚至出现幻觉、沮丧、记忆力下降、失眠、盗汗等症状。

（5）黄疸型肝炎，新鲜葫芦适量，捣烂、绞汁，每次以蜂蜜调服 30～50 毫升，每日 2 次。

（6）肾炎水肿，新鲜葫芦、鲜冬瓜、粳米各 100 克，火腿 50 克，生姜 5 克，精盐 1 克，煮粥食用，以肿消为度；陈葫芦粉 100 克，粳米、冰糖各 50 克，煮粥，每日分 2 次服用。

（7）用于小便不利、腹水（包括肝硬化腹水、心脏病性浮肿、晚期血吸虫病腹水等）。葫芦能清除体内多余的水分和毒素，促进血液和水分新陈代谢，有利尿、消水肿作用。可用葫芦壳 50～60 克，冬瓜皮、西瓜皮各 30 克，水煎服，每日 1～2 次。此方利尿作用显著，久服无不良反应。

（8）用于尿路感染和结石。葫芦含有丰富的维生素 C 和胡萝卜素，有利于控制炎症，帮助泌尿系统因为结石导致的上皮细胞损伤的修复。可用新鲜葫芦 40 克，水煎服，每日 2 次；新鲜葫芦适量，捣烂、绞汁，加蜂蜜适量，开水混匀，每次服 30～50 毫升，每日 2 次。

（9）有养颜护肤之功。葫芦含有大量的苦味素和胡萝卜素，都是难得的排毒养颜成分，有助于维持皮肤细胞组织正常功能和皮肤黏膜层的完整性，刺激皮肤新陈代谢，防止皮肤粗糙、毛发枯干，保持皮肤润泽细嫩。

（10）有防癌抗癌之功。葫芦中的苦味，缘于苦味素，而苦味素的主要成分是葫芦素 C，是一种难得的防癌抗癌成分，可刺激机体产生干扰素，提高机体的免疫能力，发挥抗病毒及防癌抗瘤作用，降低癌肿的发生率。临床观察对乳腺癌效果较好，可以取用葫芦蒂 120 克，食盐、黄酒各适量，将葫芦蒂置于盐水中炒干后研末，每次黄酒送服 10 克，每日 1 次。

（11）用于夜盲、眼干燥症。丰富的胡萝卜素是构成视觉细胞内的感光物质，能防止夜盲、眼干燥症和暗适应能力下降。

（12）鼻塞、眼目昏痛，葫芦子（捣碎）30 克，白酒 150 毫升，混匀后浸泡 7 日，去渣，用其浸液点鼻，每日 2 ～ 4 次。

（13）牙龈炎，葫芦子 250 克，怀牛膝 125 克，共研末混匀，每次开水冲服 12 克，每日 2 ～ 3 次；葫芦子、怀牛膝各适量，水煎含漱，每日 3 ～ 4 次。

3. 服用方法　葫芦既可以单独清炒，也可以与肉红烧、煨汤；入药以煎剂为主，鲜葫芦可以捣烂、绞汁服用；葫芦子入煎剂，或捣烂研末入粉剂均可。

4. 注意事项

（1）本品甘淡偏凉，易生寒湿，脾胃虚寒者不宜多食。

（2）葫芦发苦的不能吃，含有毒素会中毒，轻则上吐下泻，重则损害肝肾功能。

（3）葫芦子有毒，只能入药，不能当瓜子吃。

（4）葫芦中的干扰素诱生剂不耐高温，故葫芦不宜煮得太熟。

（三十一）宽心神、通二便的莴苣

《格林童话》中有一篇名为"莴苣姑娘"的童话故事：一个善良的女人婚后数年没有孩子，非常想要一个孩子。她家的屋子后面有个小窗户，从那里可以看到一个美丽的花园，里面长满了很多蔬菜水果。其中有一块菜地上长着非常多的莴苣。这些莴苣绿油油、水灵灵的，勾起了她的食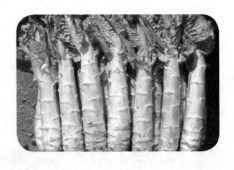欲，非常想吃它们，而且这种欲望与日俱增。而当她知道这个花园是属于一个凶狠的女巫，自己不可能吃到这些莴苣的时候，她变得非常郁闷、憔悴。她丈夫吓坏了，有一天黄昏时分就翻过围墙，偷偷地溜进了女巫的花园，拔了一把莴苣，带回家来，妻子立刻把莴苣做成沙拉，狼吞虎咽地吃了个精光。莴苣的味道真是太好了，以至于吃了还想吃，她丈夫只好每天去偷女巫的莴苣，女子心情和精神越来越好，竟然还怀孕了。只是日子一久，丈夫偷莴苣的事被女巫发现了。他只好说明了情况，苦苦哀求女巫的饶恕。女巫听了之后倒也同意他经常来采莴苣，但条件是必须把他妻子将要生下来的孩子交给她抚养。丈夫没有办法，只好答应女巫的条件。后来等他妻子刚刚生下孩子，女巫就把孩子带走了，给孩子取名叫"莴苣"……故事很长，后来莴苣姑娘出落成了一个头发有 20 米长得非常漂亮的大女孩，她冲破女巫设下的种种障碍，与一个王子成了亲，生了一对龙凤胎，过着幸福的生活。

莴苣又名"莴笋""香乌笋"，根茎和叶子都很清香，不仅是民众喜爱的蔬菜，还有很高的医疗保健价值。

1. 性味、归经及功能作用

莴苣，性凉，味甘、苦，归胃（经）和小肠（经），含有蛋白质、脂肪、糖类三大营养素，还含有维生素、胡萝卜素、食物纤维，以及钙、磷、铁、钾、镁、硅等微量元素。能消食、醒酒、通乳汁、利小便、补筋骨、洁牙齿、除口中恶气，可用于治疗消化不良、二便不利，尤其是小便赤涩、短少、尿血，产妇乳汁不足等。

近年研究发现，莴苣中的含有一种芳香烃羟化脂，能够分解食物中的致癌物质亚硝胺，防止癌细胞的形成，对于消化系统的肝癌、胃癌等，有一定的预防作用，也可缓解癌症患者放疗或化疗的反应。

2. 临床应用

（1）咳嗽，莴苣适量，生吃或煮熟炒吃，每日 1 ～ 2 次，连续食用 1 周左右。适宜于痰热量多者。

（2）用于消化不良。莴笋可刺激消化酶分泌，增进食欲，对消化功能减弱、胃酸分泌减少及腹胀者尤其有利。

（3）莴笋含有大量纤维素，能促进胃肠蠕动，通利消化道，帮助大便排泄，食用可治疗各种便秘。

（4）小便不利，鲜莴苣 250 克，洗净去皮，切丝，以食盐、黄酒适量拌匀，分 2 ～ 3 次佐餐食用。至小便通利为止。或葱、莴苣茎适量一同捣烂，加蜜糖或甘油调成泥饼状，趁热涂在脐以上的肚腹部（用棉花填塞脐眼，以免液汁浸入），亦能使小便通畅。

（5）血尿，莴苣适量，捣烂外敷于肚脐上，每日 1 ～ 2 次。

（6）心情压抑、郁闷，莴苣清香，生吃或凉拌食用，能够疏肝理气、醒神开窍、畅达情志。

（7）产后无乳，莴苣适量，捣烂作泥，好酒调开服。每日 2 次，连服 7 ～ 10 天。因乳腺炎引起者，可将本品捣烂，敷于患处，每日数次。

（8）遇到有人饮酒过量，出现头昏、头痛、恶心呕吐甚至神志欠清时，可以取莴苣肉和嫩叶捣烂取汁，加少许醋灌服。

（9）疮疡痈疖，莴苣连根带叶适量，捣烂外敷。

（10）用于口臭、牙龈、鼻出血。凡是身体虚弱，阴分不足，阳热有余，口臭、齿缝间出血，或鼻部干燥，易出鼻血。均可用莴苣茎切片煮熟，加酱油或盐拌食。

（11）昆虫入耳，莴苣适量，捣汁滴耳，虫即退出。

（12）可强壮机体、防癌抗癌。莴笋含有多种维生素和矿物质，具有调节神经系统功能的作用，其中富含的铁元素，对缺铁性贫血患者十分有利。另外，莴笋中还含有某些抑制癌细胞的成分，可用来防癌抗癌。

3. 服用方法　莴苣既能生吃凉拌，也能清炒、烧肉、煨汤。传统上，人们吃莴苣都只吃根茎，而将莴苣叶都扔掉，其实，莴苣叶的营养也很丰富，凉拌或清炒后的味道也同样美不可言！

4. 注意事项

（1）莴笋属苦寒之物，寒性体质、脾胃虚寒、寒性咳喘、肾阳虚五更泄者不宜食用。

（2）据文献记载，眼病患者不可多食莴苣，多食莴苣可能会引起的夜盲和其他眼疾，但只需停食莴苣，几天后就会好转。

（三十二）消除疲劳、振奋精神的秋葵

秋葵是一种新品种蔬菜，原产于非洲，20世纪才由印度引入我国。又称"毛茄""羊角豆""羊角菜""洋辣椒""补肾菜""补肾草"。许多国家已将其列为运动员食用之首选蔬菜，日本和韩国称之为"绿色人参"，菲律宾甚至把秋葵誉为"国菜"。

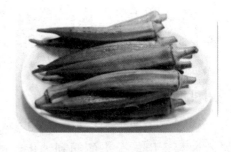

1. 性味、归经及功能作用　秋葵，性凉、味苦，归胃（经）、肝（经）、肾（经）、膀胱（经）。含有丰富的果胶、蛋白质、维生素、胡萝卜素、可溶性纤维素，以及钙、铁、锌、硒等微量元素，还有由果胶和多糖等组成的黏性物质，种子也含有较多的钾、钙、铁、磷、镁、锌、锰等矿物质。具有健运脾胃、调理肠道、益肾壮阳、清热解毒、防癌抗癌、美容减肥等作用，主要适用于消化不良、胃炎、胃溃疡、便秘、痔疮、贫血、糖尿病、遗精、阳痿、早泄、性功能低下、视网膜炎等病症。

2. 临床应用

（1）经常食用秋葵能健胃理肠，所含的果胶、多糖和黏蛋白等形成的黏性物质，有保护胃壁黏膜的作用，并促进胃液分泌和胃肠蠕动，提高食欲，帮助消化，防止便秘等保健作用，可用于治疗食欲不振、消化不良、胃炎、胃溃疡、便秘、痔疮等病症。

（2）秋葵中含有铁、钙及糖类等多种营养成分，有预防贫血的功效。

（3）秋葵的钙含量很丰富，而草酸含量低，所以钙的吸收利用率较高，对素食者和发育中的小朋友来讲，是很好的钙质来源。

（4）秋葵中的可溶性纤维能促进体内有机物质的排泄，通过大便排毒，减少脂肪在体内的堆积，降低胆固醇含量，有利于降压、降脂、软化血管，预防心血管疾病发生。

（5）用于糖尿病。秋葵中的黏蛋白有抑制糖吸收的作用，可以辅助治疗糖尿病。

（6）秋葵为低脂、低糖、低热量食物，是减肥者理想的佐餐食品。

（7）秋葵中丰富的果胶、维生素 C 及可溶性纤维素，对皮肤有一定保护效应，能使皮肤美白、细嫩。可以代替一些化学的护肤用品。

（8）可消除疲劳、振奋精神。对运动员和体力劳动者而言，秋葵可消除疲劳、振奋精神、迅速恢复体力、增强体质和耐力。

（9）可增强性功能。秋葵里面的黏液能够活化男性的中枢神经和性器官，能强肾补虚，增强性功能，对男女生殖系统功能低下有辅助治疗作用。为此，美国人还给秋葵起了一个"植物伟哥"的雅号。

（10）秋葵含有丰富的微量元素硒，能增强人体防癌、抗癌能力。

（11）疮疡痈肿，秋葵的根、花和种子捣烂外敷，对恶疮、痈疖有一定的治疗效果。

（12）秋葵含有比较丰富的维生素 A 和胡萝卜素等，有益于视网膜健康，维护视力。

3. 服用方法

（1）秋葵的食用部分主要是果荚和内中的种子，可单独凉拌，也可与其他果蔬或豆制品配菜做沙拉，热炒（素炒或与鸡鱼蛋肉等荤菜配伍）、油炸、做汤、炖食，并且也是涮火锅的高档菜。肉质细嫩、脆嫩多汁，滑润不腻，清香可口，风味独特，在人类保健食疗强身领域地位显赫，已经成为一种风靡全球的高档营养保健蔬菜，

（2）秋葵的幼苗、叶、芽、花和种子也都可以食用，其成熟的种子可提取特殊

的食药两用油，是一种高档植物油，它的香味和营养成分远远超过花生油和芝麻油，并可作为咖啡的代用品。

（3）秋葵食疗方

①腌制黄秋葵：秋葵嫩果5000克，酱油3000毫升，食盐300克。将秋葵剪去果柄、洗净、略晾去水分，用干净的小瓦坛，放一层秋葵撒一层盐，剩余的盐全部撒于秋葵面上，洒些清水。每天翻倒1次，4天后将秋葵取出，用小刀尖扎一些孔，压去水分，再放入酱坛中浸泡，每天翻动1次，约10天即可食用。帮助消化、促进食欲。

②秋葵炒肉丝：秋葵嫩果（洗净、切片）250克，猪肉（洗净、切丝）50克，精盐、酱油、料酒、白糖、湿淀粉各适量。猪肉丝加调料拌匀，腌制片刻；烧热炒锅，放油和腌好的肉末、姜末，炒至肉丝散开、转色，盛起待用；锅再加热，放入秋葵，加少许水、盐，炒至秋葵转色，放入肉丝炒匀即可。健脾养胃、滋阴润燥，适用于肺虚咳嗽、食欲不振、消化不良、胃炎、胃溃疡、病后体虚、乏力等患者食用。

③秋葵炒虾仁：秋葵（切碎、浸去多余的黏液）、虾仁（上浆）、蘑菇（切片）、蒜片、麻油、料酒、食盐、胡椒粉、湿淀粉各适量。起油锅，将虾仁滑油后捞出；再起油锅，下蒜片爆香，放入蘑菇片翻炒片刻，然后加入秋葵、虾仁伴炒，下料酒、食盐和胡椒粉调味，湿淀粉勾芡，滴上麻油增香即可。本菜肴清淡可口，夏天吃开胃又有营养，适合贫血、消化不良、胃炎、胃溃疡、便秘、口臭、前列腺炎、内分泌失调、性功能低下、非便溏的老人、护肤与减肥人士，以及未老先衰、容易疲劳的亚健康人群食用。

4. 注意事项

（1）秋葵属于寒凉蔬菜，凡脾胃肠道虚寒、经常腹泻的人不宜食用。

（2）食用秋葵在凉拌和炒食之前必须在沸水中烫3～5分钟以去涩。

（3）忌用铜、铁器皿烹饪或盛装，否则秋葵很快地改变颜色，对人体虽无伤害，却影响菜的美观，味道也会大打折扣。

（4）秋葵的果实完全成熟后就会木质化，不可食。

（三十三）江南名菜数茭白

茭白，又名"茭笋""菰笋""茭瓜""茭芭"，其细嫩、滑腻、柔润、晶莹的肉质，常常被人们

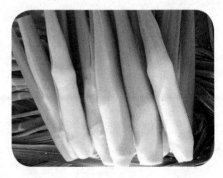

比喻为少女柔嫩的肌肤，与莼菜、鲈鱼并称为"江南三大名菜"，也是我国江南地区传统食物"水八仙"之一（见"莲藕"中）。

1. 性味、归经及功能作用　茭白，性寒、味甘，入心（经）、肺（经）、脾（经）、小肠（经）。含糖类、脂肪、蛋白质三大营养素，还含有多种维生素、膳食纤维素、氨基酸，以及钙、铁、磷等矿物质。可作为食欲不振引起的营养不良的食疗之品。具有生津止渴、清心除烦、清热解毒、平肝降压、通利乳汁和二便等作用，用于热病烦渴，酒精中毒，二便不利，乳汁不通。主要用于高血压、胃肠炎、痢疾、黄疸肝炎、大小便不利、产后缺乳、肥胖、酒精中毒及酒糟鼻等病症。

2. 临床应用

（1）高血压、头晕痛，鲜茭白、芹菜等量，煮水代茶饮。适宜于血压升高、头晕目眩、心胸烦热、大便秘结等。

（2）水肿身重，茭白30克，车前子10克，水煎服，每日1次。适用于糖尿病、肾功能低下、水肿兼心悸者。

（3）本品清心泻热，也可用于热病伤津、心烦口渴，可与生石膏、芦根同用；如果用于温病邪热扰心，则与淡竹叶同用，以泻火除烦；茭白、芦根各30克，淡竹叶15克，石膏50～60克，水煎服，每日1～2次。

（4）胃肠炎，茭白（炒焦）30克，木耳10克，水煎服，每日2次。

（5）痢疾，茭白15克，白头翁、黄柏各10克，水煎服，适宜于身热腹痛、口渴尿黄者，每日2次。

（6）大便秘结：茭白60克，芹菜30克，炒菜食用，每日2次。

（7）黄疸型肝炎，茭白有退黄疸作用，特别适合黄疸型肝炎患者食用。

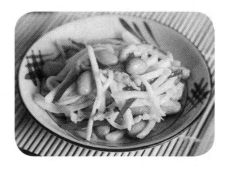

（8）小便不利、尿道灼热、小便淋漓涩痛，茭白30克，通草10克，滑石3克，水煎服，每日2次。

（9）孕妇热盛、烦躁而渴，茭白60克，黄芩、麦冬各20克，水煎服。

（10）产后缺乳或乳汁不下，茭白30～50克，通草10克，猪蹄1个，炖烂后一天内服下，连服3～5天。

（11）酒糟鼻，生茭白适量，捣烂如糊状，以开水冲泡，代茶常饮。

（12）心火旺盛、口舌生疮，常与滑石、白茅根同用。

（13）酒精中毒，茭白适量，捣烂绞汁，加姜汁少许，顿服。

（14）茭白味甘，滋补脾胃，体质虚弱的人常吃可以增强体力，提高免疫。

（15）有一定的治癌效果，尤其对肠癌，被誉为肠癌的"免死金牌"。

3. 服用方法　茭白以炒食佐餐为主，入药水煎，常用量50～60克。

4. 注意事项

（1）茭白为水中之物，性寒，凡脾胃虚寒、肾病、痛风、遗精、阳痿者不宜食用。

（2）由于茭白含有较多的草酸，其钙质不容易被人体所吸收，凡患肾脏疾病、尿路结石或尿中草酸盐类结晶较多者，不宜多食。

（3）中医学认为，利尿、淡渗之品容易导致孕妇流产，茭白有利尿作用，所以孕妇最好尽量减少食用。

（三十四）茨菇：冬春补缺菜，绿色无公害

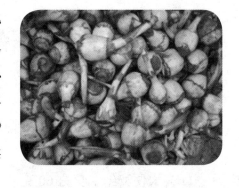

茨菇，又称"茨菰""薯菇""燕尾菇""白地栗"，是我国江南地区的传统食物"水八仙"之一（见"莲藕"中）。因其粉质丰富，口感颇似土豆或板栗，故又被人们誉为"水中土豆""水中板栗"。著名作家汪曾祺在其著作《故乡的食物》中的《咸菜茨菇汤》一文中就有评价：茨菇虽然和土豆差不多，但其格调和品位却很高。

1. 性味、归经及功能作用　茨菇，性平、偏凉，味甘、涩，入心（经）、肺（经）、肝（经）。含丰富的淀粉、蛋白质、碳水化合物（含量高于莲藕和荸荠，仅次于芡实）、维生素B、维生素C、粗纤维、胆碱、秋水仙碱、微量脂肪，以及钙、磷、铁、锌等营养物质。具有生津润肺、化痰止咳、补中益气、利尿通淋、清热解毒、防癌抗癌等功效，李时珍在《本草纲目》中称其"达肾气、健脾胃、止泻痢、化痰湿、润皮毛"。主要用于肺热咳嗽、痰中带血、疮疖痈肿、毒蛇咬伤、小便不利和肿瘤等病症，尤其对咳喘、石淋（泌尿系结石）、胞衣不下（产后胎盘不下）、劳伤等多种病症有独特疗效。

2. 临床应用

（1）肺热咳嗽、百日咳，新鲜茨菇（洗净、去皮、捣烂）4个，生姜3克，加

水适量，先用武火煮沸，然后改用文火炖熟，最后加冰糖适量服食，每日1次，连续数天。

（2）有强心、防治心脑血管病之功。茨菇含有多种微量元素，具有一定的强心和预防心脑血管病的作用。

（3）茨菇是低脂肪、高纤维素食品，能促进胃肠道蠕动和排便，减少脂肪在体内的沉积，有利于降脂减肥。

（4）胸闷、气胀、阳痿，鲜茨菇草30～50克，水煎服。

（5）用于小便不利、水肿。茨菇能清除体内多余的水分，促进血液和水分的新陈代谢，有利尿、消水肿作用，尿少、水肿者不妨多吃。

（6）月经过多，鲜茨菇全草30～50克，茨菇30克，水煎服，每日2次。

（7）胎位、产道正常情况下的难产，鲜茨菇茎叶（洗净、切碎、捣烂、绞汁）适量，用温黄酒一次性调服；茨菇草、卷柏各30克，水煎顿服。

（8）痱疹瘙痒，鲜茨菇全草（洗净、捣烂、榨汁）适量，蛤蜊（捣烂）适量，混合，随时外涂患处。

（9）疮疖痈疽、无名肿毒，鲜茨菇（洗净、捣烂）适量，生姜汁少许，调匀，敷于患部，每日2次。

（10）中医学认为，茨菇解百毒、消肿瘤。现代药理研究表明：茨菇含有秋水仙碱等多种生物碱，有解毒、消肿、散结作用。同时，茨菇还能增加免疫细胞的活性，消除体内的有害物质。所以，可用来作为防治肿瘤的辅助食品。

（11）毒蛇咬伤，鲜茨菇适量，捣烂敷于伤口，每2小时更换1次；同时用全草捣汁口服。

3. 服用方法　每年元旦、春节期间，是茨菇收获上市的季节，江南湖区的人们都忙着采集茨菇。它可以烧肉，可以做汤，既能在冬春季节补缺蔬菜，又是无公害绿色保健食品中的上等珍品。入药内服多用水煎，外用多捣烂在局部外敷。

4. 注意事项　文献记载：茨菇不宜多食，多食则使人干呕、损牙齿、失颜色、皮肉干燥、发崩中带下、肠风痔漏等，可参考。

十四、热性菜果

（一）桃肉养人，益寿延年

提起桃子，人们自然就会联想到《西游记》中孙悟空偷吃蟠桃并大闹蟠桃宴的故事。桃子同苹果一样，也是人们接触最早、最普通、最常见的水果之一，有毛桃、白桃、红桃、扁桃、油桃、水蜜桃等很多品种，以扁桃和江南水蜜桃最为驰名。我国民间素有"桃肉养人"的说法，更是把扁桃列为能够益寿延年的"寿桃"。

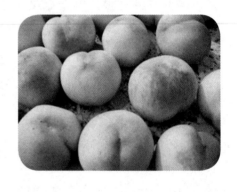

1. 性味、归经及功能作用　桃子好吃，其入药部分主要是桃仁和未成熟的干果（碧桃干）。桃仁，性温，味甘、苦（碧桃干性温、味苦），入心（经）、肺（经）、肝（经）、大肠（经）。营养成分十分丰富，含有足量的糖（主要是果糖、蔗糖、葡萄糖、木糖），少量脂肪和蛋白质、多种维生素、有机酸、纤维素、胡萝卜素，其钙、磷、铁的含量也很高。具有润肺止咳、滑肠通便、活血化瘀等作用，主要用于咳嗽、气喘、肺结核、年老体弱、气血不足、体虚自汗、盗汗、高血压、脑血栓形成、便秘、慢性阑尾炎、膀胱炎、腹中包块、闭经、痛经、产后血闭腹痛、跌打损伤等病症。具有敛汗、止血的作用；碧桃干可用于体虚自汗、盗汗和咳血等。

中医学认为"桃为肺之果"，加之其含糖量、含铁量高，故肺病、低血糖及缺铁性贫血患者最宜食用。

2. 临床应用

（1）咳嗽、气喘，桃仁（去皮、去尖、捣烂）45 克，粳米 100 克，加水 1000 毫升，煮粥常吃；或以桃仁、杏仁、白胡椒各 6 克，粳米 10 粒，共研细末，每晚以蛋清调敷手心（劳宫穴）和足心（涌泉穴）。

（2）肺结核,每日早、中、晚各吃鲜桃 1 个,坚持 1 个月,有较好的辅助治疗作用。

（3）桃子含较多的有机酸和纤维素，能促进消化液的分泌，增加胃肠蠕动，从而增加食欲，有助于消化。

（4）便秘,桃仁、大黄各 10 克,麻仁、李仁各 15 克,水煎服,每日 2 次。

（5）年老体弱、气血不足,鲜桃（洗净、去核、切块）2000 克,与白糖 500 克混合均匀,晒干,每日随意食用。

（6）体虚自汗、盗汗,碧桃干 15 克,水煎服,每日 2 次。

（7）吐血,碧桃干、白及、藕节炭各 9 克,水煎服,每日 2 次。

（8）高血压、头痛,桃仁 9 克,决明子 12 克,水煎服,每日 2 次。

（9）脑血栓形成、偏瘫,桃仁（去皮、去尖）适量,放白酒中浸泡 1 周,取出晒干研末,以蜂蜜调和为丸,如梧桐子大,每次以黄酒送服 15 ～ 20 丸,每日 2 次。

（10）膀胱炎,桃仁 15 克,滑石 30 克,共为细末,开水冲服,每日 2 次。

（11）桃的钾离子含量大于钠,这种矿物质比例结构对水肿患者十分有利。

（12）腹中包块,桃仁、大黄各 10 克,水蛭 5 克,虻虫 2.5 克,水煎服,每日 2 次。

（13）慢性阑尾炎,桃仁、牡丹皮、瓜蒌仁各 20 克,薏苡仁 50 克,水煎服,每日 2 次。

（14）跌打损伤,桃仁、红花、当归、生地黄、川芎、酒制大黄、山甲珠各 10 克,水煎服;桃仁、大黄、生栀子、降香各适量,共研细末,加醋调敷患处,每日 2 次。

（15）气滞血瘀之痛经、闭经,桃仁、红花、川芎各 10 克,当归、熟地黄、白芍各 15 克,水煎服,每日 2 次。

（16）产后腹痛,桃仁 9 克,牡丹皮 5 克,红花 3 克,水煎服,每日 2 次。

（17）骨质疏松症,鲜桃肉（榨汁）200 克,牛奶 250 毫升,白砂糖 10 克,拌匀饮用,常服。

（18）美容,鲜桃汁、牛奶、白砂糖各适量,拌匀饮用；鲜桃 2 个,去皮核,捣烂取汁,与适量淘米水混合,擦洗面部;桃仁、冬瓜仁各适量,晒干后磨成细粉,加入蜂蜜适量,混合成黏稠膏状,每晚睡前涂在斑点上,次晨洗净,连敷 3 周以上,有增加皮肤光泽、消除皱纹的作用。

3. 服用方法 桃子以生吃为主,或去核榨汁喝。桃仁和碧桃干入煎剂,常用量 10 ～ 20 克。

4. 注意事项

（1）桃子性温，多食令人生热上火、生疮疖。李时珍说："生桃多食令人膨胀及生疮疖，有损无益。"故凡内热偏盛、易生疮疖（包括痤疮）的人不宜多吃，但是吃果脯无妨。

（2）桃子含糖量高，糖尿病患者不宜。

（3）便秘因津液亏耗者、血虚痛经、闭经，孕妇、产后血虚腹痛，不宜使用桃仁。

（4）新鲜桃子不易保存，极易腐败变质。俗话说："宁吃鲜桃一口，不吃烂桃一筐"，理当注意！

（5）根据食疗文献所记，桃子忌与甲鱼同食，可供参考。

（6）桃仁含有苦杏仁苷，有毒，须谨慎食用；桃仁含有挥发油和大量的脂肪油，泻多补少，也不宜多吃。吃多了，可以导致中毒：轻则头疼、头晕、肢软乏力、恶心，重则呕吐、腹痛、腹泻、视物模糊、心跳加速，严重者神志不清、心跳停止。

（二）春果第一枝：樱桃（附：车厘子）

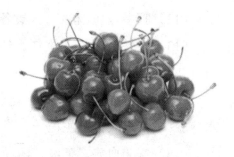

春夏之交，桃、李还刚刚在枝头孕育胚胎之际，有一种水果已经"先百果而熟"，抢先上市了，那就是有"春果第一枝"美誉的鲜红诱人的樱桃。樱桃既可以生吃鲜果，也可以制成果汁、果酱、果脯、果酒、罐头等食用。

1. 性味、归经及功能作用　樱桃，性温，味甘、酸，归脾（经）、胃（经）、肝（经）、肾（经）。含糖、脂肪、蛋白质、维生素A、维生素B、维生素C、胡萝卜素，以及钙、磷、铁等营养物质，尤其是铁的含量最高，居各种水果之首。具有补益气血、祛风除湿、化痰散结、理气止痛的作用，主要用于贫血、甲状腺肿、肢体麻木、风湿疼痛、疝气、冻疮、烫伤、烧伤、汗斑等病症。

2. 临床应用

（1）樱桃含铁量极高，居各种水果之首，故特别适宜于缺铁性贫血患者食用，有促进血红蛋白再生的功效。

（2）甲状腺肿，樱桃核适量，加米醋磨汁，常涂患处。

（3）肢体麻木、风湿腰腿痛，鲜樱桃（洗净、去柄、切开、去核）200克，白酒1000毫升，白砂糖适量。一起倒进干净的瓷坛或玻璃瓶中，加盖密封，置于阴凉避光处，每3天摇匀1次，浸泡20～30天后开始饮用，每次30毫升；亦可随时取少量酒涂擦疼痛部位。每日2次。

（4）疝气，樱桃核60克，醋炒后研为细末，每次开水送服15克，每日2次；樱桃核、柠檬核各50克，醋炒焦后研为细末，每次以开水冲服6克，每日2次。

（5）冻疮、烫伤、烧伤，直接将樱桃肉捣烂敷于疮面或捣烂取汁涂抹患处；新鲜樱桃若干，装入瓷坛内，加盖密封，埋入地下10天左右，化水后涂擦患处；取八成熟樱桃若干，装入瓷坛内，倒入75%酒精，将樱桃浸没，加盖密封，埋入背阴处土中，冬季取出涂擦患处；或以浸泡后的樱桃肉贴敷患处，每日数次。

（6）汗斑，樱桃汁涂患处，每日数次。

3. 服用方法　樱桃以洗净后生吃为主，药用主要是将肉捣烂取汁外敷或酿酒外用。樱桃核主要用醋炒后研为细末，开水送服。

4. 注意事项

（1）本品性温，属热性食品，故热性病、上火者以及虚火旺盛者不宜吃；特别是小儿，过食樱桃极易生热，尤以肺热为主，会流鼻血。

（2）樱桃的含糖量也不少，糖尿病患者忌食。

（3）樱桃核内仁含有杏仁苷，有小毒，不可食。

附：车厘子

车厘子其实就是出产于美国、加拿大等美洲国家个大、皮厚、色深红的大樱桃，是广东、香港、台湾等地根据英语单词 Cherry 的音译。其性味、归经、功能作用、适应证及注意事项基本与樱桃相同。最适合贫血、体质虚弱、消化不良、风湿腰腿痛者食用。经常吃车厘子还有养颜美容效果，使皮肤红润嫩白，去皱消斑。

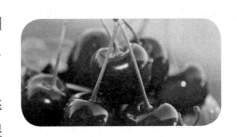

（三）石榴：上苍赐予人类的宝物

石榴，是上苍赐予人类的宝物，耀眼的红皮之内包含的果粒，犹如无数晶莹透亮的颗颗"珍珠"，紧紧相连。红润多汁，晶莹饱满，那么神奇，那么养眼，那么充满诱惑！赏心悦目，微酸甘甜，你剥开它，究竟是一粒一粒地吃，还是一把一把

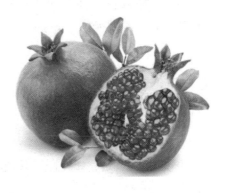

地嚼，也是对人们耐心的一种考验。石榴本是耐看、耐品的水果，你若一大把塞入口中，那么它的滋味你便品不出来。

自古以来，石榴子象征子孙兴旺，石榴花喻示女性之美，"拜倒在石榴裙下"也成为多情男人对风流女子崇拜、爱慕、倾倒的俗语。据说唐朝天宝年间，杨贵妃很爱吃石榴，也非常喜欢欣赏石榴花，特别爱穿绣满石榴花的彩裙。唐明皇投其所好，在华清池西绣岭、王母祠等地广种石榴树。每当榴花竞放之际，这位风流天子即设酒宴于"炽红火热"的石榴花丛之中，饮酒作乐。贵妃饮酒后，双腮绯红，明皇也爱欣赏宠妃的妩媚醉态。

因唐明皇过分宠爱杨贵妃，常常不理朝政，大臣们不敢指责皇上，则迁怒于杨贵妃，对她拒不施礼。一天，唐明皇设宴召群臣共饮，并要杨贵妃献舞助兴。可贵妃端起酒杯送到明皇唇边，向皇上耳语道："这些大臣们对臣妾不恭敬，不施礼，侧目而视，我不愿为他们献舞。"唐明皇闻之，感到宠妃受了委屈，立即下令：所有文官武将见了贵妃一律施礼，拒不跪拜者，以欺君之罪严惩。众臣无奈，凡见到杨贵妃身着石榴裙走来，只好很不情愿地下跪施礼。

1. 性味、归经及功能作用　石榴，性温，其味有酸、甜之分：酸者酸涩，甜者甘酸、微涩，归肺（经）、肾（经）、大肠（经）、小肠（经）。含有糖、脂肪、蛋白质三大营养物质，还含有维生素 B、维生素 C、有机酸，以及钙、磷、钾等矿物质。入药多用酸石榴的果肉、子、果皮、花和根（甜者仅用于口渴、咽痛），具有宣肺镇咳、涩肠止泻、解毒杀虫等作用，主要用于咳嗽、消化不良、久泻久痢、脱肛、白带、肠道寄生虫、牛皮癣及多种炎症、出血症。

2. 临床应用

（1）慢性支气管炎、肺结核久咳、干咳无痰，每晚临睡前吃酸石榴 1 个；或石榴子、梨子各 100 克，每晚睡前食用。

（2）肺脓肿、肺结核，白石榴花 7 朵，夏枯草 10 克，水煎或加少量黄酒服，每日 3 次；白石榴花、夏枯草各 30 克，研末，每次用开水冲服 6 克，每日 3 次。

（3）口干口渴、消化不良、食欲不振，甜石榴或酸石榴 1 个，饭后连子一起嚼烂吃下，每日 2 次；石榴 1 个，西米（浸泡 2 小时）100 克，加 1000 毫升水，煮成西米露，关火加入剥好的石榴或椰汁，放凉（也可以放入冰箱冰镇一下）食用。

（4）腹泻，石榴皮 30 克，水煎加红糖适量饮服，每日 2 次；石榴皮 15 克，茯苓 30 克，水煎取汁，每日早、晚加红糖调服；酸石榴皮 5 克，生山楂 10 克，共研细末，加红糖冲开水分 2 次服；石榴皮 15 克，高粱花 6 克，水煎服，每日 2 次；石榴皮、茄子根各 30 克，共焙干为末，每天早、晚各服 5 克；久泻不愈者，用石榴花适量，水煎服，每日 2～3 次；或取石榴皮适量，焙干为末，每日早上空腹时取 6 克，加红糖以米汤送服。

（5）痢疾，酸石榴皮适量，水煎或加红糖服；白石榴花 20 克，水煎，饭前分 3 次服；酸石榴皮、山楂各 30 克，水煎服，每日 2 次；酸石榴 2 个，连皮带子捣烂取汁，加生姜、茶叶各适量，水煎服；久痢不止者，陈石榴 1 个，焙干为末，另用 1 个酸石榴（连皮、子捣烂）煎汤送服 10 克；酸石榴皮 15 克，小茴香 10 克，水煎服，每日 2 次。

（6）脱肛，白石榴花 20 克，水煎，饭前分 3 次服；石榴皮 60 克，明矾 15 克，水煎熏洗患处，每日 1 次。

（7）糖尿病患者，每餐饭前吃酸石榴 1 个，有辅助治疗作用。

（8）肠道寄生虫，石榴树根内层白皮 15 克（小儿减半），水煎调红糖服；酸石榴皮 30 克，水煎汁，冲玄明粉 6 克，空腹服下；干石榴皮 20 克（或鲜根内白皮 15 克，鲜品加倍）、乌梅 30 克为基本方，蛔虫病加使君子 10 克，绦虫、丝虫病加槟榔 20 克，蛲虫病加南瓜子 30 克或槟榔 20 克，水煎取汁，饭前服下；1 小时后再用开水冲服芒硝 15 克驱虫，连用 3 日。

（9）小便失禁，石榴 100 克，烧存性，研为细末，每取 6 克，以淡醋水冲服，每日 2～3 次。

（10）咳血、吐血，石榴花适量，水煎服，每日 2～3 次。

（11）鼻出血：酸石榴皮适量，水煎或加红糖服；酸石榴皮 45 克，白及 10 克。水煎服，每日早、晚各服 1 剂；石榴花适量，晒干研末，取粉吹鼻孔，每日数次。

（12）尿血，酸石榴皮适量，水煎或加红糖服；酸石榴皮 45 克，白及 10 克。水煎服，每日早、晚各服 1 剂。

（13）功能性子宫出血，酸石榴皮若干，水煎冲蜜糖服，每日 2～3 次。

（14）肠热便血、痔疮下血，石榴（捣碎）1 个或石榴皮 300 克，炒焦为末，每取 10 克加红糖以开水冲服；石榴花适量，冰糖 10 克，水煎空腹送服，每日 2～3 次。

（15）外伤出血，红石榴花研细末，撒于伤口。

（16）烧烫伤，红石榴花若干，研细末，调香油搽患处；石榴皮适量，焙干为末，加入冰片少许，再以麻油调匀外敷，每日 2～3 次。

（17）牛皮癣，鲜石榴皮蘸明矾末，擦患处，每日 3 次；石榴皮适量，焙干为末，加 3 倍量的麻油，混合调匀，外涂患处。每日 2 次。

（18）黄水疮，石榴皮适量，煎汤冷洗患部，每日 2 ～ 3 次。

（19）稻田皮炎，石榴皮、地榆各 125 克，明矾 250 克，水煎取汁，下田前以药液涂擦手足（局部皮肤可染成黑色，但无不良反应，日久可退去）。

（20）月经过多，白石榴皮 1 个，白莲蓬 1 个，水煎服，每日 2 次。

（21）白带，石榴（连皮带子）90 克，水煎取汁，加蜂蜜少许内服。每日 1 ～ 2 剂。

（22）小儿癫痫，大生石榴 1 个，切去顶端，去其内子，填入全蝎 5 个，以黄泥封固，煅烧存性为末，每取 1.5 克以人乳调服。每日 2 次。

（23）中耳炎，干石榴皮适量，焙焦为细末，清洁耳腔后，吹药于耳内，每日 1 次；石榴花适量，晒干研末，加冰片少许，混合，每次取少许吹耳内，1 日数次。

（24）咽喉疼痛、口舌生疮，石榴 2 个，取其肉，捣烂后加开水浸泡，凉冷后过滤取汁，频频含漱；酸石榴皮，烧存性研末，取适量吹患处。

3. 服用方法　石榴生吃或榨汁，石榴花、石榴皮水煎服或烧存性研末外用。

4. 注意事项

（1）本品性温，故实热积滞者不宜。

（2）石榴含有大量有机酸，多食能伤胃、损齿，使牙齿变黑，故不宜多食。

（3）石榴含有鞣酸，不宜与高钙、高蛋白的海鲜同吃，否则，海鲜中的钙质和蛋白质会凝固沉淀，形成不容易消化的物质，容易产生呕吐、腹胀、

（四）荔枝：杨贵妃的最爱

荔枝，别称"离枝""丽枝""荔果""丹荔"，是我国南方四大名果之一，尤其是广东高州浮山岭的荔枝最为驰名。因其质嫩味美，备受人们的青睐。

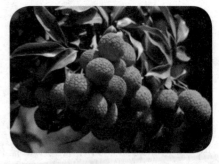

我国历史上的四大美女之一——唐朝的杨贵妃就最爱吃鲜荔枝。当时的唐明皇玄宗李隆基为了讨得杨贵妃的欢心，就曾令人骑上快马，七天七夜以接力的方式，从千里之外的广东岭南运送鲜荔枝到长安（洛阳）供杨贵妃享用。"一骑红尘妃子笑，无人知是荔枝来"，有诗为证，并非戏言。

1. **性味、归经及功能作用** 荔枝,性温,味甘、酸,归心（经）、脾（经）、肝（经）。含有丰富的糖、蛋白质、脂肪、果胶、苹果酸、柠檬酸,维生素 A、维生素 B、维生素 C、胡萝卜素、膳食纤维,以及钾、磷、镁、钙、钠、铁、锌、硒、铜、锰等物质。具有健脾养血、理气止痛、补虚益肾等功效,主要用于哮喘、胃痛、呃逆、五更泄、贫血、久病体虚、疝气、颈淋巴结核等病症。

2. **临床应用**

（1）寒性哮喘,一次性吃荔枝干 120 克,每日 1～2 次。

（2）虚喘,荔枝树皮 100 克,水煎代茶饮。

（3）肋间神经痛,荔枝核（烧炭存性、捣碎）适量,每次取 6 克,加广木香 6 克,水煎服。

（4）吃荔枝过多、腹胀、消化不良,荔枝壳适量,水煎服可解。

（5）胃寒腹痛,荔枝肉 60 克,水煎取汁,加少许红糖（或白酒）饮服,每日 1 次;荔枝核 5 克,木香 4 克,共为细末,温服,连服 3～5 日。

（6）呃逆,荔枝（连壳、核烧炭存性）7 个,研末,1 次用温开水（或淡醋）送服 3 克,每日 2～4 次。

（7）脾虚久泄,荔枝干果 7 个,大枣 5 枚,水煎服,每日 1～2 次。

（8）脾肾两虚五更泄（黎明前腹部轻微疼痛、腹泻）、大便稀溏,干荔枝肉 50 克,淮山药、莲子（捣碎）各 10 克,大米 100 克,麻油、细盐、红糖各适量,水煮至三物软烂,加入大米再煮至熟,加红糖调味食用,每日 1 次。

（9）痢疾,荔枝壳、石榴皮、橡子壳、甘草各等份,焙干研细,每取 25 克,水煎后取汁温服,每日 1 次。

（10）贫血,荔枝干、大枣肉各 7 枚,煮熟,吃果肉饮汤汁,每日 1 次。

（11）风湿性心脏病、心悸,鲜荔枝肉 200 克,猪心（切去肥油、洗净）约 300 克,党参 30 克,红枣 5 枚,加清水适量,大火煮沸后改小火煲 2 小时,调味佐膳。

（12）神经衰弱、不眠,同上。

（13）久病体虚,鲜荔枝 20 克,生食,每日 3～4 次,连服 1 个月左右。

（14）遗尿,每日吃荔枝干 10 个,常吃有效;荔枝干 5 个,霜桑叶 6 克,每天早、晚水煎服。

（15）肾亏遗精,荔枝肉 60 克,山茱萸 30 克,枸杞子 15 克,水煎,吃果肉,饮汤汁,每日 1 剂,分 2 次服。

（16）月经过多、产后出血或堕胎后出血不止，荔枝干（连壳带核打破）7个，水煎服；鲜荔枝（连壳捶破）30克，棉花子（炒黑）20粒，研碎，水煎服；荔枝根30克，酒煎服，连服2～3天。

（17）颈淋巴结结核，荔枝干果5～7个，海藻、海带各15克，黄酒适量，水煎服；局部溃烂者另用荔枝肉捣敷患处，每日1～2次。

（18）疝气，荔枝核15克，焙干研末，空腹时用开水送服；荔枝核2个，烧炭存性为末，黄酒调服；荔枝核30克，小茴香9克，水煎服，每日分2次服；荔枝核、大茴香各60克，共炒黑色，捣碎后水煎，每日早晚用黄酒送服10克。

（19）疔疮肿毒，荔枝肉、白梅各3个，同捣烂，贴敷患处，每日1次。

（20）外伤出血，荔枝核适量，晒干研末（浸男童尿后晒干更佳），外撒患处，每日1～2次。可防治感染、促进愈合。

（21）烧烫伤，荔枝核适量，烧炭存性，调茶、酒外敷。

（22）皮肤癣疮，荔枝核适量，研末，调醋搽患处，每天2～3次。

（23）湿疹，荔枝壳6～9克，煎汤服，每日1次；荔枝壳30克，水煎外洗患处，每日2次。

（24）风火牙痛，鲜荔枝肉1个，加盐煅后研末，外搽牙痛处，每日2～3次。

3. 服用方法

（1）荔枝除了生吃以外，还可以制成荔枝干、罐头、蜜饯，荔枝壳和荔枝核均可入药，可以水煎、研末为散剂，也可以与诸多益气养血的药物配用泡酒。

（2）荔枝酒：荔枝肉50克，党参、熟地黄、枸杞各20克，沙苑子、仙灵脾、公丁香各15克，远志10克，沉香6克，白酒1000毫升。所有药材一起碾为粗末装入细纱布袋，与白酒一起倒入瓦坛密封3天。第4天开封，将瓦坛直接放在小火上煮30分钟，然后取下乘热再密封，置于阴凉处3周后即可饮用，每晚临睡前温服10～20毫升。本方能健脾和胃、益肝养肾、补肾壮阳、延年益寿，适用于脾肾阳虚所致面色无华、头昏眼花、气虚少力、食欲不振、腰膝无力、便溏泄泻等症。

前面我们说到，杨贵妃非常喜欢吃荔枝，其实，贵妃更喜爱荔枝酒——贵妃醉酒，醉的就是荔枝酒。据说，杨贵妃美是美，但是身上却有狐臭的毛病，尤其是到了端午节前后，天热出汗，身上就臭不可闻，令贵妃和玄宗大为烦恼。幸得宠臣高力士从自己的老家高州带来荔枝酒，让玄宗和贵妃品尝。那荔枝酒果然是开坛十里香，酒客千君醉。酒后的贵妃醉态迷人，走出席间，跳起了霓裳羽衣舞。这才有"贵妃饮罢荔枝酒，霓裳羽衣舞不够"的诗句。更为奇怪的是，醉酒后的贵妃，身上的狐臭竟然消失了，让贵妃和玄宗大喜过望！这之后，除了玄宗给高力士加官晋爵以外，贵妃也养成了"酒浴"的习惯，定期到"华清池"去沐荔枝酒浴：一来驱邪除臭，二来排毒养颜。说起来，杨贵妃还是沿袭到现在的"酒浴"行业的发明人和形象代言人呢！

4. 注意事项

（1）本品性温热，凡热病、阴虚火旺及妊娠、糖尿病、烦躁口渴、便秘、小便黄短者忌食。

（2）荔枝多食伤脾，影响食欲，还可导致鼻出血、口腔疼痛、齿龈肿胀，故 1 周的食用次数不得超过 3 次。

（3）荔枝含糖量高，多吃损齿，所以，牙齿不好者也不宜吃。

（4）一次食入过多会得"荔枝病"，轻者头晕、恶心、肢软无力、重者心慌、出冷汗、四肢厥冷。若出现这种情况，可用荔枝壳适量，煎汤饮服；或大量口服糖水、50% 葡萄糖溶液 50 毫升，即可解除。

（五）橘子一身都是宝

橘子，是水果中的吉祥物，古人常将其摆放在居室、厅堂乃至新屋、洞房之中，取其"大吉大利"之意。

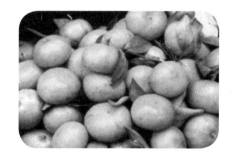

柑橘类水果品种繁多，有蜜橘、金橘、甜橙、柑子、柚子、柠檬等。它们的营养都很丰富，其汁富含柠檬酸、氨基酸、碳水化合物、脂肪、多种维生素、钙、磷、铁等营养成分，是人们特别是孕妇喜欢吃的食品。但是，健康成人每日只能吃 2 ～ 3 个橘子，能够抗感冒，降胆固醇，预防或化解肾结石，降低结肠癌风险。

橘子富含维生素 C，能减慢或阻断黑色素的合成，增白皮肤，属碱性食品，能使血液保持中性或弱碱性，从而有健身、美容作用。尝试着加一些有机橙皮到甜品里，或者在你的面食里加一些柠檬皮，也可以在沙拉中加入一些磨碎的柚子皮增添风味。在黑巧克力中间混入一些橘皮不仅味道鲜美，而且对你的身体也大有益处。这一切的好处都是因为柑橘类水果的表皮中含有水果本身四倍左右的植物纤维。此外，橘皮中还含有一种可以对抗癌症的纯天然化合物。

1. 性味、归经及功能作用 橘肉，性温，味甘、酸，归心（经）、肺（经）、脾（经）、胃（经）、肝（经）。含有人体必不可少的营养成分，包括糖、脂肪、蛋白质、维生素、胡萝卜素，以及钙、磷、铁、钾等矿物质。具有生津止渴、润肺止咳、健胃止泻、理气消滞、行气通络的作用。

其中的 β 胡萝卜素有抗癌作用。橘皮，成熟者称"陈皮"，未成熟者称"青皮"。陈皮性温，味苦、辛，入肺（经）、脾（经），能祛痰镇咳、理气健胃、抗老化（维生素 E 的作用）。据科研人员对橘子营养成分的分析，橘皮中维生素 C 的含量超过果肉。果皮中所含的维生素 P，具有维持毛细血管脆性的作用，可防止毛细血管破裂和渗血，强化维生素 C 对坏血病的治疗效果。

青皮性温，味苦、辛，入肝（经）、胆（经），具有疏肝破气、散结化滞的作用。橘红性燥、味苦，燥湿化痰之力强于陈皮。橘白性平、味苦，有通络化痰、顺气和胃的作用。橘络（橘瓣外面的筋丝）性平、味苦，入肺（经）、肝（经），含有一种名叫"芦丁"的维生素，能使人的血管保持正常的弹性和致密度，减少血管的脆性和渗透性，防止高血压病人发生脑溢血和毛细血管渗血、糖尿病患者发生视网膜出血。橘核性平、味苦，入肝（经）、肾（经），具有理气止痛、消肿散结的作用。

《本草备要》：陈皮配补药则补，配泻药则泻，配升药则升，配降药则降。与参、芪之类补药同用，可免除胸腹满闷。

2. 临床应用

（1）风寒感冒，橘皮、生姜、红糖各适量，水煎服或泡茶饮服；鲜橘皮 30 克（陈皮减半），防风 15 克，水煎取汁，加白糖适量，温服代茶。

（2）寒性咳嗽，橘子皮 10 克左右，切碎，开水冲泡（可加少许红糖）代茶饮；橘子皮 6 克，水煎取汁，加少许姜末、红糖，趁热服下；橘子皮、玉米须各适量，水煎服，每日 2 次；橘子（连皮切块）1 个，紫苏叶、生姜各 9 克，水煎，加蜂蜜少许，吃橘肉饮汤；橘络、桔梗、前胡各 10 克，水煎，加红糖口服；每日 2 次；咳嗽痰多者以橘饼 2 个，生姜 3 片，水煎服；陈皮 9 克，核桃 1 个，生姜 3 片，水煎服；橘红 10 克，川贝母 3 克，炙枇杷叶 15 克，水煎服。

（3）百日咳，橘饼、冬瓜糖各 15 克，切碎，煮食，每日 2 次。

（4）寒性哮喘，橘皮、神曲、生姜各等分，焙干为末，蒸饼和丸如梧桐子大，每晚睡前以米汤送服 30～50 丸。

（5）高血压，橘皮不拘多少，切丝，晾干后作枕头用，有疏肝、降压、止头痛的效果。

（6）胸胁疼痛，青皮、橘络、香附各10克，水煎服，每日2次。

（7）冠心病，橘红适量，水煎代茶常饮；橘子1个，枳实、生姜各15克，可加丹参10克，水煎服。

（8）食欲不振、消化不良，陈皮50克，浸泡于黄酒里3天后温服；青皮、神曲各6克，水煎服，每日2次；橘皮（洗净、切丝、晒干）、茶叶各适量，同茶叶一起用开水冲泡饮服；陈皮、焦神曲、焦山楂、焦麦芽、鸡内金各6克，水煎服，每日2次。

（9）畏寒恶心、呕吐、呃逆，橘子（连皮切块）1个，生姜15克，木香10克，水煎服；橘皮10克，枇杷叶（布包）15克，水煎服；橘皮9克，大米1把，水煎，加姜汁少许冲服；橘皮、生姜（或再加川椒）各6克，水煎服；橘皮10克，五味子6克，沉香、绿茶各3克。诸药洗净、晾干、碾为粗末，同茶叶一起放入杯中用沸水冲泡，加盖闷5分钟后饮用。

（10）胃寒或气郁脘腹满闷、腹胀、腹痛等：橘络、生姜各6克，水煎加红糖口服，每日2次；陈皮6克，乌药、高良姜各3克，水煎服；新鲜橘皮（洗净、刮去内层白膜、切细丝）20克，嫩姜丝10克，清茶5克，先将嫩姜丝放入砂锅，加250毫升清水，大火煮开后转小火煮5分钟左右，再加入橘皮煮1分钟，取汁冲泡清茶，频频饮服（可适量加入红糖调味）。

（11）慢性胃炎，陈皮30克，炒后研为细末，每取6克，加白糖适量，空腹温开水冲服，每日2～3次。

（12）急性肠炎（泄泻），橘饼（切薄片）2个，滚开水沏泡，待温后饮汁吃饼，每日3～5次。

（13）痢疾，橘饼30克，龙眼肉、冰糖各15克，水煎温服，每日2次。

（14）急性胰腺炎辅助治疗，橘皮30克，甘草10克，水煎取汁代茶饮。

（15）便秘、肠癌，鲜橘皮12克（陈皮减半），水煎服；陈皮适量，以白酒煮后焙干，研为细末，每取10克，米汤或温酒送服；每日2次。

（16）腰痛，橘核、杜仲各100克，研为细末，每取10克，以淡盐水加白酒送服，每日2次。

（17）疝气、睾丸肿痛，橘核、桂圆核、荔枝核各10克，水煎服；橘核、桃仁、栀子各 15 克，吴茱萸 10 克，水煎服；橘核、小茴香各等分，炒黄后研为细末，每取 5 ～ 10 克，临睡前以温黄酒送服。

（18）产后尿闭，橘红适量，焙干为末，每取 6 克，空腹时以温酒送服，每日 2 次。

（19）急性乳腺炎、乳汁不通，陈皮 30 克，甘草 6 克，水煎服数天；青皮、蒲公英各 50 克，水煎服；鲜橘核 20 克，以少量白酒炒干，水煎服；青皮、鲜橘叶、鹿角霜各 15 克，水煎，加入黄酒少许，温服；橘核 200 克，焙干研为细末，加食醋调成糊状，涂敷患处，每日 2 次。

（20）乳房结核，青皮、橘核、鲜橘叶各 15 克，以水和黄酒煎服，每日 2 次。

（21）乳癌初起，橘子 1 个，焙焦，研为细末，黄酒冲服；青皮 20 克，以水和黄酒煎服；每日 2 ～ 3 次。

（22）烧烫伤，烂橘子（可放入有色玻璃瓶中保存，越陈越好）涂敷患处，每日数次。

（23）冻疮，干橘子皮烤焦、研为细末，用食用油调和，涂抹患处。

（24）口臭，口含鲜橘皮 1 块（或不停地嚼）；橘皮 30 克，水煎代茶，每天服。

（25）牙齿保健，吃过酸橘后，即刻用剩余的橘子皮开水冲泡代茶饮，可防止牙齿酸倒；将干燥的橘子皮磨成粉末，与牙膏混合刷牙，能洁净牙齿。

（26）睡觉磨牙，口含橘皮 1 块入睡，最好不要吐出，如果感觉不适、影响睡眠，再吐出。

（27）鱼刺卡喉，口含鲜橘皮 1 块，频频吞咽。

（28）解鱼虾毒，橘皮适量，浓煎大量饮服。

（29）酒糟鼻，橘核 3 克，焙干为末，加核桃肉 1 枚研入，以黄酒调敷患处，干后即换。

（30）晕车，乘车前 1 小时左右，将新鲜橘子向内对折，然后对准鼻孔用两手指挤压，皮中便会喷射出带有芳香气味的油雾，可吸入 10 余次；行驶途中也可按照此法随时吸闻。

（31）醉酒，大量生食橘子；鲜橘皮 30 克，食盐少许，水煎顿服。

（32）每日吃 1 ～ 2 个橘子，对预防皮肤癌有一定效果。

（33）长期坚持用橘子皮水煎洗头，能令头发光滑柔软，容易梳理。

3. 服用方法

（1）橘子可以生吃、榨汁、做罐头、橘饼、蛋糕、点心等。

（2）日本人吃橘子大都连皮嚼食，维生素 C 缺乏和血管硬化者，常用橘子皮泡茶喝大有裨益。

（3）吃橘子时，千万别在剥去橘皮之后，将橘瓣外表的白色经络扯得一干二净。因为，橘络中含有一种名为"路丁"的维生素，能使人的血管保持正常弹性和密度，减少血管壁的脆性和渗透性，防止毛细血管渗血，高血压病人发生脑溢血及糖尿病患者发生视网膜出血。对于平时有出血倾向的人，特别是有血管硬化倾向的老人，吃橘子的时候连同橘络一起吃掉更有益处。

4. 注意事项

（1）因橘子性温，多吃上火，易引起口舌生疮、牙周发炎。

（2）橘子甘酸，多食易生痰湿，故痰湿内盛者不宜多食。

（3）陈皮辛散苦燥，温能助热上火，故虚热燥渴、舌红少津者忌用。青皮性烈耗气，故气虚多汗者忌用。

（4）橘子含有大量糖分和有机酸、果酸、山楂酸、枸橼酸等，空腹食用，会使胃酸猛增，对胃黏膜造成不良刺激，使胃胀满、嗳气、吐酸水。所以，橘子不适合空腹吃。

（5）含维生素 C 较多的柑橘类水果不宜与黄瓜、南瓜、胡萝卜等含有维生素 C 分解酶的食物同吃，分解酶可使柑橘中维生素 C 大量破坏。这样就吃得不合理、不科学了，既减少了这些食物本身的营养价值，又降低了这些食物的药理作用。

（六）金橘：柑橘家族的小弟弟

金橘是橘柑类水果之最小者，因只有枣大，故又称"金枣""枣橘"。

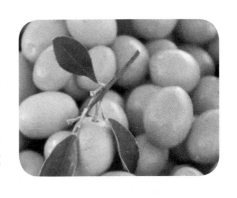

1. **性味、归经及功能作用**　金橘，性温，味甘、辛、微酸，入肺（经）、胃（经）。含糖、维生素 C、维生素 P 及挥发油等，具有止咳化痰、和胃止痛、降逆止呕的作用，主要用于感冒、咳嗽、食欲不振、胃病、呕吐、梅核气等病症。

（1）用于防治感冒。金橘中性偏温，能增强机体抗寒能力，而且其中含有的维生素 C，有一定的抑菌作用，可以用来防治风寒感冒。

（2）咳嗽痰多，金橘（捣烂去核）5 个，冰糖适量，加水炖服；金橘若干榨汁，加萝卜汁、梨子汁饮服，每日2次。

（3）百日咳，金橘10克，生姜、天竺黄各6克，水煎服，每日2次。

（4）用于食欲不振、口苦、咽干、口渴。金橘中含有多种有机酸性物质，味道酸甜可口，有开胃、生津、止渴的作用。

（5）胃病、腹胀，金橘10个，空腹食之；或腌制金橘2～3个，开水冲泡代茶饮。

（6）嗳气、噎膈，金橘皮20克，焙干为末，水煎取汁，热服，每日2次。

（7）呕吐，金橘皮、生姜、灶心土（另包）各9克，水煎服。

（8）梅核气，糖腌金橘饼3个，开水冲泡代茶常饮。

（9）金橘中含有丰富的维生素C及维生素A，可防治色素沉着，增进皮肤光泽与弹性，减缓衰老，避免肌肤松弛生皱，具有一定的美容养颜作用。

（10）有消食醒酒之功。金橘中含有一定的糖类物质，这些糖类物质可以加快酒精的分解代谢，可用于伤食、胸腹满闷、醉酒、口渴等。

另外，据现代研究，金橘中含有的橙皮苷成分对维护心血管功能、防止血管硬化、高血压等疾病有一定的疗效，可用来防治心血管疾病。

对急性肝炎、胆囊炎、胆石症、疝气、脱肛、子宫脱垂等病症也有一定的治疗作用。

3. 服用方法

（1）小金橘以生吃为主，也可以打碎后开水冲泡代茶；另外就是常常用糖腌制成金橘饼，再用金橘饼泡茶饮服，都给人一种满口清香、清脆爽口之感。

（2）为了使金橘光鲜漂亮，金橘皮上往往会涂上保鲜剂，吃的时候，需要用果蔬清洗剂将金橘清洗干净，或者将金橘浸泡在食盐水中20分钟，以去除表面的有害物质。

（3）金橘食疗方

①金橘消化茶：鲜金橘（约100克，洗净、对切成两半榨汁）5个，柠檬汁、蜂蜜各适量（混匀备用），红茶1袋，连袋放进茶杯加200毫升沸水冲泡，略置片刻后取汁，把蜂蜜果汁倒入红茶汤中调匀饮用。健脾养胃、疏肝解郁、消暑止渴、清热润燥、提神解乏，适用于气郁引发的烦躁胸闷、胃气不和、食欲不振、嗳气、健忘、失眠等症。

②金橘柠檬茶：鲜金橘（洗净、切片）5个，鲜柠檬（洗净、切片）1个，蜂蜜、冰块各适量，绿茶5克。先把4/5的金橘同柠檬一起榨成汁备用，绿茶用350毫升沸水冲泡，静置10分钟后澄出茶汁放凉备用，最后将晾好的绿茶汁、果汁及剩下

的金橘片、蜂蜜、冰块一起混合倒入大容器中，频频代茶饮服。清热化湿、解暑醒神，适用于暑、湿之邪引发的头晕头痛、食欲不振、恶心呕吐等症。

③金橘酒：新鲜金橘（洗净、对半剖开）500 克，白砂糖 150 克或蜂蜜 100 克，白酒 1000 毫升。将金橘放入干净的敞口玻璃瓶中，倒入白酒、蜂蜜或白砂糖，密封置于阴凉避光处。第一周每天摇匀 1 次，以后每周摇匀 1 次，1 个月后即可饮用。疏肝理气、开胃健脾、活血化瘀，适用于气滞血瘀引发的胸闷胀痛、胃痛胃胀等症。饮服方法：晚餐时伴餐饮用（缓慢品饮，过快易伤喉咙），每次 20 ～ 30 毫升，每日 1 次。

4. 注意事项

（1）金橘性温，不宜与温性食物，诸如葱、姜、蒜、辣椒、韭菜、南瓜、胡萝卜、荔枝、龙眼、核桃等同食，以免上火，出现眼睛红肿、口舌生疮、咽喉肿痛、牙龈肿痛等身体不适的症状，特别是吃火锅时或刚吃火锅后不宜吃金橘。

（2）金橘中含有丰富的维生素 C，不宜与含维生素分解酶的食物诸如黄瓜、南瓜、胡萝卜等同吃。会使维生素 C 流失，并且降低金橘的营养价值。

（3）金橘不宜与动物肝脏同吃，动物肝脏含有丰富的铜、铁离子，金橘中含有大量的维生素 C，容易与铜、铁离子结合，会加快维生素 C 的氧化，使金橘和动物肝脏的营养价值降低。

（4）金橘中含有多种有机酸性物质，不宜与蛋白质含量丰富的食物，诸如牛奶、羊奶、牛肉、羊肉、猪肉、鸡蛋、螃蟹、虾、黄豆、大青豆、黑豆、芝麻、瓜子、核桃、杏仁、松子等食物一起食用。因为蛋白质遇酸会变性，生成难以溶解的沉淀物，引起消化不良。

（5）金橘中含有较多的糖类物质，糖尿病患者不宜食用，容易使体内的血糖含量升高，不符合糖尿病患者的饮食原则。

（6）金橘含有丰富的果酸和维生素 C，也不能与维生素 K、磺胺类药物、螺内酯、氨苯喋啶和补钾药物同服。

（7）中医文献记载：金橘不宜与兔肉同吃。金橘甘酸而温，多食生热，兔肉酸，两者同食会引起肠胃功能紊乱，导致腹泻。仅供参考。

（七）香香臭臭话芫荽

芫荽又名"园荽""胡荽""香菜""香荽"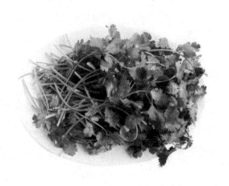
"香草""香茹""香茸""香戎""石香薷""蜜蜂
草""满天星"……

说它是香菜，很多人却并不喜欢碰它，因为
觉得它有一股特异的臭气而不予问津。如同榴梿
一样，喜欢的人夸它香气扑鼻，厌恶它的人则说
它臭气熏天。

1. 性味、归经及功能作用　芫荽，性温，味辛、甘，入肺（经）、脾（经）、胃（经）。
香菜营养丰富，其综合营养成分几乎可与豆类相媲美。除了含有三大营养素的脂肪、
蛋白质外，还有大量的维生素C（比普通蔬菜高得多）、维生素B、维生素K，丰
富的氨基酸（比普通蔬菜要高10倍之多）、粗纤维素，大量胡萝卜素（是黄瓜、茄子、
西红柿的10倍之多）和丰富的矿物质，如钙、磷、铁、镁等，尤以钙、铁含量为高，
比一般蔬菜高数倍。

李时珍《本草纲目》中说："香菜辛温香窜，内通心脾，外达四肢，避一切不
正之气。"为祛风散寒、温中健脾的养生食品。日常食之，有健脾养胃、刺激食欲、
帮助消化、消食下气、发汗透疹、利尿通便、祛风解毒、壮阳助兴等功效，还具有
软化血管、降血压、降胆固醇、延缓衰老的作用。可用来治疗伤风感冒、胃脘冷痛、
消化不良、食欲不振、高血压、动脉硬化、高血脂、脱肛和小儿出麻疹，适合寒性
体质、脾胃虚弱、性欲淡漠者食用。

2. 临床应用

（1）伤风感冒，香菜50克，黄豆30克，水煎服；或香菜30克，饴糖15克，
加米汤半碗蒸化后加饴糖口服；香菜、紫苏、葱白各10克，水煎加红糖调味，内服，
每日2次。

（2）胃寒疼痛，香菜1000克，泡入500毫升葡萄酒中，3天后即可饮用，疼
痛发作时饮服15毫升。

（3）反胃呕吐，香菜适量捣汁1匙，甘蔗汁2匙，温服，每日2次。

（4）呃逆，鲜香菜叶12克，生姜3片，开水泡或煎一沸，趁热服用。

（5）消化不良，香菜子、陈皮各6克，苍术9克，水煎服。每日2次。

（6）多吃香菜能增强肝脏解毒能力，提高机体的免疫力，防止感冒和坏血病的发生。

（7）高血压，鲜香菜、葛根各 10 克，水煎服。每次 50 毫升，早、晚各 1 次，10 天为 1 个疗程。

（8）多吃香菜能软化血管，增强血管壁的弹性，有效化解血栓。生物学研究证实：香菜中的槲皮素、芸香苷等物质可产生纤溶作用，能将血栓分解成可溶性产物，使小的血栓完全溶解和吸收，大的血栓则逐渐软化、溶解。可取 10 克新鲜香菜，切段后开水冲泡代茶饮用，每日 1 杯，连饮 1 周。

（9）排肾毒，香菜（洗净、切段）适量，用清水煮沸 10 分钟，冷却后过滤取汁到一个干净的瓶子，存放在冰箱。每天喝 1 杯，能将肾脏积累的盐和其他毒素经小便排出，为天然的清洗肾脏的方法。

（10）痔疮、便血、脱肛，香菜适量（60 ～ 90 克），水煎取汁，趁热熏洗肛门；或以香菜子烧烟熏肛门，每日 2 次。

（11）产后缺乳，香菜 30 克（干品 10 克），水煎服。每日 2 次。

（12）小儿麻疹、水痘，取香菜适量，水煎取汁，趁热熏鼻；或蘸汤擦面及颈部；香菜、葛根、柳树叶各 12 克，水煎服；香菜、白茅根各 6 克，水煎代茶饮；香菜、紫苏、葱白各 10 克，水煎加红糖调味，内服或外洗（外洗则无须加糖）；将白酒 200 毫升煮沸后，放入香菜（切细）90 克，待冷取汁，喷遍全身（勿喷面部），每日 1 次（多用于麻疹初期之疹出不畅）。

（13）面部黑斑，香菜适量，水煎外洗患部，每日 2 ～ 3 次。

（14）牙痛，香菜子适量，水煎取汁，频频含漱。

（15）毒菌中毒，香菜子 10 克，水煎取浓汁，1 小时内服 2 次。

3. 服用方法　一般只在菜肴和汤菜中起提味、提神的点缀作用，每次食用 7 ～ 10 克。在盛产香菜的湖北省安陆市，人们还把香菜腌制食用，是当地居民餐桌上的美味佳肴和最佳佐料。

4. 注意事项

（1）香菜芳香发散，多食或久食会损伤正气，阳虚汗多的人不宜吃。

（2）患有口臭、狐臭、严重龋齿、胃溃疡、皮肤疮疖者忌食。

（3）服用补药时，不宜服用香菜，以免降低药力。

（4）对于热毒较重而感受风寒所致的疹出不畅者忌用。

（八）厨房大葱一身宝

大葱又名"菜伯""和事草"，入药部分主要是葱白及其根须。

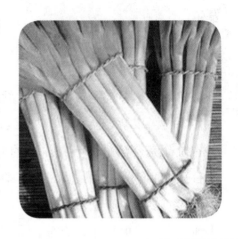

1. 性味、归经及功能作用 大葱，性温、味辛，入肺（经）、脾（经）、胃（经）、肾（经）。含糖、脂肪、蛋白质、维生素A、维生素B、维生素C，以及钙、磷、铁等矿物质。有散寒解表、健脾止泻、温通肾阳、消肿止痛等作用，主治风寒感冒、胃疼、消化不良、泻痢、遗尿、尿闭、乳腺炎、疮疡痈肿，以及多种出血性病症。

2. 临床应用

（1）风寒感冒，葱白（连根须）3根，紫苏叶9克，水煎服；葱白60克，生姜30克，淡豆豉15克，水煎服，每日2～4次；葱白、生姜各15克，食盐3克，混合捣成糊，用纱布包裹，涂擦前胸、后背、手心、足心、肘窝、腘窝等处，擦后嘱患者盖被发汗。

对鼻塞、流涕重者，将葱白捣烂取汁，滴入鼻孔1～2滴，并闭口深吸片刻，每日数次。

（2）咳嗽，大葱（连根须）100克，梨子60克，白糖50克，煎水煮食，每日2次。

（3）胃疼、消化不良，大葱根须（捣烂）5根，红糖100克，蒸熟常吃；葱白250克，鲤鱼1条，煮熟，加入调料，1日分2次服，连服5天。

（4）腹泻，葱白30克，干姜、制附子各10克，久煎后温服，每日2次；葱白5根，大盐100克，共炒热，以布包好，敷熨腹部。

（5）痢疾，大葱（连根须）100克，洗净，切碎，加入煮至半熟的粳米中，煮熟后空腹温食。每日2次。

（6）遗尿，葱白30克，硫黄9克，捣烂，于睡前敷于脐部，次晨去之，连用1周。

（7）尿闭，大葱、食盐各250克，麝香0.5克，共捣烂，炒热敷肚脐，冷后再炒再敷，以通为度；初生儿无尿，取葱白1小段，母乳400毫升，煎煮，分4次服下。

（8）阳痿，葱白3根，每日1次嚼食。连吃1个月以上。

（9）四肢麻木，大葱60克，生姜15克，花椒3克，水煎服。每日2次。

（10）关节扭伤疼痛，葱叶适量，加生姜捣烂外敷，干后即换。

（11）乳腺炎，葱白250克，切碎，煎水取汁，乘热洗患处；再取葱白250克，鲜蒲公英60克，共捣烂，加白酒少许拌匀，敷患处，每日2次。

（12）痔疮，葱白连须适量，浓煎取汁，坐浴，每日1～2次。

（13）疮疡痈疖，大葱适量，捣烂加醋，炒热敷患处；或老葱白、蒲公英、蜂蜜各60克，混合捣烂，敷于患处，每日2次。

（14）毒虫咬伤，大葱、蜂蜜各适量，共捣成糊状，外敷伤处，干后即换。

（15）冻疮，葱根、茄子根各120克，煎水洗患处，每日1～2次。

（16）斑秃，大葱适量，捣烂绞汁，擦患处，至局部发红为度，每日2次。

（17）女阴瘙痒，葱白适量，火硝6克，水煎，以棉球蘸水洗外阴。每日数次。

（18）胞衣不下，大葱适量，煎水，汤汁内服，葱渣捣烂敷肚脐。

（19）小儿阴茎肿痛，老葱管1节，剖开包住阴茎。一般1次可愈。

（20）飞虫入耳，大葱捣烂绞汁，加麻油适量，拌匀，滴数滴于耳中，少顷虫即退出。

（21）多种出血症（尿血、便血、鼻出血），葱白、白茅根各适量，捣烂取汁，温开水送服，每日2～3次。对鼻出血者，还可取葱白1把，捣烂取汁，加白酒少许滴鼻，每次2～3滴。

3. 服用方法　大葱是厨房一宝，主要用于食疗佐餐。入药以煎剂为主，外用以捣烂外敷或绞汁服用。

4. 注意事项　本品辛温发散，凡实热证、表虚多汗者不宜食用。

（九）葱头：力克感冒、软化血管

葱头又称"圆葱""洋葱"，属百合科葱属，是一种集营养、医疗和保健于一身的特色蔬菜，在欧美等国家和地区，被誉为"蔬菜皇后"。凉拌葱头、葱头沙拉、葱头炒蛋、葱头炒肉丝等都是各国民众十分喜爱的美味佳肴。

据报载：1919年美国亚利桑那州流感大流行，造成数万人死亡。有一位医生到各地农场去走访，看是否可以帮助人们战胜流感。他来到一个农庄，出乎预料，有一家人的每一个人都没有感染，非常健康。

医生询问内中的缘由，这家的女主人说她在家里的每一个房间都放置了一颗没有剥皮的洋葱。

医生无法置信。葱头的外观有些发黑，于是医生就将一个洋葱放在显微镜下观察，结果在洋葱上发现了流感病菌。显然，洋葱吸收了病菌而发黑，却让这家人获得了健康。

医生回家后在他的诊所里放了几个果盘，里面放了一些洋葱。令他吃惊的是，自此他的员工很少有人生病，即使得了病，病情也很轻，此外果盘里的洋葱也会变黑。

1. 性味、归经及功能作用　洋葱，性温，味辛辣、微甘甜，归心（经）、脾（经）、胃（经）。新鲜洋葱里含有丰富的水分、蛋白质、碳水化合物、B 族维生素、维生素 C、胡萝卜素、大蒜素、类黄酮、前列腺素 A，以及钙、磷、铁、硒等微量元素，还含有杀菌、软化血管、降压、降脂、降糖、利尿、抗癌等生物活性物质。主要用于防治普通伤风感冒、流感、咳喘痰多、高血压、失眠、高血脂、糖尿病、梅尼埃病（内耳性眩晕）、小便不利或不通、肿瘤等。

2. 临床应用

（1）用于感冒。洋葱中含的大蒜素属于植物杀菌素，有很强的杀菌能力，嚼生洋葱即可，预防感冒；还可以服用洋葱姜片茶，洋葱、生姜各 3 克，红糖适量，同煮 10 分钟，取汁趁热饮用；鼻塞后，用一小片洋葱接近鼻孔，洋葱的刺激性气味会促使鼻子瞬间通畅。

（2）咳嗽，洋葱适量，经常炒食，适宜于痰液清稀者。

（3）根据德国科学家的研究，经常吃洋葱可以使哮喘的发作率降低 50% 左右。可以用洋葱 3 个，红葡萄酒 500 毫升。洋葱洗净，去掉表面茶色外皮，切成 8 等份，装入玻璃瓶内，加入葡萄酒，密封，置阴凉地 1 周，再将洋葱片过滤取汁，放冰箱中冷藏。每次酌情饮服 20～50 毫升，每日 1～2 次。

（4）用于高血压、软化血管、动脉硬化和冠心病。日本科学家认为，经常食用洋葱可以长期稳定血压，对人体动脉血管起到很好的保护作用。根据美国哈佛大学医学院权威心血管病专家的研究，洋葱是极少数含有前列腺素 A 的蔬菜，前列腺素 A 是一种较强的血管扩张剂，能够软化血管，降低血液黏稠度，增加冠状动脉的血流量，促进引起血压升高的钠盐等物质排泄，因此，洋葱既能调节血脂，还能降压和预防血栓形成。一个成年人每天生吃半个洋葱或喝等量的洋葱汁，平均可增加心脏病患者约 30% 的高密度脂蛋白胆固醇，有效地预防动脉硬化和冠心病。

（5）用于高脂血症、肥胖。每天生吃半个洋葱或喝等量的洋葱汁；或洋葱 60 克，素油炒食，每日 1 次；都可以提高高密度脂蛋白胆固醇，以降脂减肥。当你享受高脂肪美味佳肴的时候，不妨同时搭配吃一些凉拌洋葱，有助于抵消高脂肪食物引起的血液凝集。所以，在欧美，牛排通常搭配洋葱一起吃还是很有道理的。

（6）用于糖尿病。洋葱具有刺激胰岛素合成及释放作用，不论生吃还是熟吃都有效。可用洋葱 100 克，开水泡后加酱油调食，每餐食洋葱 25 ～ 50 克能起到较好的降低血糖和利尿的作用，可经常食用。

（7）梅尼埃病（眩晕、梅尼埃综合征），洋葱适量，捣烂取汁，拌蜂蜜，以棉纱浸之塞鼻，闭口吸气，眩晕即止。

（8）失眠，洋葱头 1/4 个，捣烂，用纱布包好，每晚睡前嗅其气味（或将纱布包好的葱头放在枕头旁边）。

（9）痛风，洋葱剥去外面褐色的皮，切开，泡于红酒中，放进冰箱冷藏，1 周后饮酒、吃洋葱，每日 2 次。

（10）滴虫性阴道炎，洋葱适量，捣成泥状，用消毒纱布包裹塞入阴道。

（11）创伤、皮肤溃疡，洋葱适量，捣烂成泥，外敷患处。

（12）用于骨质疏松，有研究表明：洋葱的壮骨补钙作用很强，甚至超过口服钙片的 10 倍以上，是促进儿童骨骼发育、减少骨丢失、防治女性骨质疏松的理想食材。一个成年人每天吃 200 ～ 300 克洋葱，即能达到防治骨质疏松的效果。

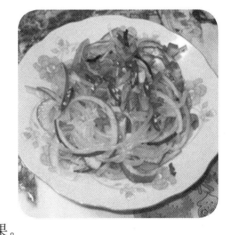

（13）洋葱所含的微量元素硒是一种很强的抗氧化剂，能消除体内的自由基，增强细胞的活力和代谢能力，具有防癌抗癌、抗衰老的功效。洋葱还含有一种名"栎皮黄素"的物质，这是目前所知最有效的天然抗癌物质。我国山东胃癌发病率较高地区的临床观察表明：平时吃洋葱越多，患胃癌的概率越低，常吃洋葱比不吃的人患胃癌的概率少 25%，因胃癌致死者少 30%。它能阻止体内的生物化学机制出现变异，控制癌细胞的生长。

（14）洋葱皮中含有强大的健康营养素类黄酮，这是一种强有力的对抗炎症、抗氧化物质。你在煨汤的时候应当将整个洋葱连皮一起放入为宜，待汤炖煮完成之后再将洋葱外皮捞出丢弃，以免影响口感。这样一来，既赚足了洋葱的健康营养，又不会影响汤的色、香、味。

3. 服用方法

（1）洋葱生吃，才能产生最好的食疗效果，首选凉拌、沙拉和捣烂取汁服；也可以素油炒蛋、炒肉丝佐餐。

（2）四色洋葱丝，洋葱、青椒、红椒、黄椒各适量，切丝，用清水泡并放入冰箱中，吃的时候淋上适量的麻油、酱油、黑醋，再加一点冰糖提味，最后撒上一些白芝麻和新鲜的葡萄干佐餐食用。

（3）平时在生活环境下的房间放上一个洋葱，剥去外皮露出白色的球形体，在尖的一端切下一角，放在盘子里，不必加水，洋葱会散发一种气味，可净化室内空气，同时兼有杀菌作用，直到洋葱长须或发黑时再换一个。特别是有感冒时，这样做能有效地预防和治疗感冒，也可在一定程度上预防新冠肺炎。

4. 注意事项

（1）洋葱辛温，热病患者不宜食。

（2）胃病、肺炎、皮肤瘙痒性疾病，不宜吃。

（3）洋葱所含香辣味对眼睛有较大刺激，患有眼疾、眼部充血时，不宜吃洋葱。洋葱尤其不能同蜂蜜同吃，对眼睛伤害会更大，甚至会导致失明。

（十）蔬菜、主食、药用三相宜的南瓜

南瓜，又名"番瓜""伏瓜""饭瓜""窝瓜"，是既可以作蔬菜、又可以作主食、同时也具有很高的药用价值的绿色食品。在有些国家它被誉为"神瓜"，因为它既可为粮，又可为菜。美国人在感恩节都要吃南瓜，以表示对南瓜的谢意！

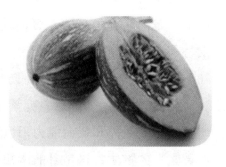

1. 性味、归经及功能作用　南瓜，性温、味甘，归脾（经）和胃（经）。含有丰富的糖类、脂肪及不饱和脂肪酸、淀粉、果胶、大量的维生素 A（含量超过绿叶蔬菜）和维生素 C、胡萝卜素、纤维素、多种氨基酸，以及钙、铁、钴、锌等。

南瓜全身都是宝，肉、瓤、子、蒂、叶、花均可作药用，具有宣肺理气、补益气血、消炎止痛、解毒杀虫等作用，瓜肉擅治肺部疾病和糖尿病；瓜瓤对外伤、疮疡类病

症收效显著;瓜蒂则是治疗呃逆、脱肛、胎动不安、习惯性流产、小儿呕吐的良药;瓜叶可治痢疾、创伤。

南瓜子我们要重点说说。除了有止咳、降压、杀虫、消肿、通乳等作用,主治咳喘、高血压、产后浮肿和缺乳,以及多种肠道寄生虫症以外,对泌尿生殖系统也有非同小可的作用,能改善膀胱刺激征尿频、尿急、尿痛,以及尿失禁和夜尿现象。南瓜子中含有大量的锌,不仅能保护男性前列腺,其所含的活性成分可消除前列腺炎初期的肿胀,同时还可预防前列腺癌。此外还可改善精子质量,增加精子数量,有助于提高男性生育能力。

南瓜子还含有大量的磷、胡萝卜素和维生素E,能够直接滋养牙龈,预防牙龈萎缩。另外,南瓜子还是富钾食物,有利于下肢肌肉的伸展,预防腿部抽筋。

概言之,南瓜具有宣肺理气、补益气血、消炎止痛、解毒杀虫等作用,主要用于治疗咳嗽、哮喘、肺脓肿、胸膜炎、肋间神经痛、呃逆、肠炎、痢疾、高血压、糖尿病、身肿、泌尿系感染、前列腺炎、前列腺肥大、性功能低下、男性不育、肢体抽筋疼痛、多种虫证、烫伤、湿疹癣疮、脱肛、久病体虚、牙龈萎缩、营养不良等。

2. 临床应用

(1)可促进生长发育。南瓜中含有丰富的锌,参与人体内核酸、蛋白质的合成,是肾上腺皮质激素的固有成分,为人体生长发育的重要物质。

(2)百日咳,南瓜子30克,炒焦研末,加红糖调服,每日3次。

(3)久咳,新鲜南瓜藤1长段,插入瓶中,令其汁液流入,24小时后取汁约10毫升,开水冲服,每日1次。

(4)哮喘,南瓜蒂适量,水煎当茶频饮;南瓜(去皮、瓤)适量,加饴糖捣汁,每次用开水冲服10～15毫升,每日2次;南瓜(去皮、瓤)500克,红枣(去核)15～20枚,加水煮烂,每日分3次服用。

(5)肺脓肿(恢复期),南瓜(去皮、瓤)500克,牛肉250克,加水300毫升煮食(勿加油),每次30～60克,每日2次,连续食用1～2个月。

(6)胸膜炎、肋间神经痛,南瓜肉适量,煮熟,摊于布上,贴敷患处,每日2次。

(7)可保护胃黏膜、帮助消化。南瓜所含纤维素能强化胃肠蠕动,促进胆汁分泌,帮助食物消化;果胶可以保护胃肠道黏膜,免受粗糙食品刺激,减少溃疡并促进溃疡愈合。

(8)呕吐,南瓜蒂6～12个(儿童减半),水煎服。

（9）呃逆，南瓜蒂 4 个，切碎，水煎服，连服 3 ～ 4 次。

（10）细菌性痢疾，南瓜叶（去柄、切碎）7 ～ 8 片，水煎取汁代茶饮，或可加食盐少许饮服，连服 1 周。

（11）用于便秘。南瓜的膳食纤维素含量高，有利于胃肠道蠕动、排便，能有效地防治大便干结、便秘。

（12）高血压，每日嚼食生南瓜子仁 90 克，早、中、晚分 3 次服，1 周为 1 个疗程，可连续服 2 ～ 3 个疗程；南瓜（去皮、瓤）适量，试着生食或蒸至半熟食，若无不适，可常食。

（13）南瓜的膳食纤维素含量高，有利于胃肠道蠕动、排便，能有效地防治高血脂和高胆固醇血症、肥胖症。

（14）用于失眠、健忘。南瓜的维生素 A 含量超过绿叶蔬菜，还含有维生素 C、锌、钾和纤维素，有清心除烦、健脑益智功效，用于头晕、心烦、口渴等阴虚火旺症状。

（15）南瓜子富含胡萝卜素、不饱和脂肪酸、过氧化物及酶等物质，适当食用能保证大脑血流量，令人精神抖擞、容光焕发。

（16）胆结石、泌尿系结石，干南瓜藤（连叶）100 ～ 150 克（鲜品加倍），洗净、切碎，放置温水瓶中，开水浸泡，代茶饮，连服 1 周。饮服期间忌烟酒及油腻、辛辣之品。

（17）用于糖尿病，南瓜含有丰富的钴，是人体胰岛细胞所必需的微量元素，能活跃人体的新陈代谢，促进造血功能，并参与人体内维生素 B_{12} 的合成，对防治糖尿病、降低血糖有特殊的疗效。

（18）南瓜可预防肥胖、糖尿病高血脂和高胆固醇血症；能促进肝、肾功能的恢复，增强肝、肾细胞的再生能力；对癌症也有较好的防治作用，能消除致癌物质亚硝胺的突变。

（19）小便不利、腹水、身肿，南瓜蒂（烧存性、研末）60 克，温开水送服，每次 2 克，每日 3 次。

（20）前列腺肥大，生南瓜子 50 ～ 100 克，随意嚼食，每日 1 次，连吃 15 ～ 30 天。美国生殖医学专家研究发现，男性成年人每天吃上 50 克左右的南瓜子（相当于 20 ～ 25 个瓜子，平均重量 68 毫克），可较为有效地防治前列腺疾病。

（21）用于男性不育。南瓜子中含有大量的锌，还有助改善精子质量。增加精子数量，有助于提高男性生育能力。

（22）产后浮肿，南瓜子100克，水煎服，每日2次。

（23）产后缺乳，生南瓜子30克，用纱布包好，捣烂，每日早、晚用红糖水冲服，连服3～5天。

（24）蛔虫病，生南瓜子30～60克，生吃或炒香、去壳、研末，研为细末，每日早、晚以蜂蜜调服，必要时可加服泻药。

（25）钩虫病，南瓜子、槟榔各100克，贫血严重者可加煅皂矾20克，共研细末，每日早、晚服10～15克。

（26）蛲虫病，生南瓜子200克，生吃或研为细末，开水冲服，每次20克，每日2次。

（27）用于绦虫病。南瓜子对绦虫有使之瘫痪的作用（主要作用于中段和后段的孕卵节片，与槟榔合用能提高疗效，槟榔作用于头节和前段）。南瓜子30克，每日早、晚空腹生吃或炒熟吃，或研为细末冲服；服药30分钟后，另以槟榔120克煎汤口服，2小时后若无虫体排出，再取大黄9克，芒硝6克，石榴根皮10克，水煎服（儿童药量酌减）。

（28）血吸虫急性感染，南瓜子（炒熟，去壳）60克，吃仁或研末用白糖水冲服，每日2～3次；血吸虫病晚期腹水、小便不利、浮肿者：生南瓜蒂（烧存性）适量，每次服0.5克，每日3次，半个月为1个疗程。

（29）南瓜内含的大量果胶有很好的吸附性，能黏结和消除体内细菌毒素和其他有害物质，如重金属中的铅、汞和放射性元素，从而发挥解毒作用。如乐果中毒，可用南瓜瓤、白萝卜片等量，捣汁灌服。可催吐，以减少毒物吸收。若服用半小时左右尚未吐者或病情严重者，应尽快送医院抢救或拨打120。

（30）久病虚弱、营养不良，南瓜（加水煮至七八成熟时滤起，去皮切块，油盐煎炒）1000～1500克，大米（水煮至六七成熟，用竹制的烧箕滤尽米汤）500克，将米覆盖于南瓜之上，以文火蒸至熟透，常食。

（31）烫伤，鲜南瓜瓤适量，捣烂后贴敷患处（如疼痛剧烈克加冰片少许），每日2～3次。

（32）脱肛，南瓜蒂3个，薏苡仁120克，水煎服，每日2次，连续数日。

（33）眼球外伤、眼球剧痛，南瓜瓤适量，捣烂敷患处，痛止则停用。

（34）刀伤，南瓜叶适量，晒干、研末，外敷伤口。

（35）取弹片、签刺，老南瓜瓤（去子）、蓖麻子各30克，䗪虫10个，加桐油捣烂后外敷患处，包扎。每日换药1次，以吸出为度。

（36）疮疖痈肿、皮肤溃疡，老南瓜蒂（焙干、研细末）、香油各适量，调敷患处，每日1次，直至痊愈。

（37）乳疬、乳腺炎、乳癌，南瓜蒂2个，烧存性研末，每日早晚以黄酒30毫升调服；南瓜瓤、蜂蜜、面粉各适量，调涂患处，每日3～5次。

（38）牛皮癣，鲜南瓜瓤适量，直接覆盖患处，用手轻轻揉搓20～30分钟，每日2次。

（39）阴囊湿疹，南瓜蒂3～5个，水煎服，每日2次；南瓜蒂3～5个，莲蓬蒂2个，共烧存性、研末，开水冲服，每日早、晚各1次。

（40）肢体疼痛，南瓜（去皮、瓤）适量，煮熟敷贴患处，每日2～3次。

（41）保护牙龈，预防牙龈萎缩，南瓜子含有大量的磷、胡萝卜素和维生素E，能够直接滋养牙龈，预防牙龈萎缩。上了年纪容易牙龈萎缩，常吃南瓜子可以改变这一现象。

3. 服用方法 南瓜作为主食，瓜肉、瓤、花等都可以做成南瓜羹、南瓜粥、南瓜饼、蒸南瓜、南瓜饭等；南瓜蒂可以水煎服，也可以烧存性、研末，开水冲服。

南瓜子既可以生吃，也可以炒吃；吃南瓜子最好用手剥着吃，不要用牙嗑，如果用牙嗑，大量唾液会粘在瓜子皮上而丢失。唾液除了具有湿润与溶解食物，使之易于吞咽，以及清洁和保护口腔的作用外，还有滋养肾精之功。因此，要少用牙齿嗑瓜子。食用时最好将南瓜子研磨成粉末食用，每日吃一小勺，约30克，效果更佳。

4. 注意事项

（1）本品味甘，过食易生痰湿，阻滞气机，故湿阻气滞者不宜食用。

（2）老南瓜瓤含糖分较多，保管不善会使南瓜变质，吃后会让人头晕、嗜睡、全身疲乏无力，甚至吐泻。

（3）过食南瓜子，容易导致胃腹胀满，南瓜也不宜与猪肝、羊肉、荞麦同吃，容易导致消化不良、胸闷腹胀。

（4）文献记载：南瓜不能与海鱼同食，可能会发生中毒反应。可供参考。

（5）南瓜中含有维生素C分解酶，会分解和破坏其他蔬菜中的维生素C，而且食物中维生素C含量越多，被南瓜中的分解酶破坏的程度就越严重，致使营养完全丧失。所以，吃南瓜的时候不宜同时吃富含维生素 C 丰富的蔬菜瓜果如辣椒、西红柿、柑橘、山楂、猕猴桃等。而像"农家乐""大丰收"之类的蔬果盘中最好也不要同时搭配这些食物（或者进餐者不要同时吃），否则就吃得不合理、不科学，不仅减少了这些食物本身的营养价值，还降低了这些食物的药理作用。

（十一）忌盐患者的食疗佳品：四季豆

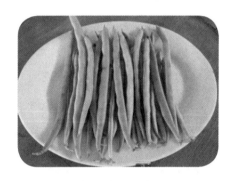

四季豆，也称"刀豆""玉豆""扁豆""菜豆""架豆""芸（扁）豆""（梅）豆角""白饭豆""清明豆""龙牙豆"等。外形为月条形，略膨胀，成熟前为绿色或浅黄色，成熟后一般为粉白、黄白、黄褐色，豆荚比较肥厚，每荚含种子 4～10 粒。四季豆是人们餐桌上的常见蔬菜之一，无论单独清炒、烫熟凉拌，还是与肉类同炖，都很符合人们的口味。夏天多吃四季豆能消暑清口、增进食欲。

1. 性味、归经及功能作用 四季豆，性微温、味甘淡，归脾（经）、胃（经）。富含蛋白质、淀粉、糖、B 族维生素（水溶性维生素叶酸、维生素 B_6 等）及维生素 C、胡萝卜素、多种氨基酸、纤维素和钾、钙、磷、镁、铁等营养素。健脾而不滞腻，化湿而不燥烈，为脾虚湿盛常用之品，有调和脏腑、颐养精神、健运脾胃、消暑化湿、利水消肿和防癌抗癌的功效，主要用于治疗咳喘、呃逆、急性胃肠炎、吐泻转筋、头痛、贫血、水肿、腰痛、跌打伤痛、疝气、鼻窦炎，以及癌症的辅助治疗。

2. 临床应用

（1）咳喘，四季豆子适量，炒干、研粉，每次用红糖生姜汤送服 6 克，每日 3 次；四季豆子 15 克，水煎后加冰糖或蜂蜜饮服，每日 3 次（小儿百日咳或老年咳喘）。

（2）呃逆，四季豆 60 克，炒干、研末，每次开水送服 6 克；四季豆子 15 克，水煎服，每日 1 剂，连服 3 日；带壳老四季豆 30 克，生姜 3 片，水煎取汁服；鲜四季豆壳 60 克，水煎取汁，加适量红糖温服（胃寒呃逆）；四季豆壳适量，烧灰，用温开水冲服 10 克（虚寒呃逆）。

（3）小儿脾弱、食欲不振、消化不良，芸豆（浸泡 24 小时）20 克，大米 200 克，一起煮粥服食，连服 1～2 周（适合 8 月龄以上的幼儿）。

（4）消暑化湿、健脾开胃、利水消肿食疗方酱辣四季豆：四季豆（摘去两头并撕去两边的老筋，洗净、切段）适量，植物油、豆瓣酱、白糖、味精、辣油各适量。大火将锅烧热，倒入植物油，待油七成热时放入四季豆，煸炒至变深绿色，加入豆瓣酱和适量的水翻炒，盖上锅盖，烧至四季豆熟烂，再加白糖、味精、翻炒，最后淋上辣油即可。

（5）急性胃肠炎、痢疾、吐泻转筋，鲜四季豆荚适量，洗净，放饭上蒸熟，白糖蘸食，每日2～3次。

（6）头痛，四季豆适量，烧存性、研细末，每次用温黄酒送服3克；四季豆根30克，黄酒或红茶3克，水煎服，每日3次。

（7）四季豆中的水溶性维生素"叶酸"能制造红细胞和白细胞，防治贫血。

（8）四季豆是高钾、高镁、低钠盐食品，若用糖、醋加以烹制，是忌盐患者的食疗佳品，尤其适合高血压、高血脂、动脉硬化、心脏病、低血钾症和肾炎水肿患者食用。

（9）老年腰痛，刀豆壳7个，烧炭存性、研末，拌糯米饭吃，每日1剂，分2次服。

（10）肾虚或妊娠腰痛，带壳四季豆及子30克，猪腰子1个，煮食，每日或隔日1次；四季豆壳60克，鸡蛋1个，同煮，饮汤食蛋，每日1～2次。

（11）跌打伤痛，四季豆适量，烧存性、研细末，每次用温黄酒送服3克，1日3次。

（12）疝气，四季豆60克，炒干、研末，每次开水送服6克，每日2次；四季刀豆子15克，水煎服，每日1剂，连续3日；四季豆根240克，糯米120克，黑豆、白果（去心）、黑芝麻各50克，装入1个猪膀胱内炖熟吃，2天内吃完。

（13）颈部淋巴结核初起，鲜四季豆荚20克，鸡蛋1只，黄酒适量，水煎服，每日2～3次。

（14）鼻窦炎，带壳老四季豆适量，焙干、研末，每次用黄酒调服6克；老四季豆藤适量，焙干、研末，每次用黄酒调服10克，连服3～5次。

（15）鹅口疮，四季豆壳适量，烧灰搽患处，每日数次。

（16）有抗癌之功。近些年来，科学家们又在四季豆嫩荚中发现了"刀豆赤霉"I和II等成分，有抗癌和救治肝性昏迷的作用；种子也有激活肿瘤病人的淋巴细胞，产生免疫抗体的作用。

四季豆（摘去两头及老筋、洗净）、排骨肉（洗净、吸干水分）、胡萝卜（洗净、切成块状）、葱白（洗净、切段）、姜（切片）、大蒜瓣（去皮、洗净、捣成蒜茸）、酱油、食盐、白糖各适量。热锅下油，爆蒜茸、姜片、排骨，下调味料（酱油、盐、糖），煮开后改文火焖至排骨熟盛起；下油爆四季豆，加水适量煮至八成熟将排骨回锅，加入胡萝卜、葱白少许。可用来配合对肿瘤的辅助治疗。

3. 服用方法 吃四季豆一定要烧熟透，没有烧熟的豆角含有皂素和胰蛋白酶抑制物、血液凝集霉素，能强烈刺激消化道黏膜，引起胃肠道局部充血、肿胀及出血性炎症；且能破坏红细胞，促使红细胞发生凝集和溶血，过量食用则出现溶血性黄疸。

4. 注意事项

（1）烹调前应将豆两边的筋摘除，否则既影响口感，又不易消化。

（2）不买、不吃老四季豆，摘四季豆时要将两头和豆荚摘掉，因为这些部位含毒素较多。

（3）没烧熟的四季豆吃了容易中毒，表现为：胃烧灼感、恶心、呕吐、腹痛、腹泻等胃肠炎症状，同时伴有头痛、头晕、出冷汗等神经系统症状，有时还有四肢麻木、心慌和背痛等。中毒的潜伏期一般为30分钟至数小时不等。轻度中毒者只需静卧休息、少量多次地饮服糖开水或浓茶水即可；若呕吐不止，造成脱水，或有溶血表现，应及时送医院治疗；民间用甘草、绿豆各适量煎汤大剂量饮服，有一定的解毒作用。经及时治疗，大多数病人在2～4小时内即可恢复健康。

（4）预防四季豆中毒的方法非常简单，皂素和胰蛋白酶抑制物、血液凝集霉素在100℃时就能被破坏，所以，只要把四季豆煮熟焖透就可以了。烹煮时间宜长不宜短，并用铲子不断地翻动四季豆，使它受热均匀；也可以用沸水先将豆煮熟后捞出，再加上调味佐料继续焖煮，使四季豆外观失去原有的生绿色，吃起来没有豆腥味，便可解除毒性。

（十二）辣椒：维生素C大王

辣椒有辣和不辣两种，辣的又名"辣茄""番椒""秦椒""海椒"，有尖椒、团椒等品种，是夏季主要蔬菜。药用以红辣而尖小者为佳。

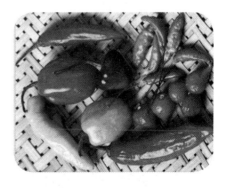

1. 性味、归经及功能作用 辣椒，性热、味辛，归心（经）、肺（经）、脾（经）、胃（经）、大肠（经）、小肠（经）。含有大量维生素C、辣椒素、

辣椒碱、糖、蛋白质、脂肪油、氨基酸、胡萝卜素，以及钙、磷、铁、硒等营养物质。具有温中散寒、开胃杀菌、消肿止痛等作用，主要用于风寒感冒、胃脘冷痛、腹泻、下痢、风湿性关节炎、类风湿关节炎、腮腺炎、冻疮、脱发、斑秃、头癣、腋臭、蚊虫叮咬、蜂蜇、蛇咬伤等病症。

2.临床应用

（1）风寒感冒，红辣椒 10 克，生姜 8 克，葱白 30 克，水煎，分 3 次温服，以汗出寒散为度。

（2）用于胃脘冷痛、腹泻、下痢。辣椒子，视年龄大小而用，每岁 1 粒，20 粒为限，开水送服，每日 3 次；辣椒 1 个，生姜 3 片，红糖适量，煎汤温服，每日 1 次；青椒（焙干研细末）30 克，豆豉（研末）60 克，混匀，蜜或醋调为丸，用热豆腐皮包裹佐餐服食，每日分 3 次服完，连续食用 2 周左右。

（3）有杀菌、防胃肠道感染之功。辣椒素能刺激胃液分泌，防止肠胃中有害细菌的滋生。

（4）红辣椒能够促进新陈代谢，有利于降脂减肥。

（5）风湿性关节炎、腰背冷痛，红尖椒 10 个，白萝卜 1 个，共捣泥敷患处，每日 1 次；尖辣椒 10～15 克，切碎，浸泡于 500 毫升白酒中成辣椒酒，10 天后用其擦拭痛处，至皮肤发红、发热为止，每日 2 次。

（6）类风湿关节炎，干辣椒末 30 克，生姜（捣泥）120 克，大葱（捣泥）150 克，烧酒 250 毫升，混合调匀后敷于疼痛部位，直至皮肤发红有烧灼感为止，每日 1～2 次。

（7）阳痿，辣椒 10 个，麻雀 10 只，食盐少许。将辣椒剖开、切细，麻雀宰杀、清洗干净，炖食，每日 1 次。

（8）腮腺炎，老辣椒适量，在铁锅中焙干、研末，用香油调敷患处，每日 2 次，连续敷 1 周左右。局部皮肤有感染者不宜。

（9）脱发、斑秃、头癣，辣椒（切碎）60 克，白酒 500 毫升。辣椒放入白酒中浸泡 10 日，取浸液擦拭患处，每日数次。

（10）冻疮初期，可用鲜辣椒皮内面敷贴或擦拭；辣椒酒频频擦拭患处，每日 2～3 次；干辣椒 1 小把，水煎取浓汁，擦洗患处，每天早、晚各 1 次；干辣椒粉 30 克，鲜麦苗 1 把，水煎取汁，擦洗患处，每日 2 次。

（11）腋臭，红辣椒粉末 3 克，碘酒 20 毫升。将辣椒粉浸入碘酒中，3 日后取其浸液涂擦腋窝，每日 2～3 次。

（12）顽固性口腔溃疡，青椒、大米各适量，煮粥服食，每日 1 次。

（13）普通牙痛可取朝天椒若干，食醋浓煎取汁，含漱；龋齿牙痛可取辣椒粉少许，用干净棉球包裹，塞入牙洞中。

（14）虫误入耳，辣椒 2 个，切碎，浸泡醋中，取汁滴耳。

（15）蚊虫叮咬、蜂蜇、蛇咬伤，嚼食鲜辣椒并外敷，此种情况下嚼食生辣椒，口中反不觉得辣；生辣椒 60 克，辣椒叶 30 克，共捣敷患处，每日 1 次，并严密观察，若无效则改用他法。

（16）疮疡痈疖，辣椒粉、食油各 2 勺，调和后涂擦患处，每日 2～3 次。

（17）预防心血管疾病和癌症、抗氧化、延缓衰老，甜辣椒除了食用之外，也有一定的医疗作用，它富含维生素 C，能够预防心血管疾病和癌症，抗氧化，延缓衰老。

（18）现代食疗药理分析，辣椒叶中的蛋白质、氨基酸及维生素、胡萝卜素、钙质等营养素齐全，甚至比辣椒果实还要高，其中的防癌元素硒也高于辣椒果实。适量吃一些辣椒叶也能温寒暖胃、促进胃液分泌、增进食欲，适用于胃寒疼痛、消化不良、胃肠胀气等。另外也还能养肝明目、减肥美容。

3. 服用方法

（1）辣椒开胃，很受人们喜爱。辛辣的品种，尤其是四川、云南、贵州、湖南等地老百姓的最爱！晒干或制成辣椒粉、辣椒油、辣椒酱等，也是人们常年佐餐佳品。而不辣的青椒或甜椒，肉肥味甜，既可炒菜、烧肉，也可生吃、凉拌，深受怕辣人士的青睐。

（2）辣椒叶味道甘甜鲜嫩、口感很好，既可单独做菜，也可与肉食同炒，还可煮汤。

4. 注意事项

（1）辣椒比较容易受到土壤中的重金属污染，鉴于越来越严重的空气污染、废水污染和农药化肥的超标使用，故辣椒一定要反复用蔬菜清洁剂清洗干净。

（2）辣椒虽受人们喜爱，但辛辣的品种因其辛热、刺激性大，食后容易使人上火，导致目糊、齿肿、咽痛、大便干结或痔疮出血等，故凡内热火盛、气管炎、肺结核、胃炎、胃溃疡、肝硬化晚期、高血压、痔疮，以及疮疡疖肿者，均忌口服。

（3）辣椒不宜与黄瓜、南瓜、胡萝卜等含有维生素 C 分解酶的食物同吃，分解酶可使辣椒中维生素 C 被大量破坏。这样就吃得不合理、不科学了，既减少了这些食物本身的营养价值，又降低了这些食物的药理作用。

（十三）止痛、止血的乌贼骨

乌贼骨系海中软体动物乌贼（墨鱼）的骨头状内壳，别称"海螵蛸"。

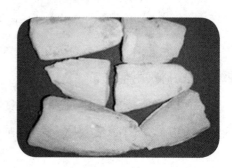

1. 性味、归经及功能作用　乌贼骨，性平、微温，味甘、涩、咸，入肝（经）、肾（经）。含有 85% 的碳酸钙，此外，还含有十几种氨基酸及少量的镁盐、氯化钠和磷酸钙等。有补气血、益肝肾、固经止带、收敛止血的医疗作用，主要用于治疗哮喘、遗精、带下、疮疡溃破难以收口及多种出血证。

2. 临床应用

（1）哮喘，乌贼骨适量，焙干研成细末，每日 3 次，每次温开水送服 5～10 克；乌贼骨、紫苏子各 30 克，麻黄、枯矾各 10 克，共研末加白糖，每服 6 克。

（2）咳血，乌贼骨、山药各 20 克，生地黄、茜草根（炒）、茯苓、山茱萸各 12 克，牡丹皮、泽泻各 9 克，水煎服，每日 2 次。

（3）现代临床研究，乌贼骨为制酸药，对胃酸过多、胃溃疡有效。可以用乌贼骨 240 克，贝母 60 克，共研细末，每次饭前服 3～5 克，每日 3 次；海螵蛸（研末）50 克，阿胶 15 克，共炒，再研末，每次服 5 克，每日 3 次；乌贼骨 60 克，瓦楞子 15 克，贝母、陈皮、甘草各 10 克，共研细末，每服 10 克，每日 3 次。

（4）胃出血，乌贼骨 400 克，白及 500 克，共研细末，每服 10 克，每日 3 次；乌贼骨 750 克，延胡索 250 克，共研细末，加蜂蜜 250 克，制成丸，每服 10 克，每日 3 次。

（5）吐血、鼻出血，乌贼骨粉 10 克，米汤冲服，每日 3 次。

（6）鼻血不止，乌贼鱼骨、槐花各等分，半生半炒，共为细末，吹鼻。

（7）二便出血，乌贼骨粉 12 克，每日分 2 次以米汤冲服；海螵蛸末 5 克，生地黄汁调服（血尿）；乌贼骨、茜草根（炒）各 15 克，山药 30 克，水煎取汁，烊化阿胶 20 克口服，每日 3 次。

（8）各种外伤出血，乌贼鱼骨末敷之；海螵蛸、蒲黄炭各等份，研细末，混匀，撒于创面，稍加压即可凝固止血。

（9）阴囊湿痒，乌贼骨、蒲黄各适量，研为细末，外敷患部。

（10）遗精，乌贼骨、山茱萸各12克，芡实、金樱子各12克，水煎服，每日2次。

（11）月经过多、崩漏，乌贼骨、黄芪、白术、炒茜草根各等分，水煎服，或研为末，每服10克；乌贼骨、当归各60～100克，鹿茸、阿胶各90～150克，蒲黄30～50克，研为细末，空腹时用黄酒冲服10克，每日白天服2次，入夜再服1次；乌贼骨、黄芪、白术、炒茜草根各20克，白芍、山茱萸、棕榈（炒炭）各20克，五倍子6克，炒龙骨、牡蛎各30克水煎服。

（12）赤白带下，乌贼骨120克，研为细末，分10包冲服，每晚1次。乌贼骨、白芷、炒山药各60克，银杏30克，血余炭15克，共研末，每服6～10克，每日3次；乌贼骨、牡蛎各30克，芡实、炒莲子、鹿角霜各15克，共研细末，每服6克，每日3次。

（13）疮疡溃破、难以收口，乌贼骨研末外敷；若火毒较盛者，酌加黄连、黄柏粉末，以清火毒、化腐生肌；海螵蛸、白及各1～2克，轻粉0.3～0.5克，共为末，先用盐水清洗局部，拭干后外撒粉剂包敷。

（14）下肢溃疡，海螵蛸200～300克，炉甘石30～50克，赤石脂60～100克，熟石膏100～150克，共研细末，如疮口局部肌肉乌紫者，取上药80%，加入肉桂粉20%，撒于疮口以覆盖肉为度，每天早、晚各换药1次，外贴适当软膏固定；第2次换药时，创口不宜用水洗涤，用消毒棉球揩去陈药，或用油料将陈药涂湿后擦去再换新药。

（15）中耳炎，海螵蛸1～2克，麝香0.2克，共为细末，先用棉签将耳内擦干净，再将药粉吹入耳中，每日2～3次。

3. 服用方法

（1）入药主要是煎剂和散剂，常用量30～50克。

（2）乌贼骨久服易致便秘，可适当配润肠药同用。

（3）乌贼骨食疗方

①乌贼骨（打碎）、当归（切片）各30克，鸡肉（切丁）100克，精盐、味精各适量，一起装入陶罐内加清水500毫升，上蒸笼蒸熟，酌情食用。收敛止血、补益气血，对血虚型胃出血和子宫出血颇具疗效。每日1次，一般3～5次可见效。

②乌贼骨20克，浙贝母15克，乳香10克，猪肚500克。用适量面粉与洗净

的猪肚反复干揉，至猪肚上的黏液全被粘去，然后再用水冲洗干净；把猪肚与药物放在一起，加少许盐和适量凉水用文火煎煮猪肚熟透为宜，再滤去药渣，将猪肚切碎食用。养胃消胀、祛瘀润燥，适用于胃溃疡、胃酸过多、血瘀。

③乌贼骨、木香各100克，洗净、晒干或烘干，研为细粉，拌匀，每次饭前半小时用温开水送服5克或用温开水调成稀糊状服用，每日3次。制酸、行气、和胃，用于肝郁气滞、胃酸较多的消化性溃疡，症见胃脘疼痛、嗳气、泛吐酸水、胁肋胀痛。

④乌贼骨250克，黄连150克，吴茱萸100克，一同洗净、晒干或烘干，研为细粉，每次空腹时用温开水送服10克，每日2～3次。清肝泻火、和胃止呕、制酸止血，适用于胃中郁热、肝火犯胃的消化道溃疡，症见胃脘热痛、呕吐吞酸等。

4.注意事项

（1）乌贼骨收敛燥湿、助热伤阴，故阴虚火旺者不宜服用。

（2）古文献记载：乌贼骨恶附子、白敛、白及，可供参考。

十五、中性菜果

（一）葡萄：水果明珠、抗氧化巨星（附：提子）

葡萄品种甚多，圆形的名"草龙珠"，长形者称"马奶葡萄"，白色者名"水晶葡萄"，黑色者叫"紫葡萄"。葡萄为高糖果品，素有"果中之珍"的美称，被列为世界上四大水果之首。原产于西域，据说是西汉时代张骞出使西域由丝绸之路带入我国的，至今已有两千年的历史。我国最

著名的葡萄品种当数闻名中外的新疆无核葡萄、河北白牛奶葡萄、山东的龙眼和四川的绿葡萄等。

1. 性味、归经及功能作用 葡萄，性平，味甘、酸，入肺（经）、脾（经）、胃（经）、肝（经）、肾（经）。富含葡萄糖、脂肪、蛋白质、多种维生素、胡萝卜素、花青素、卵磷脂和十几种人体所需的氨基酸，以及钾、钙、磷、铁。具有生津止渴、补益气血、升高血糖、健脾养胃、促进食欲、帮助消化、降逆止呕、滋养肝肾、强壮筋骨、利尿消肿等作用，主要用于暑热烦渴、气血虚弱、贫血、低血糖、心悸盗汗、肺虚咳嗽、食欲不振、消化不良、慢性胃炎、呕吐、泻痢、小便不利、水肿、风湿痹痛、声音嘶哑等症。

不同颜色的葡萄功能作用有所不同：白葡萄滋阴润肺，补肺气，阴阳双调，慢性呼吸道疾病患者可以常吃；绿葡萄偏重于清热解毒；红葡萄含有"逆转酶"（皮里含量最多），可养胃、活血化瘀、软化血管，防止血栓形成，心血管患者不妨多吃（最好连皮吃）；紫葡萄富含花青素，养颜美容抗衰老；黑葡萄滋养肾阴、聪耳明目、乌发。

葡萄干是老少咸宜的美味休闲食品，其中的糖、铁和钙的含量高，是妇女、儿童、贫血和血小板减少患者的滋补佳品，对神经衰弱、过度疲劳也有补益作用。

用葡萄酿成的葡萄酒和葡萄汁，既有巨大的经济价值，又是味美多效的营养保健饮品。其 pH 值很接近胃液，是消化食物最理想的饮料，特别是能帮助消化和吸收富含蛋白质的肉类和水产品，而且还能消除食后腹胀和饭后昏昏欲睡的症状，此外还有软化血管、抗病毒的作用。

2. 临床应用

（1）暑热烦渴，葡萄汁、藕汁、蜂蜜各等分，混合顿服；鲜葡萄 500 克绞汁，小火熬至膏状，加入适量蜂蜜，每次服 100 ～ 200 毫升。

（2）用于消化不良、食欲不佳，葡萄中的果酸有助于消化，适当多吃些葡萄，能健脾和胃。可以在饭前适当吃些葡萄，喝点葡萄酒或葡萄汁；葡萄干 10 克，饭前嚼服，每日 3 次。

（3）慢性胃炎、胃气虚弱、胃阴不足，每次饭前嚼食葡萄干 6 ～ 10 克；或口服红葡萄酒 10 ～ 20 毫升。

（4）呕吐，葡萄汁 30 毫升，姜汁少许，调匀口服。

（5）妊娠呕吐，干葡萄藤 10 ～ 15 克，水煎服；野葡萄根 30 克，水煎服。

（6）胎逆（孕妇胸腹胀满、喘息气促、坐卧不安），葡萄（捣碎）30 ～ 50 克，水煎服，每日 2 次；葡萄叶、藤、根各 1 把，水煎服。

（7）婴幼儿腹泻，葡萄叶（洗净）适量，面粉、白糖各等分。葡萄叶水煎 2 次，分别取汁，混合续煎，浓缩成糊状，再加面粉、白糖，拌匀后制成软粒，烘干或晒干。1 岁以上每服 3 ～ 6 克，每日 2 ～ 3 次；1 岁以下者酌减。

（8）细菌性痢疾，白葡萄酒 30 毫升，蜂蜜、生姜汁各 25 毫升，茶叶 10 克。茶叶先煎 1 小时取汁 100 毫升，混合后 1 次服下，每日 2 ～ 3 次。

（9）慢性肝炎、黄疸型肝炎，新鲜葡萄根 50 克，水煎常服。

（10）神经衰弱、过度疲劳、久病体虚、气血不足、头晕、心悸、肢体乏力，适量多吃葡萄或葡萄干（每次 30 克，早晚嚼食），每次饮服葡萄汁 100 ～ 200 毫升（或葡萄酒 20 毫升），每日 1 ～ 2 次。

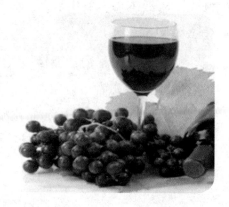

（11）贫血、血小板减少，每天早、晚各饮葡萄酒20毫升。

（12）用于低血糖。葡萄糖能很快地被人体吸收，当人体出现低血糖时，及时吃葡萄或饮用葡萄汁，能很快缓解症状。

（13）高血压，葡萄汁、芹菜汁各1杯，约30毫升，混合加开水温服，每日2次。

（14）用于冠心病。葡萄糖对心肌有营养作用，有助于冠心病的康复。

（15）现代科学研究表明，吃葡萄能比阿司匹林更好地阻止血栓形成，并且能降低人体血清胆固醇水平，降低血小板的凝聚力，对预防心脑血管病有比较好的作用。

（16）泌尿系统感染，鲜葡萄150克，鲜藕250克，共捣烂绞汁，加蜂蜜适量，温开水送服；葡萄汁、藕汁、鲜生地黄汁、蜂蜜各50毫升，混合口服，每日2～3次。

（17）小便不利、水肿，常吃葡萄干；或葡萄皮适量，焙干为末，开水冲服，每日2次；野葡萄根30克，水煎服。

（18）初期慢性肾炎，葡萄干、桑椹、生薏苡仁各25克，大米200克，煮粥，早晚分2次热服，配合药物治疗可促进痊愈。

（19）营养不良性水肿，葡萄干30克，生姜皮10克，水煎常服。

（20）关节炎、风湿痛，葡萄根80～100克，水煎服用，每日1剂。

（21）跌打损伤，葡萄根80克，白酒50毫升，水煎取汁，取2/3口服，余下1/3擦洗受伤局部，每日1剂。

（22）胎动不安，葡萄干30克，大枣15克，水煎服，每天1～2次，连服1周。

（23）葡萄皮、葡萄子能阻止癌细胞扩散，抑制癌细胞恶变，尤其是对皮肤癌，能使癌细胞减少60%～98%，还能破坏白血病细胞的复制能力。

（24）有减少身体排异反应之功。葡萄汁可以减少器官移植手术患者的排异反应，促进早日康复。

（25）有美容、增肥、抗老防衰之功。《神农本草经》记载，"葡萄令人肥健……久食轻身、不老、延年。"葡萄皮中含的类黄酮、花青素和白藜芦醇都是天然强力抗氧化剂，能清除体内自由基，能祛斑美容、瘦者增肥、抗老防衰、益寿延年，让人青春长驻。

（26）咽喉炎、声带麻痹、声音嘶哑，葡萄汁、梨汁、甘蔗汁各100毫升，混合，开水稀释，慢慢咽下，每日2～3次，即可治愈。

3. 服用方法 葡萄以生吃和榨汁、酿酒及制成葡萄干食用为主。"吃葡萄不吐葡萄皮"，本来是一句男女老幼耳熟能详的绕口令，然而，从葡萄的药用价值上来说，吃葡萄还真的不要吐葡萄皮！因为葡萄皮和葡萄子中含有大量原花青素，其抗氧化效能比维生素 C 高 18 倍，比维生素 E 高出 50 倍。具有防治高血压、调节血脂、保护心脑血管、抗自由基、抗肿瘤等多种作用。从营养食疗的角度看，葡萄皮和籽聚集了葡萄中的大部分营养及药理成分，所以，"吃葡萄不吐葡萄皮"的顺口溜应改为"吃葡萄不吐皮和子"，将皮、子嚼碎同食。如果觉得口感不太好，可把葡萄连皮带子榨成葡萄汁饮用。

4. 注意事项

（1）葡萄含糖量高，容易增肥并升高血糖，也容易引起蛀牙，故糖尿病、痰湿较盛的肥胖者、牙病患者不宜食，少年儿童不宜多食。

（2）葡萄性偏凉，肺寒咳嗽、脾肾两虚怕冷、脾胃虚寒胃痛腹泻者不宜。

（3）吃葡萄后不能立刻喝水。葡萄润肠通便，吃葡萄后立刻喝水，胃还来不及消化、吸收，水就将胃酸冲淡了，葡萄与水、胃酸急剧氧化、发酵，会加速肠道蠕动，有可能引起腹痛、腹泻。

（4）葡萄最好不要与牛奶同食。葡萄含有大量维生素 C，牛奶的有些成分会与维生素 C 发生反应，对胃有伤害，会引起呕吐或腹泻。

（5）葡萄不宜与海鲜同食。海鲜是高钙、高蛋白食品，葡萄含有鞣酸，遇到海鲜中的钙质和蛋白质会凝固沉淀，形成不容易消化的物质。同时吃容易出现呕吐、腹胀、腹痛、腹泻等症状。

附：提子

在很多人眼里，葡萄就是提子，提子就是葡萄，其实不然。葡萄是圆形、质软、汁多、皮薄容易剥但不好吃，价格便宜；提子是葡萄的变种，椭圆形、质硬、汁少、皮厚不易剥但清脆能吃，价格比较贵。提子又称"美国葡萄""美国提子"，以其个大、果肉清脆、甜酸适口、品质佳、耐挤压、

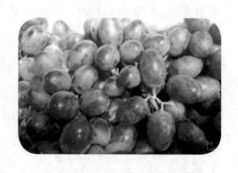

便于贮运等优点被称为"葡萄之王"。虽然价格不菲，但在市场上以其"贵族身份"而备受青睐。也有人认为，提子只不过是香港、广东、海南、上海等地对葡萄的别称，"提子"即广东语"葡萄"的意思。绿色葡萄叫"青提"，红色葡萄叫"红提"，

黑色葡萄叫"黑提"。但是无论哪种说法，提子和葡萄的营养及药用价值都是基本相同的，在此不再赘述。

（二）无花果：绿色无公害的"外科神药"

无花果系桑科植物，并非无花，只是花很小且隐藏于花托内，外观只见果不见花而已。无花果原产于东南亚一带，又名"天生子""文仙果""奶浆果""映日果"。味同香蕉，无核而甘甜。是无公害绿色食品，被誉为"二十一世纪人类健康的守护神"。

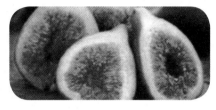

1. 性味、归经及功能作用 无花果，性平，味甘、酸，归肺（经）、脾（经）、胃（经）、大肠（经）。含有较多的果糖、蔗糖、葡萄糖、果酸、苹果酸、柠檬酸、蛋白质、脂肪、维生素C，以及淀粉酶、脂酶、蛋白酶、纤维素、氨基酸、磷、钙等营养成分。具有生津止渴、润肺平喘、健脾养胃、通利乳汁、调理肠道、清热解毒等功效，主要用于肺热咳嗽、哮喘、声音嘶哑、咽喉肿痛、消化不良、胃及十二指肠溃疡、肠炎、痢疾、风湿筋骨痛、疝气及一系列外科病症。因其外敷可治疗一切无名肿毒、痈、疽、疥、癞疮、癣、痔疮、脱肛等，故素有外科神药之称。

2. 临床应用

（1）肺热声嘶，无花果150克，水煎后调冰糖适量，每日分2次服，连服10天。

（2）支气管哮喘，鲜无花果适量，捣烂绞汁，每服100毫升，开水送服，每日2次，以愈为度。

（3）肺热咳嗽、咽干喉痛、便秘、痔疮出血，无花果（洗净）30克，冰糖适量，水煎服，每日1次，连服3～5天。

（4）消化不良，无花果焙干后切成小颗粒，炒至焦黄，再加适量白糖，以开水冲泡，代茶频饮。

（5）胃、十二指肠溃疡，无花果6个，捣烂，水煎服，每日2次分服。

（6）肠炎（久泻不止），无花果5～7个，水煎服，每日1次。

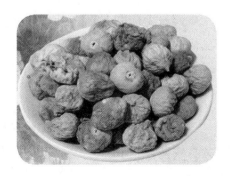

（7）痢疾，无花果数个，白糖少许，将无花果捣烂，加糖，放入清水，置砂锅内煮熟，将汤

及果肉一并吃下，每日 1 次。

（8）便秘、痔疮肿痛或出血，无花果 2 ～ 4 个，水煎服或空腹时生食，每日 1 次；外痔以鲜无花果 10 个，打碎，水煎洗患处，每日 1 次。

（9）脱肛，鲜无花果 15 个或干果 10 个，猪大肠 1 段，水煎服，每日 1 次。

（10）疝气，无花果 2 个，小茴香 10 克，水煎服，每日 1 剂，连服 2 周。

（11）痈肿疮疡、疥癣、癞疮，无花果适量，水煎外洗，每日 1 ～ 2 次；鲜果捣烂外敷，每日 2 次。

（12）下肢溃疡、疮面恶臭，无花果肉适量，捣烂外敷患部，纱布包扎，每日 1 次；或用干燥果实研粉，撒布疮面，包扎，每日 1 ～ 2 次。

（13）乳汁不通或不足，无花果 100 克，黄花菜 60 克，猪前蹄 1 只，炖食，每日 1 次。

（14）眼角云翳，无花果干燥后研粉，乳汁适量调和后点眼，每日 4 次。

（15）咽喉肿痛，干无花果 2 个，开水沏泡代茶，频饮，以愈为度。

（16）用于风湿筋骨痛，鲜无花果 60 克（干品减半），与猪肉炖食或煮鸡蛋食，每日 1 次。

（17）现代研究表明，无花果中含有一种类似阿司匹林的化学物质，可稀释血液成分，促进血液循环，从而增加心脑供血量。

（18）现代临床研究表明，无花果有一定的抗癌作用，故癌肿患者多食有益。

3. 服用方法　无花果既可以生吃，也可以烘干食用。外用既可以水煎取汁外洗，也可以捣烂外敷。

4. 注意事项

（1）不要吃未成熟的果实，未成熟的无花果含有的酸性成分较多，其味道酸涩难吃；而且在未熟的无花果里还可能存在黄蜂虫卵未被消化的现象，这样的无花果若不慎食用，十分刺激口腔、肠胃，容易出现牙齿酸痛、腹痛、腹泻等不适症状。

（2）不能同寒性、润肠食物一起吃，无花果富含纤维素，食用后可促进肠胃蠕动，加快食物消化，帮助排便，光是单吃的润肠通便效果就比较好。若是再搭配像西瓜、香蕉、火龙果等这些性寒、润肠的食物同吃，则会出现不良反应，容易刺激胃肠，导致腹泻。

（3）洗干净再食用，无花果在生长培育期间，虽然遭受的虫病害较少，一般无须打农药，但其果实表面也会有灰尘等不洁物质存在，吃之前一定要先洗干净。

（4）不要吃有腐坏变质倾向的无花果，新鲜的无花果不易保存，其含有的高糖成分十分容易遭受细菌等微生物入侵，导致其腐坏变质。

（5）无花果一次不能吃多，一次吃 3～5 个为宜。因为其含有的糖分很高，短时间内摄入过高的糖分，容易让人产生咽喉痛、反胃、恶心等身体不适。

（三）牛蒡：食疗养生保健新宠

牛蒡，别名"大力根""黑萝卜""东洋萝卜""白肌人参"，是一种肥大肉质根食用蔬菜，清热解毒中药牛蒡子（恶实、大力子、鼠粘子）就是它的种子。

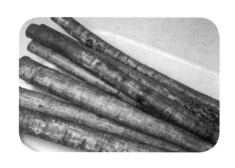

传说古时候有一个姓旁的老农，一家五口，有二亩薄地、一头老黄牛，男耕女织也能维持一家生计。但是老母有病，多饮、多食、多尿、视力模糊（现代的"糖尿病"）。一天，老农耕地累了在一棵树下睡着了，醒来看到老黄牛正在路旁吃草，把牛赶来继续耕地，这老牛拉起犁来比刚开始时轻松多了，而老农自己的体力却有点跟不上趟。

第二天老农又去耕地，休息时老牛又到路旁吃草，老农对昨日老牛吃过草后拉犁的牛劲大增本来就有些奇怪，就想看看老牛吃的是啥草。过去一看，只见那草的叶子大而厚，像个大象耳朵，看牛吃得起劲，他就随手拔出一棵，哪知这草的根长的吓人，足有三尺多长，形状有点像山药，掰开里面呈白色，咬一口尝尝微黏，带点土腥味，不知不觉把这根吃完了，也没有不舒服的地方，反而觉得比刚才还精神了。于是，他拔了些带回家，让家人洗干净，切成段，再放几块萝卜一起煮，全家当汤喝。一连喝了七八天，老母亲的眼睛突然明亮了，原来的三多症状也消失了，还能干点体力活。家中其他人的精神也大有改变，小儿子原来脸色萎黄、嘴唇发白，如今变得红润娇嫩，活泼可爱。老农心想：老牛吃过这种草后拉犁才有劲的，我姓旁，在旁字上面加个草字头，就叫"牛蒡"吧！小儿子说：老牛吃了这种草就有劲，应该叫"大力根"。从此以后，人们叫这种草为"牛蒡"，也叫"大力根"。

1. 性味、归经及功能作用　牛蒡，性平，味辛、甘，入肺（经）、胃（经）。含有十分丰富的牛蒡酸、牛蒡苷、脂肪油、蛋白质、碳水化合物、维生素 A、维生素 B_1、胡萝卜素、氨基酸、纤维素，以及钙、磷、铁、锰、锌等营养物质。据测，其蛋白质和钙的含量为根茎类之首，而胡萝卜素的含量甚至比胡萝卜还高，其他还有菊糖和挥发油等。有疏风散热、宣肺透疹、清火解毒、抗菌消炎、清利咽喉、消肿止痛、祛痰利尿、降低血糖、促进人体生长、抑制肿瘤生长等作用，主要用于风热感冒、咳嗽痰多、咽喉肿痛、风火上扰之头晕、目昏、风火牙痛、耳鸣耳聋、风疹、便秘、高血压、高血脂、动脉硬化、糖尿病等。

2. 临床应用

（1）可促进骨骼生长。牛蒡在体内发生的一系列化学反应能维护体内钙、磷及维生素 D 在总体组合功能上的平衡，促进人体尤其是骨骼生长。

（2）可增强免疫力。牛蒡能促使体内正常细胞如白细胞、血小板、T 细胞的增殖，强化机体免疫力。

（3）用于急性胃痉挛疼痛。牛蒡鲜根适量，捣烂绞汁，温饮半杯，每日 2～3 次。

（4）用于高血压、动脉硬化。牛蒡苷还有扩张血管、降低血压的作用；膳食纤维能吸附钠离子，并且能随粪便排出体外，使体内钠的含量降低；牛蒡中蛋白质和钙含量高，也都具有将钠离子导入尿液并排出体外的作用，起到软化血管、降血压、消水肿的作用，从而能防治高血压、动脉硬化，预防心脑血管病。

（5）牛蒡的氨基酸含量较高，尤其是具有特殊药理作用的氨基酸含量高，如具有健脑作用的天门冬氨酸占总氨基酸的 25%～28%，有助于健脑益智、增强记忆力，防止痴呆和早衰。

（6）牛蒡能清理血液垃圾，消除色素沉着，黑褐斑，促使体内细胞的新陈代谢，防止皮肤老化，使肌肤白皙柔嫩滑腻。

（7）有防癌、抗癌之功。膳食纤维排便、排毒，减少毒素、废物在体内积存；加之牛蒡在体内的化学反应中产生的"多量叶酸"能防止人体细胞发生不良的变化，防范癌细胞产生，对防治胃癌、子宫癌等也有积极意义。

（8）疮疡痈疖，新鲜牛蒡根或叶适量，捣烂外敷患处，每日数次。

（9）急性中耳炎，鲜牛蒡根捣烂榨汁滴耳，每日数次。

3. 服用方法

（1）牛蒡肉质肥厚、细嫩、香脆，既可入药作汤剂、散剂、茶剂，又能做菜食用（凉拌、炒菜、蒸煮、煎炸，煲汤、烧肉、煮粥、调馅均可），想怎么吃就怎么吃。入药煎服，一般每次用量 10～20 克，炒用可使其苦寒及滑肠之性略减。

（2）牛蒡在台湾作为蔬菜食用已经很多年了，有"牛蒡发祥地"之称。牛蒡凭借其独特的香气和纯正的口味，风靡日韩，走俏东南亚，并引起欧美国际市场的关注。现在日本人把牛蒡奉为营养和保健价值极佳的高档蔬菜，认为可与人参媲美，故有"东洋参"之称。牛蒡所含纤维为水溶性，因此很适合用炖、煮及火锅等方法食用。不但营养价值高，而且味道十分鲜美，成为我国台湾省长寿之乡屏东市的养生主食。用牛蒡加工成点心、罐头、饮料等，在日本作为高档保健食品消费十分流行。

（3）牛蒡食疗方

①牛蒡茶：选用优质牛蒡根，采用先进技术加工而成，直接用开水冲泡或者煎煮片刻取汁，色泽金黄、香气宜人，价比黄金，故在台南称"黄金牛蒡茶"，是老幼四季皆宜的高级营养饮品。具有健脾和胃、润肠通便、利尿通淋、清热排毒、活血化瘀、软化血管、降血压、降血脂、减肥瘦身、调节血糖、补肾壮阳、美容养颜、遗弃水中重金属、抑制癌细胞滋生等作用，是非常理想的、无任何不良反应的天然保健饮品。牛蒡所含纤维为水溶性纤维，饮茶法即可获取。对减肥者既经济又方便；对于习惯性便秘患者，喝一两天就会有明显效果，且不会像喝减肥茶那样伴随腹泻；对糖尿病、类风湿、痔疮、癌症也有明显的效果。

②牛蒡红枣枸杞茶：牛蒡茶约 20 片，红枣 3 ~ 5 个，枸杞、冰糖各少许（糖尿病患者不放糖），放在壶中煮沸后再用小火煮 5 ~ 10 分钟，味道效果更佳。

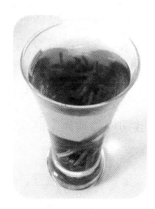

③蜜汁牛蒡：牛蒡（切成 3 厘米长段）、白糖各 500 克，麦芽 240 克，酸梅 4 粒，白芝麻少许。牛蒡煮至熟烂加入酸梅，上下翻动使之入味，再放糖用小火熬至糖溶化，再拌入麦芽糖，并常翻动避免烧焦（始终不加锅盖），待水分收干，拌入白芝麻食用。

④沙茶牛蒡：新鲜牛蒡（去皮、洗净、切成条）100 克，沙茶酱 30 克，泡椒茸 15 克，芝麻酱、花生酱各 10 克，精盐、味精、鸡精、白糖各适量。将牛蒡放入清水中浸泡 10 分钟后，捞出并沥干水分，放盆中，同其他配料拌匀，再逐一拍上干淀粉备用。净锅上火，放入精炼油 1500 克（约耗 50 克），烧至七成热，投放牛蒡条浸炸至金黄色，捞出沥油，装入垫有生菜的盘中即可食用。

⑤牛蒡海带羹：牛蒡（切丝）1000 克，海带 30 克，草决明 15 克。一同放入锅内，加清水适量，煨汤熟后服食（去草决明）。清肝、明目、降压，适用于肝火旺引起的面赤头痛、结膜炎、高血压等。

⑥牛蒡山药杜仲羹：牛蒡 100 克，山药 60 克，杜仲 30 克，枸杞子 15 克，鹌鹑（宰

杀、洗净）3只，红枣（去核）10克，生姜8克，精盐少许。一起放入锅内，加水适量，用武火煮沸，再转用文火烧3小时即可。补益肝肾、强筋壮骨，可用于脑卒中后遗症。

⑦牛蒡炖肉：牛蒡根500克，猪肉250克，调味品适量。将牛蒡根洗净，削皮切片。猪肉洗净切块。锅内加入适量水，放入猪肉烧沸，加入料酒、精盐、味精、葱段、姜片，炖至肉熟，投入牛蒡根片炖至入味，出锅即成。可祛风消肿、滋阴润燥，适用于头晕、咽喉热肿、阴虚、咳嗽，消渴、体虚、乏力、泄泻等病症。

⑧牛蒡排骨肉汤：牛蒡（切片，泡入醋水中防止变色）、排骨（或五花肉）各250克，香菜、胡椒各少许，盐2小匙。排骨（或五花肉）切小块，同牛蒡一起放锅内煮沸，改用中小火再煮20分钟左右，加盐、胡椒调味，并撒入香菜食用。

⑨牛蒡根炖鸡：牛蒡根（洗净、削皮、切厚片）500克，母鸡（宰杀、去毛及内脏洗净、入沸水锅焯一下）1只，葱、姜、料酒、精盐、味精等调味品各适量。锅内加适量水，放入鸡煮沸，加入调料，炖至肉烂，最后投入牛蒡片烧至入味，加少许胡椒粉，出锅即成。本方能温中益气、祛风消肿，适用于体虚瘦弱、四肢乏力、咳嗽、咽喉肿痛等病症。

⑩牛蒡猪肚丝：牛蒡（切丝）100克，猪肚1个，葱白、豆豉、食盐各适量。将猪肚和牛蒡放入开水锅中，煮至猪肚将熟，再加入葱白、豆豉、盐调味，捞出猪肚切成片或丝空腹食用（渴则饮汤）。可补脾益气，适用于糖尿病患者。

4.注意事项

（1）本品性寒，滑肠通便，气虚便溏者慎用。

（2）牛蒡有降血压、降血脂、降血糖的作用，不宜长期连续服用，要间断饮用。

（3）牛蒡有活血化瘀的作用，女性经期、孕妇和婴幼儿不宜饮用。

附：牛蒡子

1. **性味、归经及功能作用**　牛蒡子，性寒，味辛、微苦，归肺（经）、胃（经）。有疏风清热、宣肺祛痰、利咽消肿等作用。

2. **临床应用**

（1）用于热性感冒、温病初起、上呼吸道炎、咽喉肿痛、流行性腮腺炎。本品辛散苦泄，寒能

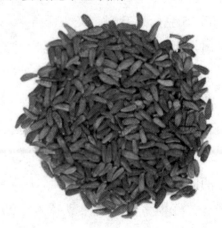

清热，疏散风热，且升散之中具有清降之性。其发散之力虽不及薄荷等药，但长于宣肺祛痰、清利咽喉，故风热感冒、咳嗽、痰多不利、咽喉红肿疼痛者，十分常用。若风热咳嗽、痰多不畅者，常与桑叶、桔梗、前胡等药配伍；若发热、咽喉肿痛者，则多与金银花、连翘、荆芥、薄荷、桑叶、前胡、桔梗、甘草等同用。

（2）用于热性便秘。牛蒡子富含油质和膳食纤维，性偏滑利，能促进大肠蠕动，滑肠通便，用于防治各种便秘。

（3）用于痈肿疮毒、痄腮、丹毒。本品性寒，味辛、微苦，于升浮之中又有清降之性，能外散风热，内解热毒，适合于风热火毒内结、痈肿疮毒。兼有便秘者，可与薄荷、栀子、连翘、大黄、芒硝等同用。用于乳腺炎肿痛尚未成脓者，可与金银花、连翘、栀子、瓜蒌等药同用。

（4）用于风疹瘙痒。本品能疏散风热、透泄热毒、活血止痒，对风热郁于肌肤、风湿浸淫血脉而致的风疹或疥疮瘙痒，能散风止痒，常配伍荆芥、薄荷、竹叶、苍术、蝉蜕等药消风止痒。

（5）现代药理研究表明，牛蒡子还有利尿、降低血糖、抗肿瘤等作用，其煎剂对肺炎双球菌有显著抗菌作用，水浸剂对多种致病性皮肤真菌有不同程度的抑制作用。

3. 注意事项　本品性寒，滑肠通便，故气血虚弱、便溏或泄泻者慎用。即使在风热表证需要辛凉疏散的情况下，但如表现有大便溏泄，也不可用，应改用薄荷、蝉蜕较为合适。但炒用可减其苦寒及滑肠之性。

（四）平肝息风用天麻

天麻，传说为湖北省神农架上的红鬃神马变成，故又名"天马"。又传说在很古的时候，湖北荆山深处有一个部落，住着百十户人家，过着安居乐业的生活。有一年，部落里突然流行起一种奇怪的疾病，患病者眩晕、头痛如裂，严重的会四肢发麻、抽搐，半身瘫痪。人们占卜求医，

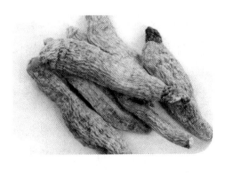

都不见效果。部落首领平时就喜欢弄点草药给人们治治头痛脑热的小毛病，他见人们被病魔折磨而自己又无能为力、束手无策，就决心去访求名医，寻找能治好这种病的药物和方法。走访途中，他听说遥远的五道峡（现今湖北保康境内）有一个医

技高超的神医，于是带足了干粮，披星戴月，向五道峡进发。

五道峡是崇山峻岭中的一个大峡谷，人迹稀少，到哪里去寻找神医呢？这位首领翻越了一座座山峰，终于在一片树林里遇到了一位打柴的老汉，他就向老汉打听神医的行踪。老汉打量了他一眼，说神医这几天到双梯寨去了，让他到那里去找。这位首领辞别了老汉，又急急忙忙地向双梯寨赶去。这双梯寨，实为耸立在万仞绝壁上的天然石寨，一路上山道崎岖，奇峰插云。他不惧艰险，吃尽千辛万苦，费了九牛二虎之力，终于攀上了双梯寨。没想到他刚进寨门就感到一阵头晕目眩、手足麻木，加上饥饿劳累，便一头栽倒在地上。过了一会他醒了，发现自己躺在一个山洞里，他起身打量四周，洞内的石桌上堆着一些植物块茎。正在这时，洞外走进来一位老汉，手中端着一碗药，让他喝下。首领一看，眼前的老汉正是在五道峡树林里遇到的那位打柴老人。他刚要说话，老汉笑呵呵地拦住他，说他生的病和部落的人们一样，要靠一种药材医治。药材已准备好，就放在石桌，让他病好后带回部落里去。首领躬身下拜，感谢老汉的救命大恩。老汉告诉他说，这种药材如果吃不完，就把它埋在背阴的烂树叶里，它就会生根发芽，继续生长。老汉说完就不见了踪影。首领知道自己遇到的老汉就是神医，神医给的药材是天赐之物。就把老汉备好的药材带回部落，熬了几大锅水，让生病的人喝。几锅药水喝完，部落里那些生病的人都逐渐好了。他把剩下的药材，依照神医所嘱，埋在背阴处的烂树叶里。从此，这药材就一年年地繁殖下来。人们说这药材是神医所赐的上天之物，又专治头晕目眩、肢麻瘫痪，就把这种药材叫作"天麻"了。

传说中的天麻是天生能行、可飞善跑之神物，来无影，去无踪，所以才被人们称之为"天马"，也被人们视为是无法栽种的。近几十年来，人们掌握了天麻的生长习性、规律和奥秘，利用现代科学技术，人工栽培天麻已获成功了，驯服了这匹"神马"，使之服务于民。现在，到保康五道峡的游客，都不忘购买点天麻回去调养身体。

1. 性味、归经及功能作用　天麻，因其苗茎红，直立如箭，故又叫"赤箭"。其性平、微温，味甘，入肝经。具有养肝益肾、滋阴潜阳、止晕镇痛、平肝息风、通络止痉的医疗功效，善治头痛、眩晕、高血压、肢体麻木、抽筋、中风后遗症等，故又被人们称之为"定风草"。

2. 临床应用

（1）天麻曾被社会上的人们认为是治疗各种头痛、头晕的灵丹妙药，这实在是夸大其词了。其实，天麻所治的头痛、眩晕应以肝阳上扰、肝风内动而引发的高血压眩晕、头痛，以及神经性偏正头痛为主。

用于治疗肝阳上亢之眩晕、头痛、高血压，常与钩藤、牛膝、石决明等同用，如天麻钩藤饮；用于治疗风痰上扰之眩晕、头痛、高血压、痰多胸闷者，常与半夏、白术、陈皮、茯苓等同用，如天麻半夏白术汤；若头风上攻、偏正头痛、头晕欲倒者，可配等量川芎为丸（天麻丸）。

神经性偏正头痛：天麻（研细）10～15克，猪脑髓1个。先将猪脑髓炖熟，拌入天麻粉，加盐调味而食。

高血压眩晕、头痛：天麻有降低外周血管、脑血管和冠状血管阻力的功效，并有降压，减慢心率及镇痛抗炎作用。将天麻用白酒浸透后切片焙干，研为细末，每次冲服10克；天麻10克，切片，与肉片煮汤同食；天麻10克，煎水取汁后打入鸡蛋1～2个，吃蛋喝汤。

内耳性眩晕（梅尼埃病）：天麻，研末冲服，每次10～15克；或配茯苓、半夏、白术、陈皮、泽泻，水煎服，每日2次。

（2）用于风湿痹痛、肢体麻木、手足不遂。本品又能祛外风、通经络、止痛。用治中风手足不遂，筋骨疼痛等，可与没药、制乌头、麝香等药配伍，如天麻丸（《圣济总录》）；用治妇人风痹，手足不遂，可与牛膝、杜仲、附子浸酒服，如天麻酒（《十便良方》）；若治风湿痹痛，关节屈伸不利者，多与秦艽、羌活、桑枝等祛风湿药同用，如秦艽天麻汤（《医学心悟》）。天麻、杜仲、牛膝、当归、羌活各50克，上好白酒3～5斤，浸泡1周后服，每次10～20毫升或随酒量顿服。

（3）用于肝风内动，惊痫抽搐。本品主入肝经，功能息风止痉，且味甘质润，药性平和。既息肝风，又平肝阳，为治眩晕、头痛之要药。不论虚证、实证，随不同配伍皆可应用。故可用治各种病因之肝风内动，惊痫抽搐，不论寒热虚实，皆可配伍应用。如治小儿急惊风，常与羚羊角、钩藤、全蝎等息风止痉药同用，如钩藤饮（《医宗金鉴》）；用治小儿脾虚慢惊，则与人参、白术、白僵蚕等药配伍，如醒脾丸（《普济本事方》）；用治小儿诸惊，可与全蝎、制南星、白僵蚕同用，如天麻丸（《魏氏家藏方》），若用治破伤风痉挛抽搐、角弓反张，又与天南星、白附子、防风等药配伍，如玉真散（《外科正宗》）。

（4）用于小儿惊风、癫痫。天麻、钩藤、木香、全蝎、犀牛角、羚羊角、甘草等，水煎服。

3. 服用方法 煎服，3～9克。研末冲服，每次1～1.5克。天麻入复方中，常配钩藤、牛膝、菊花、石决明等水煎服;或取 3～5 克煨鸡汤、肉汤;也能同海带、猪心、猪腰子、猪排骨等一起煨汤。已经被国家卫健委列为既是食品又是中药材的药食同源、药食两用产品。

4. 注意事项　气血虚者慎服,比如肾虚、气血不足（如贫血、低血压、神经衰弱）之头晕、头痛,就不宜使用本品。

（五）忘忧金针黄花菜

黄花菜,又名"金针菜""萱草""忘忧草",为百合科植物,它的花蕾,也就是黄花菜,在我国已有两千多年的食用历史。萱草之所以又叫"忘忧草",就是因为它"食之风动,使人忘忧。"古代游子会在远行前在母亲住的房子周围种上一些萱草,就是希望母亲多看、多吃,不要太忧伤。萱草就是怀念母亲的花,所以,古代用"萱堂"代指母亲。

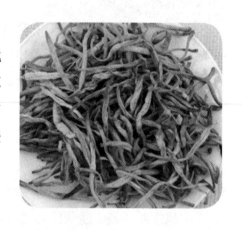

1. 性味、归经及功能作用　黄花菜,性平,味甘、微苦;归肝（经）、脾（经）、肾（经）。含糖、脂肪、蛋白质、维生素 A、维生素 B、维生素 C、胡萝卜素,以及钙、磷、铁等矿物质。具有清热消炎、清心除烦、凉血止血、利尿消肿等功效,适用于风热感冒、咳嗽、咽炎、声音嘶哑、眩晕、心烦、失眠、黄疸、痢疾、便血、痔疮、小便赤涩、水肿、肥胖症、糖尿病、乳腺炎等病症。

近年来,黄花菜已被科学实验证实,具有比较明显的健脑益智、延缓衰老、防脑痴呆功能,因而更使世人刮目相看。

2. 临床应用

（1）风热感冒,黄花菜、白糖各 30 克,水煎服。每日 2 次。

（2）风热咳嗽,黄花菜根 30 克,百合 40 克,共烘干,研为细末,温开水送服,每日 2～3 次。

（3）慢性咽炎,黄花菜 30 克,石斛 20 克,麦冬 15 克。泡茶频频饮用,每日 1 剂。

（4）声音嘶哑,黄花菜 30 克,加水 400 毫升煮烂,再用蜂蜜 30 克调匀,慢慢咽下,每日 3 次。

（5）咳血、吐血、鼻出血,干黄花菜、白茅根各 30 克,水煎服;或鲜黄花菜、鲜藕节各 30 克，共捣烂取汁，凉开水冲服，每日 2 次。

（6）腮腺炎，黄花菜 20 克，加盐煮食，每日 1～2 次。

（7）牙痛，黄花菜 30 克，怀牛膝 10～15 克，鸭蛋（去壳，不捣破蛋黄）1～2 只，加水同煮，饮汤吃黄花菜和鸭蛋，1 次服完，每天 1 剂。

（8）头晕、耳鸣，黄花菜、猪瘦肉各适量，炖食，常服。

（9）心烦、失眠，黄花菜干品 30 克，水煮 30 分钟，去渣加冰糖适量再煮 2 分钟，睡前 1 小时温服，连服 10 日可见效。

（10）黄疸，干黄花菜 30 克，羊肉 300 克，炖熟，每日分 2 次吃完，常服。

（11）痢疾，黄花菜、马齿苋各 30 克，红糖 60 克，水煎服，每日 2～3 次。

（12）肥胖症、糖尿病，黄花菜 15 克，海带丝 30 克，笋丝 20 克共煮，分次服用。每日 1 剂，连服 15 天为 1 个疗程。

（13）尿道炎（尿血、尿急、尿痛），干黄花菜 60 克，黑木耳 15 克，水浸泡 1 小时，洗净后加水煮半小时，加白糖适量，每日分 3 次服用。

（14）乳腺炎，鲜黄花菜适量，捣烂外敷，每日 2～3 次。

（15）痔疮，黄花菜（干、鲜品均可）适量，加水 2 碗，煮至 1 碗，加入红糖适量，每日 2 次，连服 5～7 天。对初期痔疮可以治愈，重者可减轻疼痛。

（16）阴囊湿疹，黄花菜根 500 克，加水 1500 毫升，煎 30 分钟。熏洗患处 1 小时左右，每天 1～2 次，连续熏洗 3～4 天。

（17）跌打肿痛，鲜黄花菜 25 克，捣烂，和蛋清 1 个，拌匀后涂于患处，每日换药 1～2 次。

3. 服用方法　据古今文献记载：鲜黄花菜有毒，现代药理分析，认为是含有一种秋水仙素的生物碱，食用后能被胃肠吸收，再经过氧化会变成有毒物质，导致恶心、呕吐、腹痛、腹泻、尿血、便血等中毒反应，甚至可危及生命。所以，食用及入药内服一定不能吃新鲜的，要用其干品，否则将如何如何……然而，我国湖北和浙江城乡都用新鲜黄花菜清炒或炒肉，从来也没见出过什么危险。古说仅作参考。

4. 注意事项　黄花菜有止血的作用，脑血栓患者不宜食用。

（六）胡萝卜"小人参"，强身健体保护神

笔者在报上看到这样一则报道：一位父亲千里迢迢从中国到美国看望儿子，谁

知吃饭时儿子端出一大盘生切胡萝卜来招待他。这位老父亲大为恼火，说我漂洋过海大老远跑来你就给我吃这个东西？原来，他父亲在几十年前的国家三年自然灾害期间几乎是天天吃胡萝卜度日，实在是吃"伤了"。殊不知，胡萝卜在美国是按根卖的精贵食物，儿子用胡萝卜来招待本来已是很盛情的。在我国中医养生和营养学中素有"小人参"之美誉，荷兰人还将胡萝卜定为"国菜"。

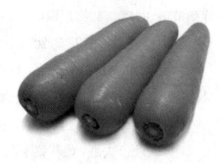

1. 性味、归经及功能作用 胡萝卜又称"红萝卜""黄萝卜""葫芦菔"。性平、味甘，归肺（经）、脾（经）。含有十分丰富的胡萝卜素、糖、脂肪、蛋白质、维生素 A 和 B 族维生素、花青素、多种氨基酸和钙、磷、铁等。具有健运脾胃、润肠通便、降压降脂降糖、养肝明目、促进发育、提高免疫、美容养颜、杀虫抗癌等医疗作用，主要用于食欲不振、便秘、高血压、心脏病、高血脂、糖尿病、夜盲症、水痘、下肢溃疡、多种虫症等。

2. 临床应用

（1）用于防治感冒。β胡萝卜素具有保护皮肤和呼吸道黏膜的作用，能防治感冒。

（2）百日咳，胡萝卜 200 克，大枣 12 枚，水煎，分 2～3 次服，连续 1～2 周。

（3）食欲不振，胡萝卜 1～2 个，蒸熟，饭后服，每日 1 次，连服数日。

（4）便秘，胡萝卜汁 50 毫升，煮沸，加蜂蜜适量调服。每日早晚各服 1 次。

（5）用于高血压、冠心病，药理研究表明，胡萝卜所含的槲皮素、山奈酚能增加冠状动脉血流量，有降压、强心作用，是高血压、冠心病患者的食疗佳品。花青素抗氧化、抗衰老，经常吃胡萝卜、饮胡萝卜汁能比较好的管控高血压，软化血管，预防心脏疾病，延缓衰老。

（6）胡萝卜可以促进人体的新陈代谢，降低人体胆固醇水平，降血脂，防止脂肪堆积，有助于减肥。

（7）胡萝卜同白萝卜一样也有降血糖、尿糖作用，榨汁喝是糖尿病患者的理想食品。

（8）可促进小儿发育和骨骼生长。维生素 A 是骨骼正常生长发育的必需物质，有助于细胞增殖与生长，是机体生长的要素，对促进婴幼儿的生长发育具有重要意义。胡萝卜与黄豆同煮食，可以促进骨骼增长和儿童发育（据报载，河北沧县黄递铺乡和辛庄张金坡一家 4 人，其中妈妈、大小女儿 3 人每天各吃胡萝卜 3 个、炒黄豆 100 克，20 多天后，都不同程度长高了，大女儿长高 9 厘米，妈妈长高 5 厘米）。

（9）用于夜盲症。胡萝卜会在肝脏中转化为维生素 A，有养肝明目的作用，能改善视力。同猪肝一起炒食，可以较好地防治儿童夜盲症。

（10）胡萝卜因含丰富的 β 胡萝卜素，具有极好的防癌作用。胡萝卜切丝油炒，长期食用，可减轻肺癌、食道癌的症状，延缓生命。

（11）维生素 A 有养颜美容、祛斑美白润肤作用，爱美的女士们不妨经常早晚饮服 1 杯胡萝卜汁，永葆青春啊！

（12）驱虫，用胡萝卜（切丁）适量，炒至微香时加花椒适量共研末，每晨空腹服 15 克，连服 2 ～ 3 天；驱绦虫用胡萝卜心适量，晒干、研为细末，每天晚上空腹食用 9 克。

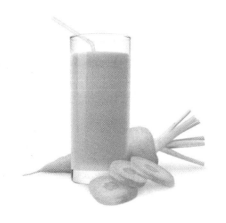

3. 服用方法　胡萝卜是我们中国人餐桌上的一道家常名菜，可以生吃、煮食、炒食、煨汤、蒸干饭、煮稀饭，也可以做包子、包饺子，还可以绞成胡萝卜汁喝，营养丰富，老人和小孩都适合吃。

胡萝卜牛蒡炒肉丝：胡萝卜丝 100 克，牛蒡子（水煎取汁备用）10 克，猪瘦肉（洗净、切丝）150 克，调味品适量。猪肉用牛蒡子煎液加淀粉等调味；锅中放素油烧热后下肉丝爆炒，最后下胡萝卜及调味品等，炒熟即成。清热利咽，适用于风热感冒、咽喉疼痛等。

4. 注意事项

（1）胡萝卜比较容易受到土壤中的重金属污染，鉴于越来越严重的空气污染、废水污染和农药化肥的超标使用，故胡萝卜一定要反复用蔬菜清洁剂清洗干净。

（2）与白萝卜不同，胡萝卜素属于脂溶性维生素，不溶于水而溶于脂肪。生吃胡萝卜，70% 的胡萝卜素不会被利用，而烹调后就能大大提高其利用率。最好的吃法是同肉一起炖煮 20 分钟，期间不要开锅，以免破坏和损失胡萝卜素成分。成年人每天只要吃 30 克胡萝卜，就能满足对胡萝卜素的正常需要。

（3）食用胡萝卜过量，会引起全身皮肤黄染，但眼白、尿液不黄。这主要是胡萝卜素的作用，停食 2 ～ 3 个月即可自行消退。

（4）服一切药物尤其是滋补药品和避孕药后忌食胡萝卜，有解药作用，会让药物失效和白白浪费滋补药物。

（5）胡萝卜中含有维生素C分解酶，会分解和破坏其他蔬菜中的维生素C，而且食物中维生素C含量越多，被分解酶破坏的程度就越严重，致使营养完全丧失。所以，吃胡萝卜的时候不宜同时吃富含维生素C丰富的蔬菜瓜果如辣椒、西红柿、柑橘、山楂、猕猴桃等。而像"农家乐""大丰收"之类的蔬果盘中最好也不要同时搭配这些食物（或者进餐者不要同时吃），否则就吃得不合理、不科学，既减少了这些食物本身的营养价值，又降低了这些食物的药理作用。

（6）胡萝卜不适合在冰箱里储存，会加速其水分的流失，变得干涩。

（七）亦土亦洋、主副食兼具的马铃薯

马铃薯是土豆的学名，俗称"洋芋""山药蛋"。原产于美洲，16世纪由西班牙人引进欧洲，并很快便成为整个欧洲最普遍的粮食，命名混乱但有趣：美国人叫"豆薯"，德国人叫"地梨"，意大利人叫"地豆"，法国人叫"地苹果"，俄国人叫"荷兰薯"。后来植物学家才统一命名为"马铃薯"（像马铃一样的东西），成为全世界通用的学名。土豆现在已是全球仅次于小麦、稻米和玉米之后的第四大重要的粮食作物，广泛地种植于全球约125个国家。

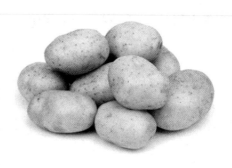

我国清朝乾隆年间已有吃土豆的记载，大约在16世纪中后期由欧洲传入我国，不过中国人把土豆称为"洋芋"和"洋番薯"（东北称"土豆"，山西叫"山药蛋"，云、贵、川一带称"洋山芋"，广州、香港人则称之为"薯仔"）。

1. 性味、归经及功能作用　土豆性平、味甘，归胃（经）、大肠（经）。含大量淀粉、糖类、丰富的蛋白质（在蔬菜中首屈一指，可与黄豆媲美）、优质膳食纤维、B族维生素、维生素C、柠檬酸，以及多种盐类、胶质等，营养丰富且全面。具有健脾益气、和胃调中、润肠通便、降压减肥、消炎解毒抗癌等医疗作用，主要用于治疗脘腹疼痛、便秘、胁痛、高血压、高血脂、单纯性肥胖、湿疹、冻伤、水火烫伤等疾病。

2. 临床应用

（1）用于胃溃疡、十二指肠溃疡。土豆中的维生素C能净化胃黏膜，有效缓解胃病疼痛。取新鲜的土豆（削皮、洗净、切碎）适量，加开水捣烂，用榨汁机压榨，

过滤取汁（或用纱布包裹绞汁），加适量蜂蜜，每天早、晚空腹饮用 30 毫升，连服 15 ～ 20 天；土豆（削皮、洗净、切碎）100 克，生姜（刮皮、洗净、切碎）10 克，橘子（去皮、核）1 个，共绞汁，每日饭前服 1 汤勺。

（2）防治便秘、肠癌。土豆含有蔗糖和优质纤维素，对于便秘和大肠癌有很好的防治作用。鲜土豆适量，削皮洗净，捣烂绞汁，每次饭前服 15 毫升。

（3）肝胆病胁痛，鲜土豆适量削皮、洗净，捣烂绞汁，每次饭前服 15 毫升。

（4）用于高血压。土豆中的钾离子有抑制钠离子收缩血管、损伤心血管的作用。高血压患者可经常喝煮食的土豆汁，土豆适量，洗净，带皮切块，放入锅中，加水煮开后去浮沫，改小火煮 1 小时，取汁，早晚各服 200 毫升。

（5）用于单纯性肥胖。土豆仅含 0.1% 的微量脂肪，是所有充饥食物中脂肪含量最低的。每天吃土豆，可以减少脂肪摄入，控制血液中胆固醇的含量；土豆的营养丰富而全面，吃土豆不必担心营养单一，有损健康。土豆含的优质蛋白无论是营养价值还是保健功能，都不在黄豆之下；即便是人体需要的其他营养素，也比人们经常吃米面全面。近些年来，美国、加拿大、俄罗斯、意大利、西班牙等国家，都兴起了一股风味独特的土豆食疗餐厅，以满足健美减肥人士的日常需求。

（6）用于预防中风。土豆中所含的黏体蛋白质能预防心血管疾病，减少中风的危险，在养生保健和延年益寿中发挥着重要作用。有观察显示，每日坚持吃 1 ～ 2 个土豆，可使中风的机会下降 40% 左右。

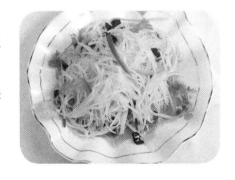

（7）腮腺炎，鲜土豆 1 个，以醋磨汁涂患处。干后再涂，常换。

（8）湿疹，鲜土豆适量，去皮洗净，捣烂如泥，外敷患部，每天换药 2 ～ 3 次。

（9）冻伤，带皮土豆烤至表面焦黑，切成两半，取中间烤熟的土豆泥敷于患处，可迅速缓解冻伤症状，每天可用 2 次。

（10）水火烫伤，新鲜土豆皮外敷患处；或用新鲜土豆磨汁涂伤处，每日 2 ～ 3 次。

3. 服用方法　土豆不能生吃，只能同辣椒一起清炒土豆片、土豆丝，与猪肉或牛肉、排骨红烧，尤其是土豆烧牛肉，是欧美人的最爱。但是作为药用，生土豆可以榨汁饮服，或者捣烂外敷。

4. 注意事项

（1）土豆发芽后表皮变绿、变紫的部分不能食用，含有致癌物质"龙葵素"，以免引起口腔痒麻、胃灼热、头晕、流涎、恶心呕吐、腹泻等中毒症状，严重者导致呼吸麻痹而死亡。如果是发芽小土豆就丢弃，大土豆可以将发芽处大面积挖去后再烧菜吃。

（2）长期储存的土豆含过量生物碱，孕妇不宜吃，以免影响胎儿发育，导致畸形。